U0317348

全国县级医院系列实用手册

内科护理手册

主　编　余　勤

副主编　张彩云　芦鸿雁

人民卫生出版社

图书在版编目（CIP）数据

内科护理手册/余勤主编.—北京：人民卫生出版社，2016
（全国县级医院系列实用手册）
ISBN 978-7-117-22457-4

Ⅰ.①内… Ⅱ.①余… Ⅲ.①内科学-护理学-手册
Ⅳ.①R473.5-62

中国版本图书馆 CIP 数据核字（2016）第 084358 号

人卫社官网	www.pmph.com	出版物查询，在线购书
人卫医学网	www.ipmph.com	医学考试辅导，医学数
		据库服务，医学教育资
		源，大众健康资讯

全国县级医院系列实用手册
内科护理手册

主　　编：余　勤
出版发行：人民卫生出版社（中继线 010-59780011）
地　　址：北京市朝阳区潘家园南里 19 号
邮　　编：100021
E - mail：pmph @ pmph.com
购书热线：010-59787592　010-59787584　010-65264830
印　　刷：北京盛通印刷股份有限公司
经　　销：新华书店
开　　本：850×1168　1/32　　印张：27.5
字　　数：697 千字
版　　次：2016 年 6 月第 1 版　2016 年 6 月第 1 版第 1 次印刷
标准书号：ISBN 978-7-117-22457-4/R·22458
定　　价：119.00 元

打击盗版举报电话：010-59787491　E-mail：WQ @ pmph.com
（凡属印装质量问题请与本社市场营销中心联系退换）

编　者 （按姓氏笔画排序）

王雪梅　江苏省人民医院

朱晓萍　同济大学附属第十人民医院

芦鸿雁　宁夏医科大学总医院

杨雪梅　兰州大学第二医院

余　勤　兰州大学第一医院

张志刚　兰州大学第一医院

张彩云　兰州大学第一医院

郑一梅　北京大学第一医院

秦玉霞　安徽省立医院

曹立云　北京大学第一医院

编写秘书　张志刚　兰州大学第一医院

《全国县级医院系列实用手册》
编委会

出版说明

　　县级医院是我国医疗服务承上启下的重要一环，是实现我国医疗服务总体目标的主要承载体。目前，我国县级医院服务覆盖全国人口9亿多，占全国居民总数70%以上，但其承担的医疗服务与其功能定位仍不匹配。据《2014中国卫生和计划生育统计提要》数据显示，截至2013年，我国有县级医院1.16万个，占医院总数的47%；诊疗人次9.24亿人次，占医院总诊疗人次的34%；入院人数0.65亿人，占医院总入院人数的46%。

　　为贯彻习近平总书记"推动医疗卫生工作重心下移、医疗卫生资源下沉，推动城乡基本公共服务均等化，为群众提供安全有效方便价廉的公共卫生和基本医疗服务"的指示，落实国务院办公厅《关于全面推开县级公立医院综合改革的实施意见》和《关于推进分级诊疗制度建设的指导意见》等文件精神，推动全国县级医院改革发展与全国分级诊疗制度顺利实施，通过抓住县级医院这一关键环节，实现"郡县治，天下安"的目标，在国家卫生和计划生育委员会的领导下，在中国医师协会、中华医学会、中国医院协会的支持下，人民卫生出版社组织编写了本套《全国县级医院系列实用手册》。

　　本套图书编写有如下特点：

　　1. 编写工作是在对全国31个省市自治区100多家县级医院的充分调研基础上开展的，充分反映了全国县级医院医务工作者迫切需求。

　　2. 图书品种是严格按照县级医院专业构成和业务能力发展要求设置的，涉及临床、护理、医院管理等27个专业。

3. 为了保证图书内容的学术水平，全部主编均来自全国知名大型综合三甲医院；为了增加图书的实用性，还选择部分县级优秀医生代表参与编写工作。

4. 为了保证本套图书内容的权威性和指导性，大部分参考文献来源于国家制定的指南、规范、路径和国家级教材。

5. 整套图书囊括了县级医院常见病、多发病、疑难病的诊治规范、检查技术、医院管理、健康促进等县级医院工作人员必备的知识和技术。

6. 本套图书内容在保持先进性的同时，更侧重于知识点的成熟性和稳定性。

7. 本套图书写作上字斟句酌，字词凝练。内容表达尽量条理化、纲要化、图表化。

8. 本书装帧精良，为方便阅读，参照国际标准制作成易于携带的口袋用书。

本套图书共 27 种，除适合于县级医院临床工作者阅读之外，还兼顾综合性医院年轻的住院医师和临床研究生使用。本套图书将根据临床发展需要，每 3 ~ 5 年修订一次。整套图书出版后，将积极进行数字化配套产品的出版。希望本套图书的出版为提升我国县级医院综合能力、着力解决我国"看病难、看病贵"等问题，做出应有贡献。

希望广大读者在使用过程中发现不足，并反馈给我们，以便我们逐步完善本套图书的内容，提高质量。

人民卫生出版社
《全国县级医院系列实用手册》编委会
2016 年 1 月 18 日

前　言

　　县级医院《内科护理手册》编写的基本思路：一是以人的健康为中心，以整体护理观为指导，以护理程序为主线，反映临床护理向预防、康复、健康指导、社区人群服务、家庭领域的扩展；二是适应我国人群健康需求和疾病谱的变化，推动医疗卫生工作重心下移、医疗卫生资源下沉，推动城乡基本公共服务均等化，为群众提供安全有效方便价廉的公共卫生和基本医疗服务政策；三是明确教材的科学定位综合应用其他学科知识的基础上，突出护理学专业的特色，在内容上力求以 2015 年 8 月 22 日全国县级医院改革与综合能力提升研讨会关于《县级医院系列实用手册》系列书编纂的会议精神为指导；四是汲取国内外护理学发展的先进之处，立足我国的基本国情，使本手册更符合我国县级医疗卫生单位的情况，推动县级医院改革与综合能力的提升；五是遵循教材编写的"三基"、"五性"、"三特定"原则，强调全书结构体制规范，编写风格一致，内容科学严谨。

　　县级医院《内科护理手册》的编写是以人民卫生出版社《县级医院系列实用手册》系列书主编人会议精神为指导，以临床实用为宗旨，以简便、规范化、实用性为目标，在本套教材编审委员会的组织与指导下编写而成的。全书共计 40 种常见症状，70 种多发病、常见病。主要以症状护理为主，疾病护理以临床路径的形式，便于护理人员解读，另附常见护理操作规范（流程图），内容包括绪论、呼吸系统疾病、循环系统疾病、消化系统疾病、泌尿系统疾病、血液系统疾病、内分泌及代谢

疾病、风湿性疾病、神经系统疾病、传染病等常见疾病
患者的护理。

县级医院《内科护理手册》的读者定位是县级医院
的护理人员，内容特色以县级医院层面常见病、多发病
诊治为主。体现临床工作相关的三基内容（基本知识、
基本理论、基本技能），有利于促进县级医院临床工护
理工作能力的提高；手册注重适用性、实用性，能够解
决工作中的实际问题；同时注重将人文素质培养方面相
关内容融入书中。

本书编写过程中得到了全国各大医院的大力支持，
在此表示诚挚的感谢。本书全体编者以高度认真负责的
态度参与了工作，但因时间仓促和水平限制，内容不当
之处难免。恳请使用本手册的各位读者提出意见和建议，
以求再版时改进与完善。

余 勤

2016 年 3 月

目 录

第一章

绪 论

内科护理学是研究关于认识疾病、预防和治疗、护理病人、促进康复、增进健康的一门应用性科学。它以护理程序为核心，实施整体护理，最终达到保持和恢复健康，是临床护理学中的一门重要学科。其主要任务是以病人为中心，提供参与诊疗、消除疼痛、预防保健，以及安全、舒适的健康服务。所阐述的内科学知识及内科学护理内容在临床护理学的理论和实践中都有重要意义，既是临床各科护理学的基础，又与其他护理学科有着密切的联系。因此，内科护理学也是综合的、动态的、具有决定和反馈功能的整体护理。

第一节 县级医院内科护理学手册的内容与结构

县级医院内科护理手册是专门面向县级医院护理人员而设计的一本教材，所以本书的特色就是通俗易懂、言简意赅、便于临床护士理解与掌握。其主要特点是重视病人的观点和心理感受、制定和实施护理计划、配合药物治疗、注重饮食护理、预防和处理并发症、健康指导。

我国县级医院的发展是不均衡的，东南沿海城市县级医院较发达，中西部地区发展迟缓。但是从培养通科

1

护理人才的角度出发，县级内科护理学仍然涵盖了呼吸、循环、消化、泌尿、血液、内分泌及代谢性疾病和神经系统疾病的护理。本书也参照护理本科生的内科护理学教材的内容和结构来进行编写，基本的编写结构为：每个系统的疾病的第一节均为该系统疾病的概述，简洁复习该系统的解剖生理、临床表现特点，以及其与该系统常见疾病的关系，并将对该疾病的护理评估内容进行详细阐述和解释。第二节分类列出该系统共性的、常见的症状和体征，针对这些症状和体征，以护理程序来阐述对其详细的、完整的护理。第三节则为具体的疾病，每个疾病的编写内容大致包括定义、病因与发病机制、临床表现、实验室及其他检查、诊断要点、治疗要点、护理以及健康指导。

第二节 县级医院内科护理学
手册的专业特色

内科护理学是一个包含着非常丰富、广泛而又具有深在内涵的学科。护理学书籍的专业特色，是通过贯穿始终的护理理念、护理程序这一临床护理思维和工作方式来呈现的。县级医院的医疗服务对象大部分是占总人口90%的农村人口。长期以来，由于县级医院的医疗条件服务资源和服务水平所限，患者的大病、急病必须前往省级及以上医院救治，有时会延误病情，丧失了抢救和治疗的最佳时机。长此以往，老百姓的就医观念就会发生改变，有病先找省级及以上医院就医，这样势必会进一步造成县级医院病人数量的减少，最后陷入这一恶性循环。近年来，随着医疗体制的进一步深化改革，分级诊疗体制的建立，县级医院医疗服务将会进一步提升，护理业务素质的进一步提高也势在必行。本书根据县级医院护理人员的学历、业务能力、素质、培训状况等为基础编写了县级医院内科护理学手册，为提高县级医院护理人员的理论知识、规范县级医院护理人员的培训提供了理论基础。

1. **整体护理观** 随着医学不断发展，护理学已逐渐走出从前那种医疗的传统范围，而成为一门独立的、专业的、系统的新兴学科。整体护理观是与生物-心理-社会医学模式相适应的护理理念或概念模式。纵观护理专业的发展历程，从责任制护理、系统化整体护理到"优质护理服务示范工程"。我们都以整体观来认识和理解患病的个体、环境、健康和护理之间的区别和联系。县级医院护理人员的理论能力普遍较为薄弱，文化水平与当今的护理要求有一定距离，这就造成护理人员在工作中的不规范化、护理程序的无序化。主要表现为护理文书书写不规范，护理程序制定无序，缺乏独立思考能力及前瞻性观察问题方法等。综合县级医院护士的现状和护理的整体性，我们在编写本书时，对理论知识进行归纳、总结，以通俗易懂的语言表现出来，同时将整体护理观融入其中。

2. **护理程序** 护理专业作为健康相关专业之一，应有科学的工作体系和方法。该工作体系和方法不能只简单的遵从医嘱，而是以评判性思维来进行每一项护理工作。护理程序就是各学科、各专业通用的科学方法和解决问题方法在护理实践中的应用，是一种体现整体护理观的临床思维和工作方法。县级医院的服务对象以县域群众为主，病人的文化水平较低、对疾病知识的了解和掌握有一定的困难，这对县级医院护理工作的开展也有一定的阻碍作用，在护理临床护理实践中，不仅要求护士细心的监测病人的病情并能及时识别病情变化，实施护理措施和执行医嘱的治疗措施后能观察和评价其效果，同时还要向病人及家属及时进行健康教育和指导。这对病人疾病的康复和预后都有重要作用。用护理程序去思考病人的问题，做出评估、判断和决策、据以计划、实施并记录护理过程，进而总结、评价处理的效果，这些都对护士的专业知识进行了再次的考验。因此，在本书的编写中，各章节的概述都简单的阐述了该系统疾病护

1

理评估的重点；各系统常见症状的护理以护理程序的形式编写；各种疾病的护理也是按照护理程序来编写。

　　随着医疗体制的进一步推进和深化，县级医院护士的综合素质也将在护理人员的不断学习和钻研中达到理想的效果，为我们的护理工作更能适应现代医疗的需要而继续努力。

第二章

呼吸系统常见疾病病人的护理

第一节 呼吸系统疾病病人常见症状体征的护理

一、咳嗽与咳痰

咳嗽（cough）是人体清除呼吸道内的分泌物或异物的保护性呼吸反射动作，是呼吸系统疾病最常见的症状，由气管、支气管黏膜或胸膜受炎症、异物、物理或化学性刺激引起的一种呈突然、爆发性的呼吸运动。咳嗽分为干性咳嗽和湿性咳嗽两类，前者为无痰或痰量甚少的咳嗽，见于咽炎及急性支气管炎、早期肺癌等疾病；后者伴有咳痰，常见于慢性支气管炎及支气管扩张症。

咳痰（expectoration）是呼吸系统疾病的重要症状。正常人的支气管黏膜的黏液腺和杯状细胞分泌少量黏液，使呼吸道黏膜表面保持温润，具有防护作用。咳痰是一种病态现象，凭借支气管黏膜上皮细胞的纤毛运动，支气管平滑肌的收缩及咳嗽时的气流冲动，将呼吸道内的分泌物和炎症产物从口腔排出的动作，是机体的一种保护性生理功能。

2

【临床表现】

1. 咳嗽

(1) 咳嗽的性质：咳嗽无痰或痰量极少，称为干性咳嗽。常见于慢性喉炎、气管炎、气管受压或气管内异物；咳嗽伴有咳痰称为湿性咳嗽，一般呈连续性，常见于慢性支气管炎、支气管扩张、肺炎、肺脓肿和空洞型肺结核等。

(2) 咳嗽的时间与规律：突发性咳嗽常由于吸入刺激性气体或异物、淋巴结或肿瘤压迫气管或支气管分叉处所引起。长期慢性咳嗽，常见于慢性支气管炎、支气管扩张症、肺结核和肺脓肿等；夜间咳嗽常见于左心衰竭和肺结核患者，引起夜间咳嗽的原因，可能与夜间肺淤血加重及迷走神经兴奋性增高有关。

(3) 咳嗽的音色：咳嗽声音的特点：①犬吠样咳嗽见于会厌、喉部疾患或异物吸入；②鸡鸣样咳嗽，表现为连续阵发性剧咳伴有高调吸气回声，多见于百日咳、会厌疾病、喉部疾患或气管受压；③金属音咳嗽见于纵隔肿瘤、主动脉瘤或支气管肺癌直接压迫气管；④咳嗽声音低微或无力，见于严重肺气肿、声带麻痹或极度衰弱者。

2. 咳痰

(1) 性质：白色泡沫黏液痰多见于支气管炎和支气管哮喘；浆液性痰常见于肺水肿；黄色脓痰为化脓性感染所致；粉红色泡沫痰是肺水肿的特征；铁锈色痰可见于肺炎球菌肺炎；红褐色或巧克力色痰考虑阿米巴肺脓肿；果酱样痰是肺吸虫病的典型表现之一；砖红色黏冻样痰或带血液者见于克雷伯杆菌肺炎。

(2) 量：痰液量以数毫升至数百毫升不等，痰量少时仅几毫升，多可达数百毫升，痰量增加提示病情进展，痰量减少提示病情好转。24 小时痰量超过 100ml 为大量痰。

(3) 气味：脓痰伴恶臭气味，提示厌氧菌感染，见于支气管扩张、肺脓肿。

【病情观察与一般护理】

1. 病情观察　密切观察患者咳嗽、咳痰情况，以及痰液的量、性质、颜色并做好记录。

2. 环境与休息　为患者提供安静、整洁、舒适的病房，保持室内空气清新，开窗通气，每日 3 次，每次至少 30 分钟，维持合适的室温（18～20℃）和湿度（50%～60%）。患者采取坐位或半坐位有助于改善呼吸和咳嗽排痰。

3. 饮食护理　慢性咳嗽者，能量消耗增加，应给予足够热量的饮食。增加蛋白质、维生素的摄入量。注意食物色、香、味的搭配，避免油腻、辛辣刺激食物，以免影响呼吸道防御功能。每天饮水 1500～2000ml，足够的水分可保证呼吸道黏膜的湿润和病变黏膜的修复，有利于痰液稀释和排出。

4. 保持呼吸道通畅

（1）指导神志清醒、一般状况良好、能够配合的患者进行深呼吸和有效咳嗽，以保持呼吸道通畅。

（2）气道湿化：对于痰液黏稠和排痰困难的患者，遵医嘱给予雾化吸入，达到湿润气道黏膜、稀释痰液的目的。可在雾化液中加入痰溶解剂、平喘药、抗生素等，达到祛痰、止咳、消炎、平喘的作用，注意观察用药后的反应。

（3）胸部叩击：对于长期卧床、久病体弱、排痰无力的患者，给予胸部叩击协助排痰。禁用于未经引流的气胸、肋骨骨折、有病理性骨折史、低血压及肺水肿等病人。

（4）体位引流：肺脓肿、支气管扩张等有大量痰，且痰液不易排出的患者，遵医嘱给予体位引流，注意观察患者在排痰过程中有无不适，如患者出现呼吸困难，应立即停止。禁用于有明显呼吸困难和发绀、呼吸衰竭、近 1～2 周内曾有大咯血史、严重心血管疾病或年老体弱不能耐受者。

（5）机械吸痰：适用于无力咳出黏稠痰液、意识不清或排痰困难者。可经病人的口、鼻腔、气管插管或气管切开处进行负压吸痰。

（6）用药护理：遵医嘱给予祛痰、止咳、抗生素等药物，静滴、口服、雾化吸入，应掌握药物的疗效和不良反应。不滥用药物，排痰困难者勿自行服用强镇咳药。

【健康教育与管理】

咳嗽咳痰患者的教育与管理是减轻患者症状，提高患者生活质量的重要措施。在医生指导下患者要学会自我管理、学会与控制病情。应使患者了解或掌握以下内容：①指导患者改变不良生活方式，生活要规律，尽量避免紧张、繁忙的生活，戒烟戒酒，注意保暖，根据气候变化，及时增减衣服，预防感冒。②了解咳嗽咳痰发生的危险因素，结合每个人具体情况，找出各自的诱发因素，告诉患者避免诱因的方法。③注意饮食调节：慢性咳嗽会使能量消耗增加，应给予足够热量的饮食。适当增加蛋白质和维生素，多吃梨和萝卜，对咳嗽有一定的预防之效。避免辛辣刺激性食物，以避免刺激呼吸道，使咳嗽加重。应多食高蛋白、高维生素、高热量的食物，每天饮水 1500～2000ml，足够的水分可保证呼吸道黏膜的湿润和病变黏膜的修复，利于痰液稀释和排出。患病期间，嘱咐患者卧床休息。④教会患者有效咳嗽咳痰的方法；告知患者要尽量避免环境对呼吸道的刺激（如：花粉、香水、过冷、过热、烟尘等），房间定时通风换气，保持空气新鲜，温湿度适宜。⑤用药指导：用药期间注意观察药物疗效和不良反应。对于湿性咳嗽的患者，解释并说明强镇咳药会抑制咳嗽反射，勿自行服用。让患者了解常用药物的作用、正确用法、用量、不良反应。指导患者遵医嘱服药，不要擅自增减药量，自我观察药物的不良反应。⑥鼓励患者适当进行户外活动，平时注意锻炼身体，以增强体质，改善肺功能。⑦如有病情变化，及时就诊。

在此基础上采取一切必要措施对患者进行长期系统

管理，包括鼓励患者与医护人员建立伙伴关系，避免和控制咳嗽和咳痰的激发因素，减少复发，制定咳嗽和咳痰长期管理的用药计划，制定发作期处理方案和长期定期随访保健，改善患者的依从性，并根据患者病情变化及时修订防治计划。

【护理】

咳嗽咳痰的护理见表2-1-1。

表2-1-1　咳嗽咳痰的护理

分类	项目	护理内容
评估	病史评估	1. 注意询问患者咳嗽咳痰的主要表现形式，发生的缓急、痰液的性状、量、颜色 2. 有无诱发咳嗽咳痰的危险因素及咳嗽咳痰的早期表现 3. 咳嗽咳痰主要伴随症状与体征 4. 个人或家族中有无相关病史或类似病史 5. 咳嗽咳痰后病人的心理反应
	身体评估	1. 生命体征及意识状态：尤其是体温，呼吸型态 2. 营养状况及体位：有无消瘦及营养不良，是否存在强迫体位，如端坐呼吸 3. 皮肤、黏膜：有无脱水、多汗及发绀 4. 胸部：两肺呼吸运动的一致性，是否有肺泡呼吸音改变及异常呼吸音，有无干、湿啰音等

续表

分类	项目	护理内容
评估	实验室及其他检查	痰液检查有无致病菌；血气分析结果关注有无 PaO_2 下降和 $PaCO_2$ 升高；X 线胸片、纤维支气管镜检查、肺功能测定有无异常
护理措施	环境与休息	保持空气清新，限制访客，维持合适的室温（18～20℃）和湿度（50%～60%）。减少接触冷空气，注意保暖，尽量避免进入空气污浊、拥挤的公共场所
	饮食	咳嗽患者能量消耗增加，应保证足够的营养物质摄入，进食高蛋白、高维生素的食物，增加维生素 C 和维生素 E 的摄入；对于无心功能、肾功能障碍的患者，每日可饮水 1500～2000ml，以稀释痰液，促进排痰
	深呼吸和有效咳嗽	有效咳嗽的作用在于加大呼气压力，增强呼气流速以提高咳嗽的效率，适用于神志清醒、一般状况良好、能够配合的患者。指导患者掌握有效咳嗽的正确方法：①患者尽可能采用坐位，先进行深而慢的呼吸 5～6 次，后深吸气至膈肌完全下降，屏气 3～5 秒，继而缩唇

续表

分类	项目	护理内容
护理措施	深呼吸和有效咳嗽	（噘嘴），缓慢地通过口腔将肺内气体呼出（胸廓下部和腹部下陷），再深吸一口气后屏气 3～5 秒，身体前倾，从胸腔进行 2～3 次短促有力的咳嗽，咳嗽同时收缩腹肌，或用手按压上腹部，帮助痰液咳出。②对胸痛不敢咳嗽的病人，应避免因咳嗽加重疼痛，如胸部有伤口可用双手或枕头轻压伤口两侧，使伤口两侧的皮肤及软组织向伤口处皱起，可避免咳嗽时胸廓扩展牵拉伤口而引起疼痛。疼痛剧烈时可遵医嘱给予止痛药，待疼痛缓解后进行深呼吸和有效咳嗽。③经常变换体位有利于痰液咳出
	气道湿化	气道湿化包括湿化治疗和雾化治疗两种。适用于痰液黏稠和排痰困难者。湿化治疗法是通过湿化器装置，将水或溶液蒸发成水蒸气或小水滴，以提高吸入气体的湿度，达到湿润气道黏膜、稀释痰液的目的。可以在湿化的同时加入药物以雾化方式吸入，可在雾化液中加入痰溶解剂、平喘药、抗生素等，达到祛痰、止咳、消炎、平喘的作用

2

续表

分类	项目	护理内容
护理措施	胸部叩击	1. 胸部叩击适用于长期卧床、久病体弱、排痰无力者。禁用于未经引流的气胸、肋骨骨折、有病理性骨折史、低血压及肺水肿等病人 2. 方法：病人取侧卧位或在他人协助下取坐位，叩击者两手手指弯曲并拢，使掌侧成杯状，以手腕力量，从肺底自下而上、由外向内、迅速而有节律地叩击胸壁，震动气道，每一肺叶叩击 1 ~ 3 分钟，每分钟叩击 120 ~ 180 次，叩击时发出一种空而深的拍击音则表明手法正确
	体位引流	适用于肺脓肿、支气管扩张等有大量痰液排出不畅时。禁用于有明显呼吸困难和发绀者、呼吸衰竭、近 1 ~ 2 周内曾有大咯血史、严重心血管疾病或年老体弱不能耐受者
	机械吸痰	适用于无力咳出黏稠痰液、意识不清或排痰困难者。可经病人的口、鼻腔、气管插管或气管切开处进行负压吸痰
	健康宣教	教会患者有效咳嗽咳痰的方法

分类	项目	护理内容
护理措施	用药	遵医嘱给予祛痰、止咳、抗生素等药物，静滴、口服、雾化吸入，应掌握药物的疗效和不良反应
	健康宣教	1. 向患者讲解疾病相关知识、安全知识、服药知识等，指导患者能正确按治疗方案服用药物，不滥用药物，排痰困难者勿自行服用强镇咳药。告知患者常用药物的不良反应和服药的注意事项，教会患者观察药物疗效及不良反应 2. 指导患者服药期间保持科学的健康生活方式，戒烟限酒，调整饮食和睡眠，避免食用辛辣刺激的饮食 3. 根据患者耐受情况，制定个体化的运动计划，鼓励患者适当进行户外活动，平时注意锻炼身体，以增强体质，改善肺功能 4. 如咳嗽、咳痰症状不缓解或加重时需及时就医

二、胸痛

胸痛（chest pain）主要由胸部疾病引起，少数由其他部位的病变所致，是临床上常见的症状，以老年男性为主。胸痛的程度因个体的痛阈差异不同，与疾病病情轻重程度不完全一致。胸痛可以突然或逐渐地发生，并且其病因初始难以确定。疼痛会放射至上肢、颈部、上颌或背部。其特点为突然尖锐痛感、沉重感、饱胀感，甚至消化不良感。应激、焦虑等情绪、劳累、深呼吸或进食某些食物后均可能引起胸痛。

【临床表现】

2

评价胸痛的首要任务是区别呼吸系统疾病引起的胸痛还是其他系统疾病引起有关的胸痛，这并非很容易。疼痛的性质和发生的环境常可用于区分心绞痛或心肌梗死的疼痛，单纯根据病史可能较难辨别间壁动脉瘤所致的疼痛。

1. 胸壁疾病　急性皮炎、皮下蜂窝织炎、肋间神经炎、肋软骨炎、带状疱疹等皮肤炎症在患处皮肤出现红、肿、热、痛等改变，带状疱疹呈多数小水疱群，沿神经分布，不越过中线，有明显的痛感。流行性肌痛时可出现胸、腹部肌肉剧烈疼痛，可向肩部、颈部放射。非化脓性肌软骨炎多侵犯第1、2肋软骨，患部隆起、疼痛剧烈，但皮肤多无红肿。

2. 心血管疾病　冠状动脉硬化性心脏病、心肌病、急性心包炎、胸主动脉瘤（夹层动脉瘤）、肺梗死等疾病的患者，临床表现为明显的胸痛，心绞痛与急性心肌梗死的疼痛常位于胸骨后或心前区。

3. 呼吸系统疾病　胸膜炎、胸膜肿瘤、自发性气胸、支气管炎、支气管肺炎等。

4. 纵隔疾病　纵隔气肿、纵隔肿瘤等。

5. 食管疾患、膈疝、纵隔肿瘤的疼痛也位于胸骨后。自发性气胸、急性胸膜炎、肺梗死等常呈患侧的剧烈胸痛。

【病情观察与一般护理】

1. 病情观察　密切观察胸痛的部位、性质、程度、持续时间以及诱发因素；监测心率、心律、血压、面色等变化；观察心电图，心电监测等，出现异常或胸痛加剧，汗出肢冷时，立即汇报医师。加强巡视，尤其夜间为疾病加重和好发时间，应勤巡视多观察，以及时发现病情变化。

2. 环境 为患者创造安静、舒适、利于休养的病房环境，维持室温（18~20℃）和湿度（50%~60%）。指导患者卧床休息，调整情绪，转移注意力，可减轻疼痛。

3. 调整体位 如半卧位、坐位，可以防止疼痛加重，以减少局部胸壁与肺的活动，缓解疼痛。胸膜炎病人取患侧卧位。

4. 自我放松 教会患者自我放松的技巧，如缓慢深呼吸，全身肌肉放松，听音乐或看书看报，以分散注意力，减轻疼痛。

5. 疼痛剧烈影响休息时可按医嘱适当使用镇静剂。

6. 发作时的护理 胸闷、胸痛发作时嘱患者立即停止活动，重者应严格卧床休息，给予氧气吸入，遵医嘱用药并注意观察用药效果，必要时给予心电监护。及时安慰病人，解除紧张不安的情绪，以减少心肌耗氧量。

7. 用药的护理 指导并督促患者按时准确服药，不要擅自增减药量，心功能不全者应控制进水量。服用中药汤剂时忌饮茶及生冷饮食。对于胸痛发作频繁者，可遵医嘱硝酸甘油静滴，但应严格控制滴速，注意观察用药后反应，并告知患者及家属不可擅自调节滴速，以防低血压发生。

8. 饮食护理 指导患者合理膳食，饮食应低盐、低脂、低胆固醇、高维生素、高蛋白，应定时定量，防止过饥过饱。

9. 生活护理 环境必须保持安静，避免突然的高喊尖叫或突然的撞击音；要注意卧床休息，轻者可适当活动；注意气候变化，及时增减衣服，注意保暖，预防感冒的发生；保持排便通畅。

10. 心理护理 不宜过度用脑或活动，避免过度劳累、饱餐情绪波动等。做好解释劝导工作，解除思想顾虑，使患者心情舒畅地配合治疗及护理。

【健康教育与管理】

胸痛患者的教育与管理是减轻患者疼痛，提高患者生活质量的重要措施。在医生指导下患者要学会自我管理、学会控制病情。应使患者了解或掌握以下内容：①指导患者改变不良生活方式，生活要规律，尽量避免紧张、繁忙的生活，戒烟戒酒，注意保暖，预防感冒。②了解胸痛发生的危险因素，结合每个人具体情况，找出各自的诱发因素，告诉患者避免诱因的方法。③指导患者饮食宜高蛋白、高热量、丰富维生素、易于消化的饮食，注意少量多餐，防止过饥过饱。患病期间，嘱咐患者卧床休息。④教会患者及家属胸痛（心绞痛）发作时的缓解方法，胸痛发作时应立即停止活动或舌下含服硝酸甘油。如服用硝酸甘油不缓解，或心绞痛发作比以往频繁、程度加重、疼痛时间延长，应立即到医院就诊。⑤了解常用药物的作用、正确用法、用量、不良反应。指导患者遵医嘱服药，不要擅自增减药量，自我观察药物的不良反应。

在此基础上采取一切必要措施对患者进行长期系统管理，包括鼓励患者与医护人员建立伙伴关系，避免和控制胸痛的激发因素，减少复发，制定胸痛长期管理的用药计划，制定发作期处理方案和长期定期随访保健，改善患者的依从性，并根据患者病情变化及时修订防治计划。

【护理】

胸痛的护理见表2-1-2。

表2-1-2　胸痛的护理

分类	项目	护理内容
评估	病史评估	1. 有无诱发胸痛的危险因素及胸痛发作的早期表现
		2. 胸痛发作的主要伴随症状与体征
		3. 个人或家族中有无相关病史或类似病史
		4. 胸痛发作后病人的心理反应

续表

2

分类	项目	护理内容
评估	身体评估	1. 评估患者胸痛的主要表现形式，发生的缓急、主要部位与范围 2. 胸痛发作时的严重程度
	实验室及其他检查	胸膜炎：血常规、X线胸片检查、超声波检查，脓胸的确诊必须做胸腔穿刺抽得脓液 气胸：X线胸片检查、胸部CT 支气管肺癌：X线胸片检查、胸部CT、纤维支气管镜检查、癌脱落细胞检查
胸膜炎	护理	1. 嘱患者注意保暖，避免感冒，戒烟戒酒、避免食用生冷食物。观察胸痛与咳嗽、呼吸的关系，若咳嗽、呼吸时胸痛加剧，则避免过多侧转翻身，增加痛苦。大量积液，呼吸困难者，取半卧位，酌情给氧 2. 在急性期都应卧床休息，采用药物治疗 3. 恢复期使用药物治疗的同时，辅以体育疗法，这样能增强患者的心肺功能，促进患者的体力恢复，减轻胸腔积液造成的肺不张现象 4. 制定合理的运动计划，气功、太极拳、快走、慢跑等都适合胸膜炎的病人，动作要轻巧、柔和，呼吸要自然深沉，防

续表

分类	项目	护理内容
胸膜炎	护理	止用力过猛，将胸膜拉伤 5. 观察药后反应，注意呼吸、胸痛及全身情况的变化 6. 饮食宜清淡而富有营养，积液量过多时，以半流饮食为宜。积液减少时，宜逐渐增加牛奶、鸡蛋、瘦肉等营养食品，以辅助正气，并可选用甲鱼、百合、银耳等食品滋补调养 7. 病趋好转，可逐渐增加活动量，但不可过劳
	健康宣教	1. 注意休息，高蛋白及高维生素饮食。治疗应坚持、彻底。结核性胸膜炎不可随便停药 2. 病人居室要安静，以解除其不安情绪。让病人采取疼痛部位向下的侧卧位，尽量减少患侧部位的活动。对持续性剧痛者，伴有呼吸困难而影响睡眠时，可酌情使用止痛药或镇静药 3. 如果在锻炼中出现胸痛、发热、咳嗽、气短等，说明运动量过大，应适当减少运动量
气胸	护理	1. 休息与卧位：急性自发性气胸患者应绝对卧床休息，避免用力、屏气、咳嗽等增加胸腔内压的活动 2. 给氧：根据患者的缺氧程度

分类	项目	护理内容
气胸	护理	选择适当的给氧方式和吸入氧流量、氧浓度 3. 病情观察：观察患者呼吸频率、呼吸困难和缺氧情况 4. 心理支持：患者由于胸痛会出现紧张、焦虑和恐惧的情绪，要及时做好心理疏导 5. 做好胸腔抽气或胸腔闭式引流的准备和配合工作，使肺尽早复张，减轻呼吸困难和胸痛症状
	健康宣教	向患者介绍疾病的发生原因，指导患者避免抬取重物，避免剧烈咳嗽、屏气、用力排便等增加胸内压的活动
支气管肺癌	护理	1. 避免加重疼痛的因素，预防上呼吸道感染，尽量避免咳嗽，必要时给予止咳剂 2. 活动困难者，小心搬动患者，防止用力不当引起疼痛。指导和协助胸痛的患者用手或枕头护住胸部，以减轻深呼吸、咳嗽或变换体位引起的疼痛
	健康宣教	指导患者加强营养，多食高蛋白、高热量、高维生素、易消化的饮食，以预防上呼吸道感染，引起咳嗽。避免剧烈活动

三、肺源性呼吸困难

肺源性呼吸困难（pulmonary dyspnea）是由于呼吸系统疾病引起通气、换气功能障碍，导致缺氧或二氧化碳潴留，病人自感空气不足、呼吸费力，并伴有呼吸频率、深度与节律异常的一种病症。严重时出现鼻翼扇动、张口或端坐呼吸。常见于 COPD、支气管哮喘、喉及气管（支气管）的炎症、水肿、肿瘤或异物所致狭窄或梗阻、肺炎、肺脓肿、肺不张、肺栓塞等疾病；也见于胸廓疾病，膈肌运动障碍等。

【临床表现】

1. 呼吸困难与活动的关系分为轻、中、重三度。

（1）轻度：仅在重体力活动时出现呼吸困难。

（2）中度：轻微体力活动（如走路、日常活动等）即出现呼吸困难。

（3）重度：即使在安静休息状态下也出现呼吸困难。重度呼吸困难可表现为端坐呼吸，即病人平卧时呼吸困难加重，坐起时呼吸困难减轻，因而迫使病人采取坐位。

2. 根据其临床特点分为三型

（1）吸气性呼吸困难：以吸气显著困难为特点，重症患者可出现三凹征，即胸骨上窝、锁骨上窝及肋间隙在吸气时明显下陷，并伴有干咳及高调哮鸣音。其发生与大气道狭窄梗阻有关，多见于喉水肿、痉挛、气管异物、肿瘤或受压等引起的上呼吸道机械性梗阻。

（2）呼气性呼吸困难：以呼气明显费力为特点，患者表现为呼气时间延长伴有广泛哮鸣音，多见于支气管哮喘、肺气肿、COPD 等。

（3）混合性呼吸困难：其特点为吸气和呼气均感费力，是由于呼吸频率增快、变浅，常伴有呼吸音减弱或消失。由于广泛性肺部病变使呼吸面积减少，影响换气功能所致。如重症肺炎、重症肺结核、大量胸腔积液、气胸等。

【病情观察与一般护理】

1. 病情观察　密切观察患者呼吸困难的类型、程度、持续时间以及诱发因素。尤其夜间为疾病加重和好发的时间，应勤巡视多观察，以及时发现病情变化。

2. 环境　为患者创造安静、舒适、利于休养的病房环境，维持室温（18 ~ 20℃）和湿度（50% ~ 60%）。指导患者卧床休息，避免刺激性气体。严重呼吸困难者尽量减少不必要的谈话，以减少耗氧量。病情重者，应住重症监护室，以便于病情观察。

3. 饮食　保证每日摄入足够的热量，避免刺激性、易产气的食物，防止便秘、腹胀影响呼吸。

4. 用药护理　遵医嘱应用支气管舒张剂、呼吸兴奋剂等，观察药物疗效及不良反应，必要时建立人工气道，以保持呼吸道通畅。

5. 调整体位　病人取半坐位或端坐位，必要时设置跨床小桌，以便病人伏桌休息，减轻体力消耗。

6. 保持呼吸道通畅　协助病人排出呼吸道分泌物及异物，指导病人正确使用支气管舒张剂以缓解因支气管痉挛而引起的呼吸困难，必要时建立人工气道以保证气道通畅。

7. 心理护理　患者通常会因为呼吸困难而产生烦躁不安、焦虑、恐惧等不良情绪，而使呼吸困难症状加重。医护人员应做好患者的心理疏导工作，保持其情绪稳定。

8. 吸氧　氧气疗法是纠正缺氧、缓解呼吸困难最有效的方法。

9. 逐步提高活动耐力　在保证患者充足睡眠的前提下，制定合理的运动计划，如室内走动、室外散步等，以逐步提高患者活动耐力。

【健康教育与管理】

肺源性呼吸困难患者的教育与管理是减轻患者症状，提高患者生活质量的重要措施。在医生指导下患者要学会自我管理、学会控制病情。应使患者了解或掌握以下内容：①指导患者改变不良生活方式，生活要规律，尽量避免紧张、繁忙的生活，戒烟戒酒，注意保暖，注意气候变化，及时增减衣服，预防感冒。②向患者及家属讲解呼吸困难的病因、发生及发展过程，结合每个人具体情况，找出各自的诱发因素，以减少反复发作的次数。③嘱患者注意休息，防止过度疲劳。以病人舒适为原则，采取合适的体位，对于因呼吸困难而不能平卧者，可采取半卧位或坐位身体前倾，可以借助支撑物增加病人的舒适度。④根据患者呼吸困难的程度，鼓励病人进行恰当的体育锻炼（慢跑、散步、太极拳、气功等），以患者不感觉疲劳为宜，以逐步提高肺活量和活动耐力。⑤呼吸训练：指导慢性阻塞性肺气肿患者做腹式呼吸和缩唇式呼气训练，以提高支气管内压力，防止小气道过早塌陷闭合，利于肺内气体的排出。⑥用药指导：嘱患者按时服药，并告知患者常用药物的不良反应和服药的注意事项，教会患者观察药物疗效及不良反应，如呼吸困难症状不缓解或加重时需及时就医。

在此基础上采取一切必要措施对患者进行长期系统管理，包括鼓励患者与医护人员建立伙伴关系，避免和控制呼吸困难的激发因素，减少复发，制定发作期处理方案和长期定期随访保健，改善患者的依从性，并根据患者病情变化及时修订防治计划。

【护理】

肺源性呼吸困难的护理见表2-1-3。

表2-1-3 肺源性呼吸困难的护理

分类	项目	护理内容
评估	病史评估	1. 注意询问患者呼吸困难的主要表现形式，发生的缓急
		2. 有无明确的原因或诱因
		3. 评估呼吸困难时伴随的症状，如有无咳嗽、咳痰、胸痛、发热、神志改变等
		4. 呼吸困难的严重程度
		5. 患者的心理反应，有无紧张、焦虑、恐惧等

续表

分类	项目	护理内容
评估	身体评估	1. 神志：有无烦躁不安、神志恍惚、谵妄或昏迷 2. 面容和表情：是否存在口唇发绀、表情痛苦、鼻翼扇动等 3. 呼吸的频率、深度和节律 4. 观察是否有桶状胸或辅助呼吸肌参与呼吸，听诊双肺有无肺泡呼吸音减弱或消失及干湿啰音等
	实验室及其他检查	动脉血气分析；肺功能测定
气体交换受损	护理	1. 为患者创造良好的休息环境，维持室温（18~20℃）和湿度（50%~60%）。室内避免摆放有刺激性气味的物品 2. 保持呼吸道通畅 3. 根据呼吸困难类型及严重程度，合理进行氧疗，有机械通气指针的患者给予机械通气辅助呼吸，并做好相应的护理 4. 注意观察各种药物的疗效和不良反应 5. 关注患者的心理状态，及时做好沟通与疏导工作，解除患者焦虑、恐惧等情绪
	健康宣教	避免呼吸困难的诱发因素；教会患者正确咳嗽咳痰的方法；向患者讲解常用药物的作用及不良反应，告知患者用药后如有不适要即刻告知医护人员

续表

分类	项目	护理内容
活动无耐力	护理	1. 为患者创造良好的休息环境，取患者自觉舒适的体位，保证患者得到充足的休息，避免在患者休息时进行不必要的护理操作 2. 指导慢性阻塞性肺气肿患者做腹式呼吸和缩唇式呼气训练 3. 制定适合于患者的个体化运动计划，在保证充分睡眠的基础上，运动程度以患者不感觉疲劳为宜
	健康宣教	指导患者合理的休息与运动，教会患者呼气训练的方法

四、咯血

咯血（hemoptysis）是指喉及喉以下呼吸道或肺组织的血管破裂导致的出血并经咳嗽动作从口腔排出，是一种常见的临床症状。须与口、鼻、咽及上消化道的出血经口排出者相鉴别。

【临床表现】

1. 症状

（1）咯血伴发热：可见于肺结核、肺炎、支气管肺癌、肺出血型钩端螺旋体病等。

（2）咯血伴胸痛：可见于大叶性肺炎、肺梗死、肺结核、支气管肺癌等。

（3）咯脓血痰：可见于肺脓肿、空洞型肺结核、支气管扩张等。支气管扩张也有反复咯血而无咳痰者，此型称为干性支气管扩张。

（4）咯血伴呛咳：可见于支气管肺癌、支原体肺炎等。

（5）咯血伴有皮肤黏膜出血：须注意流行性出血热和血液病。

（6）咯血伴黄疸：须注意肺梗死、钩端螺旋体病。

2. 体征　应详细检查肺部，当胸部 X 线检查尚未能进行时，为尽早明确出血部位，可用叩诊法，如咯血开始时，一侧肺部呼吸音减弱或（及）出现啰音，对侧肺野呼吸音良好，常提示出血即在该侧。物理检查也能支持一些特异性的诊断，如二尖瓣舒张期杂音有利于风湿性心脏病的诊断；在局限性肺及气管部位出现喘鸣音，常提示支气管腔内病变，如肺癌或异物；肺野内血管性杂音支持动静脉畸形；杵状指多见于肺癌，支气管扩张症及肺脓肿；锁骨上及前斜角肌淋巴结肿大，支持转移癌。

【并发症】

咯血的并发症有窒息、失血性休克、肺不张、肺部感染等。窒息和休克是咯血的主要并发症，也是致死的主要原因。

【治疗】

1. 一般治疗

（1）镇静、休息和对症治疗。

（2）进行吸氧、监护、止血、输血、输液及对症和病因治疗。

2. 咯血的抢救

（1）中量咯血的处理：中量咯血指每天咯血量 100 ~ 500ml 者，应定时测量血压、脉搏、呼吸。鼓励患者轻微咳嗽，将血液咯出，以免滞留于呼吸道内。为防止患者用力大便，加重咯血，应保持大便通畅。对于高热患者，胸部或头部可置冰袋，有利降温止血。须注意患者早期窒息迹象的发现，做好抢救窒息的准备。

（2）大咯血的抢救

1）保证气道开放：大咯血指每天咯血 >500ml 或 1 次咯血量 >300ml。大咯血造成的直接危险主要是窒息和失血性休克，间接危险是继发肺部感染或血块堵塞支气管引起肺不张，如为肺结核患者还可通过血行播散。

2）体位：保持镇静，患者取卧位，头偏向一侧，鼓励患者轻轻将血液咯出，以避免血液滞留于呼吸道内。如已知病灶部位则取患侧卧位，以避免血液流入健侧肺内。如不明出血部位时则取平卧位，头偏向一侧，防止窒息。

3）镇静：避免精神紧张，给予精神安慰，必要时可给少量镇静药，如口服地西泮。

4）咳嗽剧烈者：咳嗽剧烈的大咯血患者，可适量给予镇咳药，但一定要慎重，禁用剧烈的镇静止咳药，以免过度抑制咳嗽中枢，使血液淤积气道，引起窒息。

5）观察病情：密切观察患者的咯血量、呼吸、脉搏等情况，防止发生休克。

6）勿用力排便防止加重咯血。

7）保持呼吸道通畅：如患者感胸闷、气短、喘憋，要帮助患者清除口鼻分泌物，保持室内空气流通，有条件时给予吸氧。

8）窒息患者的抢救：如若发生大咯血窒息，立即体位引流，取头低足高位（可将床尾抬高45°左右），尽量倒出积血，患者头偏向一侧，予以拍背，或用吸引器将喉或气管内的积血吸出。

【健康教育与管理】

咯血患者的健康教育与管理是提高疗效，彻底治愈，提高患者生活质量的重要措施。在医生指导和护士的帮助下患者要学会自我管理、学会按治疗方案正确服用药物。应使患者了解或掌握以下内容：①大量咯血患者暂禁食，小量咯血者或大咯血停止后，可进食少量温凉流质饮食，多食含纤维素的食物。②病情稳定后可在床上坐起，应避免负重，保持大便通畅，防止再次咯血的发生。③学习自我护理：有咯血先兆如胸闷、心悸、头晕、喉部发痒、口腔有腥味或痰中带血丝时及时就诊，尽早使用止血药物。有咯血时应轻轻咳出，不可屏气。④嘱患者大咯血时取患侧卧位，胸部放置冰袋，及时咳出呼吸道内血液或血块，以保持呼吸道通畅，防止发生窒息。⑤肺结核咯血患者，通过治疗和护理，待咯血停止、病情稳定后出院继续休养。向患者讲解肺结核病一般知识及注意事项，让患者知道结核病治疗中要坚持早期、联合、适量、规律和全程使用抗结核药物是控制结核病的关键，而适当的休息和丰富的营养对疾病的恢复起重要作用。督促患者积极治疗肺结核，按时服药，定期复查，彻底治愈肺结核，从而杜绝咯血发生。⑥对于支气管扩张症的患者，应预防呼吸道感染，告诉患者戒烟、避免烟雾和灰尘刺激，有助于避免疾病的复发导致咯血的发生。⑦有原发症状加重或咯血征兆等临床表现时，应立即就诊。

在此基础上采取一切必要措施对病人进行长期系统管理，包括鼓励患者与医护人员建立伙伴关系，制定发作期处理方案和长期定期随访保健，改善病人的依从性，并根据病人病情变化及时修订防治计划。

【护理】

咯血的护理见表 2-1-4。

表 2-1-4　咯血的护理

分类	项目	护理内容
评估	病史评估	1. 注意询问患者咯血的主要表现形式，发生的缓急
		2. 评估咯血有无明确的原因或诱因
		3. 有无咯血发生的早期表现
		4. 个人或家族中有无相关病史或类似病史
		5. 咯血后病人的心理反应

分类	项目	护理内容
评估	身体评估	1. 患者神志，生命体征，皮肤等 2. 呼吸频率，节律以及幅度，呼吸困难的类型，咯血量等 3. 对于突发大咯血的患者，要注意观察患者有无胸闷、气促、呼吸困难、发绀、面色苍白等窒息征象
	检查	血常规、出血及凝血时间、X线胸片、B超等
支气管扩张大咯血的护理	护理措施	1. 一般静卧休息能使小量咯血自行停止，大咯血病人应绝对卧床休息，减少活动。协助病人取患侧卧位，有利于健侧通气，对肺结核病人还可防止病灶扩散 2. 根据病情准备急救车、吸痰器、监护仪等备用装置。一旦出现窒息，立即置病人于头低足高位，轻拍背部以利于血块排出 3. 对症护理：保持口腔清洁，咯血后为患者漱口，防止因口咽部异物刺激引起剧烈咳嗽而诱发咳嗽 4. 保持呼吸道通畅：痰液黏稠无力咳出者，可经鼻腔吸痰，重症患者在吸痰前适当提高吸氧浓度，以防止吸痰引起低氧

分类	项目	护理内容
支气管扩张大咯血的护理	护理措施	血症；嘱患者将气管内痰液和积血轻轻咳出，以保持呼吸道通畅，咯血时轻轻拍击健侧背部，嘱患者不要屏气，以免诱发喉头痉挛，导致窒息 5. 气道通畅后，若病人自主呼吸未恢复，立即行人工呼吸。给予高流量吸氧，按医嘱应用呼吸中枢兴奋剂 6. 用药的护理：使用止血药物，减少肺血流量，减轻咯血。根据病情吸氧、床边监测血压、心率、血氧、呼吸频率、节律的变化，输血、输液及对症和病因治疗 7. 视病情做好各项监测记录。密切观察是否有咯血发作的先兆症状：如胸闷、喉痒、咳嗽等；密切观察患者咯血量、颜色、性质及出血的速度等；观察生命体征及意识状态的变化 8. 加强病情观察，重视巡视及病人的主诉，如患者咯血突然减少或终止，表情紧张或惊恐，大汗淋漓，两手乱动或手指喉头等窒息先兆症状时，立即报告医生处理 9. 对于情绪紧张、焦虑的患者，做好心理护理 10. 保持呼吸道通畅

2

续表

分类	项目	护理内容
支气管扩张大咯血的护理	护理措施	11. 观察并发症：如发生窒息、失血性休克、肺不张应及时通知医生，配合做好抢救工作 12. 病室避免放置花草、皮毛等，减少患者不良刺激 13. 根据病情留家属陪护，上床挡，确保安全
肺结核咯血的护理	护理措施	1. 病情观察：约 1/3 ~ 1/2 患者有不同程度的咯血，密切观察患者有无胸闷、喉痒伴咳嗽等先兆症状 2. 小量咯血时，嘱患者卧床休息，口服止血药 3. 中等或大咯血时，严格卧床休息，取患侧卧位，注意防止窒息，配血备用 4. 大量咯血时可应用垂体后叶素静脉滴注，必要时可经支气管镜局部止血 5. 病室避免放置花草、皮毛等，减少患者不良刺激 6. 根据病情留家属陪护，上床挡，确保安全
	健康宣教	1. 讲解保持呼吸道通畅的方法，药物服用方法 2. 小量咯血的患者以静卧休息为主，大量咯血患者应绝对卧床休息，避免用力 3. 指导患者咯血时不要屏气，应尽量将血轻轻咯出，否则易

续表

分类	项目	护理内容
肺结核咯血的护理	健康宣教	诱发喉头痉挛，出血引流不畅形成血块，造成呼吸道阻塞、窒息 4. 遵医嘱用药并观察用药效果 5. 注意保暖，预防感冒，指导患者保持科学健康的生活方式，调整饮食和睡眠。大咯血者暂禁食，小量咯血者宜进少量凉或温的流质饮食。避免饮用浓茶、咖啡、酒等刺激性饮料。多饮水及多食富含纤维素食物，以保持大便通畅 6. 指导患者树立正确的人生观和战胜疾病的信心，配合治疗，保持心情愉快，避免情绪波动 7. 定时专科门诊复诊

第二节　急性呼吸道感染

一、急性上呼吸道感染

【概述】

　　急性上呼吸道感染（acute upper respiratory tract infection）简称上感，指自鼻腔至喉部之间的急性炎症的总称，是最常见的感染性疾病。主要病原体是病毒，少数是细菌。本病四季、任何年龄均可发病，通过含有病毒的飞沫、雾滴，或经污染的用具进行传播，免疫功能低下者易感。本病有自限性，通常病情较轻、病程短、可自愈、预后良好。常继发支气管炎、肺炎、鼻窦炎，少数人可并发急性心肌炎、肾炎、风湿热等。本病具有一定的传染性，应积极防治。

【临床表现】

1. 普通感冒（common cold） 俗称"伤风"，由病毒感染引起，又称急性鼻炎或上呼吸道卡他。多由鼻病毒引起，其次为冠状病毒、副流感病毒、呼吸道合胞病毒、埃可病毒、柯萨奇病毒等引起。起病较急，潜伏期1～3天不等，主要表现是鼻部症状，如喷嚏、鼻塞、流清水样鼻涕，也可表现为咳嗽、咽干、咽痒或灼烧感，甚至鼻后滴漏感。体检可见鼻腔黏膜充血、水肿、有分泌物，眼部可为轻度充血。一般5～7天痊愈，伴并发症者可致病程迁延。

2. 急性病毒性咽炎或喉炎

（1）急性病毒性咽炎：多由鼻病毒、腺病毒、流感病毒、副流感病毒以及肠道病毒、呼吸道合胞病毒等引起。临床表现为咽部发痒或灼烧感，咽痛不明显，咳嗽少见。流感病毒和腺病毒感染时可有发热和乏力。腺病毒咽炎可伴有眼结膜炎。体检咽部明显充血水肿，颌下淋巴结肿大且触痛。

（2）急性病毒性喉炎：多由鼻病毒、甲型流感病毒、副流感病毒及腺病毒等引起。临床特征为声嘶、讲话困难、咳嗽时疼痛，常有发热、咽痛或咳嗽。体检可见喉部水肿、充血，局部淋巴结轻度肿大和触痛，可闻及喉部的喘鸣音。

3. 急性疱疹性咽峡炎 多发于夏季，多见于儿童，偶见于成人。常由柯萨奇病毒 A 引起，表现为明显咽痛、发热，病程约一周，体检可见咽充血，软腭、腭垂、咽及扁桃体表面有灰白色疱疹及浅表溃疡，周围有红晕，以后形成疱疹。

4. 急性咽结膜炎 多发生于夏季，儿童多见，游泳者易于传播。主要由腺病毒、柯萨奇病毒等引起。临床表现有发热、咽痛、畏光、流泪，体检可见咽及结膜明显充血。病程 4~6 天。

5. 急性咽扁桃体炎 多由溶血性链球菌，其次为流感嗜血杆菌、肺炎球菌、葡萄球菌等引起。起病急、咽痛明显、畏寒、发热（体温可达 39℃ 以上）。查体可见咽部明显充血，扁桃体肿大和充血，有时伴有颌下淋巴结肿大、压痛，肺部无异常体征。

【并发症】

少数患者可并发急性鼻窦炎、中耳炎、气管-支气管炎。以咽炎为表现的上呼吸道感染，部分患者可继发溶血性链球菌引起的风湿热、肾小球肾炎等，少数患者可并发病毒性心肌炎，在儿童偶有病毒性或细菌性肺炎等严重并发症，应予警惕。

【治疗】

1. 对症治疗 对有急性咳嗽、鼻后滴漏和咽干的患者可予伪麻黄碱治疗以减轻鼻部充血，亦可局部滴鼻应用；对于咳嗽明显者可对症应用镇咳药；头痛、发热、全身肌肉酸痛者可给予解热镇痛药。

2. 抗生素治疗

（1）抗菌药物治疗：普通流感无须使用抗生素。有白细胞计数升高、咽部脓苔、咳黄痰等细菌感染证据时，可酌情使用青霉素、第一代头孢菌素、大环内酯类或喹诺酮类。极少需要根据病原菌选用敏感的抗菌药物。

（2）抗病毒药物治疗：目前尚无特效抗病毒药物，而且滥用抗病毒药物可造成流感病毒耐药现象。因此对于无发热、免疫功能正常、发病不超过两天的患者一般无须应用。免疫缺陷患者可早期常规使用。广谱抗病毒药物利巴韦林和奥司他韦对流感病毒、副流感病毒和呼吸道合胞病毒等有较强的抑制作用，可缩短病程。

3. 中医中药治疗 可辨证给予清热解毒和抗病毒作用的中药，有助于改善症状，缩短病程。小柴胡冲剂、板蓝根冲剂应用较为广泛。

【健康教育与管理】

急性上呼吸道感染重在预防，患者的健康教育与管理是提高疗效、彻底治愈、提高患者生活质量的重要措施。在医生指导和护士的帮助下患者要学会自我管理、学会按治疗方案正确服用药物。应使患者了解或掌握以下内容：①通过积极、充分的治疗，可以获得临床治愈。②开窗通风，保持室内温、湿度适宜，空气流通，以切断传播途径。③在疾病高发季节，少去人员密集的场所。④生活规律、劳逸结合、坚持规律且适当的体育活动，以增强机体抵抗力。⑤了解常用药物的作用、正确用量、用法、不良反应。⑥患病期间注意休息，多饮水并遵医嘱按时服药；恢复期逐渐增加活动，以提高机体免疫力。⑦饮食以高热量、高蛋白及富含维生素的易消化食物为主，以改善营养，发热患者应适当增加饮水量。⑧如药物治疗症状不缓解，出现耳鸣、耳痛，恢复期出现胸闷、心悸、腰痛、腿痛等症状及时就诊。

【预后】

本病病情较轻、病程短、为自限性疾病，多数患者预后良好。但极少数年老、体弱、基础疾病较多，尤其合并严重慢性肺部疾病如慢性阻塞性肺疾病（COPD）者，可因严重并发症预后不良。

【护理】

急性上呼吸道感染的护理见表 2-2-1。

表 2-2-1　急性上呼吸道感染的护理

日期	项目	护理内容
入院当天	评估	1. 一般评估：患者神志，生命体征，皮肤等 2. 专科评估：咳嗽，咳痰、体温变化情况，上呼吸道感染发生的诱发因素
	治疗	以对症治疗为主，一般无须使用抗生素，对白细胞升高等有细菌感染证据者，可合理选择抗生素

续表

日期	项目	护理内容
入院当天	检查	血常规、咽拭子微生物检测、痰标本
	药物	按医嘱正确使用抗病毒、抗感染、止咳、化痰药物，注意观察用药后的效果
	活动	症状轻者适当休息，病情较重或老年患者以卧床休息为主
	饮食	饮食忌辛辣、油腻、给予清淡，易消化食物，发热者应适当增加饮水量
	护理	1. 做好入院介绍，主管护士自我介绍 2. 监测生命体征，特别是体温变化情况；观察患者咳嗽、咽痛等临床表现 3. 视病情做好各项监测记录 4. 保持室内适宜温湿度，保证病房空气流通，症状轻者适当休息，病情较重或年老者以卧床休息为主 5. 做好口腔护理，防治口腔感染 6. 做好患者的隔离工作，减少探视，避免交叉感染 7. 遵医嘱用药且注意观察药物的不良反应

续表

2

日期	项目	护理内容
入院当天	健康宣教	向病人讲解疾病相关知识、安全知识、服药知识及各种检查注意事项。嘱患者患病期间增加休息时间，避免劳累
第2天	评估	生命体征、鼻塞、流涕、咽痛、头痛等症状，患者的心理状态，对疾病相关知识的了解情况
	治疗	按医嘱执行治疗
	检查	血常规，采集咽拭子进行微生物检测
	药物	一般感冒和单纯的病毒感染不必应用抗生素，如并发细菌感染，可给予药物治疗，密切观察用药后反应
	活动	卧床休息，注意安全
	饮食	同前
	护理	1. 做好基础护理，加强病情观察，重视巡视及病人的主诉 2. 仔细询问病史，找出病因，以避免疾病的诱发因素 3. 做好心理护理
	健康宣教	讲解药物的服用方法和注意事项，以及正确观察不良反应，嘱患者多休息，发放健康教育宣传资料

续表

日期	项目	护理内容
第3~6天	活动	症状轻者可下床活动，有发热、全身不适症状的患者，应卧床休息
	健康宣教	讲解预防疾病的相关内容，嘱患者生活规律、劳逸结合、进行适当的体育锻炼，以增强机体抵抗力。保持室内空气流通，避免受凉、过度疲劳，以免诱发疾病
	其余同前	
出院前1天	健康宣教	出院宣教： 1. 服药指导，能正确按治疗方案服用药物 2. 避免上呼吸道感染的诱因，在疾病高发季节少去人群密集的公共场所 3. 指导患者科学的健康生活方式，戒烟限酒，调整饮食和睡眠。积极锻炼身体，增强体质 4. 如出现不适症状，及时复诊
出院随访	出院1周内电话随访1次	

二、急性气管-支气管肺炎

【概述】

急性气管-支气管炎（acute tracheobronchitis）是由生物、理化刺激或过敏等因素引起的急性气管-支气管黏膜炎症。为一个独立病症，与慢性支气管炎不存在内在联系，亦非病程上的区分。症状主要为咳嗽和咳痰，常

2

发生于寒冷季节或后期突变，也可由急性上呼吸道感染迁延不愈所致。

【临床表现】

1. 症状　通常起病较急，全身症状较轻，可有发热。起病往往先有上呼吸道感染的症状，如鼻塞、流涕、咽痛、声音嘶哑等。在成人，流感病毒、腺病毒和肺炎支原体感染可有发热，伴乏力、头痛、全身酸痛等全身毒血症症状，而鼻病毒、冠状病毒等引起的急性支气管炎常无这些表现。炎症累及支气管黏膜时，则出现咳嗽、咳痰。咳嗽是急性支气管炎的主要表现，开始为刺激性干咳，3～4天后鼻咽部症状减轻，咳嗽转为持续并成为突出症状，受凉、吸入冷空气、晨起晚睡或体力活动时咳嗽加剧。咳嗽可为阵发性或持续性，剧咳时可伴恶心、呕吐及胸、腹肌疼痛。咳嗽可持续2～3周左右，吸烟者则更长，如迁延不愈，可演变为慢性支气管炎。伴支气管痉挛时，可出现不同程度的胸闷、气促等症状。

2. 体征　可无明显阳性表现，黏液分泌物潴留于较大支气管时可闻及粗的干性啰音，咳嗽后啰音消失。支气管痉挛时，可闻及哮鸣音。无并发症者不累及肺实质。胸部影像检查无异常或仅有肺纹理加深。

【并发症】

急性气管支气管炎的严重并发症较为少见，只有极少数的患者会发生肺炎。偶尔严重的咳嗽可造成肋骨骨折，有时会发生晕厥、呕吐、尿失禁和肌酸磷酸激酶的升高。

【治疗】

一般病人无须住院治疗。有慢性心、肺基础疾病者，流感病毒引起的支气管炎导致严重缺氧或通气不足时，需住院接受呼吸支持和氧疗。

1. 对症治疗　主要是止咳祛痰，剧烈干咳患者可适当应用镇咳剂，痰量较多而不易咳出者，可应用祛痰剂，如盐酸氨溴索（沐舒坦），或溴己新等药物，也可雾化祛痰。全身不适及发热为主要症状者应卧床休息，注意保暖，多饮水，发热时，应给予解热镇痛药物对症处理。

2. 抗生素治疗　在有细菌感染证据时使用。可给予青霉素类、头孢菌素、大环内酯类等药物治疗。多数患者口服抗生素即可，症状较重者可静脉或肌注给药，少数患者需要根据细菌培养和药敏结果选用敏感抗生素控制感染。老年人、患有心肺基础疾病者可以应用大环内酯类、β内酰胺类或喹诺酮类口服抗菌药物。肺炎支原体、衣原体和百日咳杆菌对红霉素和多西环素甚为敏感。

【健康教育与管理】

急性气管-支气管炎的患者的教育与管理是提高疗效，减少复发，提高患者生活质量的重要措施。在医生指导下患者要学会自我管理、学会控制病情。应为每个初诊急性气管-支气管炎的患者制定防治计划，应使患者了解或掌握以下内容：①相信通过积极、充分的治疗，可以得到好的治疗效果。②指导患者要避免上呼吸道感染等诱发因素。增强体质，选择合适的体育运动，如健身操、太极拳、跑步等，增强免疫力。③对病人及家属进行有关肺炎知识的教育，使其了解肺炎的病因和诱因。④指导患者饮食宜高热量、高蛋白、富含维生素、易消化，鼓励患者多饮水。⑤指导患者按疗程用药，了解常用药物的作用、正确用量、用法、不良反应，嘱患者按医嘱服药，病程超过两周者应及时复诊。⑥出现咳嗽、咳痰、胸闷、气促等症状时及时就诊。

在此基础上采取一切必要措施对病人进行长期系统管理，包括鼓励急性气管支气管炎的患者与医护人员建立伙伴关系，制定发作期处理方案和长期定期随访保健，改善病人的依从性，并根据病人病情变化及时修订防治计划。

【预后】

多数患者的预后良好，但少数治疗延误或不当的患者可迁延不愈，发展为慢性支气管炎，应引起足够重视。

【护理】

急性气管支气管炎的护理见表2-2-2。

表 2-2-2 急性气管支气管炎的护理

日期	项目	护理内容
入院当天	评估	1. 一般评估：神志，生命体征，皮肤等 2. 专科评估：鼻塞、流涕、咽痛、声音嘶哑等上呼吸道感染的症状；咳嗽，咳痰情况及痰液性质
	治疗	根据病情床边监测体温、血压、心率、血氧、呼吸的变化，建立静脉通道
	检查	血常规、X 线胸片、痰标本等
	药物	1. 对症治疗，应用止咳祛痰药物，剧烈干咳患者可适当应用镇咳剂 2. 痰量较多或较黏时，可应用祛痰剂 3. 对有家族史的患者，如查体发现哮鸣音，可吸入支气管扩张药 4. 全身不适及发热为主要症状者应卧床休息，注意保暖，多饮水，服用阿司匹林等退热剂，注意用药后的观察
	活动	嘱患者卧床休息，床上解大小便
	饮食	1. 清热润肺的食物及富含蛋白质、维生素 A、C 的食物。忌食油炸类食物、忌食辛辣刺激及海腥等食物 2. 嘱患者多饮水

续表

日期	项目	护理内容
入院当天	护理	1. 做好入院介绍，主管护士自我介绍 2. 制定相关的护理措施，如口腔护理，管道留置护理，皮肤护理措施 3. 视病情做好各项监测记录 4. 密切观察患者咳嗽、咳痰、咽痛等症状，如痰液黏稠、不易咳出，应予以翻身拍背，协助排痰，或及时给予吸痰，保持患者呼吸道通畅 5. 病室避免放置花草、皮毛等，减少对患者的不良刺激 6. 根据病情留家属陪护，上床挡，确保安全
	健康宣教	向患者讲解疾病相关知识、安全知识、服药知识等，及各种检查注意事项
第2天	评估	生命体征、咳嗽、咳痰及病人的心理状态，对疾病相关知识的了解等情况
	治疗	按医嘱执行治疗
	检查	继续完善检查
	药物	密切观察各种药物作用和副作用，抗感染治疗后症状改善情况
	活动	卧床休息，注意安全
	饮食	同前

2

续表

日期	项目	护理内容
第2天	护理	1. 制定相关的护理措施，如口腔护理，管道留置护理，皮肤、毛发、会阴、肛周护理措施 2. 加强病情观察，重视巡视及患者的主诉，发现咳痰困难患者，予以及时的翻身拍背，协助排痰，或借助吸痰器清理呼吸道，保持呼吸道通畅 3. 视病情做好各项监测记录 4. 做好心理护理 5. 正确评价用药后的效果，注意观察用药后的反应
	健康宣教	讲解有效咳嗽及排痰方法，药物的服用方法，向患者介绍各种检查的配合及注意事项
第3~15天	活动	适当下床活动
	健康宣教	1. 指导患者正确的咳嗽、咳痰方法；嘱患者选择适宜的体育锻炼，以增强体质，预防疾病 2. 患病期间增加休息时间，避免劳累，饮食宜清淡，富含营养，发放健康教育宣传资料
	其余同前	
出院前1天	健康宣教	出院宣教： 1. 服药指导，能正确按治疗方案服用药物 2. 戒烟并避免被动吸烟，避免

2

日期	项目	护理内容
出院前 1 天	健康宣教	冷空气、粉尘、刺激性气体或烟雾等有害化学物质的刺激 3. 坚持进行体育锻炼 4. 饮食宜清热润肺的食物及富含蛋白质、维生素 A、维生素 C 的食物。忌食油炸类、辛辣刺激及海腥等食物 5. 指导患者科学的健康生活方式，戒烟限酒，劳逸结合，保证充分睡眠 6. 如有不适，及时专科门诊复诊
出院随访		出院 1 周内电话随访第 1 次，1 个月内随访第 2 次

第三节 肺部感染性疾病

一、肺炎概述

【概述】

肺炎（pneumonia）是指终末气道、肺泡和肺间质的炎症，可由细菌、病毒、真菌、寄生虫等致病微生物，以及放射线、吸入性异物等理化因素引起。临床主要症状为发热、咳嗽、咳痰、痰中带血，可伴胸痛或呼吸困难等。细菌性肺炎采用抗生素治疗，7~10 天多可治愈。细菌性肺炎是临床最常见的肺炎，也是最常见的感染性疾病之一。老年人、伴有基础疾病或免疫功能低下者并发肺炎时病死率高。病毒性肺炎的病情稍轻，抗生素治疗无效。

【临床表现】

1. 症状

（1）寒战与高热：多数起病急骤，常有受凉淋雨、劳累、病毒感染等诱因，约1/3患病前有上呼吸道感染。病程7～10天。典型表现为寒战与高热，体温可高达39～40℃，呈稽留热型，常伴有头痛、全身肌肉酸痛、食量减少。抗生素使用后热型可不典型，年老体弱者可仅有低热或不发热。

（2）咳嗽与咳痰：初期为刺激性干咳，继而咳出白色黏液痰或带血丝痰，经1～2天后，可咳出黏液血性痰或铁锈色痰，也可呈脓性痰，进入消散期痰量增多，痰黄而稀薄。

（3）胸痛：多为患侧剧烈胸痛，常呈针刺样，随咳嗽或深呼吸而加剧，可放射至肩或腹部。如为下叶肺炎可刺激膈隔胸膜引起剧烈腹痛，易被误诊为急腹症。

（4）呼吸困难：由于肺实变通气不足、气体交换障碍、胸痛以及毒血症而引起呼吸困难、呼吸快而浅。病情严重时影响气体交换，使动脉血氧饱和度下降而出现发绀。

2. 体征　早期肺部体征无明显异常，重症者可有呼吸频率增快、鼻翼扇动、发绀。肺实变者有典型的体征，如叩诊浊音、语颤增强，和支气管呼吸音等，也可闻及湿性啰音。并发胸腔积液者，患侧叩诊浊音、语颤减弱、呼吸音减弱。肺炎球菌肺炎患者多呈急性面容，双颊绯红，皮肤干燥，口角和鼻周可出现单纯性疱疹。有败血症者，皮肤黏膜可有出血点，巩膜黄染，心率增快或心律不齐。革兰阴性杆菌肺炎病变范围大者，可有肺实变体征，双肺下野及背部可闻及湿性啰音。肺炎支原体肺炎患者体征多不明显，可有咽部中度充血，肺部干、湿啰音，耳镜可见鼓膜充血、甚至出血，呈炎症性改变。病毒性肺炎胸部体征亦不突出，有时偶尔可在下肺闻及湿啰音。

【并发症】

肺炎是完全可以治愈的，但处理不当或延误治疗就有可能危及生命。常见并发症有胸腔积液、肺不张、呼吸衰竭。

【治疗】

抗感染治疗是肺炎治疗的最主要环节。细菌性肺炎的治疗包括经验性治疗和针对病原体治疗。前者主要根据本地区、本单位的肺炎病原体流行病学资料，选择可能覆盖病原体的抗菌药物；后者则根据呼吸道或肺组织标本的培养和药物敏感试验结果，选择体外试验敏感的抗菌药物。此外，还应该根据患者的年龄、有无基础疾病、是否有误吸、住普通病房或是重症监护病房、住院时间长短和肺炎的严重程度等，选择抗菌药物和给药途径。

肺炎的抗生素治疗应尽早进行，一旦怀疑为肺炎即刻给予首剂抗生素。病情稳定后可从静脉途径转为口服治疗。肺炎抗生素疗程至少 5 天，大多数患者需要 7 ~ 10 天或更长疗程，如体温正常 48 ~ 72 小时，无肺炎任何一项临床不稳定征象可停用抗菌药物。肺炎临床稳定标准为：①T≤37.8℃；②心率≤100 次/分；③呼吸频率≤24 次/分；④血压：收缩压≥90mmHg；⑤呼吸室内空气条件下动脉血氧饱和度≥90% 或 PaO_2≥60mmHg；⑥能够口服进食；⑦精神状态正常。任何一项未达到则继续使用。

抗菌药物治疗后 48 ~ 72 小时应对病情进行评价，治疗有效时表现体温下降、症状改善、临床状态稳定、白细胞逐渐降低或恢复正常，而 X 线胸片病灶吸收较迟。如 72 小时后症状无改善，其原因可能有：①药物未能覆盖致病菌，或细菌耐药；②特殊病原体感染如结核分枝杆菌、真菌、病毒等；③出现并发症或存在影响疗效的宿主因素（如免疫抑制）；④非感染性疾病误诊为肺炎；⑤药物热。需仔细分析，做必要的检查，进行相应处理。

【健康教育与管理】

在医生和护士指导下病人要避免上呼吸道感染、淋雨受寒、过度劳累、酗酒等诱因。应为每个初诊为肺炎的病人制定防治计划，应使病人了解或掌握以下内容：①相信通过积极、充分的治疗，可以得到好的治疗效果。②对病人及家属进行有关肺炎知识的教育，使其了解肺炎的病因和诱因。③嘱咐长期卧床的患者注意经常改变体位、翻身、拍背，随时咳出气道内痰液，保持呼吸道通畅。④对于年老体弱，慢性病患者可接种流感疫苗、肺炎疫苗等，预防发病。⑤指导患者饮食宜高热量、高蛋白、富含维生素、易消化，鼓励患者多饮水，以保证足够的热量，有利于痰液稀释。⑥制定个体化锻炼计划，增强免疫力。⑦指导患者按疗程用药，了解常用药物的作用、正确用量、用法、不良反应。⑧出现高热、心率增快、咳嗽、咳痰、胸痛等症状时及时就诊。在此基础上采取一切必要措施对病人进行长期系统管理，包括鼓励肺炎病人与医护人员建立伙伴关系，制定肺炎长期管理的用药计划，制定发作期处理方案和长期定期随访保健，改善病人的依从性，并根据病人病情变化及时修订防治计划。

【预后】

多数患者的预后良好，可在一周内恢复，但少数治疗延误或不当，反复发作的患者可因病情迁延，发展为慢性支气管炎。

【护理】

肺炎的护理见表2-3-1。

表2-3-1　肺炎的护理

日期	项目	护理内容
入院当天	评估	1. 一般评估：神志、生命体征、皮肤等
		2. 专科评估：呼吸频率，节律以及幅度，呼吸困难的类型，

日期	项目	护理内容
入院当天	评估	发绀及出汗情况，咳嗽，咳痰情况，呼吸困难的诱发因素及发作时间
	治疗	抗感染治疗是肺炎治疗的关键环节，包括经验性治疗和抗病毒治疗。主要依据本地区、本单位的肺炎病原体流行病学特征以及病原学的培养结果或药敏试验选择可能覆盖病原体的敏感抗生素
	检查	肺功能、X线胸片、B超、抽血、痰标本
	药物	按医嘱正确使用解痉、平喘、化痰、抗炎药物；氨茶碱类、激素类、沐舒坦类等药物应注意用药后的观察
	活动	嘱患者卧床休息，减少活动，以减少耗氧量，缓解头痛、肌肉酸痛等症状。床上解二便
	饮食	提供足够热量、蛋白质和维生素的流质或半流质饮食，以补充高热引起的营养物质的消耗。鼓励患者多饮水，以保证足够的入量并有利于稀释痰液
	护理	1. 观察精神症状，是否有神志模糊、昏睡和烦躁等；检测并记录生命体征，重点观察儿童、老年人、久病体弱者的病情变化

续表

日期	项目	护理内容
入院当天	护理	2. 观察有无感染性休克早期症状，如烦躁不安、反应迟钝、尿量减少等，必要时进行心电监测 3. 胸痛患者给予对症处理。注意观察痰液的颜色、性质、量并做好记录 4. 密切观察各种药物的疗效和不良反应，患者一旦出现发热、皮疹、胃肠道不适等不良反应，应及时与医生沟通，并作出相应处理 5. 根据病情，合理氧疗，给予中、高流量吸氧，改善缺氧症状 6. 保证静脉输液通畅、无外溢，必要时测中心静脉压了解血容量 7. 按医嘱送痰培养、血培养（用抗生素前） 8. 对于高热的患者，应采取积极的降温措施，以逐渐降温为宜，患者大汗时，及时协助擦拭和更换衣服，注意保暖，避免受凉。必要时遵医嘱使用退烧药或静脉补液 9. 保持呼吸道通畅
	健康宣教	向患者讲解疾病相关知识、安全知识、服药知识及各种检查注意事项

续表

日期	项目	护理内容
第2天	评估	患者的生命体征，呼吸困难、咳嗽咳痰情况及患者的心理状态，对疾病相关知识的了解情况
	治疗	按医嘱执行治疗
	检查	继续完善
	药物	密切观察各种药物作用和副作用，尤其是使用抗生素、止咳、化痰等药物后症状缓解情况
	活动	卧床休息，注意安全
	饮食	同前
	护理	1. 做好基础护理（口腔、皮肤、毛发、会阴、肛周）等，要特别重视口腔护理，鼓励患者经常漱口，口唇疱疹者局部涂抗病毒药物，防止继发感染 2. 加强病情观察，重视巡视及患者的主诉，重点观察儿童、老年人、久病体弱患者的病情变化 3. 提供高热量、高蛋白和维生素的流质或半流质食物，以补充高热引起的能量消耗 4. 对于高热的患者，应卧床休息，以减少耗氧量，缓解头痛、肌肉酸痛等症状。同时采取积极的降温措施，以逐渐降

续表

日期	项目	护理内容
第2天	护理	温为宜，密切监测生命体征的变化情况，必要时遵医嘱使用药物降温 5. 遵医嘱使用抗生素，观察疗效和不良反应 6. 保持呼吸道通畅 7. 做好留置管道的护理
	健康宣教	讲解有效咳嗽及排痰方法，中药服法及疾病的诱因，避免疾病发生的危险因素
第3～6天	活动	适当下床活动
	健康宣教	讲解有效咳嗽及排痰方法，药物的服用方法和注意事项，正确观察不良反应
	其余同前	
出院前1天	健康宣教	出院宣教： 1. 对患者及家属进行有关肺炎知识的教育，使其了解肺炎的病因和诱因 2. 避免上呼吸道感染、淋雨、过度疲劳等诱因 3. 指导患者科学的健康生活方式，戒烟限酒，调整饮食和睡眠。加强体育锻炼，增加营养 4. 服药指导，能正确按治疗方案服用药物 5. 如出现高热、心率增快、咳嗽、咳痰等症状及时就诊

续表

日期	项目	护理内容
出院随访	出院1周内电话随访第1次，1个月内随访第2次	

二、肺炎链球菌肺炎

【概述】

肺炎链球菌肺炎（streptococcus pneumonia）是由肺炎链球菌（streptococcus pneumonia，SP）或称肺炎球菌所引起的肺炎，约占 CAP 的半数。通常急骤起病，以寒战、高热、咳嗽、血痰和胸痛为主要特征。本病以冬季和初春为高发季节，常与呼吸道病毒感染并行，多见于男性。常发生于免疫功能受损的病人，尤其是耐药的金黄色葡萄球菌的医院内感染已引起人们广泛注意。

【临床表现】

1. 症状　患者多为原来健康的青壮年或老年与婴幼儿，男性多见。吸烟者、慢性支气管炎、支气管扩张、充血性心力衰竭易受 SP 感染。发病前常有受凉、淋雨、疲劳、醉酒、病毒感染史，都有上呼吸道感染的前驱症状。起病急骤，高热、寒战、全身肌肉酸痛，体温在数小时内升至 39~40℃，高峰在下午或傍晚，或呈稽留热，脉搏随之增快。患者全身肌肉酸痛，患侧胸痛明显，可放射至肩部或腹部，咳嗽或深呼吸时加剧。痰少，可带血或呈铁锈色，胃纳锐减，偶有恶心、呕吐、腹痛或腹泻应与急腹症鉴别。

2. 体征　患者呈急性热病容，面颊绯红，鼻翼扇动，皮肤灼热、干燥，口角及鼻周有单纯疱疹；病变广泛时可出现发绀。有脓毒症者，可出现皮肤黏膜出血点，巩膜黄染。早期肺部体征无明显异常，仅有胸廓运动幅度减小，叩诊稍浊，听诊可有呼吸音减低和胸膜摩擦音。自然病程大致 1~2 周。发病 5~10 天，体温可自行骤降或逐渐消退；使用有效的抗生素后可使体温在 1~3 天内恢复正常，其他症状和体征亦随之逐渐消失。

【并发症】

SP 肺炎的并发症近年已很少见，严重脓毒症或毒血症患者易发生感染性休克，尤其是老年人。表现为血压降低、四肢厥冷、多汗、发绀、心律失常等，而高热、胸痛、咳嗽等症状并不突出。其他并发症有胸膜炎、脓胸、心包炎和关节炎等。

【治疗】

1. 抗生素治疗　对青霉素敏感的肺炎球菌菌株，青霉素 G 是首选药物。轻症患者，可用 240 万 U/d，分 3 次肌内注射，或用普鲁卡因青霉素每 12 小时肌内注射 60 万 U。病情稍重者，宜用青霉素 G 240 万~480 万 U/d，分次静脉滴注，每 6 小时 1 次。如疑有脑膜炎时，可增至 1000 万~3000 万 U/d，分 4 次静脉滴注。对怀疑 SP 肺炎者，青霉素 G 320 万 U，每 6 小时 1 次。对青霉素过敏者，或感染耐青霉素菌株者，可使用氟喹诺酮类、头孢噻肟和头孢曲松等药物，感染 MDR 菌株者可用万古霉素、替考拉宁或利奈唑胺。

2. 支持疗法　支持治疗包括卧床休息，补充足够的蛋白质、热量及维生素。补充液体及针对胸膜疼痛使用止痛剂。不用阿司匹林及其他解热药，以免过度出汗、脱水及干扰真实热型。有发绀，明显缺氧，严重呼吸困难，循环紊乱或谵妄的病人应给氧。若有明显麻痹性肠梗阻或胃扩张，应暂时禁食，禁水和胃肠减压，直至肠蠕动恢复。烦躁不安、谵妄、失眠酌用镇静剂，禁用抑制呼吸的镇静药。

【健康教育与管理】

肺炎链球菌肺炎患者的教育与管理是提高疗效，减少复发，提高患者生活质量的重要措施。在医生指导下患者要学会自我管理、学会控制病情。应为每个初诊肺炎链球菌肺炎患者制定防治计划，应使患者了解或掌握以下内容：①通过积极、充分的治疗，完全可以有效地治愈疾病。②了解肺炎链球菌肺炎发生的危险因素，结合每个人具体情况，找出各自的诱发因素，以及避免诱因的方法。③患病期间，嘱咐患者卧床休息，补充高热量、高蛋白和高维生素的食物，多饮水。④制定合理的运动计划，以增强体质，避免疾病的发生。⑤了解常用药物的作用、正确用量、用法、不良反应。

在此基础上采取一切必要措施对患者进行长期系统管理，包括鼓励患者与医护人员建立伙伴关系，避免和控制肺炎链球菌肺炎的激发因素，减少复发，制定肺炎链球菌肺炎长期管理的用药计划，制定发作期处理方案和长期定期随访保健，改善患者的依从性，并根据患者病情变化及时修订防治计划。

【预后】

本病一般预后良好，但老年人，病变广泛、多叶受累，有并发症或原有心、肺、肾等基础疾病，以及存在免疫缺陷者预后较差。

【护理】

肺炎链球菌肺炎的护理见表 2-3-2。

表 2-3-2 肺炎链球菌肺炎的护理

日期	项目	护理内容
入院当天	评估	1. 一般评估：神志，生命体征，皮肤等 2. 专科评估：呼吸频率，节律以及幅度，呼吸困难的类型，发绀及出汗情况，咳嗽，咳痰情况，体温变化及疾病发生的诱发因素及发作时间
	治疗	首选青霉素 G，用药途径及剂量是病情轻重及有无并发症而定。轻症患者，可用 240 万 U/d，分 3 次肌内注射，或用普鲁卡因青霉素每 12 小时肌内

续表

日期	项目	护理内容
入院当天	治疗	注射 60 万 U。病情稍重者，宜用青霉素 G 240U ~ 480U/d，分次静脉滴注，每 6 小时 1 次。如疑有脑膜炎时，可增至 1000 万 ~ 3000 万 U/d，分 4 次静脉滴注
	检查	肺功能、X 线胸片、B 超、血常规、细菌学检查
	药物	按医嘱正确使用抗感染、止咳、化痰等药物；氨茶碱类、沐舒坦类等药物要注意观察用药后的反应
	活动	嘱患者卧床休息，床上解二便
	饮食	饮食充分足够热量、蛋白质和维生素，多饮水
	护理	1. 做好入院介绍，主管护士自我介绍 2. 制定相关的护理措施，加强基础护理（口腔、皮肤、毛发、会阴、肛周）等 3. 加强病情观察，重视巡视及患者的主诉。观察患者精神症状，是否有神志模糊、昏睡和烦躁等 4. 根据病情，合理氧疗 5. 胸痛、咳嗽、咳痰可采取对症止咳、化痰等处理。注意痰液的色、质、量变化，对痰液黏稠不易咳出者，应予以吸痰

日期	项目	护理内容
入院当天	护理	处理,保持呼吸道通畅 6. 密切观察各种药物作用和副作用 7. 做好留置管道的护理,保证静脉输液通畅、无外溢,必要时测中心静脉压了解血容量 8. 按医嘱送痰培养、血培养,以指导临床用药 9. 高热患者可采用温水擦浴、冰袋等物理降温措施,以逐渐降温为宜 10. 饮食护理,给予高营养饮食,鼓励多饮水,病情危重高热者可给清淡易消化半流质饮食 11. 注意保暖,尽可能卧床休息
	健康宣教	向患者讲解疾病相关知识、安全知识、服药知识及各种检查注意事项
第2天	评估	生命体征、呼吸困难、咳嗽、咳痰及病人的心理状态,对疾病相关知识的了解等情况
	治疗	按医嘱执行治疗
	检查	继续完善检查
	药物	密切观察各种药物作用和副作用,尤其是抗生素、症状缓解情况

日期	项目	护理内容
第2天	活动	卧床休息，注意安全
	饮食	同前
	护理	1. 做好基础护理（口腔、皮肤、毛发、会阴、肛周）等；及留置管道的护理 2. 加强病情观察，重视巡视及病人的主诉，重点观察儿童、老年人、久病体弱患者的病情变化 3. 高热患者应卧床休息，以减少耗氧量，缓解头痛、肌肉酸痛等症状。同时应采取积极的降温措施，以逐渐降温为宜 4. 提供高热量、高蛋白和维生素的流质或半流质食物，以补充高热引起的能量消耗 5. 根据细菌培养结果，遵医嘱使用抗生素，观察疗效和不良反应 6. 保持呼吸道通畅
	健康宣教	讲解有效咳嗽及排痰方法，药物服用方法及用药后效果的观察
第3~15天	活动	适当下床活动
	健康宣教	讲解有效咳嗽及排痰方法，药物的服用方法和注意事项，以及正确观察不良反应

日期	项目	护理内容
第3~15天	其余同前	
出院前1天	健康宣教	出院宣教： 1. 对患者及家属进行有关肺炎知识的教育，使其了解肺炎的病因和诱因 2. 避免上呼吸道感染、淋雨、过度疲劳等诱因 3. 指导患者科学的健康生活方式，戒烟限酒，调整饮食和睡眠，加强体育锻炼，增加营养 4. 服药指导，能正确按治疗方案服用药物 5. 如出现高热、心率增快、咳嗽、咳痰等症状及时就诊
出院随访		出院1周内电话随访第1次，1个月内随访第2次

三、葡萄球菌性肺炎

【概述】

葡萄球菌肺炎（staphylococcal pneumonia）是由葡萄球菌引起的急性非化脓性炎症。近年来，有逐渐增多的趋势。病情较重，常发生于免疫功能受损的病人，常发生于有基础疾病如糖尿病、血液病、肝病、营养不良、酒精中毒等疾病者。多急骤起病，高热、寒战、胸痛、脓性痰，可早期出现循环衰竭。X线影像表现为坏死性肺炎，如肺脓肿、肺气囊肿和脓胸。其病情较重，细菌耐药率高，预后多较凶险，病死率高。

【临床表现】

1. 症状 疾病起病多急骤，全身中毒症状严重，高

2

热、寒战、体温达 39～40℃，胸痛，痰为脓性，量多，带血丝或呈粉红色乳状等全身毒血症表现。病情发展迅速，神志改变，谵妄，昏迷甚至休克，这些情况常见于由肺外感染致血行播散者。病情严重者可早期出现周围循环衰竭，院内感染者通常起病较隐匿，体温逐渐上升、脓痰。肺部 X 线显示肺段或肺叶实变，或呈小叶状浸润，其中有单个或多发的液气囊腔。X 线阴影的易变性，表现为一处炎性浸润而在另一处出现新的病灶或很小的单一病灶发展为大片阴影，此为金黄色葡萄球菌肺炎的另一重要特征。治疗有效时，病变消散，阴影密度逐渐减低，2～4 周后病变完全消失，偶可遗留少许条索状阴影或肺纹理增多等。临床症状与肺炎球菌性肺炎的临床症状相似。血源性葡萄球菌肺炎继发于肺外感染的血行播散，全身中毒症状严重，可找到原发病灶或其他部位感染的症状和体征，另外，累及胸膜则发生脓胸。

2. **体征** 早期可无体征，常与严重的中毒症状和呼吸道症状不平行，可出现两肺散在湿性啰音。病变较大或融合时可有肺实变体征，气胸或脓气胸则有相应体征。血源性葡萄球菌肺炎应注意肺外病灶，静脉吸毒者多有皮肤针口和三尖瓣赘生物，可闻及心脏杂音。

【并发症】

如治疗不及时，可并发菌血症，心内膜炎，脑膜炎等。

【治疗】

1. **抗菌治疗** 强调早期清除和引流原发病灶，选用敏感的抗生素。近年来，金黄色葡萄球菌对青霉素 G 的耐药率已高达 90% 左右，因此，可选用耐青霉素酶的半合成青霉素或头孢菌素，如苯唑西林钠、氯唑西林等，联合氨基糖苷类如阿米卡星等，疗效较好。阿莫西林、氨苄西林与酶抑制剂组成的复方制剂对产酶金黄色葡萄球菌有效。对于 MRSA，则应选择万古霉素、替考拉宁等，偶有药物热、皮疹、静脉炎等不良反应。临床选择抗生素时可参考细菌培养的药敏试验。

2. 对症支持治疗　病人宜卧床休息，饮食富含足够热量及蛋白质，多饮水，有发绀者给予吸氧。脓（气）胸应及早胸腔置管引流。肺脓肿应嘱病人按病变部位和全身情况作体位引流。金黄色葡萄球菌呼吸机相关肺炎患者亦应加强湿化吸痰，并严格执行无菌操作。

2

【健康教育与管理】

葡萄球菌肺炎患者的教育与管理是提高疗效，减少复发，提高患者生活质量的重要措施。在医生指导下患者要学会自我管理、学会控制病情。应为每个初诊葡萄球菌肺炎的患者制定防治计划，应使患者了解或掌握以下内容：①通过积极、充分的治疗，完全可以有效地治愈疾病。②了解葡萄球菌肺炎发生的危险因素，结合每个人具体情况，找出各自的诱发因素，以及避免诱因的方法。③患病期间，嘱咐患者卧床休息，补充高热量、高蛋白和高维生素的食物，多饮水。④制定合理的运动计划，以增强体质，避免疾病的发生。⑤了解常用药物的作用、正确用量、用法、不良反应。

在此基础上采取一切必要措施对患者进行长期系统管理，包括鼓励患者与医护人员建立伙伴关系，避免葡萄球菌肺炎的激发因素，减少复发，制定长期管理的用药计划，制定发作期处理方案和长期定期随访保健，改善患者的依从性，并根据患者病情变化及时修订防治计划。

【预后】

该病发展迅速，临床病情重笃，预后与治疗及时与否和有无并发症相关。细菌耐药率高，预后多较凶险，目前死亡率仍在 10% ~ 30%，年龄大于 70 岁的患者病死率高达 75%。痊愈者中少数可遗留支气管扩张症。

【护理】

葡萄球菌肺炎的护理见表 2-3-3。

表2-3-3　葡萄球菌肺炎的护理

日期	项目	护理内容
入院当天	评估	1. 一般评估：神志，生命体征，皮肤等 2. 专科评估：呼吸频率，节律以及幅度，呼吸困难的类型，发绀及出汗情况，咳嗽，咳痰情况，疾病发生的诱发因素
	治疗	根据细菌培养结果选择敏感抗生素
	检查	血常规、肺功能、X线胸片、B超、细菌培养等
	药物	按医嘱正确使用抗感染、止咳、化痰等药物；抗生素、氨茶碱类、沐舒坦类药物用药后应注意用药后的反应
	活动	嘱患者卧床休息，床上解二便
	饮食	饮食充分足够热量、蛋白质和维生素，多饮水
	护理	1. 做好入院介绍，主管护士自我介绍 2. 制定相关的护理措施，加强患者的基础护理 3. 加强病情观察，重视巡视及患者的主诉。观察患者精神症状，是否有神志模糊、昏睡和烦躁等 4. 根据病情，合理氧疗 5. 胸痛、咳嗽、咳痰可采取对症止咳、化痰等处理。注意痰

续表

日期	项目	护理内容
入院当天	护理	液的色、质、量变化，应及时翻身拍背，协助排痰，对痰液黏稠不易咳出者，应予以吸痰处理，保持呼吸道通畅
		6. 密切观察各种药物作用和副作用
		7. 做好留置管道的护理，保证静脉输液通畅、无外溢，必要时测中心静脉压了解血容量
		8. 按医嘱送痰培养、血培养，以指导临床用药
		9. 饮食护理，给予高营养饮食，鼓励多饮水，病情危重高热者可给清淡易消化半流质饮食
		10. 注意保暖，尽可能卧床休息
		11. 病室避免放置花草、皮毛等，减少对患者的不良刺激
		12. 根据病情留家属陪伴，上床挡，确保安全
	健康宣教	向患者讲解疾病相关知识、安全知识、服药知识及各种检查注意事项
	评估	神志、生命体征、呼吸困难、咳嗽咳痰及患者的心理状态，对疾病相关知识的了解等情况
	治疗	按医嘱执行治疗

2

续表

日期	项目	护理内容
第2天	检查	继续完善检查
	药物	密切观察各种药物作用和副作用,尤其是使用抗生素、止咳、化痰药物后症状缓解情况
	活动	卧床休息,注意安全
	饮食	同前
	护理	1. 做好基础护理(口腔、皮肤、毛发、会阴、肛周等)及留置管道的护理 2. 为患者创造良好的休息环境,维持室温(18~20℃)和湿度(50%~60%),室内避免摆放有刺激性的物品 3. 加强病情观察,重视巡视及病人的主诉,重点观察儿童、老年人、久病体弱患者的病情变化 4. 高热患者应卧床休息,以减少耗氧量,缓解头痛、肌肉酸痛等症状,同时采取积极的降温措施,可采用温水擦浴、冰袋、冰帽等物理降温措施,以逐渐降温为宜,防止虚脱 5. 提供高热量、高蛋白和维生素的流质或半流质食物,以补充高热引起的能量消耗 6. 遵医嘱使用抗生素,观察疗效和不良反应 7. 保持呼吸道通畅

日期	项目	护理内容
第2天	健康宣教	讲解有效咳嗽及排痰方法，药物服法及用药后的观察
第3~15天	活动	适当下床活动
	健康宣教	讲解有效咳嗽及排痰方法，药物的服用方法和注意事项，以及正确观察不良反应
	其余同前	
出院前1天	健康宣教	出院宣教： 1. 对患者及家属进行有关疾病知识的教育，使其了解肺炎的病因和诱因 2. 避免上呼吸道感染、淋雨、过度疲劳等诱因 3. 指导患者科学的健康生活方式，戒烟限酒，调整饮食和睡眠。加强体育锻炼，增加营养 4. 服药指导，能正确按治疗方案服用药物 5. 如出现高热、心率增快、咳嗽、咳痰等症状及时就诊
出院随访	出院1周内电话随访第1次，1个月内随访第2次	

四、医院获得性肺炎

【概述】

医院获得性肺炎（hospital acquired pneumonia，HAP），简称医院内肺炎（nosocomical pneumonia，NP），是指患者入院时不存在、也不处感染潜伏期，而于入院

≥48 小时在医院内发生的肺炎，包括在医院内获得感染而于出院后 48 小时内发病的肺炎。发生 HAP 后平均每位患者住院时间延长 7~9 天，医疗花费增加 5 万美元。HAP 的发生率大约是每 1000 次住院发生 5~10 例，气管插管后的 HAP 的发病率可增加 6~20 倍。HAP 占 ICU 内感染总数的 25%，占 ICU 内抗生素使用量的 50%。在 ICU，近 90% 的 HAP 发生在机械通气过程中。住院的早期，发生 VAP 的危险性最高，据估计，在机械通气的前 5 天内，VAP 的发生率是以每天增加 3% 的速度递增，5~10 天 VAP 的发生率可降到每天 2%，10 天后危险性就减低到每天 1%。说明气管插管本身就增加了 HAP 感染的危险，随着无创机械通气应用的增多，HAP 的发生也会减少。

发生 HAP 的时间是一个重要的流行病学参数。早期的 HAP 是指住院 4 天内发生的肺炎，通常由敏感菌引起，预后好。晚期的 HAP 是指住院 5 天或 5 天以后发生的肺炎，致病菌常是多重耐药菌（MDR），病死率高。粗略估计，HAP 的病死率约 30%~70%，但是大多数 HAP 患者死于基础病而不死于 HAP 本身。VAP 的归因病死率大约 33%~50%，病死率升高与菌血症、耐药菌（铜绿假单胞菌、不动杆菌属）感染、内科疾病、不恰当的抗生素治疗等因素相关。该病的发病率国外报道为 0.9%~3.8%，国内为 0.5%~5%，占整个院内感染人数的 26%~42%，居各种院内感染之首位，病死率高达 20%~50%。

【临床表现】

1. 症状　一般症状与社区获得性肺炎相同，即发热、咳嗽、咳痰、气促和胸痛等。医院获得性肺炎是入院 48 小时后发病，与入院时 X 线比较，显示新的炎性病变。血培养阳性或肺炎并发胸腔渗液经穿刺抽液分离到病原体。

2. 体征　胸部体检可发现病变部位有实变体征和啰音，但均在住院后出现，或系在原有呼吸道感染症状基础上出现症状加重，并出现脓性痰。但有时会被原有基础疾病的表现所掩盖而不易早期发现，故对高危人群要提高警惕，一旦发现可疑临床表现，及时作进一步检查。

【并发症】

临床常并发胸腔积液。

【治疗】

HAP 的经验性抗生素治疗不仅要适当，且要迅速。延误治疗将导致 HAP 病死率增加，另外，如果一开始抗生素选择不当，待细菌学结果回报后再调整抗生素，患者的病死率并不会下降。开始经验性抗生素的选择一方面要根据当地细菌流行病学监测的结果，另一方面要取决于有无 MDR 感染的危险 [90 天前的抗生素治疗史、住院时间 5 天以上、当地 MDR 分离率高、存在 HCAP 危险（本次感染前 90 天内在医院住院＞2 天、住养老院或康复医院、本次感染前 30 天接受过静脉抗生素、化疗或伤口护理、定期到医院接受血液透析）、免疫缺陷或接受免疫抑制剂治疗]。新指南认为，在没有 MDR 感染危险的 HAP、VAP 可选择窄谱抗生素治疗，反之则需要选择广谱抗生素，甚至多药联合使用。

1. 经验性治疗

（1）轻、中症 HAP：常见病原体：肠杆菌科细菌、流感嗜血杆菌、肺炎链球菌、甲氧西林敏感金黄色葡萄球菌（MSSA）等。抗菌药物选择：第二、三代头孢菌素（不必包括具有抗假单胞菌活性者）、β 内酰胺类/β 内酰胺酶抑制剂；青霉素过敏者选用氟喹诺酮类或克林霉素联合大环内酯类。

（2）重症 HAP：常见病原体：铜绿假单胞菌、耐甲氧西林金黄色葡萄球菌（MRSA）、不动杆菌、肠杆菌属细菌、厌氧菌。抗菌药物选择：喹诺酮类或氨基糖苷类联合下列药物之一：①抗假单胞菌 β 内酰胺类如头孢他啶、头孢哌酮、哌拉西林、替卡西林、美洛西林等；②广谱 β 内酰胺类/β 内酰胺酶抑制剂（替卡西林/克拉维酸、头孢哌酮/舒巴坦钠、哌拉西林/他佐巴坦）；

③碳青霉烯类（如亚胺培南）；④必要时联合万古霉素（针对 MRSA）；⑤当估计真菌感染可能性大时应选用有效抗真菌药物。

2. 抗病原微生物治疗

（1）金黄色葡萄球菌（MSSA）：首选：苯唑西林或氯唑西林单用或联合利福平、庆大霉素；替代：头孢唑林或头孢呋辛、克林霉素、复方磺胺甲噁唑、氟喹诺酮类。MRSA 首选：（去甲）万古霉素单用或联合利福平或奈替米星；替代（须经体外药敏试验）：氟喹诺酮类、碳青霉烯类。

（2）肠杆菌科（大肠埃希菌、克雷伯杆菌、变形杆菌、肠杆菌属等）：首选：第二、三代头孢菌素联合氨基糖苷类（参考药敏试验可以单用）；替代：氟喹诺酮类、氨曲南、亚胺培南、β 内酰胺类/β 内酰胺酶抑制剂。

（3）流感嗜血杆菌：首选：第二、三代头孢菌素、新大环内酯类、复方磺胺甲噁唑、氟喹诺酮类；替代：β 内酰胺类/β 内酰胺酶抑制剂（氨苄西林/舒巴坦钠、阿莫西林/克拉维酸）。

（4）铜绿假单胞菌：首选：氨基糖苷类、抗假单胞菌 β 内酰胺类（如哌拉西林/他佐巴坦、替卡西林/克拉维酸、美洛西林、头孢他啶、头孢哌酮/舒巴坦钠等）及氟喹诺酮类；替代：氨基糖苷类联合氨曲南、亚胺培南。

（5）不动杆菌：首选：亚胺培南或氟喹诺酮类联合阿米卡星或头孢他啶、头孢哌酮/舒巴坦钠。

（6）军团杆菌：首选：红霉素或联合利福平、环丙沙星、左氧氟沙星；替代：新大环内酯类联合利福平、多西环素联合利福平、氧氟沙星。

（7）厌氧菌：首选：青霉素联合甲硝唑、克林霉素、β 内酰胺类/β 内酰胺酶抑制剂；替代：替硝唑、氨苄西林、阿莫西林、头孢西丁。

（8）真菌：首选：氟康唑，酵母菌（新型隐球菌）、酵母样菌（念珠菌属）和组织胞浆菌大多对氟康唑敏感。两性霉素 B 抗菌谱最广，活性最强，但不良反应重，当感染严重或上述药物无效时可选用；替代：5-氟胞嘧啶（念珠菌、隐球菌）；咪康唑（芽生菌属、组织胞浆菌属、隐球菌属、部分念珠菌）；伊曲康唑（曲菌、念珠菌、隐球菌等）。

（9）巨细胞病毒：首选更昔洛韦单用或联合静脉用免疫球蛋白（IVIG）、或巨细胞病毒高免疫球蛋白。替代：膦甲酸钠。

（10）卡氏肺孢子虫：首选：复方磺胺甲噁唑，其中 SMZ 100mg/（kg·d）、TMP 20mg/（kg·d），口服或静脉滴注，q6h；替代：喷他脒 2～4mg/（kg·d），肌注；氨苯砜，100mg/d 联合 TMP 20mg/（kg·d），口服，q6h。

3. 疗程　应个体化，其长短取决于感染的病原体、严重程度、基础疾病及临床治疗反应等。以下是一般的建议疗程。

流感嗜血杆菌 10～14 天，肠杆菌科细菌、不动杆菌 14～21 天，铜绿假单胞菌 21～28 天，金黄色葡萄球菌 21～28 天，其中 MRSA 可适当延长疗程。卡氏肺孢子虫 14～21 天，军团菌、支原体及衣原体 14～21 天。

【健康教育与管理】

医院获得性肺炎患者的教育与管理是减少患病率，提高患者生活质量的重要措施。应为每个住院的患者制定防治计划，应使患者了解或掌握以下内容：①了解医院获得性肺炎发生的危险因素，结合每个人具体情况，找出各自的诱发因素，以及避免诱因的方法。②指导患者科学的健康生活方式，戒烟、避免酗酒有助于预防疾病的发生。调整饮食和睡眠，补充高热量、高蛋白和高维生素的食物，多饮水，加强体育锻炼，增加营养，注意手卫生。患者取半坐位以减少吸入的危险，早期进行营养支持，改善患者营养不良的状况，增强免疫力。③制定合理的运动计划，以增强体质，避免疾病的发生；了解常用药物的作用、正确用量、用法、不良反应。

在此基础上医院需要采取一切必要预防措施，以减少疾病的发生。

【预后】

该病的预后与治疗及时与否和有无并发症相关。

【护理】

医院获得性肺炎的护理见表2-3-4。

表2-3-4 医院获得性肺炎的护理

分类	项目	护理内容
评估	病史评估	1. 一般评估：神志、生命体征、皮肤情况等 2. 专科评估：呼吸频率、节律以及幅度、呼吸困难的类型、发绀及出汗、咳嗽、咳痰情况；医院获得性肺炎发生的原因
	实验室及其他检查	血常规、血气分析、血电解质及肝肾功能检查、细菌病原学检查
预防与护理措施	消毒隔离	1. 医务人员接触病人和各项操作前应洗手，各项侵入性操作时应戴消毒手套、口罩和隔离衣 2. 对于已有多药耐药菌感染的肺炎患者，应适当隔离以尽量避免交叉感染 3. 注意病室空气（层流室）和医疗器械消毒，尤其是各种呼吸治疗器械的严格消毒，如雾化吸入装置，吸痰装置，氧疗装置等 4. 诊疗器械特别是呼吸治疗器

续表

分类	项目	护理内容
预防与护理措施	消毒隔离	械严格消毒、灭菌，切实执行无菌操作制度。医护人员洗手是减少和防止交叉感染的最简便和有效措施之一
	气管插管与机械通气	1. 呼吸机肺炎发病率极高，积极治疗原发疾病，争取早日撤机，以尽可能缩短人工气道留置时间和机械通气时间，可以明显降低发病率 2. 在呼吸机治疗期间，尤应重视呼吸道的无菌操作，保持呼吸道通畅。呼吸机装置可能减少吸入气体的带菌数量，并避免呼出气污染病室环境
	卧位	平卧位引起误吸的可能性大，半卧位（45°）可减少误吸，进而减少 HAP 的发生。对于长期卧床的患者，应定时翻身、拍背，促进痰液排出
	营养	胃肠外营养可增加静脉导管相关感染的危险，还可使小肠纤毛丧失、肠道内细菌移位，对于危重患者，推荐使用肠内营养越早越好
	口腔护理	做好口腔护理口咽部细菌定植是 ICU 内发生 HAP 的重要危险因素，口咽部和胃肠道定植菌吸入量是内源性感染的重要途径，良好的护理措施可减少

2

分类	项目	护理内容
预防与护理措施	口腔护理	口咽部分泌物和胃内容物误吸的发生。可减少 HAP 的发生
	控制血糖	在 ICU 内血糖的控制非常重要，提倡积极使用胰岛素控制血糖在 4.4~6.1mmol/L（80~110mg/dl）水平，这样可减少菌血症的发生、缩短气管插管的时间及降低病死率
	免疫预防	采用综合性措施，如营养支持，纠正机体内环境失衡等
	健康教育	1. 指导患者科学的健康生活方式，戒烟限酒，调整饮食和睡眠 2. 指导患者饮食宜高热量、高蛋白和维生素饮食 3. 根据个人耐受程度，制定合理的运动计划，以增强体质 4. 注意公共卫生，注意室内空气流通，保持室内空气清新 5. 树立正确的人生观和战胜疾病的信心，配合治疗 6. 服药指导，能正确按治疗方案服用药物。向患者讲解常用药物的作用及不良反应，告知患者用药后如有不适要即刻告知医护人员

五、社区获得性肺炎

【概述】

社区获得性肺炎（community acquired pneumonia, CAP）是指在医院外罹患的感染性肺实质（含肺泡壁即广义上的肺间质）炎症，包括具有明确潜伏期的病原体感染而在入院后平均潜伏期内发病的肺炎。临床上伴有急性感染的症状，胸部 X 线片显示急性浸润性阴影。当今抗生素时代，CAP 仍然是威胁人群健康的重要疾病，特别是由于社会人口老龄化、免疫损害宿主增加、病原体变迁和抗生素耐药率上升。美国每年约有 CAP 患者300 万~560 万人，平均病死率为 8.8%～15.8%，重症监护病房（ICU）的重症 CAP 患者死亡率高达 50%，居所有疾病死因的第六位。我国目前正在开展 CAP 流行病学的大规模调查，其发病率和死亡率的资料有待进一步完善。

【临床表现】

1. 症状　CAP 的症状变化较大，可轻可重，取决于病原体和宿主的状态。常见症状为咳嗽、咳痰，或原有呼吸道症状加重，并出现脓性痰或血痰，伴或不伴胸痛。病变范围大者可有呼吸困难，呼吸窘迫，大多数患者有发热。早期肺部体征无明显异常，重症患者可有呼吸频率加快，鼻翼扇动、发绀。肺实变时有典型的体征，如叩诊浊音、语音振颤增强和支气管呼吸音等，也可闻及湿啰音。并发胸腔积液者，患侧胸部叩诊浊音，语音振颤减弱，呼吸音减弱。

2. 体征　患者常呈急性病容，重者有呼吸急促、发绀。胸部检查可有患侧呼吸运动减弱、触觉语音振颤增强、叩诊浊音、听诊闻及支气管呼吸音或支气管肺泡呼吸音，可有湿啰音。如果病变累及胸膜可闻及胸膜摩擦音，出现胸腔积液则有相应体征。胸部体征随病变范围、实变程度、累及胸膜与否等情况而异。心率通常加快，如并发中毒性心肌病变则可出现心音低钝、奔马律、心律失常和周围循环衰竭。老年人心动过速比较常见。

【并发症】

常见并发症有呼吸衰竭、脓毒性休克、多器官脏器功能衰竭。

【治疗】

抗菌治疗是肺炎治疗的核心和基础，及时恰当的抗菌治疗与患者预后密切相关，临床诊断 CAP 患者在完成基本检查以及病情评估后应尽快给予经验性抗菌治疗。

1. CAP 的病原学 CAP 的病原对临床诊断和治疗有重要意义，虽然近年来检测手段大大进步，但是 CAP 病原分离率仍不足 50%。随着社会人口老龄化、免疫损害宿主增加、病原体演变和检测手段改进等原因，CAP 病原体的构成谱和耐药性也在发生变化。最近的研究表明，引起轻度 CAP 最常见的病原为肺炎链球菌、肺炎支原体、肺炎衣原体和流感嗜血杆菌。金黄色葡萄球菌肺炎多见于流感暴发时。而有长期口服糖皮质激素史、有严重潜在的支气管肺疾病、酗酒以及频繁应用抗生素，是肠杆菌感染的危险因素。铜绿假单胞菌感染的高危因素包括：近期住院；频繁应用抗生素（过去 1 年内 4 次应用）；重度 COPD（$FEV_1 < 30\%$）；既往急性加重时曾分离出铜绿假单胞菌或在稳定期有铜绿假单胞菌定植；结构性肺疾病（如：支气管扩张、肺囊性纤维化、弥漫性泛细支气管炎等）。目前应用的诊断技术手段尚不能检测出厌氧菌，当患者存在酗酒、癫痫发作的病史，并且伴有齿龈疾病或者食管动力紊乱等吸入因素时，要注意厌氧菌感染的可能。

（1）肺炎链球菌：肺炎链球菌是 CAP 最常见的病原体，1967 年首次报告了青霉素耐药肺炎链球菌（PRSP），目前肺炎链球菌对青霉素耐药率的增加已成为全球趋势，美国目前肺炎链球菌的青霉素耐药率已超过 30%。β 内酰胺类抗生素之间的交叉耐药明显，PRSP 对头孢克洛和头孢丙烯的耐药率分别高达 97.1% 和 94.2%，对头孢曲松也达到了 23.6%。但是 PRSP 对

CAP 治疗的意义还不确定，因为使用青霉素治疗并没有导致 CAP 治疗失败率以及病死率的增加。但是在 PRSP 易感病人中仍推荐使用较强抗生素，一方面是基于疗效的考虑，另外希望通过较强抗生素的治疗减少耐药的发生。

另外，我国肺炎链球菌对大环内酯类抗生素的耐药率也明显高于欧美国家，目前肺炎链球菌对大环内酯类抗生素的耐药率高达 75% 以上。新喹诺酮类如莫西沙星对肺炎链球菌一直保持良好的抗菌活性，且对青霉素耐药与否无关。曾有研究重复使用氟喹诺酮类药物将增加对氟喹诺酮耐药的肺炎球菌感染的机会，但目前还不明确这种风险性是否只针对所有氟喹诺酮类药物。

（2）非典型病原体：非典型病原体尤其是肺炎支原体感染在 CAP 中占重要地位，近年来调查显示，非典型病原体所占比重持续增加。总体来说，导致 CAP 的非典型病原体可占到近 40%，各个年龄段均可感染，病情从轻、中度至重度不等。肺炎支原体和肺炎衣原体一般在门诊患者中常见，而军团菌在重症住院患者尤其是需入住 ICU 的患者中常见。我国最近的流行病学调查显示，肺炎支原体和肺炎衣原体常作为 CAP 混合感染的一部分，而肺炎链球菌和流感嗜血杆菌属于混合感染还是继发感染尚不确定，但混合感染死亡率更高。

2. CAP 抗生素的选择

（1）青壮年、无基础疾病患者：常见病原体：肺炎链球菌、肺炎支原体、肺炎衣原体、流感嗜血杆菌。抗菌药物选择：大环内酯类、青霉素、复方磺胺甲噁唑、多西环素（强力霉素）、第一代头孢菌素、新喹诺酮类（如左氧氟沙星、司帕沙星、曲伐沙星等）。

（2）老年人或有基础疾病患者：常见病原体：肺炎链球菌、流感嗜血杆菌、需氧革兰阴性杆菌、金黄色葡萄球菌、卡他莫拉菌等。抗菌药物选择：第二代头孢菌素、β 内酰胺类/β 内酰胺酶抑制剂，或联合大环内酯类、新喹诺酮类。

（3）需要住院患者：常见病原体：肺炎链球菌、流感嗜血杆菌、复合菌（包括厌氧菌）、需氧革兰阴性杆菌、金黄色葡萄球菌、肺炎衣原体、呼吸道病毒等。抗菌药物选择：①第二代头孢菌素单用或联合大环内酯类；②头孢噻肟或头孢曲松单用，或取大环内酯类；③新喹诺酮类或新大环内酯类；④青霉素或第一代头孢菌素，联合喹诺酮类或氨基糖苷类。

（4）重症患者：常见病原体：肺炎链球菌、需氧革兰阴性杆菌、嗜肺军团杆菌、肺炎支原体、呼吸道病毒、流感嗜血杆菌等。抗菌药物选择：①大环内酯类联合头孢噻肟或头孢曲松；②具有抗假单胞菌活性的广谱青霉素、内酰胺酶抑制剂或头孢菌素类，或前二者之一联合大环内酯类；③碳青霉烯类；④青霉素过敏者选用新喹诺酮联合氨基糖苷类。

青霉素中介水平（MIC 0.1～1.0μg/ml）耐药肺炎链球菌肺炎仍可选择青霉素，但需提高用量，如青霉素 G 240 万 U 静脉滴注 q4～6h。高水平耐药或存在耐药高危险因素时应选择头孢噻肟、头孢曲松、新喹诺酮类，或万古霉素、亚胺培南。支气管扩张症并发肺炎，铜绿假单胞菌是常见病原体，经验性治疗药物选择应兼顾及此。除上述推荐药物外，亦有人提倡喹诺酮类联合大环内酯类，因为此类药物易穿透或破坏细菌的生物被膜；疑有吸入因素时应联合甲硝唑或克林霉素，或优先选择氨苄西林/舒巴坦钠、阿莫西林/克拉维酸。抗菌药物疗程一般可于热退和主要呼吸道症状明显改善后 3 天停药，视不同病原体、病情严重程度而异。重症肺炎除有效抗菌治疗外，支持治疗也十分重要。

3. 经验性抗菌治疗

（1）年轻病人年龄为 15～40 岁，既往无基础疾病，大多数由肺炎链球菌所致，故开始治疗时可选用青霉素。但是，CAP 的病原除肺炎链球菌外，还可能有肺炎支原体、肺炎衣原体、肺炎军团菌和流感杆菌；所以，可以考虑选用以下抗生素：①阿奇霉素，0.25g，1 次/天或克拉霉素，0.25g，2 次/天。②如疑有流感杆菌感染：可口服阿莫西林克拉维酸钾（安美汀）75mg，3 次/天，或口服第二、三代头孢菌素如头孢克洛（希刻劳）0.25g，3 次/天。如考虑军团病菌感染可用喹喏酮类药物，如司帕沙星口服 0.2～0.4g，2 次/天。

（2）年龄>40 岁的病人，既往无肺部基础疾病，病原可能为肺炎链球菌、流感杆菌、肺炎支原体等。开始治疗时可以用阿莫西林，每日 4.8g，分 2～4 次静脉滴注，必要时加用红霉素口服或静脉滴注。如病情加重，则应扩大抗菌谱，改用第二、三代头孢菌素等。

4. 针对性治疗　在获得特异性病原学诊断后，应结合临床重新进行评估，选择敏感抗菌药物针对性的抗菌治疗。具体用药选择应参考细菌培养及敏感性鉴定结果。

5. 初始治疗后评价和处理　初始经验性治疗应在 48～72 小时后应进行病情评价。凡症状改善，不一定考虑痰病原学检查结果如何，仍维持原有治疗。如果患者咳嗽气急改善、体温正常、白细胞下降、血流动力学稳定、能够进行口服给药并且消化道功能正常，就可以将静脉治疗转为口服，执行序贯治疗；如果患者接受口服治疗后临床状态稳定（体温 ≤37.8℃；心率 ≤100 次/分；呼吸频率≤24 次/分；收缩压>90mmHg；呼吸室内空气时，动脉血氧饱和度≥90% 或者 PO_2≥60mmHg；能够维持口服治疗；精神状态正常），不需要治疗合并症、不需要做进一步的诊断检测时，可以考虑出院。

无反应肺炎：2007 年美国（IDSA/ATS）的 CAP 指南中正式提出无反应肺炎（noresponding pneumonia）的概念，并将"无反应肺炎"定义为：在接受抗感染治疗的情况下，CAP 患者没有获得显著改善的一种临床情况。无反应肺炎主要分为两种类型：第一种是进展型无反应肺炎，即临床表现为进行性恶化的肺炎。第二种类型的特点是病情呈持续性或无反应。

无反应肺炎病因中感染性因素占到约 40%，致病病原体包括耐药菌、军团菌、少见病原体（如结核分枝杆

2

菌、曲菌/真菌、奴卡菌、肺孢子菌）；非感染性因素占约15%，主要原因有新生物、肺出血、肺水肿、闭塞性支气管炎伴机化性肺炎（BOOP）、嗜酸性肺炎、药物诱发浸润和肺血管炎；此外病因不明者占45%。对于临床无反应肺炎的病例应按照以下临床途径进行评估：①重新考虑 CAP 的诊断是否正确，是否存在类似肺炎的其他疾病，如肺血管炎等。②目前治疗针对的病原是否为致病病原，是否有少见病原体如分枝杆菌、真菌、曲菌等感染的可能性。③目前针对的病原体是否可能耐药，判断用药是否有必要针对耐药菌进行升级。④是否有机械性因素如气道阻塞造成不利于感染控制的情况。⑤是否忽视了播散感染灶，如脑脓肿、脾脓肿、心内膜炎等。⑥是否存在药物热的可能性。

对"无反应肺炎"应重点进行如下实验室检查：①病原学检查：重新评价病原学证据是明确诊断的重要措施，通过有创检查和无创检查可使73%的无反应性CAP 患者获得特异性的诊断。无反应肺炎中军团菌及革兰阴性菌为常见病原体，另外应重视有关非典型病原体感染可能性，以及病毒性肺炎。②胸部 CT：除了可提示肺栓塞外，还可以揭示其他抗感染失败的原因，包括胸腔积液、肺脓肿或者中心气道阻塞。阴影的形态也可以提示非感染性疾病，如闭塞性细支气管炎伴机化性肺炎等。③胸腔引流：气胸、肺炎及胸腔积液也是较常见的造成无反应肺炎的原因，有胸腔积液应进行引流，并行病原学检查。④支气管镜检查：经支气管镜肺泡灌洗和经支气管镜肺活检能够发现非感染性疾病，如肺泡出血或嗜酸性肺炎。

对于无反应肺炎抗生素的治疗，应根据不同地区的抗生素耐药情况及患者病史进行综合考虑：①是否有必要应用抗铜绿假单胞菌的 β 内酰胺类药物；②优先选择氟喹诺酮类药物；③如果患者存在重症 CAP 或长期免疫抑制情况（如临床应用糖皮质激素）应考虑是否开始抗真菌治疗；④根据病史提示、临床表现分析是否开始针对少见病原体（如肺孢子菌、奴卡菌等）的治疗。

6. 抗菌治疗疗程　CAP 患者满足下述 3 个条件后就可以停用抗生素：抗生素治疗 ≥5 天；体温持续正常 48~72 小时；病情平稳。盲目增加抗生素的疗程对治疗帮助不大。但是，如果初始的经验性治疗无效，或者出现肺部空洞或有组织坏死的其他征象，以及患者并发肺外的感染（如脑膜炎、心内膜炎等），抗生素的疗程则需要延长。对于由少见病原（如假单胞菌或一些地方流行的真菌）引起感染的患者，不宜使用短程治疗，如治疗铜绿假单胞菌感染时推荐延长治疗时间，8 天疗程相对于 15 天来说，更易复发。

7. 支持治疗　在重症 CAP 呼吸循环以及营养支持均十分重要。应注意保持患者呼吸道通畅，提供足够的营养支持，维持循环系统稳定。重症 CAP 患者在液体复苏后仍然有低血压表现，可能存在肾上腺功能减退，此时推荐应用每天 200~300mg 的氢化可的松或效力相当的糖皮质激素，可改善患者预后。

要注意严格控制血糖，应持续滴注胰岛素，血糖维持在 4.4~6.1mmol/L（80~110mg/dl）预后最好，但血糖 <8.3mmol/L（150mg/dl）也可改善临床预后且可减少低血糖的危险。因此推荐维持血糖 <8.3mmol/L（150mg/dl），在开始治疗后每 30~60 分钟监测血糖一次，稳定后每 4 小时监测一次。

对于存在低氧血症或呼吸窘迫的患者，如尚不需要立即接受气管插管，可以试行无创呼吸机辅助通气（NIV）。在随机接受 NIV 治疗的 CAP 患者中，需要进行插管的绝对风险值降低了 25%，运用 NIV 治疗也能够改善病死率。迅速识别 NIV 治疗失败是相当重要的，在接受 NIV 1~2 小时内，若呼吸频率和氧合作用没有改善或者高碳酸血症患者的二氧化碳分压没有降低就预示着 NIV 治疗的失败并确保立即行气管插管治疗。

【健康教育与管理】

戒烟、避免酗酒有助于预防肺炎的发生。预防接种

2

肺炎链球菌疫苗和（或）流感疫苗可减少某些特定人群罹患肺炎的机会。目前应用的多价肺炎链球菌疫苗是从多种血清型中提取的多糖荚膜抗原，可有效预防85%～90%的侵袭性肺炎链球菌感染。对于体弱的儿童和成年人，60岁以上的老人，反复发生上呼吸道感染的儿童和成年人，具有肺、心脏、肝脏或肾脏慢性基础疾病者，糖尿病患者等免疫低下的患者建议预防接种肺炎链球菌疫苗。灭活流感疫苗的接种范围较肺炎链球菌疫苗广泛，建议60岁以上的老人、慢性病患者及体弱多病者、医疗卫生机构工作人员、小学生及幼儿园儿童、服务行业从业人员等接种。患病期间，嘱咐患者卧床休息，补充高热量、高蛋白和高维生素的食物，多饮水；制定合理的运动计划，以增强体质，避免疾病的发生；了解常用药物的作用、正确用量、用法、不良反应。

在此基础上采取一切必要措施对患者进行长期系统管理，包括鼓励患者与医护人员建立伙伴关系，避免肺炎的激发因素，减少复发，制定长期管理的用药计划，制定发作期处理方案和长期定期随访保健，改善患者的依从性。

【预后】

该病的预后与治疗及时与否和有无并发症相关。

【护理】

参见本章第三节"肺炎"的护理。

六、病毒性肺炎

【概述】

病毒性肺炎（viral pneumonia），是指由病毒所引起的肺炎，由上呼吸道病毒感染、向下蔓延所致的肺部炎症。病毒性肺炎的发生与病毒的毒力、感染途径以及宿主的年龄、免疫功能状态等有关，免疫功能正常或抑制的个体均可罹患。该病一年四季均可发生，但大多见于冬春季节，暴发或散在流行。近年来，新的变异病毒不断出现，产生暴发流行，如SARS、H5N1、H1N1病毒等。密切接触的人群或有心肺疾患者容易罹患，一般小儿发病率高于成人。婴幼儿、老人、原有慢性心肺疾病者或妊娠妇女，病情较重，甚至导致死亡。

【临床表现】

1. 症状　该病临床表现一般较轻，与支原体肺炎的症状相似。好发于病毒疾病流行季节，临床症状通常较轻，病毒性肺炎与支原体肺炎的症状相似，但起病较急，发热、头痛、全身酸痛、倦怠等较突出，常在急性流感症状尚未消退时，即出现咳嗽、少痰、或白色黏液痰、咽痛等呼吸道症状，体征往往缺如。X线检查肺部炎症呈斑点状、片状或均匀的阴影。白细胞总数可正常、减少或略增加。病程一般为 1～2 周。在免疫缺损的患者，病毒性肺炎往往比较严重，有持续性高热、心悸、气急、发绀、极度衰竭，可伴休克、心力衰竭和氮质血症。由于肺泡间质和肺泡内水肿，严重者可发生呼吸窘迫综合征，体检可有湿啰音。X线检查显示弥漫性结节性浸润，多见于两下 2/3 肺野。小儿或老年人易发生重症病毒性肺炎，表现为呼吸困难、发绀、嗜睡、精神萎靡，甚至发生休克、心力衰竭和呼吸衰竭等合并症，也可发生急性呼吸窘迫综合征。该病常无显著的胸部体征，病情严重者有呼吸浅速、心率增快、发绀、肺部干湿性啰音。

2. 体征　本病常无显著的胸部体征，病情严重者可有呼吸浅速、心率增快、发绀、胸部干、湿啰音，有时可在肺下部闻及小水泡声。

【并发症】

常见并发症为继发性的细菌性肺炎和心肌炎。发生细菌性肺炎最常见的病原菌是肺炎链球菌，金黄色葡萄球菌或流感嗜血杆菌，病人病情逐渐加重，或在暂时的改善后临床症状进一步加重，咳嗽，咳脓痰，并且出现肺部实变体征，X线检查发现肺部有片状和斑片状阴影，Reye 综合征；有报道流感病毒性肺炎可以并发心肌炎。

【治疗】

1. 对症治疗　以对症治疗为主，卧床休息，居室保持空气流通，注意隔离消毒，预防交叉感染。给予足量维生素及蛋白质，多饮水及少量多次进软食，酌情静脉输液及吸氧。保持呼吸道通畅，及时清除上呼吸道分泌物等。原则上不宜应用抗生素预防继发性细菌感染，一旦明确已合并细菌感染，应及时选用敏感的抗生素。目前已证实较有效的病毒抑制药物有：①利巴韦林（三氮唑核苷、病毒唑）具广谱抗病毒功能，包括呼吸道合胞病毒、腺病毒、副流感病毒和流感病毒。②阿昔洛韦（无环鸟苷）为一化学合成的抗病毒药，具有广谱、强效和起效快的特点。临床用于疱疹病毒、水痘病毒感染，尤其对免疫缺陷或应用免疫抑制剂者应尽早应用。③更昔洛韦为无环鸟苷类似物，抑制 DNA 合成。主要用于巨细胞病毒感染。④奥司他韦为神经氨酸酶抑制剂，对甲、乙型流感病毒均有很好作用，耐药发生率低。⑤阿糖腺苷为嘌呤核苷类化合物，具有广泛的抗病毒作用。多用于治疗免疫缺陷患者的疱疹病毒与水痘病毒感染。⑥金刚烷胺（金刚胺）为人工合成胺类药物，有阻止某些病毒进入人体细胞及退热作用，临床用于流感病毒等感染。

2. 一般治疗　保持呼吸道通畅，防止水、电解质和酸碱失衡，必要时氧疗，继发性细菌感染时给予相应抗生素治疗。

3. 继发性细菌感染时给予相应抗生素治疗　病毒性肺炎为吸入性感染，通过人与人的飞沫传染，主要是由上呼吸道病毒感染向下蔓延所致，常伴气管-支气管炎，家畜如马、猪等有时带有某种流行性感冒病毒，偶见接触传染。粪经口传染见于肠道病毒，呼吸道合胞病毒通过尘埃传染。器官移植的病例可以通过多次输血，甚至供者的器官引进病毒。

4. 中医治疗　中医治疗不仅仅是中药治疗，还包括针灸、拔罐、熏蒸等其他中医治疗手法，磁药叠加调节免疫疗法正是如此，将这些中医治疗手段综合应用，运用中医穴位知识，在内埋外疏的中医理论下治疗病毒性肺炎疾病。

糖皮质激素对病毒性肺炎的疗效仍有争论，例如对传染性非典型肺炎国内报道有效，而最近欧洲和亚洲对H1N1肺炎的观察证明无效，还导致病死率升高、机械通气和住院时间延长、二重感染发生率增高。因此，不同的病毒性肺炎对激素的反应可能存在差异，应酌情使用。

【健康教育与管理】

冬季呼吸道病毒非常活跃，容易患上呼吸道疾病，应引起警惕并重视预防。病毒性肺炎常常发生在免疫缺陷的人群中，包括体弱的儿童、亚健康状态的青壮年人，60岁以上的老年人，尤其是患有糖尿病、高血压、冠心病、慢性呼吸道疾病、慢性肝病和肿瘤的老年人。

病毒性肺炎的康复除了服用药物以缓解症状、防治细菌并发感染及供给氧气有利通气外，主要靠体内自身免疫功能的发挥，所以增强自身免疫功能十分重要。根据患者的耐受情况，制定合理的运动计划，以增强机体的抗病毒能力。患病期间，嘱咐患者卧床休息，补充高热量、高蛋白和高维生素的食物，多饮水；制定合理的运动计划，以增强体质，避免疾病的发生。

在此基础上采取一切必要措施对患者进行长期系统管理，包括鼓励者与医护人员建立伙伴关系，避免肺炎的激发因素，减少复发，制定长期管理的用药计划，制定发作期处理方案和长期定期随访保健，改善患者的依从性。

【预后】

病毒性肺炎预后与年龄、机体免疫功能状态有密切关系。正常人获得性感染有自限性，肺内病灶可自行吸收，婴幼儿以及免疫力低下特别是器官移植术后、AIDS患者以及合并其他病原体感染时预后差。

【护理】

病毒性肺炎的护理见表2-3-5。

表 2-3-5　病毒性肺炎的护理

分类	项目	护理内容
评估	病史评估	1. 一般评估：神志、生命体征、皮肤等 2. 专科评估：有无头痛、乏力、发热、咳嗽、咳痰，痰液的性质、量、颜色等 3. 有无明确的原因或诱因 4. 评估呼吸困难时伴随的症状 5. 患者的心理反应，有无紧张、焦虑、恐惧等
	身体评估	1. 神志：有无烦躁不安、神志恍惚、谵妄或昏迷 2. 面容和表情：是否存在口唇发绀、表情痛苦、鼻翼扇动等 3. 患者是否有头痛、全身酸痛、倦怠等症状 4. 小儿或老年人有无呼吸困难、发绀、嗜睡、精神萎靡，甚至发生休克、心力衰竭和呼吸衰竭等重症病毒性肺炎的表现。评估患者有无呼吸浅速、心率增快、发绀等
护理	治疗	以对症为主，卧床休息，注意消毒隔离，预防交叉感染
	检查	血常规、血沉、X 线胸片、痰涂片
	药物	抗病毒、抗感染药物，注意观察用药后的效果
	活动	以卧床休息为主，注意勤变换体位，使病人感到舒适

分类	项目	护理内容
护理	饮食	应给予高热量、高蛋白质、高维生素、易消化的流食或半流食
	气体交换受损	1. 制定相关的护理措施，加强基础护理（口腔、皮肤、毛发、会阴、肛周等） 2. 监测生命体征，加强病情观察，重视巡视及患者的主诉 3. 为患者创造良好的休息环境，维持室温（18~20℃）和湿度（50%~60%），室内避免摆放有刺激性的物品 4. 应及时翻身拍背，协助排痰，对痰液黏稠不易咳出者，应予以吸痰处理，保持呼吸道通畅 5. 根据呼吸困难类型及严重程度，合理进行氧疗，有机械通气指针的患者给予机械通气辅助呼吸，并做好相应的护理 6. 遵医嘱使用抗生素，注意观察各种药物的疗效和不良反应 7. 关注患者的心理状态，及时做好沟通与疏导工作，解除患者焦虑、恐惧等情绪
	活动无耐力	1. 为患者创造良好的休息环境，取患者自觉舒适的体位，保证患者得到充足的休息，避免在患者休息时进行不必要的

2

续表

分类	项目	护理内容
护理	活动无耐力	护理操作 2. 制定适合于患者的个体化运动计划，在保证充分睡眠的基础上，运动强度以患者不感觉疲劳为宜
	健康宣教	1. 指导患者饮食宜高热量、高蛋白和维生素的流质或半流质食物，以补充高热引起的能量消耗 2. 尽量避免到人多的场所，避免感染 3. 指导患者合理的休息与运动，教会患者呼气训练的方法 4. 向患者讲解常用药物的作用及不良反应，告知患者用药后如有不适要即刻告知医护人员

（一）传染性非典型肺炎

【概述】

传染性非典型肺炎（atypical pneumonias）是由SARS 冠状病毒（SARS-CoV）引起的一种具有明显传染性、可累及多个脏器系统的特殊肺炎。2002 年首次暴发流行。重症病例表现为明显的呼吸困难，并可迅速发展成为急性呼吸窘迫综合征（acute respiratory distress syndrome，ARDS），世界卫生组织（WHO）将其命名为严重急性呼吸综合征（severe acute respiratory syndrome，SARS）。其主要临床特征为急性起病、发热、干咳、呼吸困难、白细胞不高或降低、肺部浸润和抗生素治疗无效。人群普遍易感，家庭和医院聚集性发病，多见于青壮年，儿童感染率较低。

【临床表现】

1. 症状

（1）起病急，起病前有疫区居住史或与同类患者密切接触史，潜伏期约2周（2～14天）。本病在开始发生时一般表现为发热，体温常常不低于38℃，可能还会怕冷，伴随有1～2周的不规则热或弛张热、稽留热等。常发生的症状有全身乏力、头痛、肌肉酸痛和腹泻；不常发生的症状有鼻塞、流涕等上呼吸道其他症状。

（2）全身症状：①发热为最常见的首发症状，伴畏寒、寒战、头痛、全身肌肉关节酸痛、明显乏力等；②但老年、体弱、有慢性基础疾病或近期手术者，不以发热为首发症状；③部分病人有腹泻，严重病例可出现心、肝、肾功能损害的相应临床表现。

（3）呼吸系统症状：①早期表现为干咳，或少许白痰，偶见血痰。随病情加重，逐渐出现胸闷、气促，甚至出现明显呼吸窘迫症状，即使吸氧亦无法缓解。②一般无上呼吸道卡他症状（鼻塞、流涕等）。

2. 体征 早期肺部体征不明显，与胸部X线表现不相一致，往往胸部X线片示两肺广泛性病变，但胸部体检仍无异常发现，部分病人肺部听诊可闻少许干、湿性啰音或肺实变体征。

【并发症】

常见并发症有休克、心律失常或心功能不全、肾功能损害、肝功能损害、DIC、败血症、消化道出血等。

【治疗】

抗感染治疗是治疗的关键环节，重症患者可酌情使用糖皮质激素。对出现低氧血症低氧血症的患者，可使用呼吸机辅助通气，出现休克或多器官障碍综合征的患者，给予对症治疗。

目前该病还缺乏特异性治疗手段，强调在个体治疗过程中诊断病人的不同情况采取应对措施，临床上以对症治疗和针对并发症的治疗为主。治疗总原则为早期发现、早期隔离、早期治疗。所有的患者应集中隔离治疗，疑似患者和确诊患者应分别治疗。在目前治疗尚不明确的情况下，应避免多种药物长期大剂量的联合使用。

1. 监测病情　多数病人在发病 2 周后进入进展期，应密切观察病情变化，检测症状、体温、呼吸频率、血氧分压、血象、X 线胸片、心肝肾功能等。

2. 一般和对症治疗　卧床休息，避免劳累，注意保持水电解质平衡，剧烈咳嗽者给予镇咳处理。

（1）发热超过 38.5℃者，可给予物理降温，如冰敷、乙醇擦浴、降温毯等。儿童禁用水杨酸类解热镇痛药。

（2）出现气促或者 $PO_2 < 70mmHg$，或 $SpO_2 < 93\%$ 给予持续鼻导管或面罩吸氧。

3. 糖皮质激素的应用　有以下指征之一者即可应用：

（1）有严重中毒症状，高热 3 日不退。

（2）48 小时内肺部阴影进展超过 50%。

（3）有急性肺损伤或出现 ARDS。

一般成人剂量相当于甲泼尼龙每天 80～320mmHg，必要时可适当增加剂量，大剂量应用时间不宜过长。应同时应用制酸剂或胃黏膜保护剂，还应警惕骨缺血改变和继发性感染，包括细菌和（或）真菌感染，以及原已稳定的结合病灶进展或扩散。

4. 早期抗病毒药物　目前尚无针对性药物，早期可试用蛋白酶类抑制剂类药物如洛匹那韦（lopinavir）以及利托那韦（ritonavir）等。

5. 增强免疫功能的药物　重症患者可试用增强免疫功能的药物，如胸腺肽、丙种球蛋白等，但是尚无肯定疗效，不推荐常规使用。恢复期患者血清的临床疗效尚待评估。

6. 心理治疗　对疑似病例，应安排合理收住条件，减少患者对院内交叉感染的担忧。对确诊病例，要加强关怀与解释，引导患者加强对本病的自限性和可治愈的认识。

7. **重症患者的治疗**　尽管大多数 SARS 患者的病情可以自然缓解，但仍有 30% 左右的患者属于重症病例，可能进展至急性肺损伤或 ARDS。对这部分病人必须严密动态观察，加强监护，及时给予呼吸支持，合理使用糖皮质激素，加强营养支持和器官功能保护。注意水电解质平衡，预防和治疗继发感染，及时处理并发症。有条件者，尽可能收入重症监护病房。

8. **使用无创正压机械通气（NPPV）的应用指征**①呼吸频率 >30 次/分；②吸氧 5L/min 条件下，$SpO_2 <$ 93%。禁忌证为：①有危及生命的情况下，应紧急气管插管；②意识障碍；③呕吐、上消化道出血；④气道分泌物多和排痰障碍；⑤不能配合 NPPV 治疗；⑥血流动力学不稳定和有多器官功能损害。

模式使用持续气道正压通气（CPAP），压力水平一般为 $4 \sim 10cmH_2O$，吸入氧流量为一般为 $5 \sim 8L/min$，维持血氧饱和度 >93%；或压力支持通气 + 呼气末正压（PSV + PEEP），PEEP 水平一般为 $4 \sim 10cmH_2O$，吸气压力水平一般为 $10 \sim 20cmH_2O$，NPPV 应持续应用，暂停时间不宜应用 30 分钟，直到缓解为止。

若病人不接受 NPPV 或氧饱和度改善不满意，应及时进行有创通气治疗。若病人出现休克或 MODS，给予相应支持治疗。在 MODS 中，肺、肾衰竭，消化道出血和 DIC 发生率较高。脏器损害愈多，病死率愈高，2 个或 2 个脏器以上衰竭的病死率约为 69%。早期防治中断恶性循环，是提高治愈率的重要环节。

【健康教育与管理】

传染性非典型肺炎患者的教育与管理是预防和控制感染发生的重要措施。在医生和护士指导下患者学会自我管理、学会按治疗方案正确服用药物。应为每个初诊传染性非典型肺炎的患者制定治疗计划，应使患者了解或掌握以下内容：①相信通过及时、充分的治疗，可以

2

获得临床治愈。②向患者及家属讲解 SARS 的传染源主要是患者，因此在疫情流行期间及早隔离患者是疫情控制的关键。SARS 的传播主要是通过人与人之间传播，告知患者通过积极正确的预防措施，能降低感染的风险，消除患者及家属紧张焦虑情绪。③公共场所、学校和托幼机构应首选自然通风，尽可能打开门窗通风换气。不随地吐痰、勤洗手、餐具消毒和衣物在日光下暴晒，以切断传播途径。④对经常使用或触摸的物品、饮食器具定期消毒。对人体接触较多的柜台、桌椅、门把手、水龙头等可用 0.2% ~ 0.5% 过氧乙酸溶液或有效氯为 1000 ~ 2000mg/L 的含氯消毒剂进行喷洒或擦拭消毒，作用 15 ~ 30 分钟。饮食器具可用流通蒸汽消毒 20 分钟（温度为 100℃）；煮沸消毒 15 ~ 30 分钟；使用远红外线消毒碗柜，温度达到 125℃，维持 15 分钟，消毒后温度应降至 40℃ 以下方可使用。⑤勤洗、勤晒衣服和被褥等，亦可用除菌消毒洗衣粉和洗涤剂清洗衣物。⑥应给予高热量、高蛋白质、高维生素、易消化的流食或半流食，注意补充足够的液体。⑦了解常用药物的作用、正确用量、用法及不良反应。⑧合理安排休息，恢复期逐渐增加活动，以提高机体免疫力。

在此基础上采取一切必要措施对患者进行长期系统管理，包括鼓励患者与医护人员建立伙伴关系，制定疾病管理的用药计划，制定长期定期随访保健计划，改善患者的依从性，并根据患者病情变化及时修订防治计划。

【预后】

大部分患者都可以经综合治疗后痊愈，少数患者可进展至 ARDS 甚至死亡。根据我国卫生部公布的资料，我国患者的病死率为 10.7%；根据 WHO 公布的资料，全球平均病死率为 10.88%。重型患者，患有其他严重基础疾病的患者病死率明显升高。少数重症患者出院后随访发现肺部有不同程度纤维化。

【护理】

传染性非典型肺炎的护理见表 2-3-6。

表 2-3-6　传染性非典型肺炎的护理

分类	项目	护理内容
消毒隔离	措施	传染性非典型肺炎患者应进行严密隔离： 1. 患者住单人房间，门口设消毒液浇洒的脚垫，门把手包以消毒液浸湿的布套 2. 病房内的设备固定、专用，室内物品经严密消毒后方可拿出室外。污染的床上用品先用含氯消毒液浸泡 24 小时，再装入密闭容器内，单独洗涤和消毒 3. 医护人员进病房需另戴帽子、口罩及穿隔离衣、围裙，换隔离胶鞋 4. 病人的食具、便器、排泄物、分泌物均按不同的处理方法严格消毒处理 5. 病人禁止出病房，禁止探视和陪床
护理	评估	1. 一般评估：神志、生命体征、皮肤等 2. 专科评估：咳嗽、咳痰、咽痛等呼吸道症状；重症肺炎的表现：呼吸困难、发绀、嗜睡、精神萎靡等
	治疗	1. 以对症为主。抗感染治疗是治疗的关键环节，重症患者可酌情使用糖皮质激素 2. 对出现低氧血症的患者，可

2

2

分类	项目	护理内容
护理	治疗	使用呼吸机辅助通气 3. 出现休克或多器官障碍综合征的患者，给予对症治疗
	检查	X 线胸片、CT、血常规；鼻咽部冲洗的吸引物、血、尿、粪便等标本病毒分离和聚合酶链反应监测
	药物	抗感染、止咳、化痰等药物，注意观察用药后的效果
	活动	严格卧床休息，注意勤变换体位，使病人舒适
	饮食	应给予高热量、高蛋白质、高维生素、易消化的流食或半流食，注意补充足够的液体
	病情观察	1. 监测生命体征及神志变化，每 1 ~ 2 小时一次，必要时随时监测 2. 观察有无呼吸困难、发绀、胸痛、咳嗽，每 1~2 天拍 X 线胸片一次，严密观察肺部体征 3. 记录 24 小时出入量 4. 及时进行血常规、血清学等实验室检查并快速出检查结果，以便及时发现病情变化
	对症护理	1. 高热：维持室温在 16 ~ 18℃，湿度在 50% ~ 60%，注意通风；可采取物理降温，如温水浴、冰袋、酒精擦浴降温

分类	项目	护理内容
护理	对症护理	等；对持续高热物理降温不明显者，予以药物降温。注意用药剂量不宜过大，以免大量出汗引起虚脱 2. 有呼吸道阻塞症状时，要保持呼吸道通畅，及时清除口咽部分泌物。有呼吸困难者可取半坐位或坐位，并给予吸氧，必要时在湿化瓶内加入 20% ~ 30% 酒精除泡
	有创呼吸干预治疗	1. 当病人出现呼吸窘迫综合征时，应尽早进行气管插管，采用正压机械通气，选择合理的通气模式，结合最佳呼吸正压通气和间断肺泡复张操作，改善通气血流（V/Q）比值 2. 在技术条件允许时，采用快速诱导气管插管技术。呼吸窘迫综合征呼吸机治疗过程中会排放大量的气体，应进行有效处理，可使病房维持相对洁净状态，避免污染病毒的气体重复吸入，同时进行有效吸痰和冲洗气管导管，并使患者保持呼吸系统平静，减少和预防医护人员被传染
	健康教育	1. 讲解预防疾病的相关内容，嘱患者生活规律、劳逸结合进行适当的体育锻炼，以增强机体抵抗力

分类	项目	护理内容
护理	健康教育	2. 房间要勤通风，保持室内空气清新 3. 对经常使用或触摸的物品、食饮具定期消毒。对人体接触较多的柜台、桌椅、门把手使用消毒液擦拭 4. 勤洗、勤晒衣服和被褥等，亦可用除菌消毒洗衣粉和洗涤剂清洗衣物 5. 嘱患者避免到人多的场所，预防交叉感染

（二）高致病性人禽流感性肺炎

【概述】

人禽流行性感冒（human avian influenza）是由禽甲型流感病毒某些亚型中的一些毒株引起的急性呼吸道传染病，可引起肺炎和多器官功能障碍（MODS）。1997年以来，高致病性禽流感病毒（H5N1）跨越物种屏障，引起许多人致病和死亡。近年又获得 H9N2、H7N2、H7N3 亚型禽流感病毒感染人类的证据。WHO 警告此疾病可能是人类潜在威胁最大的疾病之一。

【临床表现】

1. 症状　潜伏期 1~7 天，大多数在 2~4 天。主要症状为发热，体温大多持续在 39℃ 以上，可伴有流涕、鼻塞、咳嗽、咽痛、头痛、肌肉酸痛和全身不适。部分患者可有恶心、腹痛、腹泻、稀水样便等消化道症状。重症患者可出现高热不退，病情发展迅速，几乎所有患者都有临床表现明显的肺炎，常出现急性肺损伤、急性呼吸窘迫综合征（ARDS）、肺出血、胸腔积液、全血细胞减少、多脏器功能衰竭、休克及瑞氏（Rcye）综合征等多种并发症，可继发细菌感染，发生脓毒症。

2. 体征　重症患者可有肺部实变体征等。

【并发症】

常见并发症有急性呼吸窘迫综合征、胸腔积液、休克。

【治疗】

凡疑似或确诊 H5N1 感染的患者都要住院隔离，进行临床观察和抗病毒治疗。除了对症治疗以外，尽早（在发病 48 小时内）口服奥司他韦，成人 75mg，每天 2 次，连续 5 天，年龄超过 1 岁的儿童按照体重调整每日剂量，分 2 次口服，一般用 5 天。在治疗严重感染时，可以考虑适当加大剂量，治疗 7～10 天。

对于重症高致病性人禽流感病毒肺炎患者，常需通气支持，并且还要加强监护，防治多脏器功能障碍。也可用皮质类固醇治疗，但效果尚未肯定。有条件者，可试用康复患者血清，能明显降低患者血液中病毒的滴度。

1. 对疑似和确诊患者应进行隔离治疗。

2. 对症治疗　可应用解热药、缓解鼻黏膜充血药、止咳祛痰药等。儿童忌用阿司匹林或含阿司匹林以及其他水杨酸制剂的药物，避免引起儿童 Reye 综合征。

3. 抗流感病毒治疗　应在发病 48 小时内试用抗流感病毒药物。

（1）神经氨酸酶抑制剂：奥司他韦（Oseltamivir，达菲），为新型抗流感病毒药物，试验研究表明对禽流感病毒 H5N1 和 H9N2 有抑制作用，成人剂量每日 150mg，儿童剂量每日 3mg/kg，分 2 次口服，疗程 5 天。

（2）离子通道 M2 阻滞剂：金刚烷胺（Amantadine）和金刚乙胺（Rimantadine），可抑制禽流感病毒株的复制。早期应用可阻止病情发展、减轻病情、改善预后。金刚烷胺成人剂量每日 100～200mg，儿童每日 5mg/kg，分 2 次口服，疗程 5 天。治疗过程中应注意中枢神经系统和胃肠道副作用。肾功能受损者酌减剂量。有癫痫病史者忌用。

【健康教育与管理】

人禽流行性感冒患者的教育与管理是预防疾病，提高患者生活质量的重要措施。在医生和护士指导下患者要学会自我管理、学会观察病情。应为每个初诊人禽流行性感冒的患者制定防治计划，应使患者了解或掌握以下内容：①相信通过积极、充分的治疗，多数患者预后良好，且不留后遗症，以树立患者战胜疾病的信心。②讲解疾病的预防、传播途径等知识，保护易感者，做好一级预防。根据接触风险的区域，选择适当的个人防护。③施行隔离和预防措施，如进入患者房间，或执行医护程序时，应佩戴适当个人防护装备。④在高风险区域应穿上全套个人防护装备。⑤了解常用药物的作用、正确用量、用法及不良反应。⑥告知患者注意公共卫生，如出现发热，体温持续在39℃以上，伴有鼻塞、流涕、肌肉酸痛等全身不适症状，应及时就诊。⑦根据疾病的发生、发展、治疗及护理与医护人员共同制定长期防治计划。

在此基础上采取一切必要措施对患者进行长期系统管理，包括鼓励患者与医护人员建立伙伴关系，避免和控制疾病的诱发因素，告知患者及家属人禽流行性感冒主要经呼吸道传播，通过密切接触被感染的禽类及其分泌物、排泄物及受污染的水等被污染，嘱患者避免接触传染源，减少疾病的发生。制定疾病长期管理的用药计划，制定发作期处理方案和长期定期随访保健，提高患者的依从性，并根据患者病情变化及时修订防治计划。

【预后】

禽流感病毒感染的预后与感染的病毒亚型有关。多数轻症高致病性禽流感病毒感染病例预后良好，且不留后遗症。其中感染 H5N1 者预后相对较差，其病情发展迅速，出现重症肺炎、急性呼吸窘迫综合征、肺出血、胸腔积液、全血细胞减少、多脏器功能衰竭、败血症、休克及 Reye 综合征等多种并发症，可导致死亡。入院治疗较晚者和有并发症者预后凶险。体温越高、热程越长，病情就越重。另外白细胞降低及淋巴细胞减少也与预后相关。

【护理】

人禽流行性感冒的护理见表 2-3-7。

表 2-3-7　人禽流行性感冒的护理

分类	项目	护理内容
消毒隔离	措施	1. 隔离疑似病例：将有相同感染或疑似的患者集中隔离、护理，注意通风系统 2. 对住院患者做好入院介绍，讲明消毒隔离的目的、意义，取得病人配合。根据疾病传播途径，做好消毒隔离工作，避免交叉感染，防止传染病播散 3. 患者住单人间，维持室温在 20～22℃，湿度 60%～70%，0.5% 含氯消毒剂湿拖地面，每天 2 次，空气净化消毒每天 3 次，呼吸道隔离至退热后 2 天 4. 医护人员进病房需另戴帽子、口罩及穿隔离衣、围裙，换隔离胶鞋 5. 病人的食具、便器、排泄物、分泌物均按不同的处理方法严格消毒处理 6. 病人禁止出病房，禁止探视和陪床
护理	评估	1. 一般评估：患者神志，生命体征，皮肤等 2. 专科评估：鼻塞、流涕、咳嗽、咽痛、肌肉酸痛等症状及体温变化情况

续表

分类	项目	护理内容
护理	治疗	抗病毒治疗
	检查	X线胸片、血常规、骨髓检查、肝功能
	药物	按医嘱正确使用抗病毒药物，注意观察用药后的效果
	活动	发热期严格卧床休息，注意勤变换体位，使病人舒适
	饮食	应给予高热量、高蛋白质、高维生素、易消化的流食或半流食，不能经口进食者给予鼻饲或肠外营养支持
	病情观察	1. 注意监测病情变化，重点监测生命体征及神志变化，每1~2小时一次，必要时随时监测 2. 注意观察患者体温变化，如患者发生胸痛、胸闷、气急、咯血、发绀，应立即吸氧并报告医生处理 3. 危重症患者需24小时持续监测病情变化 4. 神经系统功能的检测：患者由清醒—镇静—昏迷，要密切观察瞳孔及意识的变化。镇静开始即予持续冰帽冰敷头部，保护大脑细胞，注意全身保暖
	对症护理	1. 高热：维持室温在16~18℃，湿度在50%~60%，注意通风，可采取物理降温，如温

续表

分类	项目	护理内容
护理	对症护理	水浴、冰袋、酒精擦浴降温等。对高热患者给予物理降温，使用解热镇痛药物，儿童避免使用阿司匹林 2. 低氧血症患者给予氧疗，必要时呼吸机辅助通气，注意室内通风，空气流向和医护人员防护，防止交叉感染 3. 要保持呼吸道通畅，及时清除口咽部分泌物 4. 皮肤护理：保持皮肤清洁干燥，勤更换内衣裤及床单被服 5. 用药的护理：熟悉所用药品的剂量、作用及副反应、用法，严格控制出入液量平衡，合理安排液体的入量 6. 留置管道的护理：严格无菌操作，妥善固定各种导管，并保持引流通畅，准确记录个引流液的性质、颜色、量 7. 限制探访人数，探视时要戴口罩，手套及穿防护衣。避免接触患者及其物品，离开病房前要洗手
	有创呼吸干预治疗	1. 当病人出现呼吸窘迫综合征时，应尽早进行气管插管，采用正压机械通气，选择合理的通气模式，结合最佳呼吸正压通气和间断肺泡复张操作，改

分类	项目	护理内容
护理	有创呼吸干预治疗	善通气血流（V/Q）比值 2. 使用一次性的呼吸机管路，接高过滤器于呼吸机，每日更换过滤器 3. 接废物处理系统与呼吸机的出气部分，使患者呼出的气体尽量减少对环境的污染 4. 使用密闭式吸痰装置，以防止飞沫播散，装置连接负压吸引系统 5. 更换呼吸机装置时，将呼吸机调至待机模式，尽快更换
	健康教育	1. 讲解预防疾病的相关内容，嘱患者生活规律、劳逸结合进行适当的体育锻炼，以增强机体抵抗力 2. 房间要勤通风，保持室内空气清新 3. 指导患者做好个人防护，如接触有感染危险的区域，选择合适的防护措施，避免感染 4. 注意饮食卫生，不喝生水，不吃未熟的肉类及蛋类等食品；勤洗手，养成良好的个人卫生习惯

第四节 肺脓肿

【概述】

肺脓肿（lung abscess）是由多种病因所引起的肺组

织化脓性病变，形成包含坏死物的脓腔。临床特征为高热、咳嗽和咳大量脓臭痰。多发生于青壮年，男性多于女性。根据发病原因有经气管感染、血源性感染和多发脓肿及肺癌等堵塞所致的感染。病理改变早期为肺组织的化脓性炎症，继而发生坏死、液化，最后形成脓腔。胸部 X 线影像显示有一个或多发的含气液平面的空洞，如有多个直径小于 2cm 的空洞则称为坏死性肺炎。肺脓肿也可以根据相关的病原进行归类，如葡萄球菌性、厌氧菌性或曲霉菌性肺脓肿。自抗生素广泛应用以来，肺脓肿的发生率已明显降低。

【临床表现】

1. 症状　吸入性肺脓肿患者多有齿、口、咽喉的感染灶，或手术、酗酒、劳累、受凉和脑血管病等病史。起病急骤，患者畏寒、发热，体温可高达 39~40℃，伴有咳嗽、咳少量黏液痰或黏液脓性痰。炎症累及胸膜，可出现患侧胸痛。如感染不能及时控制，可于发病的 10~14 天咳出大量脓臭痰，每日可达 300~500ml，因有厌氧菌感染，痰有臭味，静置后分为 3 层，由上而下为泡沫、黏液及脓渣。一般在咳出大量脓痰后，体温明显下降，全身毒性症状随之减轻。约有 1/3 患者有不同程度的咯血，偶有中、大量咯血而突然窒息致死。一般情况下，数周内情况逐渐恢复正常。如治疗不及时不彻底，病变可渐转为慢性，肺脓肿破溃到胸膜腔，可出现突发性胸痛、气急、出现脓气胸。慢性肺脓肿患者除有咳嗽、咳脓痰、反复发热和咯血外，还有贫血、消瘦等慢性消耗病态体征。

2. 肺部体征　与肺脓肿的大小和部位有关。初起时肺部可无阳性体征，或患侧可闻及湿啰音；病变继续发展，可出现肺实变体征，可闻及支气管呼吸音；病变累及胸膜，可闻及胸膜摩擦音或呈现胸腔积液体征。血源性肺脓肿多无阳性体征。慢性肺脓肿常有杵状指（趾）、贫血和消瘦。

【并发症】

常见并发症有支气管肺炎、肺纤维化、胸膜增厚、肺气肿、脓胸、气胸及肺心病等。

【治疗】

1. 抗生素治疗　一般选用青霉素。肺脓肿的致病厌氧菌中，仅脆弱拟杆菌对青霉素不敏感。对青霉素过敏或不敏感者，可用林可霉素、克林霉素和甲硝唑等药物。可静脉注射或应用介入放射学的方法给脓腔局部给药。如抗生素有效，宜持续 8～12 周，直至胸部 X 线检查见脓腔及炎症完全消失，或仅有少量的残留纤维化。如疗效不佳，要考虑耐药菌的问题，反复痰培养及药敏试验，更换适当抗生素。

2. 痰液引流　可缩短病程，提高疗效。身体状况较好者可采取体位引流排痰，引流的体位应使脓肿处于最高位；有条件可尽早应用纤维支气管镜冲洗及吸引治疗。脓腔内还可注入抗生素，加强局部治疗。

3. 手术治疗　手术适应证为：①肺脓肿病程超过 3个月，经内科治疗脓腔不缩小，或脓腔过大（直径 >5cm）不易吸收者。②大咯血经内科治疗无效或危及生命。③伴有支气管胸膜瘘或脓胸经抽吸、引流和冲洗疗效不佳者。④怀疑肿瘤阻塞时。术前应评价患者一般情况和肺功能。

【健康教育与管理】

肺脓肿患者的教育与管理是提高疗效，减少复发，提高患者生活质量的重要措施。在医生和护士指导下患者要学会自我管理、学会观察病情。应为每个初诊肺脓肿的患者制定防治计划，使患者了解或掌握以下内容：①指导规律服药。②相信通过长期、适当、充分的治疗，完全可以有效地控制疾病。③了解肺脓肿与感染的密切关系、肺脓肿的本质和发病机制，结合每个人具体情况，找出各自的病因，以及预防感染的措施。④重视口腔清洁，多饮水，预防口腔炎的发生。⑤避免因受寒、酗酒和极度疲劳导致的机体免疫力低下而诱发的吸入性感染。

⑥教会患者有效咳嗽、体位引流的方法，及时排出呼吸道分泌物。⑦指导患有慢性基础疾病、年老体弱患者的家属经常为患者改变体位，翻身、叩背，促进痰液排出。⑧根据疾病的发生、发展、治疗及护理与医护人员共同制定长期防治计划。

在此基础上采取一切必要措施对患者进行长期系统管理，包括鼓励患者与医护人员建立伙伴关系，避免和控制疾病的激发因素，减少复发，制定肺脓肿长期管理的用药计划，制定发作期处理方案和长期定期随访保健，提高患者的依从性，并根据患者病情变化及时修订防治计划。

【预后】

近年来由于高效抗生素广泛应用，内科治疗多能痊愈，手术与其他一些肺部疾病的手术比较，其并发症仍较高，主要是脓胸、血胸及支气管胸膜瘘。伴有慢性病、年老体弱、出现并发症又无手术机会者，预后较差。

【护理】

肺脓肿的护理见表2-4-1。

表2-4-1 肺脓肿的护理

日期	项目	护理内容
入院当天	评估	1. 一般评估：神志，生命体征，皮肤等 2. 专科评估：咳嗽，咳痰情况，痰液的颜色、性质和量，监测体温，有无咯血
	治疗	根据病情吸氧、雾化吸入、吸痰、床边监测体温、心率、呼吸、血压、血氧饱和度，建立静脉通道
	检查	根据医嘱做相关检查，如血常规、肺功能、X线胸片、CT、纤维支气管镜检查及细菌培养等

续表

日期	项目	护理内容
入院当天	药物	抗感染、止咳、化痰、止血等药物,注意观察患者用药后的反应
	活动	嘱患者卧床休息
	饮食	1. 给予清淡、易消化的饮食,保证食物中富含蛋白质及足够热量,以补充机体消耗 2. 鼓励患者多饮水
	护理	1. 做好入院介绍,主管护士自我介绍 2. 制定相关的护理措施,如口腔护理,管道护理,皮肤、毛发、会阴、肛周护理措施 3. 高热及全身症状重者,应卧床休息,定时开窗通风,保持室内空气流通 4. 鼓励患者进行有效的咳嗽,变换体位,以利痰液排出。注意痰液的性质、色和量变化,及时翻身拍背,必要时使用排痰仪协助排痰,保持呼吸道通畅 5. 对痰液黏稠不易咳出者,应予以雾化吸入湿化痰液,保持呼吸道通畅 6. 密切观察各种药物作用和副作用 7. 保持口腔清洁卫生,有意识障碍者,责任护士定时给予口

续表

日期	项目	护理内容
入院当天	护理	腔护理
		8. 根据医嘱留取痰标本做痰培养、血培养,指导临床用药
		9. 给予高营养易消化饮食,鼓励多饮水,病情危重高热者可给清淡易消化半流质饮食
		10. 注意保暖,尽可能卧床休息
		11. 根据病情留家属陪伴,上床挡,确保安全
	健康宣教	向患者讲解疾病相关知识、安全知识、服药知识等,指导患者正确咳嗽、咳痰的方法,各种检查注意事项
第2天	评估	生命体征,呼吸困难,咳嗽咳痰情况,是否有胸痛;评估患者的心理状态,以及对疾病相关知识的了解情况等
	治疗	根据医嘱执行治疗
	检查	继续完善检查
	药物	密切观察各种药物作用和副作用,注意用药后的反应
	活动	嘱患者卧床休息
	饮食	同前
	护理	1. 基础护理,留置管道护理,皮肤、毛发、会阴、肛周护理。加强病情观察,重视巡视及患者的主诉

续表

日期	项目	护理内容
第2天	护理	2. 重视口腔护理，经常漱口，多饮水，预防口腔炎的发生，积极治疗口腔、上呼吸道慢性感染病灶，预防分泌物吸入肺内诱发感染 3. 教会患者有效咳嗽、咳痰，保持呼吸道通畅，记录患者咳嗽咳痰情况，及痰液的性质、量和颜色，监测患者生命体征 4. 做好心理护理
	健康宣教	讲解有效咳嗽及排痰方法，药物服用方法
第3~15天	活动	嘱患者卧床休息
	健康宣教	教会患者有效咳嗽、咳痰、体位引流的方法；告知患者及家属抗生素治疗的重要性，需遵从治疗计划，知晓常用药物的不良反应及处理措施
	其余同前	
出院前1天	健康宣教	1. 服药指导 2. 避免疾病发生的诱发因素 3. 积极治疗慢性感染性疾病，积极治疗皮肤外伤感染，防止血源性肺脓肿的发生 4. 避免受寒、酗酒、疲劳导致的机体免疫力低下诱发吸入性感染 5. 教会患者有效咳嗽、咳痰的

续表

日期	项目	护理内容
出院前 1 天	健康宣教	方法，保持呼吸道通畅 6. 告知患者如出现高热、咯血、呼吸困难等表现时警惕大咯血和窒息的发生，需立即就医
出院随访		出院 1 周内电话随访第 1 次，3 个月内随访第 2 次，6 个月内随访第 3 次，一年随访 1 次

第五节　支气管扩张

【概述】

支气管扩张（bronchiectasis）是由急、慢性呼吸道感染和支气管阻塞后，反复发生支气管炎症、致使支气管壁结构破坏引起的支气管异常和持久性扩张。临床特点为慢性咳嗽，咳大量脓痰和（或）反复咯血。近年来由于急慢性呼吸道感染得到恰当治疗，致病因素明显减少，发病率大幅度下降，并发症也明显下降。本病多见于儿童及青年，可由多种病因引起，有一小部分有先天遗传因素，有的伴其他先天性异常。

【临床表现】

1. 症状

（1）慢性咳嗽、大量脓痰：咳嗽通常发生于早晨和晚上，患者晨起时由于体位变化，痰液在气道内流动而刺激气道黏膜引起咳嗽和咳痰。由于分泌物积聚于支气管的扩张部位，痰量与体位改变有关。其严重程度可用痰量估计：每天少于 10ml 为轻度；每天 10 ~ 150ml 为中度；每天多于 150ml 为重度。急性感染时黄绿色脓痰每天可达数百毫升，但目前由于有多种高效抗生素，大量脓痰的已不多。

（2）反复咯血：50%～70%的患者有不同程度的咯血，可为痰中带血或大量咯血，咯血量与病情严重程度、病变范围有时不一致。部分患者以反复咯血为唯一症状，临床称为"干性支气管扩张"，其病变多位于引流良好的上叶支气管。

（3）反复肺部感染：同一肺段反复发生肺炎并迁延不愈。

（4）慢性感染中毒症状：可出现全身中毒症状如低热、乏力、食欲减退、消瘦、贫血等，影响儿童的发育。病变波及胸膜的有胸膜炎及脓胸，胸痛是患者常有的主诉。病变反复恶化，最终使全肺或部分肺毁损，能形成肺心病，甚至右心衰竭。

2. 体征　早期或干性支气管扩张无特异性体征，病变加重或继发感染时在下胸部、背部可闻及固定而持久的局限性粗湿啰音，咳嗽排痰后暂消失，如双侧叩诊呈浊音，有广泛的干性啰音，则说明支扩合并支气管炎。部分患者伴有杵状指（趾）。

【并发症】

当支气管扩张并发代偿性或阻塞性肺气肿时，患者可有呼吸困难、气急或发绀，晚期可出现肺心病及心肺功能衰竭的表现。

【治疗】

1. 控制感染　是急性期的主要的治疗措施。支气管扩张患者感染的病原菌多为革兰阴性杆菌，常见流感嗜血杆菌、肺炎克雷伯杆菌、铜绿假单胞菌等，可针对这些病原菌选用抗生素，应尽量做痰液细菌培养和药敏实验，以指导治疗。伴有基础疾病（如纤毛不动症）者，可根据病情，长期使用抗生素治疗。厌氧菌感染时加用甲硝唑或替硝唑。

2. 咯血的治疗　咯血是支扩的常见症状，且为威胁生命的主要原因，咯血常无明确的诱因，也不一定与其他症状，如发热、咳脓痰等平行。少量咯血经休息、镇静药，止血药，一般都能止住。大量咯血可行支气管动脉栓塞术。气管镜（最好用硬镜）检查，局部注冰水，用细长条纱布或 Fogarty 管堵塞。

3. 改善气流受阻　应用支气管舒张剂改善气流受阻，伴有气道高反应及可逆性气流受阻的患者疗效明显。

4. 清除过多的分泌物　应用祛痰药物、振动、拍背、体位引流，并配合雾化吸入等方法促进气道分泌物的清除，有条件的医院可通过纤维支气管镜行局部灌洗。

5. 外科治疗　经充分的内科治疗后仍反复发作且病变为局限性支气管张。可通过外科手术切除病变组织。保守治疗不能缓减的反复大咯血且病变局限者可考虑手术治疗。

【健康教育与管理】

支气管扩张患者的教育与管理是提高疗效，减少复发，提高患者生活质量的重要措施。在医生和护士指导下患者要学会自我管理、学会观察病情。应为每个初诊支气管扩张患者制定防治计划，应使患者了解或掌握以下内容：①相信通过长期、适当、充分的治疗，完全可以有效地控制支气管扩张发作。②了解支气管扩张与感染的密切关系、支气管扩张的本质和发病机制，结合每个人具体情况，找出各自的病因，以及预防感染的措施。③熟悉支气管扩张咯血先兆表现及紧急自我处理办法。④学会在家中自行监测病情变化，并进行评定。⑤了解常用抗炎、祛痰及雾化药物的作用、正确用量、用法及不良反应。⑥掌握正确的雾化吸入技术。⑦知道什么情况下应去医院就诊。⑧避免受凉、预防感冒和减少刺激性气体吸入，并根据疾病的发生、发展、治疗及护理与医护人员共同制定长期防治计划。

在此基础上采取一切必要措施对患者进行长期系统管理，包括鼓励支气管扩张患者与医护人员建立伙伴关系，通过规律的肺功能监测（包括 PEF）客观地评价支气管扩张发作的程度，避免和控制支气管扩张继发因素，减少复发，制定支气管扩张长期管理的用药计划，制定发作期处理方案和长期定期随访保健，提高患者的依从性，并根据患者病情变化及时修订防治计划。

【预后】

内科积极治疗可控制症状，但不能修复已扩张的支气管。外科手术切除是根治的方法，可使症状消失或明显改善。

【护理】

支气管扩张的护理见表 2-5-1。

表 2-5-1 支气管扩张的护理

日期	项目	护理内容
入院当天	评估	1. 一般评估：神志、生命体征、皮肤等 2. 专科评估：咳嗽、咳痰情况，呼吸道感染的程度，咯血发作的频次以及咯血量
	治疗	根据病情吸氧、雾化吸入、吸痰、床边监测血压、心率、血氧饱和度、呼吸的变化，建立静脉通道
	检查	按医嘱做相关检查，X 线胸片、胸部 CT、纤维支气管镜检查、采集血标本、痰标本
	药物	根据医嘱正确使用抗炎药物有效控制肺部感染；应用支气管扩张剂改善气流受阻；应用祛痰药和雾化吸入促进痰液排出，注意用药后的反应
	活动	嘱患者充分休息，适当室内活动利于痰液排出
	饮食	1. 高热量、高蛋白及富含维生素饮食

续表

日期	项目	护理内容
入院当天	饮食	2. 避免冰冷刺激性食物诱发咳嗽，少食多餐 3. 指导患者咳痰后及进食前后漱口，鼓励多饮水。每天饮水量 1500ml 以上，使痰液稀释利于排出
	护理	1. 取半卧位，根据患者情况准备气垫床，根据病情准备急救车、吸痰器、止血药物、监护仪等备用装置 2. 做好入院介绍，主管护士自我介绍 3. 制定相关的护理措施，如口腔护理，皮肤、毛发、会阴、肛周护理措施 4. 视病情做好各项监测记录 5. 密切观察是否有咯血的先兆症状和窒息：突然出现胸闷气促、面色或口唇发绀、双手乱抓、大汗淋漓、表情恐怖、甚至意识丧失等应紧急处理配合做好抢救工作 6. 翻身拍背，协助排痰，保持呼吸道通畅 7. 根据病情留陪员，上床挡，确保安全
	健康宣教	向患者讲解疾病相关知识、安全知识、服药知识等，教会患者正确使用支气管扩张药物定量气雾剂吸入、干粉吸入和雾

日期	项目	护理内容
入院当天	健康宣教	化吸入泵，并讲解各种检查注意事项
第2天	评估	神志、生命体征、咳嗽咳痰、咯血及患者的心理状态，对疾病相关知识的了解等情况
	治疗	根据医嘱执行各项治疗措施
	检查	继续完善各项检查
	药物	密切观察各种药物作用和副作用，尤其是使用支气管舒张剂后症状缓解情况
	活动	卧床休息，注意安全
	饮食	同前
	护理	1. 基础护理、留置管道护理，皮肤、毛发、会阴、肛周护理 2. 加强病情观察，重视巡视及患者的主诉，发现咯血和窒息发作的先兆症状时，立即报告医生处理 3. 仔细询问病史，找出肺部感染的原因，治疗肺部感染和舒张支气管，减少哮喘的发作 4. 做好心理护理 5. 保持呼吸道通畅
	健康宣教	讲解有效咳嗽及排痰方法，中药服法，讲解峰流速仪的使用及记录方法
第3~15天	活动	适当室内活动

续表

日期	项目	护理内容
第3~15天	健康宣教	指导患者正确的咳嗽、有效咳痰及体位引流,指导家属正确的翻身拍背以促进痰液排出,讲解坚持正确使用定量气雾剂和雾化吸入对疾病的重要性,发放健康教育宣传资料
	其余同前	
出院前1天	健康宣教	出院宣教: 1. 用药指导 2. 养成良好的生活习惯和健康饮食,避免生冷刺激性饮食 3. 避免呼吸道感染,积极防治百日咳、麻疹、支气管肺炎等感染 4. 注意保暖,参加适当的体育锻炼,劳逸结合以维护心、肺功能 5. 能正确使用气雾剂 6. 正确掌握家庭氧疗和雾化吸入 7. 学会记录咯血日记 8. 定时专科门诊复诊
出院随访		出院1周内电话随访第1次,3个月内随访第2次,6个月内随访第3次,一年随访1次

2

第六节 肺 结 核

【概述】

肺结核（pulmonary tuberculosis）是由结核分枝杆菌引起的肺部慢性传染病，可侵及许多脏器，以肺部结核感染最为常见。人体感染结核菌后不一定发病，当抵抗力降低或细胞介导的变态反应增高时，才可能引起临床发病。结核病的化学治疗成为控制结核病的有效方法，使新发结核病治愈率达 95% 以上，值得关注的是全球90% 的结核病患者在发展中国家。在我国结核病的疫情虽有明显下降，但是流行形势依然严峻，是第二大国，仅次于印度。疫情呈现感染率高、肺结核患病率高、死亡人数多和地区患病率差异大的特点，因此结核病的防治仍是一个需要高度重视的公共卫生问题。

【临床表现】

1. 症状

（1）全身症状：发热最常见，多为长期午后低热。部分患者有乏力、食欲减退、盗汗和体重减轻等全身中毒症状。育龄女性可有月经失调或闭经。若肺部病灶进展播散时可有不规则高热、畏寒等。

（2）呼吸系统症状

1）咳嗽、咳痰：是肺结核最常见的症状，多为干咳或咳少量白色黏液痰。合并细菌感染时痰呈脓性且量增多；合并厌氧菌感染时有大量脓臭痰；合并支气管结核时表现为刺激性咳嗽。

2）咯血：约有 1/3～1/2 患者有不同程度的咯血，患者常有胸闷、喉痒和咳嗽等先兆，以少量咯血多见，少数严重者可大量咯血。

3）胸痛：炎症波及壁层胸膜时可引起胸痛，为胸膜炎性胸痛，随呼吸运动和咳嗽加重。

4）呼吸困难：当病变广泛和（或）患结核性胸膜炎大量胸腔积液时，可有呼吸困难。多见于干酪样肺炎和大量胸腔积液患者，也可见于纤维空洞型肺结核的患者。

2. 体征　肺部体征依病情轻重、病变范围不同而有差异，早期、小范围的结核不易查到阳性体征，病变范围较广者叩诊呈浊音，语颤增强，肺泡呼吸音低和湿啰音。晚期结核形成纤维化，局部收缩使胸膜塌陷和纵隔移位。在结核性胸膜炎者早期有胸膜摩擦音，形成大量胸腔积液时，胸壁饱满，叩诊浊实，语颤和呼吸音减低或消失。

【并发症】

肺结核患者可合并咯血，多种肺结核病变均可引起气胸、自发性气胸、支气管扩张等疾病，同时容易继发肺部感染，甚至导致心、肺功能衰竭。

【治疗】

1. 肺结核的化学治疗　肺结核的治疗以化学治疗为主，药物治疗的主要作用在于缩短传染期、降低死亡率、感染率及患病率。对于每个具体患者，则为达到临床及生物学治愈的主要措施，合理化治疗是指对活动性结核病坚持早期、联用、适量、规律和全程使用敏感药物的原则。

（1）肺结核的化学治疗：早期、联合、适量、规律和全程治疗是化学治疗的原则。

1）早期治疗：一旦发现和确诊后立即给药治疗。

2）联用：根据病情及抗结核药的作用特点，联合两种以上药物，以增强与确保疗效。

3）适量：根据不同病情及不同个体规定不同给药剂量。

4）规律：患者必须严格按照治疗方案规定的用药方法，有规律地坚持治疗，不可随意更改方案或无故随意停药，亦不可随意间断用药，以免产生耐药性。

5）全程：是指患者必须按照方案所定的服药方案坚持服用全疗程，短程通常为6~9个月。一般而言，初治患者按照上述原则规范治疗，疗效高达98%，复发率低于 2%。

（2）常用抗结核药物

1）异烟肼（isoniazid，INH）：INH 是最强的抗结核药物之一，是治疗结核病的基本药物，其作用机制可能是通过细菌内触酶—过氧化酶的活化作用，抑制敏感细菌分枝菌酸（mycolic acid）的合成而使细胞壁破裂。抑制细菌叶酸的合成。此药能杀死细胞内外生长代谢旺盛和几乎静止的结核菌，是一个全效杀菌剂。

2）利福平（甲哌利福霉素，rifampin，RFP）：RFP 为半合成广谱杀菌剂；与依赖于 DNA 的 RNA 多聚酶的 β 亚单位牢固结合，抑制细菌 RNA 的合成，防止该酶与 DNA 连接，从而阻断 RNA 转录过程。与异烟肼一样，属于全效杀菌剂。

3）链霉素（streptomycin，SM）：SM 属于氨基糖苷类抗生素，其抗菌机制为抑制细菌蛋白质的合成，对结核菌有较强的抗菌作用。但只能杀灭细胞外的结核菌，在 pH 中性时起作用，不易通过血-脑脊液屏障及透入细胞内，属于半效杀菌剂。

4）吡嗪酰胺（pyrazinamide，PZA）：为烟酰胺的衍生物，具有抑菌或杀菌作用，取决于药物浓度和细菌敏感度。仅在 pH 偏酸时（pH≤5.6）有抗菌活性，为半效杀菌剂。

5）乙胺丁醇（ethambutol，EMB）：为合成抑菌抗结核药。其作用机制尚未完全阐明，可能为抑制 RNA 合成。只对生长繁殖期的结核菌有效。

2. 肺结核的对症治疗

（1）毒性症状：一般在有效抗结核治疗 1～3 周内消退，不需特殊处理。若中毒症状重者，可在应用有效抗结核药的基础上短期加用糖皮质激素，以减轻中毒症状和炎性反应。

（2）咯血：咯血量少时，嘱卧床休息（患侧卧位），消除紧张，口服止血药。中等或大量咯血时应严格卧床休息，取患侧卧位，保证气道通畅，注意防止窒息，并配血备用。大量咯血患者可用垂体后叶素，静脉缓慢推注（15~20分钟）或静滴。必要时可经支气管镜局部止血，或插入球囊导管，压迫止血。咯血窒息是致死的主要原因，需严加防范和紧急抢救。

3. **手术治疗** 适用于经合理化学治疗无效、多重耐药的厚壁空洞、大块干酪灶、结核性脓胸、支气管胸膜瘘和大咯血保守治疗无效者。

【健康教育与管理】

肺结核患者的教育与管理是提高疗效，彻底治愈，提高患者生活质量的重要措施。在医生和护士指导下患者学会自我管理、学会按治疗方案正确服用药物。应为每个初诊肺结核患者制定治疗计划，应使患者了解或掌握以下内容：①相信通过长期、适当、充分的治疗，可以获得临床治愈；②开窗通风，不随地吐痰、勤洗手、餐具消毒和衣物在日光下暴晒，以切断传播途径；③熟悉咯血发作先兆表现及相应处理办法；④学会在家中自行监测病情变化，并进行评估，重点掌握峰流速仪的使用方法，有条件的应记录肺结核日记；⑤了解常用抗结核药物的作用、正确用量、用法及不良反应；⑥合理安排休息，恢复期逐渐增加活动，以提高机体免疫力；⑦饮食以高热量、高蛋白及富含维生素的易消化食物为主，其中蛋白以优质蛋白为主；⑧知道什么情况下应去医院就诊；⑨与医生共同制定出治愈肺结核的方案。

肺结核病程长、易复发和具有传染性等特点，必须长期随访，因此应对患者进行长期系统管理，包括鼓励肺结核患者与医护人员建立伙伴关系，并制定肺结核长期管理的用药计划和长期定期随访保健，改善患者的依从性，并根据患者病情变化及时修订防治计划。

【预后】

肺结核的病因明确，有成熟的预防和治疗措施，只要切实执行，结核病大部分可获临床治愈或痊愈，人群的发病率也将得到有效控制。

【护理】

肺结核的护理见表2-6-1。

表2-6-1　肺结核的护理

日期	项目	护理内容
入院当天	评估	1. 一般评估：神志，生命体征，皮肤等 2. 专科评估：呼吸频率、节律以及幅度，呼吸困难的类型，咳嗽、咳痰情况，有无咯血及其程度，有无气胸、支气管扩张等并发症
	治疗	根据病情需要及时吸氧、雾化吸入，床边监测体温、心率、呼吸、血压、血氧饱和度的变化，必要时建立静脉通道
	检查	按医嘱做相关检查，如X线胸片、痰结核分枝杆菌检查，结核菌素试验及纤维支气管镜检查
	药物	按医嘱正确服用抗结核药物，并按早期、联合、适量、规律和全程的原则服用药物
	活动	嘱患者卧床休息，室内适当活动
	饮食	1. 肺结核是慢性消耗性疾病，宜给予高热量、高蛋白及富含维生素的易消化饮食，其中蛋白以优质蛋白为主 2. 饮食中添加促进消化和增进食欲的食物

续表

日期	项目	护理内容
入院当天	护理	1. 做好入院介绍，主管护士自我介绍 2. 制定相关的护理措施，如口腔护理，管道留置护理，皮肤、毛发、会阴、肛周护理措施 3. 视病情做好各项监测记录 4. 密切观察是否有咯血发作的中毒症状：突然出现胸闷、气短、面色或口唇发绀等，应紧急处理配合做好抢救工作 5. 观察并发症：如发生气胸时，配合做好抢救工作 6. 翻身拍背，协助排痰，保持呼吸道通畅 7. 病室避免放置花草、皮毛等，减少对患者的不良刺激 8. 根据病情留家属陪护，上床挡，确保安全
	健康宣教	向患者讲解疾病相关知识、安全知识、服药知识等，教会患者按抗结核化学治疗的原则服用药物
第2天	评估	意识状态、生命体征、咳嗽咳痰及患者的心理状态，对疾病相关知识的了解等情况
	治疗	按医嘱执行治疗
	检查	继续完善检查

续表

日期	项目	护理内容
第2天	药物	密切观察各种抗结核药物的作用和副作用，以及使用糖皮质激素后症状缓解情况
	活动	卧床休息，注意安全
	饮食	同前
	护理	1. 基础护理、留置管道护理，皮肤、毛发、会阴、肛周护理 2. 加强病情观察，重视巡视及患者的主诉，发现咯血发作的先兆症状时，立即报告医生并做好急救准备工作 3. 做好心理护理 4. 保持呼吸道通畅 5. 注意室内空气流通，每天消毒房间一次
	健康宣教	讲解有效咳嗽及排痰方法，抗结核药物的服用方法和注意事项，以及正确观察不良反应
第3~10天	活动	加强身体锻炼，每天坚持30分钟的慢跑或散步
	健康宣教	继续讲解抗结核药物的服用方法和注意事项，以及正确观察不良反应；发放健康教育宣传资料
	其余同前	
出院前1天	健康宣教	出院宣教： 1. 服药指导：能正确按治疗方案服用药物

日期	项目	护理内容
出院前 1 天	健康宣教	2. 指导患者科学的健康生活方式,戒烟限酒,调整饮食和睡眠 3. 加强身体锻炼,每天坚持 30 分钟的慢跑或散步 4. 注意个人及环境卫生,勤洗被褥和内衣,勤洗澡 5. 注意室内空气流通,每周消毒房间一次 6. 树立正确的人生观和战胜疾病的信心,配合治疗 7. 定时专科门诊复诊
出院随访		出院 1 周内电话随访第 1 次,3 个月内随访第 2 次,6 个月内随访第 3 次,一年随访 1 次

第七节 支气管哮喘

【概述】

支气管哮喘(bronchial asthma,简称哮喘)是由多种细胞(如嗜酸性粒细胞、肥大细胞、T 淋巴细胞、中性粒细胞、气道上皮细胞等)和细胞组分参与的气道慢性炎症性疾病。这种慢性炎症与气道高反应性相关,通常出现广泛多变的可逆性气流受限,并引起反复发作性的喘息、气急、胸闷或咳嗽等症状,常在夜间和(或)清晨发作、加剧,多数患者可自行缓解或经治疗缓解。支气管哮喘如诊治不及时,随病程的延长可产生气道不可逆性缩窄和气道重塑。而当哮喘得到控制后,多数患者很少出现哮喘发作,严重哮喘发作则更少见。来自全球哮喘负担的数据表明,尽管从患者和社会的角度来看,控制哮喘的花费似乎很高，但不正确的治疗可导致哮喘反复发作，治疗费用将会更高。因此，合理的防治至关重要。为此，世界各国的哮喘防治专家共同起草，并不断更新了全球哮喘防治倡议（Global Initiative for Asthma, GINA）。GINA目前已成为防治哮喘的重要指南。

【临床表现】

1. 症状　典型表现为发作性伴有哮鸣音的呼气性呼吸困难或发作性胸闷和咳嗽。严重者被迫采取坐位或呈端坐呼吸，干咳或咳大量白色泡沫痰，甚至出现发绀等，有时咳嗽可为唯一的症状（咳嗽变异型哮喘）。哮喘症状可在数分钟内发作，经数小时至数天，用支气管舒张药或自行缓解。某些患者在缓解数小时后可再次发作，在夜间及凌晨发作和加重常是哮喘的特征之一。有些青少年，其哮喘症状表现为运动时出现胸闷、咳嗽和呼吸困难（运动性哮喘）。

2. 体征　发作时胸部呈过度充气状态，有广泛的哮鸣音，呼气音延长。但在轻度哮喘或非常严重哮喘发作，哮鸣音可不出现，心率增快、奇脉、胸腹反常运动和发绀常出现在严重哮喘患者中，非发作期体检可无异常。

【并发症】

发作时可并发气胸、纵隔气肿、肺不张；长期反复发作和感染或并发慢性支气管炎、肺气肿、支气管扩张、间质性肺炎、肺纤维化和肺源性心脏病。

【治疗】

目前尚无特效的治疗方法，但长期规范化治疗可使哮喘症状能得到控制，减少复发乃至不发作。长期使用最少量或不用药物能使患者活动不受限制，并能与正常人一样生活、工作和学习。

【健康教育与管理】

哮喘患者的教育与管理是提高疗效、减少复发、提高患者生活质量的重要措施。在医生指导下患者要学会自我管理、学会控制病情。应为每个初诊哮喘的患者制定防治计划，应使患者了解或掌握以下内容：①相信通过长期、适当、充分的治疗，完全可以有效地控制哮喘发作；②了解哮喘的继发因素，结合每个人具体情况，找出各自的继发因素，以及避免诱因的方法；③简单了解哮喘的本质和发病机制；④熟悉哮喘发作先兆表现及相应处理办法；⑤学会在家中自行监测病情变化，并进行评定，重点掌握峰流速仪的使用方法，有条件的应记录哮喘日记；⑥学会哮喘发作时进行简单的紧急自我处理方法；⑦了解常用平喘药物的作用、正确用量、用法、不良反应；⑧掌握正确的吸入技术（MDI 或干粉吸入器用法）；⑨知道什么情况下应去医院就诊；⑩与医生共同制定出防止复发、保持长期稳定的方案。

在此基础上采取一切必要措施对患者进行长期系统管理，包括鼓励哮喘患者与医护人员建立伙伴关系，通过规律的肺功能监测（包括 PEF）客观地评价哮喘发作的程度，避免和控制哮喘继发因素，减少复发，制定哮喘长期管理的用药计划，制定发作期处理方案和长期定期随访保健，改善患者的依从性，并根据患者病情变化及时修订防治计划。

【预后】

哮喘的转归和预后因人而异，与正确的治疗方案关系密切。儿童哮喘通过积极而规范的治疗，临床控制率可达 95%。轻症容易恢复，病情重、气道反应性增高明显或伴有其他过敏性疾病不易控制。若长期发作而并发COPD、肺源性心脏病者，预后不良。

【护理】

支气管哮喘的护理见表 2-7-1。

表 2-7-1　支气管哮喘的护理

日期	项目	护理内容
入院当天	评估	1. 一般评估：神志，生命体征，皮肤等
		2. 专科评估：呼吸频率、节律以及幅度，呼吸困难的类型，

续表

日期	项目	护理内容
入院当天	评估	发绀及出汗情况，咳嗽，咳痰情况，哮喘发作的诱发因素及发作时间
	治疗	根据病情吸氧、雾化吸入、吸痰，床边监测血压、心率、血氧饱和度、呼吸的变化，建立静脉通道
	检查	按医嘱做相关检查，如肺功能、X 线胸片、B 超、抽血、痰标本
	药物	按医嘱正确使用解痉、平喘、化痰、抗炎药物：茶碱类、糖皮质激素类等，注意用药后的反应
	活动	嘱患者卧床休息，床上解二便
	饮食	1. 禁止进食已知过敏或可能引起过敏的食物如：虾、蟹、鱼和海鲜，以及从来没有吃过的热带水果等 2. 嘱多饮水
	护理	1. 根据病情提供舒适体位，如为端坐呼吸者提供床旁桌支撑，以减少体力消耗，准备急救车、吸痰器、监护仪等备用装置 2. 做好入院介绍，主管护士自我介绍 3. 制定相关的护理措施，如口腔护理，管道留置护理，皮肤、

续表

日期	项目	护理内容
入院当天	护理	毛发、会阴、肛周护理措施 4. 视病情做好各项监测记录 5. 密切观察是否有哮喘发作的先兆症状：如胸闷、鼻咽痒、咳嗽、流涕、打喷嚏等 6. 观察并发症：如发生哮喘持续状态、沉默肺时，配合做好抢救工作 7. 翻身拍背，协助排痰，保持呼吸道通畅 8. 病室避免放置花草、皮毛等，减少患者不良刺激 9. 根据病情留家属陪护，上床挡，确保安全
	健康宣教	向患者讲解疾病相关知识、安全知识、服药知识等，教会患者正确使用吸入剂，各种检查注意事项
第2天	评估	神志、生命体征、呼吸困难、咳嗽咳痰及患者的心理状态，对疾病相关知识的了解等情况
	治疗	按医嘱执行各项治疗措施
	检查	继续完善各项检查
	药物	密切观察各种药物的作用和副作用，尤其是糖皮质激素、β_2受体激动剂后，如果出现不良反应应及时处理

续表

日期	项目	护理内容
第2天	活动	卧床休息，注意安全
	饮食	同前
	护理	1. 基础护理、留置管道护理，皮肤、毛发、会阴、肛周护理 2. 加强病情观察，重视巡视及患者的主诉，发现哮喘发作的先兆症状时，立即报告医生处理 3. 仔细询问病史，找出过敏的原因，通过避免接触过敏原、治疗或脱敏等治疗方法以祛除诱因，减少哮喘的发作 4. 做好心理护理 5. 保持呼吸道通畅
	健康宣教	讲解有效咳嗽及排痰方法，中药服法，讲解峰流速仪的使用及记录方法
第3~15天	活动	适当下床活动
	健康宣教	讲解呼吸功能锻炼对改善肺通气的作用，教会患者呼吸操，如全身性呼吸操、简易呼吸操等，讲解坚持正确使用扩张支气管气雾剂对疾病的重要性。派发健康教育宣传单
		其余同前
出院前1天	健康宣教	出院宣教： 1. 服药指导 2. 避免哮喘发作的诱因

续表

日期	项目	护理内容
出院前 1 天	健康宣教	3. 注意保暖，防止感冒，避免出入人员密集场所 4. 坚持呼吸功能锻炼及体育锻炼 5. 坚持正确使用气雾剂 6. 家庭氧疗 7. 学会记录哮喘日记 8. 峰流速仪的使用 9. 定时专科门诊复诊
出院随访		出院 1 周内电话随访第 1 次，3 个月内随访第 2 次，6 个月内随访第 3 次，1 年随访 1 次

第八节 慢性支气管炎和慢性阻塞性肺疾病

一、慢性支气管炎

【概述】

慢性支气管炎（chronic bronchitis，简称慢支炎）是气管、支气管黏膜及其周围组织的慢性非特异性炎症。临床上以咳嗽、咳痰或伴有气喘等反复发作为主要症状，每年持续 3 个月，连续 2 年以上。早期症状轻微，多于冬季发作，春夏缓解。晚期因炎症加重，症状可常年存在。其病理学特点为支气管腺体增生和黏膜分泌增多，病情呈缓慢进行性进展，常并发阻塞性肺气肿，严重者常发生肺动脉高压，甚至肺源性心脏病。确诊需排除具有咳嗽、咳痰、喘息症状的其他疾病（如肺结核、尘肺、肺脓肿、心脏病、心功能不全、支气管扩张、支气管哮喘、慢性鼻咽炎、食管反流综合征等疾患）。

【临床表现】

1. 症状 主要为咳嗽、咳痰，或伴有喘息。急性发作期指咳嗽、咳痰、喘息等症状突然加重，其主要原因是病毒、细菌、支原体或衣原体等引起呼吸道感染。

（1）咳嗽：以晨间为主，睡眠时有阵咳或排痰。

（2）咳痰：一般为白色黏液和浆液泡沫性痰，偶见痰中带血。清晨排痰较多，起床或体位变动刺激排痰。

（3）喘息或气急：喘息明显者称为喘息性支气管炎，如伴有肺气肿可表现为劳动或以活动后尤甚。慢性支气管炎合并哮喘或所谓喘息型慢性支气管炎的患者，特别在急性发作时，常出现喘息的症状，并常伴有哮鸣音。

2. 体征 体征早期多无任何异常体征，或可在肺底部闻及散在干、湿啰音，咳嗽排痰后啰音可消失，急性发作期肺部啰音可增多，其数量多少视病情而定。慢性支气管炎合并哮喘的患者急性发作时可闻及广泛哮鸣音并伴呼气延长。晚期患者因并发肺气肿常有肺气肿的体征，参阅阻塞性肺气肿部分。

【并发症】

晚期患者可并发肺气肿，肺动脉高压，甚至肺源性心脏病。

【治疗】

1. 急性加重期的治疗

（1）控制感染：抗菌药物治疗可选用喹诺酮类、大环类酯类、β内酰胺类或磺胺类药物口服，病情严重时静脉给药，如左氧氟沙星，阿奇霉素。如果能培养出致病菌，可按药敏试验选用抗菌药。

（2）镇咳祛痰：可试用复方甘草合剂 10ml，每日 3 次；或复方氯化铵合剂 10ml，每日 3 次；也可加用祛痰药溴己新 8～16mg，每日 3 次；盐酸氨溴索 30mg，每日 3 次；干咳为主者可用镇咳药物，如右美沙芬、那可丁等。

（3）平喘：有气喘者可加用解痉平喘药，如氨茶碱 0.1g，每日 3 次；或用茶碱控释剂，或长效 β2 激动剂加糖皮质激素吸入。

2. 缓解期治疗

（1）戒烟，避免有害气体和其他有害颗粒的吸入。

（2）增强体质、预防感冒也是防治慢性支气管炎的主要内容之一。

（3）免疫调节剂或中医中药：如细菌溶解产物、卡介菌多糖核酸、胸腺肽等。

【健康教育与管理】

慢性支气管炎患者的教育与管理是促进患者积极配合治疗、减少急性发作、提高患者生活质量的重要措施。在医生和护士指导下患者要学会自我管理、学会预防感冒和呼吸道感染。应为每个初诊慢性支气管炎患者制定防治计划，应使患者了解和掌握以下内容：①相信通过长期、适当、充分的治疗，可以有效地控制慢性支气管炎发作；②简单了解慢性支气管炎的本质和发病机制；③了解戒烟是预防慢性支气管炎的重要措施，控制职业性或环境污染，以避免粉尘、烟雾及有害气体吸入；④加强锻炼，增强体质，提高免疫力和耐寒能力，以预防呼吸道感染；⑤学会在家中自行监测病情变化，并进行评估，有条件的应记录慢性支气管炎日记；⑥学会慢性支气管炎呼吸困难发作时进行简单的紧急自我处理方法；⑦了解常用祛痰药物的作用、正确用量、用法、不良反应；⑧定期监测肺功能及早发现气流受限并采取措施亦十分重要；⑨知道什么情况下应去医院就诊；⑩与医生共同制定出防止复发，保持长期稳定的方案。

加强卫生教育，改善工作条件与卫生习惯和增加营养，对预防慢性支气管炎均可发挥积极的作用，在此基础上采取一切必要措施对患者进行长期系统管理，包括鼓励慢性支气管炎患者与医护人员建立伙伴关系，通过规律的肺功能监测（包括 PEF）客观地评价慢性支气管炎发作的程度，避免和控制慢性支气管炎继发因素，减少复发，制定慢性支气管炎长期管理的用药计划和长期定期随访保健，并根据患者病情变化及时修订防治计划。

【预后】

慢性支气管炎一般预后良好，部分患者病情可控制，不影响工作、学习；部分患者如病因持续存在，迁延不愈或反复发作，并继发阻塞性肺气肿，甚至肺动脉高压和肺心病者，预后则不良。应监测慢性支气管炎的肺功能变化，以便及时选择有效的治疗方案，控制病情的发展。

【护理】

慢性支气管炎的护理见表2-8-1。

表2-8-1 慢性支气管炎的护理

日期	项目	护理内容
入院当天	评估	1. 一般评估：神志，生命体征，皮肤等 2. 专科评估：呼吸频率、节律以及幅度，呼吸困难的类型，咳嗽、咳痰情况，喘息和气急发作的诱发因素及发作时间
	治疗	根据病情吸氧、雾化吸入、吸痰，床边监测血压、心率、血氧饱和度、呼吸的变化，建立静脉通道
	检查	按医嘱做相关检查，如呼吸功能测定、X线胸片、B超、抽血、痰标本
	药物	按医嘱正确使用祛痰、平喘、化痰、抗炎药物，如茶碱类、糖皮质激素类、沐舒坦类等，注意用药后的反应

日期	项目	护理内容
入院当天	活动	嘱患者卧床休息，床上解二便
	饮食	饮食应选择清淡、富含营养、易消化的食物，多饮水
	护理	1. 取平卧位，根据病情准备吸痰、雾化吸入等备用装置 2. 做好入院介绍，主管护士自我介绍 3. 制定相关的护理措施，如口腔护理，管道留置护理，皮肤、毛发、会阴、肛周护理措施 4. 视病情做好各项监测记录 5. 观察并发症：如发生喘息和气急，配合做好抢救工作 6. 翻身拍背，协助排痰，保持呼吸道通畅 7. 病室避免放置花草、皮毛等，减少患者不良刺激 8. 根据病情留家属陪护，上床挡，确保安全
	健康宣教	向患者讲解疾病相关知识、安全知识、服药知识等，教会患者正确使用舒张支气管气雾剂，各种检查注意事项
第2天	评估	神志、生命体征、呼吸困难、咳嗽咳痰及患者的心理状态，对疾病相关知识的了解等情况
	治疗	按医嘱执行各项治疗措施

续表

日期	项目	护理内容
第2天	检查	继续完善各项检查
	药物	密切观察各种药物作用和副作用，尤其是使用祛痰镇咳、解痉平喘后症状缓解情况
	活动	卧床休息，注意安全
	饮食	同前
	护理	1. 基础护理、留置管道护理，皮肤、毛发、会阴、肛周护理 2. 加强病情观察，重视巡视及患者的主诉，发现气喘发作的先兆症状时，立即报告医生处理 3. 做好心理护理 4. 保持呼吸道通畅
	健康宣教	讲解有效咳嗽及排痰方法，中药服法
第3~6天	活动	适当室内活动
	健康宣教	讲解呼吸道感染、吸烟与慢性支气管炎的关系，教会患者如何增强体质、预防呼吸道感染和戒烟，指导患者根据自身情况选择合适的锻炼项目，能正确使用扩张支气管气雾剂，发放健康教育宣传资料
	其余同前	
出院前1天	健康宣教	出院宣教： 1. 用药指导

日期	项目	护理内容
出院前1天	健康宣教	2. 戒烟并避免被动吸烟，避免烟雾、有害化学物质的刺激 3. 清淡、易消化饮食，避免生冷刺激性饮食 4. 避免呼吸道感染，积极防治百日咳、麻疹、支气管肺炎等感染 5. 坚持体育锻炼和监测呼吸功能 6. 劳逸结合，保证充分睡眠 7. 坚持正确使用气雾剂 8. 定时专科门诊复诊
出院随访		出院1周内电话随访第1次，3个月内随访第2次，6个月内随访第3次，1年随访1次

二、慢性阻塞性肺疾病

【概述】

慢性阻塞性肺疾病（chronic obstructive pulmonary disease，简称 COPD）是一种具有气流受限特征的可以预防和治疗的疾病。气流受限不完全可逆，呈进行性发展。COPD 主要累及肺脏，也可以引起肺外的不良效应。

COPD 居全球死亡原因的第四位。在我国居城市死亡原因的第三位，居农村死亡原因的首位。据对我国 7 个地区 20 245 名成人的调查数据显示，COPD 的患病率占 40 岁以上人群的 8.2%。由于 COPD 可引起肺功能进行性减退，严重影响患者的劳动力和生活质量。从而造成巨大的社会经济负担。世界银行/世界卫生组织（WHO）的研究报告指出，至 2020 年，COPD 将位居世界疾病经济负担的第五位。

COPD 与慢性支气管炎及肺气肿密切相关。慢性支气管炎指除外慢性咳嗽的其他各种原因之外，患者每年慢性咳嗽、咳痰 3 个月以上，并连续 2 年。不一定伴有气流受限。肺气肿指肺部远端的气室到末端的细支气管出现异常持久的扩张，并伴有肺泡壁和细支气管的破坏而无明显肺纤维化。当慢性支气管炎和（或）肺气肿患者肺功能检查出现气流受限并且不能完全可逆时，可诊断为 COPD。如患者只有慢性支气管炎和（或）肺气肿，而无气流受限，则不能诊断为 COPD。支气管哮喘也具有气流受限，但支气管哮喘是一种特殊的气道炎症性疾病，其气流受限具有可逆性，故不属于 COPD。

【临床表现】

1. 症状

（1）慢性咳嗽：常为最早出现的症状，随病程发展可终身不愈，常晨间咳嗽明显，夜间有阵咳或排痰。随病情发展，咳嗽可终身不愈。当气道严重阻塞，通常仅有呼吸困难而不表现出咳嗽。

（2）咳痰：一般为白色黏液或浆液性泡沫痰，偶可带血丝，清晨排痰较多。急性发作期痰量增多，可有脓性痰。

（3）气短或呼吸困难：慢性阻性肺疾病的主要症状，早期在劳力时出现，后逐渐加重，以致在日常生活甚至休息时也感到气短，是 COPD 的标志性症状。但由于个体差异，部分患者可耐受。

（4）喘息和胸闷：部分患者特别是重度患者在急性加重时出现的。

（5）其他：晚期患者有体重下降、食欲减退等症状。

2. 体征

（1）视诊：胸廓前后径增大、肋间隙增宽、剑突下胸骨下角增宽，称为桶状胸，部分患者呼吸变浅、频率增快，严重者可有缩唇呼吸等。

（2）触诊：双侧语音振颤减弱。

（3）叩诊：肺部过清音，心浊音界缩小，肺下界和肝浊音界下降。

（4）听诊：双肺呼吸音减弱，呼气延长，部分患者可闻及湿性啰音和（或）干性啰音。

3. COPD病程分期　COPD的病程可以根据患者的症状和体征的变化分为：

（1）急性加重期：是指在疾病发展过程中，短期内出现咳嗽、咳痰、气短和（或）喘息加重、痰量增多，呈脓性或黏液脓性痰液，可伴有发热等症状。

（2）稳定期：指患者咳嗽、咳痰、气短等症状稳定或较轻。

【并发症】

COPD急性加重时并发慢性呼吸衰竭、低氧血症和（或）高碳酸血症；部分患者可并发自发性气胸、慢性肺源性心脏病、睡眠呼吸障碍等疾病。

【治疗】

1. 稳定期治疗

（1）教育和管理：劝导吸烟的患者戒烟是减慢肺功能损害最有效的措施。因职业或环境粉尘、刺激性气体所致者，应脱离污染环境。

（2）支气管舒张药：短期应用以缓解症状，长期规律应用以预防和减轻症状。常选用：①β_2肾上腺素受体激动剂如沙丁胺醇（salbutamol）气雾剂，每次100～200μg（1～2喷）；②抗胆碱药如异丙托溴铵（ipratropium）气雾剂，雾化吸入，起效较沙丁胺醇慢，持续6～8小时，每次40～80μg（每喷20μg），每天3～4次；③茶碱类如茶碱缓释或控释片0.2g，每日2次，氨茶碱（aminophylline），0.1g，每日3次。除以上支气管舒张剂外，尚有沙美特罗（salmeterol）、福莫特罗（formoterol）等长效β_2肾上腺素受体激动剂，必要时可选用。

（3）祛痰药：对痰不易咳出者可应用。常用药物有盐酸氨溴索（ambroxol），30mg，每日3次，或羧甲司坦

（carbocisteine）0.5g，每日3次。

（4）长期家庭氧疗（LTOT）：对COPD慢性呼吸衰竭者可提高生活质量和生存率。对血流动力学、运动能力、肺生理和精神状态均会产生有益的影响。LTOT指征：①PaO_2≤55mmHg或SaO_2≤88%，有或没有高碳酸血症。②PaO_2 55~60mmHg或SaO_2≤88%，并有肺动脉高压、心力衰竭所致的水肿或红细胞增多症。一般是持续低流量吸氧，1~2L/min，吸氧时间>15h/d。

2. 急性加重期治疗

（1）确定急性加重期的原因及病情严重程度。最多见的急性加重原因是细菌或病毒感染。

（2）根据病情严重程度决定门诊或住院治疗。

（3）支气管舒张药的使用同稳定期。有严重喘息症状者可给予较大剂量雾化吸入治疗，如应用沙丁胺醇2500μg或异丙托溴铵500μg，或沙丁胺醇1000μg加异丙托溴铵250~500μg通过小型雾化吸入器给患者吸入治疗以缓解症状。

（4）控制性吸氧：发生低氧血症者可鼻导管吸氧，或通过面罩吸氧。鼻导管给氧时，吸入的氧浓度与给氧流量有关，估算公式为吸入氧浓度（%）＝21＋4×氧流量（L/min）。一般吸入氧浓度为28%~30%，应避免吸入氧浓度过高引起二氧化碳潴留。

（5）抗生素：当患者出现呼吸困难加重、咳嗽伴痰量增加、有脓性痰时，应根据患者所在地常见病原菌类型及药物敏感情况积极选用抗生素治疗。如给予β内酰胺类/β内酰胺酶抑制剂、第二代头孢菌素、大环内酯类或喹诺酮类。如门诊可用阿莫西林/克拉维酸、头孢唑肟0.25g，每日3次；头孢呋辛0.5g，每日2次；左氧氟沙星0.2g，每日2次；莫西沙星或加替沙星0.4g。每日1次。

（6）糖皮质激素：对需住院治疗的急性加重期患者可考虑口服泼尼松龙30~40mg/d，也可静脉给予甲泼尼龙，连续5~7天。

【健康教育与管理】

慢性阻塞性肺疾病患者的教育与管理是提高疗效、减慢肺功能损害的重要措施。在医生和护士指导下患者要戒烟、脱离污染环境并学会自我管理和肺通气功能的监测。应为每个初诊慢性阻塞性肺疾病的患者制定防治计划，应使患者了解或掌握以下内容：①相信通过长期、适当、充分的治疗，可以有效地控制慢性阻塞性肺疾病发作；②戒烟是预防 COPD 的重要措施，避免或减少有害粉尘、烟雾或气体的吸入，防治呼吸道感染对预防 COPD 也十分重要；③了解呼吸困难与活动之间的关系，判断呼吸困难的严重程度，合理安排工作和生活；④能识别慢性阻塞性肺疾病病情恶化的因素，吸烟者戒烟能有效延缓肺功能进行性下降；⑤学会在家中自行监测病情变化，并进行评估，有条件的应记录慢性阻塞性肺疾病日记；⑥制定个体化锻炼计划，掌握腹式呼吸或缩唇呼吸；⑦了解常用平喘药物的作用、正确用量、用法、不良反应；⑧掌握正确的吸入技术（MDI或干粉吸入器用法）；⑨知道什么情况下应去医院就诊；⑩与医生共同制定出防止复发，保持长期稳定的方案。

在此基础上采取一切必要措施对患者进行长期系统管理，包括鼓励慢性阻塞性肺疾病患者与医护人员建立伙伴关系，通过规律的肺功能监测（包括 PEF）客观地评价慢性阻塞性肺疾病发作的程度，避免和控制慢性阻塞性肺疾病继发因素，减少复发，制定慢性阻塞性肺疾患者长期管理的用药计划，制定发作期处理方案和长期定期随访保健，改善患者的依从性，并根据患者病情变化及时修订防治计划。

【预后】

慢性阻塞性肺疾病预后与病情程度和合理治疗关系密切。慢性阻塞性肺疾病通过戒烟、避免或减少有害粉尘、烟雾或气体的吸入，同时积极而规范的治疗可延缓病情，减慢肺功能损害。

【护理】

慢性阻塞性肺疾病的护理见表 2-8-2。

表 2-8-2 慢性阻塞性肺疾病的护理

日期	项目	护理内容
入院当天	评估	1. 一般评估：神志，生命体征，皮肤等 2. 专科评估：呼吸频率、节律以及幅度，咳嗽、咳痰情况，评估患者气短、呼吸困难的程度，有无并发喘息和胸闷及程度
	治疗	根据病情吸氧、雾化吸入、吸痰，床边监测血压、心率、血氧饱和度、呼吸的变化，必要时建立静脉通道
	检查	按医嘱完成相关检查，如肺功能、X 线胸片、抽血、血气等检查
	药物	按医嘱正确使用解痉、平喘、化痰、抗炎药物，茶碱类、糖皮质激素类、沐舒坦类等，注意用药后的反应
	活动	嘱患者充分休息，床边活动
	饮食	1. 高热量、高蛋白、高维生素的饮食 2. 少量多餐，避免在餐前和进餐时过多饮水；避免进食产气食物
	护理	1. 半卧位，根据病情准备吸氧装置、监护仪等备用装置 2. 做好入院介绍，主管护士自

续表

日期	项目	护理内容
入院当天	护理	我介绍
		3. 制定相关的护理措施，如口腔护理，管道留置护理，皮肤、毛发、会阴、肛周护理措施
		4. 视病情做好各项监测记录
		5. 翻身拍背，协助排痰，保持呼吸道通畅
		6. 观察并发症：如并发呼吸衰竭或右心衰竭立即通知医生并配合做好抢救工作
		7. 病室避免放置花草、皮毛等，减少患者不良刺激
		8. 根据病情留家属陪护，上床挡，确保安全
	健康宣教	向患者讲解疾病相关知识、安全知识、服药知识等，教会患者正确使用扩张支气管气雾剂，各种检查注意事项
第2天	评估	神志、生命体征、呼吸困难、咳嗽、咳痰及患者的心理状态，对疾病相关知识的了解等情况
	治疗	按医嘱执行各项治疗措施
	检查	继续完善各项检查
	药物	密切观察各种药物作用和副作用，尤其是使用糖皮质激素、解痉平喘后症状缓解情况

续表

日期	项目	护理内容
第2天	活动	卧床休息，注意安全
	饮食	同前
	护理	1. 基础护理、留置管道护理，皮肤、毛发、会阴、肛周护理 2. 加强病情观察，重视巡视及患者的主诉，发现呼吸衰竭或右心衰竭发作的先兆症状时，立即报告医生处理并做好急救准备 3. 指导患者要戒烟和脱离污染环境，避免粉尘、烟雾或有害气体的刺激，以减缓肺功能损害 4. 保持呼吸道通畅
	健康宣教	讲解有效咳嗽及排痰方法，中药服法，讲解峰流速仪的使用及记录方法
第3~11天	活动	适当下床活动
	健康宣教	讲解呼吸功能锻炼对改善肺通气的作用，教会患者呼吸操，如腹式呼吸或缩唇呼吸等；指导患者及家属掌握家庭氧疗的方法和注意事项；讲解坚持正确使用扩张支气管气雾剂对疾病的重要性。派发健康教育宣传单
	其余同前	

续表

日期	项目	护理内容
出院前 1 天	健康宣教	出院宣教： 1. 服药指导 2. 指导患者戒烟和脱离污染环境 3. 注意保暖，预防或防止感染 4. 高热量、高蛋白、高维生素的饮食 5. 坚持呼吸功能锻炼及适当的体育锻炼 6. 坚持正确使用气雾剂 7. 长期家庭氧疗 8. 学会记录慢性阻塞性肺疾病日记 9. 定时专科门诊复诊
出院随访		出院 1 周内电话随访第 1 次，3 个月内随访第 2 次，6 个月内随访第 3 次，1 年随访 1 次

第九节　慢性肺源性心脏病

【概述】

慢性肺源性心脏病（chronic pulmonary heart disease）简称慢性肺心病，是指由于肺组织、肺血管或胸廓的慢性病变引起肺组织结构和（或）功能异常，产生肺血管阻力增加，肺动脉压力增高，使右心室扩张和（或）肥厚，伴或不伴右心功能衰竭的心脏病，并排除先天性心脏病和左心病变引起者。

慢性肺心病是我国呼吸系统的常见病，我国在 20 世纪 70 年代的普查结果表明，本病的患病率为 4.6%。

1992 年在北京、湖北、辽宁农村调查 102 230 例居民的慢性肺心病患病率为 4.4%，其中 ≥15 岁人群的患病率为 6.7%。慢性肺心病的患病率存在地区差异，东北、西北、华北的患病率高于南方地区，农村高于城市，并随年龄增长而增高。吸烟者比不吸烟者患病率明显增多，男女无明显差异。冬春季节和气候骤变时，易出现急性发作。

【临床表现】

本病发展缓慢，临床除原有肺、胸疾病的各种症状和体征外，主要是逐步出现肺、心功能衰竭以及其他器官损害的表现。按其功能可分为代偿期与失代偿期。

1. 肺、心功能代偿期

（1）症状：咳嗽、咳痰、气促，活动后可有心悸、呼吸困难、乏力和活动耐力下降，急性感染可加重上述感染。

（2）体征：可有不同程度的发绀和肺气肿体征，偶有干、湿性啰音，心音遥远，三尖瓣区可闻及收缩期杂音和剑突下心脏搏动，提示右心室肥大。部分患者因肺气肿时胸内压升高，阻碍腔静脉回流，可有颈静脉充盈。

2. 肺、心功能失代偿期

（1）呼吸衰竭

1）症状：呼吸困难加重，夜间为甚，常有头痛、失眠、食欲下降、白天嗜睡，甚至出现表情淡漠、神志恍惚、谵妄等肺性脑病的表现。

2）体征：明显发绀、球结膜充血、水肿，严重时出现颅内压升高的表现，如视网膜血管扩张和视乳头水肿等。可出现周围血管扩张的表现，如皮肤潮红、多汗。

（2）心力衰竭

1）症状：明显气促、心悸、食欲不振、腹胀、恶心等。

2）体征：发绀更明显，颈静脉怒张，心率增快，可出现心律失常，剑突下可闻及收缩杂音，甚至出现舒张期杂音。肝大并有压痛，肝颈静脉回流征阳性，下肢水肿，重者可有腹水。少数患者可出现肺水肿及全心衰竭的体征。

【并发症】

肺心病常见并发症有肺性脑病、电解质及酸碱平衡紊乱、心律失常、休克、消化道出血和弥散性血管内凝血等。

【治疗】

1. 急性加重期 积极控制感染，保持呼吸道通畅，改善呼吸功能，纠正缺氧和二氧化碳潴留，控制呼吸衰竭和心力衰竭，积极处理并发症。

(1) 控制感染：参考痰细菌培养及药敏试验选择抗生素，没有培养结果时，根据感染的环境及痰涂片结果选用抗生素，常用青霉素类、氨基糖苷类、喹诺酮类及头孢菌素类药物。注意有继发真菌感染的可能。

(2) 氧疗：保持呼吸道通畅，给予鼻导管或面罩给氧，以纠正缺氧和二氧化碳潴留，并发呼吸衰竭者的处理详见本章第十五节"呼吸衰竭"。

(3) 控制心力衰竭：慢性肺心病患者一般经积极控制感染，改善呼吸功能后心力衰竭便能得到改善，患者尿量增多，水肿消退，不需使用利尿药。但对治疗无效者，可适当选用利尿药、正性肌力药或血管扩张药。①利尿剂：具有减少血容量、减轻右心负荷、消除水肿的作用。原则上选用作用轻的利尿药，短疗程、小剂量使用。如氢氯噻嗪 25mg，每天 1～3 次，一般不超过 4天。重度而急需利尿者可用呋塞米（速尿）20mg，口服或肌注。②正性肌力药：由于慢性缺氧和感染，患者对洋地黄类药物耐受性降低，易发生毒性反应。应选用作用快、排泄快的洋地黄类药物，剂量应小，一般为常规剂量的 1/2 或 2/3 量。应用指征：①感染已被控制、呼吸功能已改善、用利尿剂后仍有反复水肿的心力衰竭患者。②以右心衰竭为主要表现而无明显感染的患者。③合并急性左心衰竭者。④血管扩张药：可使肺动脉扩张，减低肺动脉高压，减轻右心负荷，但效果不理想。钙拮抗剂和依前列醇等有降低肺动脉压作用，具有一定的疗效。

（4）控制心律失常：一般经抗感染、纠正缺氧等治疗后，心律失常可自行消失。如持续存在可根据心律失常的类型选用药物，详见第三章第四节"心律失常"。

（5）抗凝治疗：应用普通肝素或低分子肝素防止肺微小动脉原位血栓的形成。

2. 缓解期 原则上采用中西医结合的综合治疗措施，目的是增强免疫功能，去除诱发因素，减少或避免急性加重的发生，使肺、心功能得到部分或全部恢复。如长期家庭氧疗，调节免疫功能和营养疗法等。

【健康教育与管理】

慢性肺源性心脏病患者的教育与管理是提高疗效，减少复发，提高患者生活质量的重要措施。在医生指导下患者要学会自我管理。改善呼吸功能，提高机体免疫功能。应为每个初诊慢性肺源性心脏病患者制定防治计划，应使患者了解或掌握以下内容：①积极防治原发病，避免和防治各种可能导致疾病急性加重的诱因；②加强饮食营养，以保证机体康复的需要；③简单了解慢性肺源性心脏病的本质和发病机制；④病情缓解期应根据肺、心功能及体力情况进行适当的体育锻炼和呼吸功能锻炼，如散步、气功、太极拳；⑤学会在家中自行监测病情变化，并进行评估，坚持家庭氧疗等；⑥学会慢性肺源性心脏病发作时进行简单的紧急自我处理方法；⑦了解常用平喘药物的作用、用量、用法、不良反应；⑧掌握病情变化的征象，如体温升高、呼吸困难加重、咳嗽剧烈、咳痰不畅、尿量减少、水肿明显或发现患者神志淡漠、嗜睡、躁动、口唇发绀加重等，均提示病情变化或加重，需及时就诊；⑨知道什么情况下应去医院就诊；⑩与医生共同制定出防止复发、保持长期稳定的方案。

在此基础上采取一切必要措施对患者进行长期系统管理，包括鼓励慢性肺源性心脏病患者与医护人员建立伙伴关系，通过规律的肺功能监测（包括 PEF）客观地评价慢性肺源性心脏病发作的程度，避免和控制慢性肺源性心脏病激发因素，减少复发，制定慢性肺源性心脏病长期管理的用药计划，制定发作期处理方案和长期定期随访保健，改善患者的依从性，并根据患者病情变化及时修订防治计划。

【预后】

慢性肺源性心脏病常反复发作，急性加重，随肺功能的进一步损害病情逐渐加重，多数患者预后不良，病死率约在 10% ~ 15% 左右，但经积极治疗可以延长寿命，提高患者生活质量。

【护理】

慢性肺源性心脏病的护理见表 2-9-1。

表 2-9-1　慢性肺源性心脏病的护理

日期	项目	护理内容
入院当天	评估	1. 一般评估：神志，生命体征，皮肤等 2. 专科评估：咳嗽、咳痰、气促，活动后可有心悸、呼吸困难、乏力和活动耐力情况，有无呼吸衰竭、心力衰竭及其程度
	治疗	根据病情吸氧、抗感染治疗、雾化吸入，床边监测体温、心率、呼吸、血压和血氧饱和度的变化，建立静脉通道
	检查	按医嘱做相关检查，如肺功能、X 线胸片、B 超、心电图检查、血液检查和血气分析
	药物	按医嘱正确使用抗炎药物、利尿剂、正性肌张力、血管扩张药物以及抗凝药物等，并注意用药后的反应

续表

日期	项目	护理内容
入院当天	活动	嘱患者卧床休息，床上解二便
	饮食	1. 给予高维生素、易消化清淡饮食，防止便秘和腹胀 2. 避免高糖饮食，患者水肿、腹水或尿少时限制钠盐摄入
	护理	1. 备半卧位，根据情况准备气垫床，根据病情准备急救车、吸痰器、监护仪等备用装置 2. 做好入院介绍，主管护士自我介绍 3. 制定相关的护理措施，如口腔护理，管道留置护理，皮肤、毛发、会阴、肛周护理措施 4. 视病情做好各项监测记录 5. 密切观察是否有呼吸衰竭的先兆症状：如呼吸困难加重、表情淡漠、神志恍惚、谵妄等，通知医生并配合做好抢救工作 6. 观察是否有呼吸衰竭的先兆症状：如明显气促、心悸、腹胀及恶心等，通知医生并配合做好抢救工作 7. 翻身拍背，协助排痰，保持呼吸道通畅 8. 病室避免放置花草、皮毛等，减少患者不良刺激 9. 根据病情留家属陪护，上床挡，确保安全

续表

日期	项目	护理内容
入院当天	健康宣教	向患者讲解疾病相关知识，安全知识，服药知识等，教会患者掌握有效咳嗽、腹式呼吸和缩唇呼吸，各种检查注意事项
第2天	评估	神志、生命体征、呼吸困难、咳嗽咳痰及患者的心理状态，对疾病相关知识的了解等情况
	治疗	按医嘱执行各项治疗措施
	检查	继续完善各项检查
	药物	密切观察各种药物作用和副作用，尤其是使用呼吸兴奋剂、利尿剂和血管扩张剂及症状缓解情况
	活动	卧床休息，注意安全
	饮食	同前
	护理	1. 基础护理，留置管道护理，皮肤、毛发、会阴、肛周护理 2. 加强病情观察，重视巡视及患者的主诉，发现呼吸衰竭和右心衰竭发作的先兆症状时，立即报告医生并配合处理 3. 积极控制感染；通畅气道，改善呼吸功能；纠正缺氧与二氧化碳潴留；控制呼吸衰竭和心力衰竭 4. 做好心理护理 5. 保持呼吸道通畅

续表

日期	项目	护理内容
第2天	健康宣教	讲解有效咳嗽及排痰方法,中药服法,讲解峰流速仪的使用及记录方法
第3~12天	活动	适当下床活动
	健康宣教	讲解呼吸功能锻炼对改善肺通气的作用,教会患者呼吸操,如全身性呼吸操、简易呼吸操等,讲解坚持氧疗对疾病的重要性。派发健康教育宣传单
	其余同前	
出院前1天	健康宣教	出院宣教: 1. 镇咳、祛痰、平喘及抗炎等药物的服药指导 2. 积极治疗慢性阻塞性肺疾病(COPD)、慢性支气管炎、支气管哮喘等原发病 3. 讲究卫生、戒烟和增强体质,提高全身抵抗力,减少感冒和各种呼吸道疾病的发生 4. 坚持腹式呼吸、缩唇呼气以改善肺通气等耐寒及康复锻炼 5. 坚持家庭氧疗 6. 学会记录慢性肺源性心脏病日记 7. 定时专科门诊复诊
出院随访		出院1周内电话随访第1次,3个月内随访第2次,6个月内随访第3次,1年随访1次

第十节　胸膜疾病

一、胸腔积液

【概述】

在肺和胸壁之间有一个潜在的腔隙称为胸膜腔。正常情况下，胸膜腔内仅有微量液体，在呼吸运动时起润滑作用。胸膜腔内液体（pleural fluid）简称胸液，其形成与吸收处于动态平衡状态，任何原因使胸液形成过多或吸收过少时，均可导致胸液异常积聚，称为胸腔积液（pleural effusion）。

【临床表现】

1. **症状**　胸腔积液临床症状的轻重取决于积液量和原发疾病。

（1）呼吸困难：最常见，与胸腔积液的量有关。少量胸腔积液常无症状，当胸腔积液量超过500ml时，由于胸腔积液可使胸廓顺应性下降、膈肌受压、纵隔移位和肺容量下降，可出现胸闷和呼吸困难，并随积液量的增多而加重。

（2）胸痛：多为单侧锐痛，吸气时加重，可向肩、颈或腹部放射，患者喜患侧卧位以减少呼吸动度，减轻疼痛，随着胸腔积液增多，胸痛可缓解。

（3）伴随症状：病因不同，其伴随症状不同。结核性胸膜炎多见于中青年人，常有发热、刺激性干咳；恶性胸腔积液多见于中年及以上患者，常伴有原发部位肿瘤以及肿瘤引起的消瘦等症状；炎性积液多为渗出液，伴有咳嗽、咳痰和发热等症状；心力衰竭所致胸腔积液为漏出液，伴有心功能不全引起的其他表现；肝脓肿所致的右侧胸腔积液可为反应性胸膜炎，亦可为脓胸，常伴有发热和肝区疼痛。

2. **体征**　少量积液时，体征不明显或可闻及胸膜摩擦音。中至大量积液时，可见呼吸浅快，患侧呼吸运动受限，肋间隙饱满；触觉语颤减弱甚至消失，可伴有气管、纵隔向健侧移位；局部叩诊呈浊音；积液区呼吸音减弱或消失。肺外疾病引起的胸腔积液可有原发病的体征。

【并发症】

并发细菌感染、胸膜粘连、贫血、严重者心衰和肾衰。

【治疗】

通过治疗原发病或纠正胸腔液体漏出的原因使漏出性胸腔积液吸收或稳定。不同性质的胸腔积液处理方式大致相同，一般情况下，漏出液常在纠正病因后吸收，常不需要抽液；渗出液自行吸收较少，因导致渗出液的原发病较难根除，常见结核性胸膜炎、肺食管恶性肿瘤、感染引起的积液。

1. 结核性胸膜炎

(1) 一般治疗：包括休息、营养支持和对症治疗。

(2) 抽液治疗：应尽早分次抽尽胸腔内积液，防止和减轻粘连，改善呼吸，减轻结核中毒症状。大量胸腔积液者首次抽液量不超过 700ml，每周抽液 2~3 次，每次抽液量不应超过 1000ml，直至胸腔积液消失。

(3) 抗结核药物治疗：详见本章"肺结核"。

(4) 糖皮质激素：全身中毒症状严重、有大量胸腔积液者，需在有效抗结核药物治疗的同时，加用糖皮质激素，通常用泼尼松每天 30mg，分 3 次口服。待体温正常，全身中毒症状消退、胸腔积液明显减少时，逐渐减量至停用。

2. 类肺炎性胸腔积液和脓胸

(1) 抗生素治疗：原则是足量和联合使用药物，体温正常后还需继续用药 2 周以上，以防复发。

(2) 引流：为脓胸最基本的治疗方法，可采取反复抽脓或胸腔闭式引流。可用 2% 碳酸氢钠或生理盐水反复冲洗胸腔，以防细菌播散。慢性脓胸应改进原有的胸腔引流，也可采用外科胸膜剥脱术等治疗。

（3）支持治疗：给予高蛋白、高能量、富含维生素的饮食，纠正水、电解质、酸碱平衡紊乱。

3. 恶性胸腔积液

（1）去除胸腔积液：恶性胸腔积液的生长速度极快，可用细管作胸腔内插管进行持续闭式引流。

（2）减少胸腔积液的产生：反复抽液或持续引流可丢失大量蛋白，可采用化学性胸膜固定术（chemical pleurodesis）和免疫调节治疗减少胸腔积液的产生。

【健康教育与管理】

胸腔积液患者的教育与管理、积极预防原发病是提高疗效、预防本病的关键。在医生指导下患者要学会自我管理、坚持用药、定期复查，遵从治疗方案，防止复发。应为每个初诊为胸腔积液患者制定防治计划，应使患者了解或掌握以下内容：①相信通过长期、适当、充分的治疗，可以有效地控制胸腔积液再发作；②胸腔积液为胸部或全身疾患的一部分，因此积极防治原发病是预防本病的关键；③向患者及家属解释本病的特点及目前的病情，介绍所采用的治疗方法、药物剂量、用法和不良反应；④进行呼吸锻炼保持呼吸道通畅，并掌握腹式呼吸的要领；⑤合理调配饮食，进高热量高蛋白、富含维生素的食物，增强机体抵抗力；⑥合理安排休息与活动，逐渐增加活动量，避免过度劳累；⑦注意生活调适。居住地要保持干燥，避免湿邪侵袭，不食生冷，不暴饮暴食；⑧了解何种情况下应去医院就诊；⑨与医生共同制定出防止复发、保持长期稳定的方案。

在此基础上采取一切必要措施对患者进行长期系统管理，包括鼓励胸腔积液患者与医护人员建立伙伴关系，积极参加各种适宜的体育锻炼，如太极拳、太极剑、气功等，以增强体质，提高抗病能力，减少复发，制定胸腔积液长期管理的用药计划并遵从治疗方案坚持用药，制定发作期处理方案和长期定期随访保健，改善患者的依从性，并根据患者病情变化及时修订防治计划。

【预后】

结核性胸膜炎绝大多数患者治疗效果好，能恢复健康；若是恶性胸腔积液反复出现，大多数意味着患者已是晚期肿瘤，无手术和根治性放疗机会，愈后往往不佳。

【护理】

胸腔积液的护理见表 2-10-1。

表 2-10-1　胸腔积液的护理

日期	项目	护理内容
入院当天	评估	1. 一般评估：神志，生命体征，皮肤及自理能力等 2. 专科评估：呼吸频率、节律以及幅度，呼吸困难的类型及程度，有无胸痛及疼痛程度，评估有无发热、咳嗽、咳痰等伴随症状
	治疗	充分休息并根据病情吸氧，床边监测血压、心率、血氧、呼吸等生命体征的变化，及时建立静脉通道
	检查	按医嘱做相关检查，如 X 线胸片、B 超、胸腔积液检查、胸膜活检和纤维支气管镜检查
	药物	按医嘱正确使用抗结核药物和糖皮质激素，讲解注意事项并观察用药后的不良反应
	活动	嘱患者卧床休息，床上解二便
	饮食	1. 合理调配饮食，进高热量高蛋白、富含维生素的食物 2. 嘱多饮水

续表

日期	项目	护理内容
入院当天	护理	1. 取半卧位，根据病情准备急救车、吸引器、监护仪等备用装置 2. 做好入院介绍，主管护士自我介绍 3. 制定相关的护理措施，如口腔护理，管道留置护理，皮肤、毛发、会阴、肛周护理措施 4. 视病情做好各项监测记录 5. 密切观察是否有呼吸困难发作：如呼吸用力、张口抬肩、严重时出现鼻翼扇动、发绀、点头呼吸或端坐呼吸，血氧饱和度低于90%或进行性下降。立即通知医生并配合做好抢救工作 6. 做好胸腔闭式引流管的护理，记录24小时引流量 7. 协助患者进行呼吸功能锻炼，翻身拍背，保持呼吸道通畅 8. 根据病情留家属陪护，上床挡，确保安全
	健康宣教	向患者讲解疾病相关知识、安全知识、服药知识等，教会患者掌握腹式呼吸和有效咳嗽排痰的要领，各种检查注意事项

2

日期	项目	护理内容
第2天	评估	神志、生命体征、呼吸困难、咳嗽咳痰及患者的心理状态，对疾病相关知识的了解等情况
	治疗	按医嘱按时执行各项治疗
	检查	继续完善相关检查，追踪检查结果
	药物	密切观察各种药物作用和副作用，使用糖皮质激素，观察有无上消化道出血情况，解痉平喘后症状缓解情况
	活动	卧床休息，注意安全
	饮食	同前
	护理	1. 基础护理，留置管道护理，皮肤、毛发、会阴、肛周护理 2. 加强病情观察，重视巡视及患者主诉，发现呼吸困难发作的先兆症状时，立即报告医生并准备急救物品，必要时准备气管插管及呼吸机 3. 做好胸腔闭式引流管的护理 4. 协助患者进行呼吸功能锻炼，协助患者翻身拍背，保持呼吸道通畅
	健康宣教	讲解有效咳嗽及排痰方法，中药服法，掌握腹式呼吸和有效咳嗽排痰的要领
第3~12天	活动	适当床旁活动

日期	项目	护理内容
第 3～12 天	健康宣教	讲解呼吸功能锻炼对改善肺通气的作用，教会患者呼吸操，如全身性呼吸操、腹式呼吸操等，派发健康教育宣传单
	其余同前	
出院前 1 天	健康宣教	出院宣教： 1. 服药指导：坚持按治疗方案服药，遵从治疗方案，防止复发 2. 积极防治原发病，防止胸腔积液的复发 3. 合理调配饮食，进高热量高蛋白、富含维生素的食物，增强机体抵抗力 4. 合理安排休息与活动，逐渐增加活动量，避免过度劳累 5. 坚持呼吸功能锻炼及适当的体育锻炼 6. 定时专科门诊复诊、不适随诊
	出院随访	出院 1 周内电话随访第 1 次，3 个月内随访第 2 次，6 个月内随访第 3 次，后 1 年随访 1 次

二、气胸

【概述】

胸膜腔为不含气体的密闭潜在腔隙，当气体进入胸膜腔，造成积气状态时称为气胸（pneumothorax）。气胸可分为自发性、外伤性和医源性三类。自发性气胸

（spontaneous pneumothorax）指肺组织及脏层胸膜的自发破裂，或靠近肺表面的肺大疱、细小气肿疱自发破裂，使肺及支气管内气体进入胸膜腔所致的气胸，可分为原发性和继发性气胸，前者发生于无基础肺疾病的健康人，后者发生于有基础疾病的患者。自发性气胸为内科急症，男性多于女性。此外，胸部外伤或针刺治疗所引起者，称外伤性气胸。

【临床表现】

1. 症状

（1）胸痛：部分患者可能有抬举重物、用力过猛、剧咳、屏气或大笑等诱因存在，多数患者发生在正常活动或安静休息时，偶有在睡眠中发生。患者突感一侧针刺样或刀割样胸痛，持续时间较短，继之出现胸闷、呼吸困难等症状。

（2）呼吸困难：严重程度与有无肺基础疾病及肺功能状态、气胸发生状态、气胸发生速度、胸膜腔内积气量及压力三个因素有关。表现为患者不能平卧或被迫健侧位，以减轻呼吸困难。严重时表现为烦躁不安、挣扎坐起、表情紧张、胸闷、发绀、大汗淋漓、脉速、全身虚脱、心律失常，严重者甚至出现休克、意识丧失和呼吸衰竭。

2. 体征 取决于积气量，大量气胸时，出现呼吸增快，呼吸运动减弱，口唇发绀，患侧胸部膨隆；气管向患侧移位，肋间隙增宽，触觉语颤减弱；叩诊过清音或鼓音，心浊音界缩小或消失，右侧气胸时肝浊音界下降；患侧呼吸音减弱或消失，左侧气胸或并发纵隔气肿时可在左心缘处听到与心脏搏动一致的气泡破裂音，称 Hamman 征。液气胸时，可闻及胸内振水音。血气胸如失血过多或张力性气胸发生循环障碍时，可出现血压下降，甚至发生休克。

【并发症】

气胸患者常见的并发症包括：纵隔气肿与皮下气肿、血气胸及脓气胸等。

【治疗】

自发性气胸的治疗目的是促进患侧肺复张、消除病因及减少复发。

1. 保守治疗　适用于稳定型小量闭合性气胸，具体方法包括严格卧床休息、吸氧、酌情给予镇静和镇痛等药物、积极治疗肺基础疾病。经面罩吸入 10L/min 的氧，每次 20~30 分钟，每天 2 次，可达到比较满意的疗效。在保守治疗过程中需密切观察病情，尤其在气胸发生后 24~48 小时内。

2. 排气疗法

（1）胸腔穿刺排气：适用于少量气胸、呼吸困难较轻、心肺功能尚好的闭合性气胸患者。通常选择患侧锁骨中线外侧第二肋间为穿刺点（局限性气胸除外），常规皮肤消毒后，利多卡因局部麻醉，用气胸针穿刺入胸腔，并用胶管（便于抽气时钳夹，防止空气进入）将针头与 50ml 或 100ml 注射器相连进行抽气并测压，直到患者呼吸困难缓解为止。胸腔内气体较多时，1 次抽气量不宜超过 1000ml，每天或隔天抽气 1 次。张力性气胸患者的病情危急，短时间内可危及生命，紧急时亦需立即胸腔穿刺排气。

（2）胸腔闭式引流：对于呼吸困难明显、肺压缩程度较大的不稳定型气胸患者，包括交通性气胸、张力性气胸和气胸反复发作的患者无论胸腔气体容量多少，均应尽早行胸腔闭式引流。对于肺压缩严重、时间较长的患者，插管后应夹闭引流管分次引流，避免胸膜腔内压力骤降产生肺复张后肺水肿。

3. 化学性胸膜固定术　对于气胸反复发生、肺功能欠佳、不宜手术治疗的患者，可在胸腔内注入硬化剂，如多西环素、无菌滑石粉等，产生无菌性胸膜炎症，使两层胸膜粘连，胸膜腔闭合，达到预防气胸复发的目的。

4. 手术治疗　对于难治性气胸、复发性气胸、长期性气胸、张力性气胸引流失败、双侧自发性气胸、血气胸、胸膜增厚致肺膨胀不全或影像学有多发性肺大疱的患者，可经胸腔镜行直视下粘连带烙断术，促使破口关闭；也可开胸行破口修补术、肺大疱结扎术或肺叶肺段切除术。手术治疗的成功率高，复发率低。

【健康教育与管理】

气胸患者的健康教育与管理是提高疗效、减少复发、提高患者生活质量的重要措施。遵医嘱积极治疗肺部基础疾病对于预防气胸的复发极为重要。应为每个初诊气胸患者制定防治计划，应使患者了解或掌握以下内容：①了解气胸的继发因素，结合个体具体情况，发现各自的促继发因素，以及避免诱因的方法；②避免抬举重物、剧烈咳嗽、屏气、用力排便，采取有效的预防便秘措施；③简单了解气胸的本质和发病机制；④劝导吸烟者戒烟；⑤学会在家中自行监测病情变化，并进行评估，有条件的应记录气胸日记；⑥保持心情愉快，避免情绪波动；⑦了解何种情况下应去医院就诊；⑧与医生共同制定出防止复发，保持长期稳定的方案。

在此基础上采取一切必要措施对患者进行长期系统管理，包括鼓励气胸患者与医护人员建立伙伴关系，积极治疗肺部基础疾病，避免气胸激发因素，减少复发，制定发作期处理方案和长期定期随访保健，改善患者的依从性，并根据患者病情变化及时修订防治计划。

【预后】

气胸的预后取决于原发病、气胸的类型、有无并发症等，大部分气胸可以治愈，但复发率较高，约1/3气胸2~3年内可能同侧复发。复发性气胸可考虑外科手术治疗。

【护理】

气胸的护理见表2-10-2。

表 2-10-2 气胸的护理

日期	项目	护理内容
入院当天	评估	1. 一般评估：神志，生命体征，皮肤等 2. 专科评估：呼吸频率、节律以及幅度，呼吸困难的类型，有无呼吸衰竭
	治疗	根据病情吸氧，床边监测血压、心率、血氧、呼吸的变化，建立静脉通道
	检查	按医嘱做相关检查，如胸部 CT、X 线胸片、血气分析等检查
	药物	按医嘱正确使用镇静和镇痛药物，积极治疗肺基础疾病，并注意用药后的观察
	活动	嘱患者严格卧床休息，床上解二便
	饮食	1. 饮食以清淡易消化食物为主 2. 嘱多饮水
	护理	1. 半卧位，根据情况准备气垫床，根据病情准备急救车，吸氧、监护仪等备用装置 2. 根据患者缺氧程度采用适当的方式给氧，保证患者 SaO_2 >90% 3. 做好入院介绍，主管护士自我介绍 4. 制定相关的护理措施，如口腔护理，管道留置护理，皮肤、毛发、会阴、肛周护理措施

续表

日期	项目	护理内容
入院当天	护理	5. 视病情做好各项监测记录
		6. 密切观察是否有呼吸衰竭的征象：如心率加快、血压下降等立即通知医生并配合做好抢救工作
		7. 观察并发症：如发生复张性肺水肿，立即通知医生并配合做好抢救工作
		8. 协助患者每 2 小时翻身一次，协助排痰，保持呼吸道通畅
		9. 病室避免放置花草、皮毛等，减少患者不良刺激
		10. 根据病情留家属陪护，上床挡，确保安全
	健康宣教	向患者讲解疾病相关知识、安全知识、服药知识等，教会患者正确使用扩张支气管气雾剂，各种检查注意事项
第 2 天	评估	神志、生命体征、呼吸困难、咳嗽咳痰及患者的心理状态，对疾病相关知识的了解等情况
	治疗	按医嘱执行治疗
	检查	继续完善检查
	药物	密切观察各种药物作用和副作用，尤其是使用镇静和镇痛后症状缓解情况
	活动	卧床休息，注意安全

续表

日期	项目	护理内容
第2天	饮食	同前
	护理	1. 基础护理、留置管道护理，皮肤、毛发、会阴及肛周护理 2. 加强病情观察，重视巡视及患者的主诉，发现呼吸困难加重时，立即报告医生处理 3. 选择适当的给氧途径和氧流量，保证患者 $SaO_2 > 90\%$ 4. 做好胸腔闭式引流管的护理 5. 保持呼吸道通畅
	健康宣教	患者应绝对卧床休息，避免用力、屏气和咳嗽等增加胸腔内压的活动，并讲解有效咳嗽及排痰方法
第3~15天	活动	卧床休息，血压平稳者取半坐位休息
	健康宣教	指导患者进行肺功能锻炼：每2小时进行一次深呼吸、咳嗽和吹气球练习，以促进受压萎缩的肺扩张，避免抬举重物、剧烈咳嗽、屏气和用力排便，发放健康教育宣传资料
	其余同前	
出院前1天	健康宣教	出院宣教； 1. 劝导吸烟者戒烟 2. 避免抬举重物、剧烈咳嗽、屏气、用力排便，采取有效的预防便秘措施

续表

日期	项目	护理内容
出院前 1 天	健康宣教	3. 注意保暖,预防感冒 4. 注意劳逸结合,在气胸痊愈后的 1 个月内,不进行剧烈运动,如打球、跑步等 5. 保持心情愉快,避免情绪波动 6. 学会记录气胸日记 7. 定时专科门诊复诊
出院随访		出院 1 周内电话随访第 1 次,3 个月内随访第 2 次,6 个月内随访第 3 次,1 年随访 1 次

第十一节 呼吸衰竭

一、急性呼吸衰竭

【概述】

呼吸衰竭(respiratory failure)是指各种原因引起的肺通气和(或)肺换气功能严重障碍,使患者静息状态下亦不能维持足够的气体交换,导致低氧血症伴(或不伴)高碳酸血症,进而引起一系列病理生理改变和相应临床表现的综合征。急性呼吸衰竭(acute respiratory failure, ARF)是指患者由于某种原因在短期内呼吸功能迅速失代偿,出现严重缺氧和(或)呼吸性酸中毒。氧气储备于肺、血红蛋白、肌红蛋白及机体的水分中,可利用的氧主要储备主要分布于肺脏和血红蛋白。ARF 发生时,肺气体交换障碍发生较快,或机体不能进行有效的代偿而导致低氧血症为特征的急性起病的呼吸衰竭,ARF 可发生于很多情况下,其原因多为溺水、电击、创伤、药物中毒等，起病急骤，病情发展迅速，须及时抢救。近年来，成人呼吸窘迫综合征（ARDS）作为急性呼吸衰竭的一种类型日益多见。可能是患者的主要问题，也可能是其他疾病的并发症。

【临床表现】

除呼吸衰竭原发疾病的症状、体征外，主要为缺氧和 CO_2 潴留所致的呼吸困难和多脏器功能衰竭。

1. 呼吸困难　是呼吸衰竭最早出现的症状。早期表现为呼吸困难，可表现为呼吸频率、节律和幅度的改变。病情加重时出现呼吸困难，辅助呼吸肌活动加强，如三凹症。患者可出现异常呼吸模式，辅助呼吸肌参与呼吸，使通气量增加，后期表现为中枢抑制状态。中枢性疾病或中枢神经抑制性药物所致的呼吸衰竭，表现为呼吸节律改变，如潮式呼吸、比奥呼吸等。

2. 发绀　发绀是缺氧的典型表现，当动脉血氧饱和度低于 90% 时，可在口唇、指甲等处出现发绀。另外，发绀的程度与还原血红蛋白含量相关，因此，红细胞增多者发绀明显，而贫血患者则表现不明显。

3. 中枢神经系统　急性缺氧可出现精神错乱、躁狂、昏迷、抽搐等意识、智力、定向力障碍表现。如合并急性 CO_2 潴留，可出现嗜睡、淡漠、扑翼样震颤，甚至呼吸停止。随着 CO_2 潴留的增加，可出现肺性脑病，表现为神志淡漠、抽搐、昏睡甚至昏迷。

4. 心血管系统　急性轻度呼吸衰竭时，表现为心率增快，心搏量增加，血压升高；急性重度缺氧可出现发绀，在舌、口唇、指甲处较明显；贫血则发绀不明显；休克患者由于末梢循环障碍，出现外周性发绀。可伴有面红、多汗和搏动性头痛。晚期出现衰竭的表现，如低血压、心律失常，甚至出现心室颤动和心脏骤停。

5. 消化和泌尿系统表现　严重呼吸衰竭对肝、肾功能都有影响，部分患者可出现丙氨酸氨基转移酶与血浆尿素氮升高，个别患者尿中可出现蛋白、红细胞和管型。因胃肠道黏膜功能受损，导致胃肠道黏膜充血水肿、糜烂渗血或发生应激性溃疡，引起上消化道出血。

【并发症】

ARF 常见并发症主要有缺氧性脑病、心律失常、静脉血栓、胃肠出血等，此外还可出现与人工气道、机械通气、营养支持和动静脉置管等相关的并发症，如：呼吸道感染、肺不张、呼吸肌与肺损伤、气管插管及气管切开的并发症、肺水肿与水潴留、循环系统并发症、肾脏和酸碱平衡等。

【治疗】

呼吸衰竭总的治疗原则是：加强呼吸支持，包括保持呼吸道通畅、纠正缺氧和改善通气等；呼吸衰竭病因和诱因的治疗；加强一般支持治疗以及其他重要脏器功能的监测与支持，预防和治疗并发症。

1. 保持呼吸道通畅　对任何类型的呼吸衰竭，保持呼吸道通畅是最基本、最重要的治疗措施。气道不畅使呼吸阻力增加，呼吸功耗增多，会加重呼吸肌疲劳；气道阻塞致分泌物排出困难将加重感染，同时也可能发生肺不张，使气体交换面积减少；气道如发生急性完全阻塞，会发生窒息，短时间内致患者死亡。

2. 氧疗　是通过提高肺泡内氧分压（PaO_2），增加 O_2 弥散能力，提高动脉血氧分压和血氧饱和度，增加可利用的氧。氧疗的目的是纠正低氧血症。通常采用非正压给氧法（鼻导管、鼻塞、面罩）和气道正压给氧法，维持动脉血氧饱和度在 90% 以上，同时预防高碳酸血症和氧中毒发生。对于肺泡低通气和通气/血流比例失调引起的低氧血症，非正压给氧法有效。对于肺内分流引起的低氧血症，非正压给氧法无效，必须采用无创面罩气道正压给氧或气管插管或气管切开气道正压给氧，使萎陷的肺泡复张参与气体交换，才能纠正低氧血症。

3. 增加通气量、改善 CO_2 潴留

（1）呼吸兴奋剂：呼吸兴奋剂的使用原则：必须保持气道通畅，否则会促发呼吸肌疲劳，加重 CO_2 潴留；脑缺氧、脑水肿未纠正而出现频繁抽搐者慎用；患者的

呼吸肌功能基本正常；不可突然停药。主要适用于以中枢抑制为主、通气量不足引起的呼吸衰竭，不宜用于以肺换气功能障碍为主所致的呼吸衰竭。常用的药物有尼可刹米和洛贝林，用量过大可引起不良反应。近年来这两种药物在西方国家几乎已被淘汰，取而代之的有多沙普仑（doxapram），该药对于镇静催眠药过量引起的呼吸抑制和慢阻肺并发急性呼吸衰竭者均有显著的呼吸兴奋效果。对合并有气道高反应性者，支气管解痉治疗是必要的。对物理咳嗽而痰又黏稠患者应积极排痰处理，包括：拍击背部、雾化吸入、黏液稀化剂，间断鼻气管吸引等。

（2）机械通气：是治疗呼吸衰竭的重要措施之一，采用无创还是有创机械通气应根据患者的基础病因和疾病的严重程度。一般患者开始可考虑采用无创机械通气治疗，但对于 pH 低于 7.25 的 ARF 患者，有研究报道应首先考虑有创机械通气治疗。

4. 病因治疗　引起急性呼吸衰竭的原发疾病多种多样，在解决呼吸衰竭本身所致危害的前提下，针对不同病因采取适当的治疗措施十分必要，也是治疗呼吸衰竭的根本所在。上呼吸道和肺部感染是呼吸衰竭最常见诱因，非感染因素诱发的呼吸衰竭常常很快感染，几乎所有的患者都应当使用抗生素。特别是老年人机体免疫力功能低下，早期、有效的控制感染更为重要。在应用广谱强效抗生素的同时，应注意二重感染，反复查痰、尿、粪便。

5. 一般支持疗法　纠正酸碱失衡和电解质紊乱　呼吸衰竭引起的酸碱失衡以呼吸性酸中毒最常见，主要依靠改善通气，促进二氧化碳排出来纠正。如果 pH < 7.2 时，伴代谢性酸中毒时，应当适当补碱。电解质紊乱往往与酸碱失衡相互影响，最常见的电解质紊乱是低氯、低钾、高钾、低钠等。酸中毒时多为高钾、随着酸中毒的纠正则血钾减低。低钾、低氯时呈碱中毒。应根据病情变化及时调整。电解质紊乱和酸碱平衡失调的存在，

可以进一步加重呼吸系统乃至其他系统脏器的功能障碍并干扰呼吸衰竭的治疗效果，因此应及时加以纠正。加强液体管理，防止血容量不足和液体负荷过大。

6. 营养支持　呼吸衰竭患者由于摄入不足或代谢失衡，往往存在营养不良，合理的营养支持对 ARF 非常重要，需保证充足的热量和营养供给。营养不良可导致患者通气驱动力和肌力下降，影响呼吸功能。营养过剩时机体 CO_2 生成增加，增加患者的通气需求，可导致呼吸肌疲劳。营养支持优先选择肠内营养，若患者不能耐受或肠内营养不能满足营养需要，可考虑肠外营养支持。营养状况较好的患者机械通气 48～72 小时后即应开始营养支持，营养不良的患者机械通气 24 小时内即应开始营养支持。

7. 并发症的处理　必须注意预防与缺氧相关的并发症。应激性急性胃炎和溃疡可以通过给予胃黏膜保护剂或质子泵抑制剂以及 H_2 受体拮抗剂等，如硫糖铝、抗酸剂、埃索美拉唑来预防。如合并心衰、强心剂用量宜小。可在肢体远端放置加压装置来预防深静脉血栓形成。下肢深静脉一旦血栓形成，病人应卧床休息，减少因走动使血栓脱落而发生肺栓塞的机会，切忌按摩挤压肿胀的下肢。抬高患肢使之超过心脏平面，有利于血液回流，促使肿胀消退。同时给予肝素抗凝治疗，治疗期间密切观察药物副作用。

【健康教育与管理】

急性呼吸衰竭由于急性起病、病情危重、治疗护理复杂和患者及家属对病情不了解等因素，患者和家属常出现焦虑、紧张或不合作等，应做好疾病的健康教育。急性呼吸衰竭患者的教育与管理是提高疗效，积极防治原发病是预防本病的关键。在医生指导下患者要学会自我管理、坚持用药、定期复查，遵从治疗方案，防止复发。应使患者了解或掌握以下内容：①心理指导：告知患者及家属急性呼吸衰竭处理及时、恰当，可以完全康复，增加患者及家属治疗的信心。②向患者及家属讲解疾病的发生、发展和转归，使患者理解康复保健的目的和意义。③根据患者的具体情况制定活动与休息计划，急性期绝对卧床休息，可在床上活动四肢，勤翻身防止皮肤受损，保证充足的睡眠；缓解期可坐起并在床上活动，逐渐增大活动范围；病情恢复后，应按照医生及护士的指导进行活动，避免因活动所造成呼吸困难等不良后果。④饮食指导：急性期予以鼻饲流质饮食，病情稳定后和逐步过渡到半流、软食；康复后可进普食；以高蛋白、高维生素，易消化饮食为宜。呼吸困难严重时，宜少食多餐。⑤用药指导：向患者及家属解释本病的特点及目前的病情，介绍所采用的治疗方法、药物剂量、用法和不良反应，在用药过程中，如出现恶心、呕吐、颜面潮红、烦躁、皮疹等应立即告诉医护人员。⑥教会患者有效呼吸和咳嗽咳痰技术，如缩唇呼吸、腹式呼吸，提高患者的自我护理能力，延缓肺功能恶化；⑦预防呼吸道感染的措施：如注意保暖、合理营养、洗手、避免接触有害气体、保持居室内空气清新、适当锻炼身体以增强机体免疫力，戒烟、戒酒；避免与呼吸道感染患者接触，减少感染的机会。若有咳嗽加剧，痰液增多和变黄，气急加重等变化，应尽早就医。

在此基础上采取一切必要措施对患者进行长期系统管理，制定急性呼吸衰竭长期管理的用药计划并遵从治疗方案坚持用药，制定发作期处理方案和长期定期随访保健，改善患者的依从性，并根据患者病情变化及时修订防治计划。

【预后】

急性呼吸衰竭，一般原无肺部疾病，发生急骤，预后主要与现场急救有关，可以痊愈。但是不及时抢救，可危及生命。急性呼吸衰竭的病程视原发病而定，严重者可于数小时内导致死亡，亦可持续数天到数周，演变成慢性呼吸衰竭。若原发病能治愈或自行恢复，现代呼吸衰竭抢救技术能使大多数患者获救，关键在于要防止抢救过程中的一系列并发症和医源性损伤，尤其是呼吸道感染。年龄与病程相关，婴儿呼吸衰竭变化迅速，往往短时间甚至是数分钟内死亡，年长儿通常不至发展到呼吸衰竭地步，一旦发生，则治疗较难，且所需时间常比婴儿长。开始抢救的时间对病程长短也有重要影响，并直接影响预后。错过时机的过晚抢救，会延长治疗时间，甚至造成脑、肾、心等重要生命器官的不可逆损害。

【护理】

急性呼吸衰竭的护理措施见表 2-11-1。

表 2-11-1　急性呼吸衰竭的护理

项目	护理内容
现场急救	1. 现场急救　急性呼吸衰竭多突然发生，应在现场立即采取抢救措施，防止和缓解严重缺氧和二氧化碳潴留，保护神经、循环、肾等重要器官组织的功能。呼吸停止的患者，应立即通畅气道，进行人工呼吸。若出现心搏骤停，应立即进行胸外心脏按压 2. 体位护理　呼吸衰竭患者的体位取决于肺损伤的类型和引起低氧血症的原因。通气/血流比例失调所致低氧血症，合理的体位有助于改善通气/血流比例，促进气体交换。由于重力的作用，下部分肺优先通气和血流灌注，是气体交换最好的区域，因此，单侧肺病患者采用健侧向下卧位有助于气体交换。肺泡低通气所致低氧血症患者采用坐位或半坐位有助于通气 3. 防止低氧血症和降低氧耗　临床护理过程中可采取多种措施防止低氧血症和降低氧耗。吸痰前后充分氧合；尽量减少对患者不必要的操作；各种操作间隙让患者得到充分休息和恢复；限制患者活动。镇静控制焦虑、控制高热，以降低耗氧量

续表

项目	护理内容
现场急救	4. 保持呼吸道通畅 气道通畅是促进气体交换的重要措施。保持机体充足的水分和适时进行吸痰有助于及时清除气道分泌物。胸部叩击和震荡、体位引流可松解痰液，有利于引流排出
一般护理	1. 基础护理 皮肤、毛发、会阴、肛周护理，防止压疮、摔伤 2. 休息与活动 急性期由于镇静等治疗措施，患者防御能力降低，应进行被动肢体功能锻炼，防止失用综合征出现，缓解恢复期应鼓励患者主动床上活动，增强肌力 3. 营养 肠外或肠内营养支持给予高热量、高蛋白、高维生素饮食，增强机体抵抗力、恢复肌力；环境应安静、安全、整洁、舒适，温度保持在 18～22℃，适度 50%～60% 4. 积极控制感染 通畅气道，改善呼吸功能；纠正缺氧与二氧化碳潴留；控制呼吸衰竭和心力衰竭 5. 密切观察病情 监测呼吸与心血管系统，包括观察全身情况、呼吸频率、节律、类型、心率、心律、血压以及血气分析结果。观察皮肤颜色、末梢循环、肢体温度等变化 6. 保持呼吸道通畅 （1）协助排痰：鼓励清醒患者用力咳痰，对咳嗽无力的患者定时翻身拍背，边拍背边鼓励患儿咳嗽，使痰易于排出 （2）吸痰：无力咳嗽、昏迷、气管插管或气管切开的患者，应定时给予吸痰。吸痰

续表

项目	护理内容
一般护理	前充分给氧。动作需轻柔，负压不宜过大，吸痰时间不宜过长 （3）湿化与雾化吸入：可用加温湿化器，亦可用超声雾化器，湿化呼吸道，同时加入解痉、消炎、化痰药物，每日数次，每次 15～20 分钟，有利于痰液排出 7. 合理给氧 一般采用鼻导管、口罩、头罩或面罩给氧，通常应给低流量（1～2L/min）、低浓度（25%～30%）持续吸氧。在严重缺氧、紧急抢救时，可用高浓度高流量吸氧。但持续时间以不超过 4～6 小时为宜 8. 做好心理护理
健康教育	1. 向患者及家属讲解疾病相关知识，树立患者战胜疾病的信心 2. 根据患者的具体情况制定相应的活动与休息计划 3. 指导患者合理安排膳食，加强营养，改善体质 4. 教会患者有效咳嗽咳痰的技术，提高患者的自我护理能力，延缓肺功能恶化 5. 指导患者避免吸入刺激性气体，劝导吸烟患者戒烟 6. 指导患者避免与呼吸道感染者接触，减少感染的机会 7. 指导患者正确服药，告诉患者常用药物的剂量、用法和注意事项 8. 指导患者如有呼吸困难、发绀、心动过速等不适症状，及时就医

二、慢性呼吸衰竭

【概述】

慢性呼吸衰竭（chronic respiratory failure，CRF）是在原有肺部疾病基础上发生的，最常见病因为 COPD，早期可表现为Ⅰ型呼吸衰竭，随着病情逐渐加重，肺功能愈来愈差，可表现为Ⅱ型呼吸衰竭。慢性呼吸衰竭稳定期，虽 PaO_2 降低和 $PaCO_2$ 升高，但患者通过代偿和治疗，可稳定在一定范围内，患者仍能从事一般的工作或日常生活活动。一旦呼吸道及肺部感染加重或其他诱因，可表现为 PaO_2 明显下降，$PaCO_2$ 显著升高，此时可称为慢性呼吸衰竭的急性发作，这是我国临床上最常见的慢性呼吸衰竭类型。慢性呼吸衰竭常为支气管-肺疾患所引起，如慢性阻塞性肺病、重症肺结核、肺间质性纤维化、尘肺等。胸廓病变和胸部手术、外伤、广泛胸膜增厚、胸廓畸形亦可导致慢性呼吸衰竭。除引起慢性呼吸衰竭的原发症状外，主要是缺 O_2 和 CO_2 潴留所致的多脏器功能紊乱的表现。

【临床表现】

慢性呼吸衰竭的临床表现包括原发疾病原有的临床表现和缺氧、二氧化碳潴留所致的各脏器损害。缺氧和二氧化碳潴留对机体的危害不仅取决于缺氧和二氧化碳潴留的程度，更取决于缺氧和二氧化碳潴留发生的速度和持续时间，因此当慢性呼吸衰竭急性加剧时，因缺氧和二氧化碳潴留急剧发生，所以临床表现往往尤为严重。缺氧和二氧化碳潴留对机体损害不尽相同，但有不少重叠，对于呼吸衰竭患者来讲，所显示的临床表现往往是缺氧和二氧化碳潴留共同作用的结果。因此下面将缺氧和二氧化碳潴留所引起的临床表现综合在一起加以阐述。

1. 呼吸功能紊乱 缺氧和二氧化碳潴留均可影响呼吸功能。呼吸困难和呼吸频率增快往往是临床上最早出现的重要症状。表现为呼吸困难，伴有呼吸频率加快，呼吸表浅，鼻翼扇动，辅助肌参与呼吸活动，特别是 COPD 患者存在气道阻塞、呼吸衰竭的因素，呼吸困难更为明显。有时也可出现呼吸节律紊乱，主要见于呼吸中枢受抑制时，表现为潮式呼吸、叹息样呼吸等。呼吸衰竭并不一定有呼吸困难，严重时也出现呼吸抑制。

2. 发绀 发绀是一项可靠的低氧血症的体征，但不够敏感。以往认为血还原血红蛋白超过 50g/L 就有发绀的观点已被否定。实际上当 PaO_2 为 50mmHg、血氧饱和度（SaO_2）为 80% 时，即可出现发绀。舌色发绀较口唇、甲床显现得更早一些、更明显一些。发绀主要取决于缺氧的程度，也受血红蛋白量、皮肤色素及心功能状态的影响。

3. 神经精神症状 轻度缺氧可有注意力不集中、定向障碍；严重缺氧者特别是伴有二氧化碳潴留时，可出现头痛、兴奋、抑制、嗜睡、抽搐、意识丧失甚至昏迷等。慢性胸肺疾病引起的呼吸衰竭急性加剧，低氧血症和二氧化碳潴留发生迅速，因此可出现明显的神经精神症状，诱发肺性脑病。此时应与合并脑部病变做鉴别。

4. 循环系统表现 二氧化碳潴留使外周体表静脉充盈、皮肤充血、温暖多汗、血压升高、心排血量增多而致脉搏洪大；多数患者心率增快；因脑血管扩张产生搏动性头痛。严重的二氧化碳潴留和缺氧可引起心悸、球结膜充血水肿、心律失常、肺动脉高压、右心衰竭、低血压等。

5. 消化和泌尿系统症状 严重呼衰对肝、肾功能都有影响，如谷丙转氨酶与非蛋白氮升高、蛋白尿、尿中出现红细胞和管型。常因胃肠道黏膜充血水肿、糜烂渗血，或应激性溃疡引起上消化道出血。以上这些症状均可随缺 O_2 和 CO_2 潴留的纠正而消失。

6. 肾脏并发症 可出现肾功能不全，但多见为功能性肾功能不全，严重二氧化碳潴留，缺氧晚期可出现再灌注损伤如急性肾衰竭。

7. 酸碱失衡和电解质紊乱 慢性呼吸衰竭常有 CO_2 潴留，导致呼吸性酸中毒。呼吸性酸中毒的发生常为慢性过程，机体通过增加碱储备来代偿来维持 pH 于相对正常水平。当以机械通气等方法较为迅速的纠正呼吸性酸中毒时，应注意同时纠正潜在的代谢性碱中毒，通常给予患者盐酸精氨酸和补充氯化钾。

【并发症】

可能出现致死的气道感染，分泌物阻塞气道，高压肺创伤等并发症，还可并发肺性脑病，消化道出血，休克及代谢性酸中毒。

【治疗】

呼吸衰竭的治疗原则是治疗病因、去除诱因，保持呼吸道通畅，纠正缺氧，解除二氧化碳潴留，预防及治疗缺氧和二氧化碳潴留所引起的各种症状。

1. 氧疗 呼吸困难较严重和有发绀的患者，或 SaO_2 <85%，PaO_2 < 8kPa（60mmHg）者，应予氧疗，伴二氧化碳潴留，用低流量持续给氧，即鼻导管或鼻塞法，氧流量 1 ~ 2L/min，或面罩法用 24% ~ 28% 氧浓度。

2. 呼吸兴奋剂 有呼吸衰竭或肺性脑病表现，呼吸表浅，咳嗽反射迟钝者，可短时（1 ~ 2 天）使用。一般用尼可刹米 0.375 ~ 0.75g，静注，1 次/2 ~ 4 小时，或尼可刹米（可拉明）0.375g，5 ~ 10 支加入 5% ~ 10% 葡萄糖液 250 ~ 500ml 内，以 10 ~ 15mg/min 速度静滴。也可使用二甲弗林和利他林等。无效者应及早行机械通气治疗。

3. 控制呼吸道感染保持呼吸道通畅，同慢性支气管炎、肺气肿。

4. 酸碱平衡失调和电解质紊乱的处理 呼吸性酸中毒，重点在改善通气；合并代谢性碱中毒，多见低氯低钾性代谢性碱中毒，可用氯化钾、精氨酸及氯化铵等药物纠正；合并代谢性酸中毒，动脉血 pH < 7.20，剩余碱

负值明显增大，可酌情用碳酸氢钠，有低氯、低钠、低钙、低镁时，应作相应补充。

5. 糖皮质激素适用于有肺性脑病、脑水肿颅内高压、顽固性支气管痉挛、慢性顽固性右心衰竭以及严重感染患者。地塞米松 10mg，静注，1~2/d，或氢化可的松 100~300mg/d 稀释后静滴，病情好转后 2~3 天内停用或减量使用。

6. 机械通气 机械通气的指征：①呼吸停止；②呼吸微弱，$PaCO_2 > 9.3kPa$（70mmHg），经一般治疗仍进行性升高者。

连接方式的选择：①面罩：适用于低氧、二氧化碳潴留不严重者。如无效，应予插管或气管切开；②经鼻或口腔插管：适用于估计经短期机械通气治疗病情可缓解的患者；③气管切开：常用于经短期插管机械通气治疗无效的患者。

通气方式的选择：根据患者的情况可用控制通气、辅助通气、SIMV 等。也可用 BiPAP 或 CPAP 呼吸机进行治疗。

【健康教育与管理】

呼吸衰竭是因各种原因引起的肺通气或换气功能严重障碍，以致不能进行有效的气体交换，导致缺氧或二氧化碳潴留，而引起一系列病理生理改变及临床表现，其病因有上呼吸道梗阻、肺部病变、胸腔畸形、创伤、手术、神经系统或呼吸肌病变、中毒、意外、ARDS 等。主要表现：呼吸困难、发绀、急性呼吸衰竭可迅速出现精神紊乱、躁狂、昏迷、抽搐等。慢性呼吸衰竭可渐出现表情淡漠、注意力不集中、反应迟钝及定向障碍、头痛、多梦、睡眠倒置，重者有谵妄、昏迷等。

1. 心理指导 告诉患者相当一部分慢性呼吸衰竭患者经积极治疗可以渡过危险期，病情稳定。主要从治疗、护理、预防和及时处理呼吸道感染几方面着手，可尽可能延缓肺功能恶化，保持较长时间生活自理，增加患者及家属的治疗信心，促进患者与家属及单位的沟通，减轻患者的身心负担。

2. **饮食指导** 慢性呼吸衰竭患者体力消耗大，尤其对实施人工通气者，机体处于应激状态，分解代谢增加，蛋白质消耗量增加，鼓励清醒患者进食，增加营养，给高蛋白、高脂肪和低碳水化合物的饮食。

3. **作息指导** 急性期绝对卧床休息，可在床上活动四肢，勤翻身以防皮肤受损，保证充足的睡眠；缓解期可坐起并在床边活动，逐渐增大活动范围。

4. **用药指导**应在医护人员指导下遵医嘱用药，使用药物过程中如出现恶心、呕吐、颜面潮红、烦躁、肌肉抽搐、心律失常、皮肤瘙痒、皮疹等应立即告诉医护人员。

5. 坚持锻炼身体，增强体质，增强御寒能力。适当提高起居室内温度。寒冷时，特别是气温骤降时，及时增加衣服，避免受凉感冒。

6. **特殊指导**

①配合接受氧疗，应注意：Ⅰ型呼吸衰竭可予高流量吸氧，但当 PaO_2 达到 70mmHg（9.3kPa），这样既能纠正缺氧，又能防止二氧化碳潴留加重。室内严禁明火及防油、防震、防热。②配合接受血气分析。③必要时配合接受气管插管及呼吸机辅助呼吸。④头部的转动应轻柔及逐步进行，同进应调整呼吸机管道位置，防止脱管。

7. **出院指导** 慢性呼吸衰竭患者应注意继续家庭氧疗，遵医嘱用药，预防和及时处理呼吸道感染，戒烟、酒及刺激性食物。根据个体耐受情况，进行耐寒锻炼和呼吸功能锻炼，加强营养，尽量避免与呼吸道感染患者接触，减少感染的机会。定时专科门诊复查，如出现发热、气促、发绀等请即就医。

【预后】

慢性呼吸衰竭多反复发作，预后不良。

【护理】

慢性呼吸衰竭的护理措施见表 2-11-2。

表 2-11-2　慢性呼吸衰竭的护理

项目	护理内容
一般护理	1. 监测生命体征　观察患者的血压、意识状态、呼吸频率等生命体征变化，昏迷患者要检查瞳孔大小、对光反射、肌张力、腱反射病理特征 2. 饮食　慢性呼吸衰竭患者体力消耗大，尤其对实施人工通气者，机体处于应激状态，分解代谢增加，蛋白质消耗量增加，鼓励清醒患者进食，增加营养，给予高蛋白、高脂肪和低碳水化合物的饮食 3. 皮肤护理　呼吸衰竭致右心衰竭时往往伴有循环淤血、水肿，应观察皮肤温度、湿度、颜色、皮肤的完整性，及时翻身，防止压疮发生 4. 记录出入量　24 小时的出入量准确记录，注意血钾等电解质变化
合理用氧	1. 选择正确的给氧方式　鼻导管给氧导管插入时应缓慢轻巧，深度相当于鼻尖到耳垂的 2/3 的距离，要固定妥善。此法给氧最大的缺陷是机械刺激引起的局部黏膜损伤，甚至引起呛咳、憋气致心搏呼吸停止，限制了临床应用。慢性呼吸衰竭患者多需要鼻导管吸氧，对鼻黏膜无刺激，且鼻毛和黏膜对吸入的气体起到过滤清洁的作用，保护呼吸道不受刺激或感染，同时对氧气的温度有调节作用，是易于推广和应用的给氧方法。其缺点是吸入氧浓度不稳定，不宜于中度缺氧患者使用 2. 选择合理的浓度给氧　呼吸衰竭时必定有严重缺氧，因此纠正缺氧，提高 PaO_2

续表

项目	护理内容
合理用氧	水平对每个患者都是必要的。其目的在于短期内争取使 PaO_2 升至 $6.67 \sim 8.0kPa$（$50 \sim 60mmHg$），动脉血氧饱和度升至 85% 及以上。Ⅰ型呼吸衰竭有缺氧而无二氧化碳潴留，可吸入较高浓度的氧（一般不超过 50%）。慢性Ⅱ型呼吸衰竭时，由于呼吸中枢反应性的变化，一般认为给氧原则上以持续低浓度低流量为宜。应使 PaO_2 达到安全水平 $60 \sim 70mmHg$，以求能供给组织以必要的氧而不致引起二氧化碳麻醉，然后根据患者情况调整并逐渐提高吸入氧的浓度及流量。如在给氧时出现二氧化碳分压进行性上升，则辅助以人工通气以促进二氧化碳的排出。低浓度给氧适合缺氧伴二氧化碳潴留的患者，中浓度及高浓度给氧适用于 PaO_2 降低，而 $PaCO_2$ 正常或降低的情况，对慢性呼吸衰竭必须低浓度给氧，氧流量在 $1 \sim 3L/min$ 以内，以免引起呼吸抑制。用氧过程中要密切观察病情变化，切忌高浓度，高流量给氧
保持呼吸道通畅	1. 对痰液黏稠者可给予化痰药，指导有效咳嗽、咳痰，及时翻身拍背，以利于痰液排除 2. 对痰液黏稠的患者，给予雾化吸入 3. 对意识障碍的患者，及时吸痰，保持呼吸道通畅，并做好器官切开的准备 4. 对出现气管痉挛的患者应遵医嘱给予支气管扩张剂 5. 出现呼吸困难及应用指征时，应给予辅助呼吸及辅助通气

2

续表

项目	护理内容
体位、休息与活动	帮助患者取舒适且有利于改善呼吸状态的体位，一般取半卧位或坐位，可趴在床桌上，以增加辅助呼吸肌的效能，促进肺膨胀。并减少体力消耗，降低耗氧量，尽量减少不必要的操作
促进有效通气	指导患者进行缩唇呼吸，促使气体均匀而缓慢的呼出，以减少肺内残气量，增加有效通气量，改善肺通气功能
用药护理	1. 按医嘱及时准确给药，并观察疗效及不良反应 2. 患者使用呼吸兴奋剂时应保持呼吸道通畅，适当提高吸入氧分数。液体静滴时速度不宜过快，注意观察呼吸频率、节律、神志变化以及动脉血气的变化，以便及时调节剂量 3. 按医嘱正确使用抗生素，以控制肺部感染
病情监测	包括：呼吸状态、缺氧及 CO_2 潴留情况、循环状态、意识状态及神经精神症状、液体平衡状态、实验室检查结果等。如患者呼吸困难及发绀加重，并出现球结膜出血或水肿、头痛、嗜睡、精神恍惚、烦躁不安、抽搐甚至昏迷，提示有可能并发肺性脑病，应及时通知医生予以处理
心理护理	对呼吸衰竭的患者不仅要注意躯体功能的改变，也要重视心理情绪变化。积极采用语言与非语言的沟通方式，了解患者心理需求，要让患者知道呼吸衰竭的治疗是为了控制诱因，提高生命质量，延长生存时间。为患者讲解有关疾病的防治知识，以取得患者配合

项目	护理内容
健康教育	1. 向患者及家属讲解疾病的发病机制、发展和转归 2. 鼓励患者进行呼吸运动锻炼，教会患者有效咳嗽、咳痰的技术 3. 遵医嘱正确用药，指导并教会低氧血症的患者及家属学会家庭合理氧疗的方法 4. 指导患者制定合理的活动与休息计划 5. 增强体质，避免各种引起呼吸衰竭的诱因 　（1）鼓励患者进行耐寒锻炼如冷水洗脸，以提高呼吸道抗感染的能力 　（2）指导患者合理安排膳食 　（3）避免吸入刺激性气体，戒烟 　（4）避免劳累，情绪激动等 　（5）少去人群拥挤的地方，尽量避免与呼吸道感染的患者接触 定期复诊，如出现咳嗽加剧、痰液增多和变黄、气急加重时尽早就医

三、呼吸技术支持

【概述】

呼吸支持技术是适应呼吸困难特别是呼吸衰竭患者的有效手段，主要包括：开放气道、面罩或鼻导管吸氧、气管插管、气管切开、机械通气、体外膜肺和血管内氧合等技术。

1. 氧疗　是指通过增加吸入氧气浓度来纠正缺氧状态的治疗方法。合理的氧疗能使体内可利用氧有效增加，并减少呼吸做功耗能，降低缺氧性肺动脉高压的发生。一般而言，只要 PaO_2 低于正常即可氧疗，但临床实践中往往采用更严格的标准。对于成年患者，特别是慢性呼吸衰竭者，$PaO_2 < 60mmHg$ 是理论上的氧疗指征。而对于急性呼吸衰竭患者，氧疗指征可适当放宽。

2. 人工气道的建立与管理 在危重症急救治疗工作中，保持呼吸道通畅，保证充分的通气和换气，防止呼吸道并发症及呼吸功能不全，是关系到重要脏器功能保障和救治能否成功的重要环节。

(1) 建立人工气道的主要目的：①解除气道梗阻，保证呼吸道的通畅；②保护气道，预防误吸；③便于呼吸道分泌物的清除；④为机械通气提供封闭通道。

(2) 人工气道的种类：①简易人工气道：口咽、鼻咽通气管；②经口气管内插管；③经鼻气管内插管：与经口气管插管比，它能放置较长时间患者容易忍受，固定方便并牢靠，但是鼻黏膜更容易损伤；④气管切开置管：对于紧急呼吸困难事件发生，现在临床上越来越多地进行紧急气管切开。气管切开置管优点明确，对患者刺激不像鼻插管那么大，患者容易忍受，容易固定，吸痰方便，对气流的阻力小，患者可进食，而且可放置时间长。

(3) 建立人工气道的方法

1) 气道紧急处理：紧急情况下应首先保证患者有足够的潮气量和氧供，而不是一定要进行气管插管。在某些情况下，一些简单的方法能起到重要作用，甚至能避免紧急气管插管，如迅速清除呼吸道和口腔咽部的分泌物和异物，头后仰、托下颌、畅通气道，用简易呼吸器经面罩加压给氧等。

2) 人工气道建立方式的选择：气道的建立分为喉上途径和喉下途径。喉上途径主要指经口或鼻气管插管，喉下途径指环甲膜穿刺或气管切开。

3) 插管前的准备：插管前准备好喉镜、简易呼吸器、气管导管、气管插管导丝、负压吸引等设备。插管前与家属做好沟通，使其理解插管的必要性和危险性，告知患者家属气管插管风险并取得一致认识，签字同意后方可实施。

4）插管过程的监测：监测基础生命体征，如呼吸状况、血压、心电图、SPO_2 及呼气末二氧化碳（$ETCO_2$），$ETCO_2$ 对判断气管插管是否插入气管内有重要价值。

（4）气管插管的并发症

1）如插管时动作粗暴，可致牙齿脱落，或损伤口鼻腔黏膜，引起出血或造成下颌关节脱位。

2）防止牙齿脱落误吸：术前应检查患者有无义齿和已松动的牙齿，将其去除或摘掉，以免在插管时损伤或不小心致其脱落、滑入气道，引起窒息而危及生命。

3）如果气囊固定在导管上，一般不会滑脱。但如果导管与气囊分开，而选择的导管与气囊不相匹配，导管会滑脱落入气道，造成严重的后果。

4）气管插管时，尤其是在挑起会厌时，由于迷走神经反射，有可能造成患者的呼吸、心跳骤减甚至骤停，特别是生命垂危或原发病有严重缺氧、心功能不全的患者更容易发生。

5）根据患者的年龄、性别、体型，选择不同型号的气管插管，插管过细使呼吸阻力增加，甚至因压迫、扭曲而使气管插管阻塞；气管插管过粗容易引起喉头水肿。

6）气管插管插入过深误入一侧支气管内，可引起另一侧肺不张。

7）插管前要给患者充分的镇静、镇痛，必要时给予肌松剂。静脉推注镇静药物时，速度要缓慢、剂量要准确，并严密监测血压及呼吸的变化。

（5）人工气道的管理：机械通气的患者应通过各种插管指征及时评估气道内是否有分泌物，包括听诊呼吸音，在容量控制机械通气时气道峰压是否增加，在压力控制机械通气时潮气量是否减少，气道内可否见到分泌物等，应通过气道吸引确保分泌物的充分引流。

1）气囊压力的检测：套囊压力在 $25 \sim 30 cmH_2O$ 之

间即可有效封闭气道，又不高于气管黏膜毛细血管灌注压，可预防气道黏膜缺血性损伤及气管食管瘘、拔管后气管狭窄等并发症；套囊充气原则为最小漏气技术，即每次机械通气吸气高峰时，都有少量气体从气囊周围溢出或将气囊充气到普通 VT 通气时保持密封，而进行吹息通气时允许部分气体逸出，一般注入气体使套囊压 < 25cmH_2O。建议每班或每 4 ~ 6 小时监测气囊压力。

2）建立人工气道，及时准确地应用机械通气，能迅速改善患者的缺氧状况，防止重要脏器的组织损害和功能障碍，是抢救呼吸衰竭患者的重要手段。而进行机械通气时作好人工气道管理是降低死亡率，提高疗效的重要环节。

3. 机械通气 机械通气主要是维持气道的开放和确保肺泡足够的通气，可以分为面罩（非创伤性）和气管插管的机械通气。

（1）无创正压通气（NPPV）：是指在不需要气管插管的情况下，使用各种技术增加自主呼吸患者的通气。许多研究表明 NPPV 可以减少插管和减少呼吸衰竭患者 ICU 的住院时间。双相正压通气（BiPAP），可以改善 COPD 患者的血氧水平，提高氧分压、血氧饱和度和改善组织细胞缺氧。BiPAP 可以减少插管和减少呼吸衰竭患者呼吸频率，即吸气时，通常选用一个较高的吸气压（IPAP），帮助患者克服气道阻力和胸廓回缩弹力，轻松地吸入充足的潮气量，减少呼吸做功并降低氧耗量，当患者呼气时，BiPAP 呼吸机又能立即调到一个较低的呼气压（EPAP），使患者轻易呼出气体。不仅如此，适当的呼气正压还能提供呼气末正压（PEEP）作用，防止肺泡萎陷，使血、气得到进一步交换。压力支持通气不仅同步性能好，进而改善缺氧，减慢呼吸频率及心率，而且同时改善通气使呼吸肌得到休息，防止呼吸肌疲劳，进而改善缺氧，减慢呼吸频率及心率，改善 PaO_2、氧饱和度（SaO_2），血压和心功能也得以改善，这是一般的吸氧方法无法达到的效果。老年 COPD 合并 Ⅱ 型呼吸衰竭者使用 BiPAP 呼吸模式，具有无创、简单、易接受等优点，适合早、中期呼吸衰竭患者使用。但是，BiPAP呼吸机对于支气管和肺部感染严重、气道分泌物较多或气道有梗阻者不适用。BiPAP 呼吸机械存在气道湿化、吸痰引流、吸入氧气（FiO_2）调节等功能的不足。

（2）气管插管：气管插管的适应证为：①经自主呼吸吸氧仍然存在低氧血症；②各种原因引起的上呼吸道梗阻；③气道保护受到损害；④不能有效清除气道分泌物；⑤呼吸性酸中毒；⑥呼吸停止。一般来说，紧急情况时优先选择使用经口气管内插管而不使用经鼻气管内插管。经口气管内插管更简易、更快、创伤小。

（3）机械通气的适应证：①通气功能障碍为主的疾病：包括阻塞性通气功能障碍（如慢阻肺急性加重、哮喘急性发作等）和限制性通气功能障碍（如神经肌肉疾病、间质性肺疾病等）；②换气功能障碍为主的疾病：如 ARDS，重症肺炎等。

（4）机械通气的禁忌证：目前一般认为机械通气没有绝对的禁忌证，对于一些特殊疾病，可归结为其相对禁忌证，这类疾病主要包括：①气胸：患者接受机械通气易发生张力性气胸，张力性气胸可进一步压缩功能不全的肺组织，加重呼吸衰竭；②大量咯血：在气道未通畅前，禁忌机械通气，此时正压通气会加重血块的阻塞或使血液或血块进入更小的肺单位；③肺大疱：肺大疱伴呼吸衰竭的患者实施机械通气时，气道及大泡内压力可升高引起大泡破裂，引发气胸、皮下气肿等并发症。但经广泛的临床实践证明，根据患者的具体情况，严格掌握机械通气的适应证、通气过程中严密监测，改善人机协调性，一旦发生气胸，立即进行胸腔闭式引流；④低血压及心力衰竭：患者进行机械通气时，由于正压通气可增加胸内压，减少回心血量，减少心输出量，加重低血压及心衰。

【机械通气的基本模式】

几种正压通气模式可供利用，可控制机械通气

（CMV）或辅助/控制（A/C）的模式为呼吸机设定每分钟给予最少的呼吸次数；在给予特定呼吸容量下，患者诱发呼吸机给予额外呼吸。同步间歇指令通气（SIMV）的模式为呼吸机设定每分钟给予呼吸次数，患者并可以进行额外的呼吸。临床常用的通气模式还有压力支持通气模式（PSV）、压力控制通气模式（PCV）和持久正压通气模式（CPAP），呼气末正压通气模式（PEEP）则用于弥散性肺实质病，例如 ARDS 呼吸衰竭时。COPD Ⅱ型呼吸衰竭患者经吸氧、内科药物治疗不能改善呼吸衰竭，如果高碳酸血症继续恶化、且合并酸中毒与意识障碍时需要机械通气治疗。呼吸微弱者实施机械通气直接用 A/C 模式，呼吸肌有一定力量者可用 PSV + SIMV 模式，在短时间内（2～4h）大量排出体内潴留的 CO_2 并解除机体的缺氧状态，迅速扭转病情恶化的趋势。COPD患者因气道阻力增加致呼气末气道陷闭和肺的弹性回缩力减弱，使呼气末肺泡内滞留的气体形成一定正压，即内源性呼吸末正压（PEEPi），有资料表明 COPD 在缓解期与发作期均存在 PEEPi，其压力范围大致在 1～19cmH_2O，机械通气时可用 PEEP 或 PEEPi，减少患者的呼吸功耗。

【并发症】

1. 呼吸机相关性肺损伤（Ventilator associated lung injury，VALI）　包括气压-容积伤、剪切伤和生物伤。气压性损伤是因为在使用呼吸机时由于气道压力过高或持续时间较长，可因肺泡破裂致不同程度气压伤，如间质性气肿，纵隔气肿，自发性或张力性气胸。预防办法为尽量以较低压力维持血气在正常范围，流量不要过大。

2. 血流动力学的影响　持续的高气道压尤其高PEEP 可影响回心血量。使心排出量减少，内脏血流量灌注减少，血压下降。

3. 呼吸机相关肺炎（ventilator associated pneumonia，VAP）　是机械通气患者常见的并发症，占机械通气患者的 10%～48%，是最常见的医院内感染，可成为机械通气失败的主要原因，并且是 ICU 患者的主要死因。

4. 喉头水肿或损伤 最重要的并发症，插管超过 72 小时即可发生轻度水肿，可静脉滴注或局部雾化吸入皮质激素，重者拔管困难时可行气管切开。

5. 肺-支气管发育不良 新生儿及婴幼儿长期使用呼吸机，特别是长期使用高浓度的氧吸入时可发生。

6. 气囊压迫导致气管-食管瘘。

【撤机】

由机械通气状态恢复到完全自主呼吸需要一个过渡阶段，此阶段即为撤机。撤机前应基本去除呼吸衰竭的病因，重要脏器功能已经得到改善，纠正水、电解质、酸碱失衡。评估患者能否撤机的传统标准包括患者意识、潮气量、每分通气量、最大每分通气量、呼吸频率、最大吸气压、氧和指数、呼吸道分泌物量等。目前仍然没有一个理想的参数可以成功预测停机，一般来讲，对于戴机时间小于 72 小时的患者，这些常规的停机参数及有经验的医师的床旁评估还是有较高的预测价值，但对于那些长期呼吸机辅助呼吸的患者，则需要更加细致的评估。可以采用 T 型管、PSV、有创伤-无创序贯通气等方式逐渐撤机。

【护理】

机械通气的护理措施见表 2-11-3。

表 2-11-3 机械通气的护理

分类	项目	护理内容
插管前准备	确保氧供	在准备气管插管建立人工气道和机械通气之前，需保证气道通畅，如普通高浓度氧疗不能使患者的 PaO_2 或 SaO_2 达到 80% ~ 90% 以上维持生命的水平，需用面罩和简易呼吸器借 100% 的纯氧进行手动通气，以维持适当氧供和通气，确保生命安全

续表

分类	项目	护理内容
插管前准备	物品准备	备齐气管插管用物（包括喉镜、气管插管、插管导丝、牙垫、胶带等）、呼吸机、呼吸机用供氧、供气设备、抢救车、吸引器，确保用物完整、功能良好。接好呼吸机管路，接模拟肺，开机检查呼吸机功能完好
	患者准备	1. 心理准备：机械通气的患者普遍存在恐惧和焦虑的心理，插管前应向患者及家属做好相应的解释工作，缓解患者焦虑情绪，充分镇静 2. 将床头移开距墙约 60~80cm，取下床头板，使插管医生能够站在患者的头侧进行操作。患者取平卧位，去枕后仰，使口轴线、咽轴线和喉轴线尽量呈一直线
气管插管时的配合	护理措施	1. 检测：检测患者的生命体征和缺氧状况，注意有无心率及血压的变化和误吸发生 2. 确保通气和氧供：插管前使用面罩充分加压给氧，以保证充足的氧储备，如插管时间超过 30 秒尚未成功者，需用简易呼吸器和面罩再次进行人工给氧和人工通气，防止因低氧血症导致呼吸心搏骤停

分类	项目	护理内容
气管插管时的配合	护理措施	3. 保持呼吸道通畅：插管过程中如分泌物多，应及时吸痰，保持呼吸道通畅 4. 判断气管插管的位置：插入气管插管后，用听诊器听诊双侧肺部呼吸音，判断气管插管是否准确 5. 固定和联机 （1）经口气管插管的固定：成人经口气管插管深度一般在 22～24cm，固定前，测量导管顶端距门齿的距离，并标记清楚，固定时多需要 1～2 个牙垫；需要黏性较好的胶布，一般长约 30～35cm，宽约 2cm，两端分别固定面颊部，中间部分缠绕导管与牙垫（2～4 圈），一般用两条胶布，在颊部再辅以透明贴膜（6cm × 7cm），因其与皮肤粘贴严密，且能防止胶布因面部油脂、口腔内分泌物而致潮湿松脱，具有良好的固定效果；也可以选用专门的气管插管固定器进行固定 （2）经鼻气管插管的固定：剪一根长 10cm，宽 2.5cm 的白布纹胶布，从中间剪开一部分（约2/3），宽的一端贴在鼻翼上，将另一端两条细长的胶

分类	项目	护理内容
气管插管时的配合	护理措施	布，分别环绕在气管插管的外露部分。一般成人导管标记长度位置是 25~29cm，经鼻插管虽然比经口插管更让人耐受，但留置时间稍长时，对置管侧鼻翼黏膜的压迫会随之加重，有时还会波及鼻翼的局部皮肤，引起压迫性水肿，并会继发感染。因而应经常改变固定导管的支撑点，如内外两侧交替，另外，应尽量避免呼吸机管路和接口处对导管和其支撑点的压迫，要充分利用呼吸机管路的支架支撑 （3）气管切开置管的固定：将两根寸带，一长一短，分别系于套管两侧，将长的一端绕过颈后，在颈部左侧或右侧打一死结或打外科手术结，以防脱出；松紧要适度，以一指的空隙为宜。翻身时最好有两人合作，保持头颈部与气管导管活动的一致性，且注意对气管导管的压力减小到最低，尤其是螺纹管长度应适宜，辅以有效支架扶托，可防止脱管发生 （4）X 线胸片证实插管位置：患者氧供和通气质量得到保障后，需拍摄床边 X 线胸片，确定插管位置在隆突上 1~2cm

续表

分类	项目	护理内容
机械通气时患者的护理	护理措施	1. 机械通气的监护 （1）一般生命体征的监护：体温、脉搏、呼吸、血压、皮肤神志变化及尿色尿量等，并认真详细准确记录 （2）病情观察：观察患者的神志和呼吸变化。若患者出现神志不清、烦躁不安、发绀、鼻翼扇动等症状时，多为缺 O_2、CO_2 潴留所致。听诊双侧肺呼吸音可判断有无气管插管移位、气胸、肺不胀、肺炎等；胸廓及腹部呼吸运动幅度是肺扩张程度、肺通气量的重要标志，若幅度降低或消失，常提示呼吸道阻塞和呼吸机故障；若以胸式呼吸为主，腹部膨隆应警惕急性胃扩张 （3）无禁忌证时，床头抬高 30°；重视口腔护理每日 4～6 次，防止口腔细菌移位及误吸引起的呼吸机相关性肺炎 （4）监测动脉血气：一般上机后 0.5～1 小时监测一次动脉血气分析，之后根据患者的具体情况选择监测动脉血气分析的时间。同时根据结果，调节呼吸机参数及用药 （5）监测气道峰值压（PAP）：若 PAP 增高，则提示除疾病

2

续表

分类	项目	护理内容
机械通气时患者的护理	护理措施	外，可能有呼吸道分泌物过多、气管插管或呼吸机管道阻塞或扭曲等、气管插管的斜面贴壁或滑向一侧支气管。若PAP下降，则提示呼吸机管道与气管插管连接处、气管导管气囊或呼吸机管道漏气 (6) 观察呼吸机与患者呼吸的同步性，及时查找不同步的原因并处理 (7) 动脉血气监测：有助于判断血液的氧合状态、指导呼吸机参数的合理调节和判断机体的酸碱平衡情况，结合呼吸状态的检测可判断肺内气体交换的情况 (8) 呼气末 CO_2 浓度：用于评价通气的效果。呼出气 CO_2 浓度在呼吸末最高，接近肺泡气水平。如呼气末 CO_2 浓度为 4.5% ~ 5%，表示通气恰当；<4.5为通气过度；>5%则表示通气不足 2. 护理中特殊交接 记录项目主要包括插管日期、时间、插管途径（经口，经鼻）、气囊充气量、痰液量及性质等 3. 呼吸机的监测 密切观察机器的正常运转和各项参数，注

分类	项目	护理内容
机械通气时患者的护理	护理措施	意呼吸机的报警，如有报警，应立即查找原因及时排除，如故障不能及时排除，首先取下呼吸机，患者无自主呼吸，应使用简易人工呼吸器维持通气和给氧，以保证患者安全 4. 人工气道的护理 （1）导管的固定 1）确定导管的位置：气管插管后应拍 X 线胸片，确保在位。经口插管从门齿距隆突（22±2）cm，经鼻插管深度（27±2）cm（距外鼻孔）。插管向上移位易导致声带损伤，意外脱管或通气障碍。插管向下移位导致单肺通气 2）气管切开套管固定：准备两根寸带，一长一短分别系于套管两侧，打死结，松紧程度以活动一个手指为宜 3）经口气管插管固定：采用胶布交叉固定，分泌物浸湿胶布随时更换，注意做好口腔护理。预防肺部感染 4）经鼻气管插管固定：同样胶布固定，随时更换潮湿污染胶布 （2）气囊的护理 1）气囊的作用：①造成插管外气管封闭状态，实施机械通

2

续表

分类	项目	护理内容
机械通气时患者的护理	护理措施	气的必要条件；②固定插管位置；③防止口腔及上呼吸道内分泌物进入气道 2）气囊放气：定时排空气囊，一般 4~6 小时排空一次，对防止黏膜压力性损伤有一定效果。临床上可采取不定时排空气囊，2~4 次/日松气囊吸痰方法：①先进行气管内吸引；②再进行口咽腔内做咽深部及气囊上部的吸引；③需 2 人配合，一人先将吸痰管插入导管内，做好吸痰准备，另一人此刻快速抽空气囊，同时吸痰 （3）气道湿化：鼻腔，呼吸道黏膜对吸入气体有加温和加湿的作用，建立人工气道后，失去了呼吸道黏膜屏障作用，吸入大量湿化不足的气体，易引起气道黏膜损伤 1）保证足够的液体入量，液体入量 2500~3000ml/d 2）室内可用湿化器 3）加热湿化器：加热湿化器能使湿化后的气体达到 100% 的湿度。机械通气的患者，湿化器的温度控制在 31~33℃ 4）气道冲洗：吸痰前先抽吸 2~5ml 的湿化液，注入气道内，注意在患者吸气时注入，

续表

分类	项目	护理内容
机械通气时患者的护理	护理措施	沿气管切套管内壁缓慢注入，去掉针头，以免针头脱落，掉入气管内。操作前先给100%纯氧一分钟，以免造成低氧血症，注入冲洗液后，给予翻身，叩背，使冲洗液和黏稠痰液混合震动后再吸出，此操作可间断反复进行，但一次冲洗时间不宜过长，要严格无菌技术，避免湿化液及空针乳头处污染 5）雾化吸入：适用于脱机后的患者 6）人工鼻：人工鼻又称温湿交换过滤器，是利用人体呼出气体的温度与水分来加湿湿化吸入的气体，同时对细菌有一定的过滤作用 7）湿化液的选择：临床上常用的黏液润滑剂包括两种。一是稀释及水化剂：它不包含药理成分，有盐水，蒸馏水。二是黏液溶解药物：支气管黏膜中的主要成分为黏蛋白，用黏液溶解药物来破坏黏蛋白的化学结构，有沐舒坦，碳酸氢钠溶液，酶制剂等 8）根据痰液黏稠度来调整湿化量根据痰液的形状及吸痰时在吸引器管内壁上附着情况，

分类	项目	护理内容
机械通气时患者的护理	护理措施	可分为三度。Ⅰ度（稀痰）泡沫样或米汤样，吸引器接头无痰液滞留，提示适当减少湿化量；Ⅱ度（中度黏痰）痰液外观较Ⅰ度黏稠，吸痰后有少量滞留，易冲净，提示气道湿化满意；Ⅲ度（重度黏痰）痰液外观明显黏稠，呈黄色大量滞留痰液，不易被冲净，提示气道湿化严重不足
		（4）吸痰的护理：吸痰是一项重要无菌护理操作，对保持气道通畅改善通气均极为重要
		1）必要时吸痰：吸痰前或吸痰后要提供100%纯氧2分钟。吸痰指征：①呼吸机显示气道压升高；②患者与呼吸机对抗，咳嗽，听诊有啰音；③血氧分压，血氧饱和度下降
		2）吸痰遵循的原则：①严格无菌操作，注意手卫生；②选择吸痰管外径不能超过气管内径的二分之一；③吸引前后充分吸氧；④吸痰时间不超过15秒，超过时限及时退出，适当吸氧后待血氧饱和度上升后再次进行；⑤吸痰时密切监测患者心率，血压变化，心率明显加快，心律失常，血压下降等情况立即停止操作，给患者吸氧

分类	项目	护理内容
机械通气时患者的护理	护理措施	5. 套管紧急情况的排除 （1）气管插管堵塞，原因分泌物结痂，插管位置不正，相应措施立即排空气囊，改变插管位置，吸痰 （2）套囊漏气，需要更换插管 （3）套管脱出，患者出现呼吸困难，呼吸音低下，吸痰管送入困难，此刻需要立即面罩加压给氧，备齐抢救物品重新更换气管插管 6. 拔管的护理 （1）拔管前几日做好有效咳嗽咳痰训练 （2）备好气管插管用物及抢救用物 （3）彻底吸痰，顺序由下往上，即气管→口腔→咽部→气囊上 （4）拔出动作轻柔，快速 （5）拔管前充分给氧 （6）拔管后嘱患者咳嗽咳痰、吸氧、密切观察拔管后异常呼吸音，吸气性呼吸困难，呼吸和心率加快，末梢颜色变化 7. 保持呼吸道通畅，雾化吸入 8. 心理社会支持：机械通气的患者普遍存在焦虑和恐惧的情绪，会产生无助感，导致患者对机械通气的耐受性和依从性

续表

分类	项目	护理内容
机械通气时患者的护理	护理措施	降低，易发生人机对抗。对意识清醒的患者，应主动关心患者，关注其情绪变化，及时予以疏导，以缓解患者的焦虑感和无助感，增加人机协调。认真评估疼痛的分值，做好充分的镇静镇痛
	撤机护理	1. 做好撤机前的准备工作　向患者及家属做好解释工作，告知撤机的重要性、必要性和安全性，以取得患者配合 2. 间歇停用呼吸机　此方法适用于任何机型及工作模式的呼吸机，撤机时患者完全处于脱机状态。开始时先停机 5～10 分钟，然后逐渐延长停机时间，缩短待机时间。待完全停用呼吸机 12～24 小时后，患者在停机期间的生命体征表现平稳，动脉血气分析结果达到良好，呼吸功能明显改善，符合拔除气管插管指征后，表明患者已经具备顺利撤机的条件。在这里值得注意的是：撤机工作绝不能操之过急，特别是常年患病、呼吸肌疲劳的患者，更应循序渐进，撤机时间过早或过迟，反而会造成呼吸肌的疲劳，使患者病情加重，增加患者心理负担，造成撤机

分类	项目	护理内容
撤机护理		失败，进一步增加了撤机的难度
		3. 待机撤机　此方法适用于应用 SIMV + PSV + PEEP 工作模式的机械通气患者。准备撤机前，患者始终处于使用呼吸机状态。撤机时，采用逐渐降低呼吸机各项工作参数的数值。一般操作办法是：第一步：将 PEEP 值按照每次递减 0.49kPa，每日 2 次，每次间隔 4~6 小时的方法进行操作，直至 PEEP 值递减至 < 0.4kPa。第二步：降低 SIMV 的呼吸频率。按照每日递减 2~4 次的方法进行操作，直至呼吸频率递减至 <6 次/分。第三步：降低 PSV 压力水平。按照每次递减 0.196kPa，每次间隔 2~4 小时的方法进行操作，直至 PSV 压力递减至 < 0.588kPa。当上述各项工作完成后，患者的各项指标均达到良好状态，即可完全脱机。必要时拔管后序贯无创呼吸机经面罩辅助通气，然后安全撤机。此法适用于精神高度紧张、心理恐惧的患者，一般需 3~4 天时间
		4. 适时采用无创机械通气辅以撤机　接受机械通气的 COPD

2

分类	项目	护理内容
撤机护理		病例，在感染控制后，由于气道阻塞状态和呼吸肌疲劳仍然存在，在人工气道有效地引流痰液及合理地应用抗生素后，支气管、肺部感染往往可以较为迅速地在短期内得到控制，临床上表现为痰液量减少，黏度变稀、痰色变白、体温下降，白细胞计数降低，X线胸片上支气管、肺部感染影消退，这一肺部感染得到控制的阶段命名为"肺部感染控制窗"，以后则肺部感染可能再度加重。肺部感染控制窗的出现，意味着患者的主要矛盾已经集中于通气功能不良，气道分泌物的问题已经居于次要位置。此时可拔除气道内导管，改用无创机械通气来辅助通气，继续帮助患者解决呼吸肌疲劳和通气不良的问题。尤其对于呼吸衰竭的 COPD 患者，以肺部感染窗为时机早期拔管，改用面罩无创通气可以显著改善治疗效果，既可以有效地减少有创机械通气的时间和总的机械通气时间，又可以显著减少呼吸机相关性肺炎的发生 5. 在撤离呼吸机过程中，应密切观察患者的呼吸频率、节

分类	项目	护理内容
撤机护理		律、呼吸深度及呼吸方式，同时心电监测心率、血压等生命体征变化，观察有无出汗、发绀、呼吸窘迫等症状。如果患者出现烦躁不安、自主呼吸频率加快、心动过速、SaO_2 和 PaO_2 进行性下降以及 $PaCO_2$ 升高，都是不能耐受撤机的表现，应当停止或减慢撤机过程 6. 呼吸机的终末消毒与保养 建议使用一次性呼吸机管路，防止消毒不严格引起交叉感染，呼吸机使用后要按要求进行拆卸，彻底清洁和消毒，再按照原结构重新安装调试备用

第三章

循环系统疾病
病人的护理

第一节　循环系统疾病病人常见症状体征的护理

一、心源性呼吸困难

【临床表现】

心源性呼吸困难又称气促或气急，是患者在休息或较轻的体力活动中自我感觉到的呼吸异常。心源性呼吸困难常见的表现形式有：①劳力性呼吸困难：是最早出现也是最轻的一种呼吸困难。常在体力活动时发生或加重，休息可缓解或消失。②夜间阵发性呼吸困难：常发生在夜间，于睡眠中突然憋醒，并被迫坐起，呼吸深快，重者可有哮鸣音，称为"心源性哮喘"。大多数患者端坐休息、下床、开窗通风后症状可自行缓解。③端坐呼吸：患者平卧时有呼吸困难，常需高枕卧位、半卧位甚至端坐时方可使憋气好转。

【病情观察及一般护理】

1. 密切观察病情变化，注意呼吸困难是否有改善，皮肤发绀是否减轻，血气分析结果等，观察患者卧位角度，是否可平卧休息。必要时予床旁心电监护，监测心率、心律、血压及氧饱和度变化。

2. 下述情况应视为患者症状紧急，应立即协助医生处理：心力衰竭患者静息或轻微活动时即有呼吸困难等，冠心病患者出现急性胸痛、多汗、心动过速或心动过缓、出现高血压或低血压及晕厥等，肺栓塞患者静息时即有呼吸困难、发热、低氧血症、心动过速及出现高血压等。

3. 危重患者备好无创呼吸机、急救车等急救设备。

【护理】

具体护理内容见表 3-1-1 心源性呼吸困难患者的护理。

表 3-1-1 心源性呼吸困难患者的护理

分类	项目	护理内容
评估	病史评估	1. 评估呼吸困难的表现形式，呼吸困难的诱发因素及缓解方式，是否伴随咳嗽、咳痰、咯血、乏力等 2. 评估日常生活和自理能力，患者是否有精神紧张和焦虑不安等
	身体评估	对急性呼吸困难者应首先评估其生命体征是否平稳，症状是否进行性加重，迅速判断气道、呼吸和循环情况。包括呼吸频率、节律及深度；脉搏、心律、血压；意识状态；营养状况；睡眠情况；有无水肿发绀等。颈静脉有无充盈怒张，双肺有无湿啰音或哮鸣音等
	实验室及其他检查	血气分析、X 线胸片等检查评估患者缺氧程度、酸碱平衡状态、有无肺淤血及其严重程度等

续表

分类	项目	护理内容
护理	护理	1. 休息与体位　保持室内空气新鲜，根据病情采取半卧位或端坐位，注意保暖，定期更换体位 2. 吸氧　根据医嘱选择适宜的给氧方式，保证给氧的有效性。每班交接患者吸氧方式及氧流量，检查湿化液余量，一次性吸氧装置有效期 11 天。根据患者缺氧程度调节氧流量。告知患者不可自行调节氧流量 3. 用药护理　遵医嘱给予抗心力衰竭、抗感染药物治疗，观察药物的疗效和副作用。控制输液速度，防止诱发急性肺水肿，必要时采用输液泵泵入。告知患者不可自行调节输液速度 4. 皮肤护理　使用气垫床或者减压贴保护骨隆突处，避免发生压疮 5. 生活护理　将呼叫器置于患者触手可及处，协助患者活动，必要时协助患者床上大小便 6. 心理护理　鼓励患者充分表达自己的感受，按时巡视，多关心患者。告知患者通过避免诱因，合理用药可以控制病情

分类	项目	护理内容
护理	护理	继续进展，缓解症状；相反，焦虑、抑郁等不良情绪不利于呼吸困难的改善，甚至加重病情。为患者提供自我发泄不良情绪途径，如阅读、听音乐等
健康宣教	健康宣教	1. 饮食护理　根据患者基础疾病及缺氧程度选择饮食种类。宜选择低盐、低脂、富含维生素、易于消化的饮食，以降低基础代谢率，坚持少食多餐，减少消化系统血液供应，减轻心脏负担。记录出入量，对入量限制患者严格限制入量 2. 运动指导　卧床期间指导患者进行床上主动或被动运动，鼓励患者尽可能生活自理。根据患者身体情况确定活动量和持续时间。若患者活动中出现明显心前区不适、呼吸困难、头晕眼花、面色苍白、极度疲乏时，应停止活动，就地休息。以此作为限制最大活动量的指征 3. 告知患者呼吸困难的诱发因素及缓解方式，紧急处理方法

二、心源性水肿

【临床表现】

心源性水肿最常见的病因为右心衰竭或全心衰竭。

其特点是早期出现在身体低垂的部位，如卧床患者的背部、骶尾部或非卧床患者的胫前、足踝部，用指端加压水肿部位，局部可出现凹陷，称为压陷性水肿。重者可延及全身，出现胸腔积液、腹水。水肿常在下午出现或加重，休息一夜后减轻或消失。此外，患者还会出现尿量减少，近期体重增加等。

【病情观察及一般护理】

1. 水肿患者每日晨起，排空大小便后，空腹时测量体重并记录，监测体重变化。

2. 记录 24 小时出入量。

3. 腹水患者测量腹围，下肢水肿患者测量下肢周径，小腿的测量位置为髌骨下缘 10cm 处，大腿为髌骨上缘 20cm 处。

【护理】

具体护理内容见表 3-1-2 心源性水肿患者的护理。

表 3-1-2 心源性水肿患者的护理

分类	项目	护理内容
评估	病史评估	了解水肿出现的部位、时间、程度、发展速度，水肿与饮食、体位及活动的关系。评估导致水肿的原因，饮水量、摄盐量、尿量等
	身体评估	检查水肿的部位、范围、程度，压之是否凹陷，皮肤的完整性。观察生命体征、体重、有无胸腹水
	实验室及其他检查	了解有无低蛋白血症及电解质紊乱
护理	护理	1. 休息与体位 嘱患者多卧床休息，伴胸腔积液或腹水的患者宜采取半卧位，以便膈肌下

分类	项目	护理内容
护理	护理	降，增加肺活量，减轻呼吸困难；下肢水肿的患者应减少站立或坐位的时间，尽量平卧，抬高下肢，以减轻水肿；阴囊水肿者可用托带托起阴囊，以利于水肿消退，同时注意局部皮肤护理，防止破溃 2. 用药护理 遵医嘱应用利尿剂，观察并记录出入量、体重变化及水肿消退情况，注意有无电解质紊乱的发生。利尿剂尤其是排钠利尿药可导致低钠、低钾血症等药物不良反应发生，当患者出现软弱无力、恶心、呕吐、腹胀、心律失常，心电图提示 T 波低平、倒置及 u 波提示低血钾 3. 皮肤护理 保持床单位整洁、干燥，嘱患者穿宽松、柔软的衣服，定期协助患者翻身，并使用气垫床或者减压贴保护，翻身及使用便器时勿强行拉、拽患者，以防擦破皮肤。肌内注射时应严格消毒，按压针孔防止药物外渗，如有外渗，局部无菌敷料覆盖，防止继发感染。每班交接水肿部位皮肤情况，并观察水肿及受压部位皮肤有无发红、破溃现象

3

续表

分类	项目	护理内容
护理	护理	4. 心理护理 与患者多沟通，告知患者随着病情改善水肿可减轻或消失，以减轻患者焦虑情绪
健康宣教	健康宣教	1. 饮食护理 给予低盐、高蛋白、易消化饮食。告知患者限制钠盐及加强营养的重要性。根据病情适当限制液体摄入量 2. 告知患者监测出入量与水肿的关系，指导患者居家如何监测出入量。定期观察胫前、足踝部皮肤有无水肿。如出现体重短时间内明显增加，尿量减少，身体低垂部位水肿出现，立即就诊

三、胸痛

【临床表现】

循环系统的多种疾病可导致胸痛，常见原因有各种类型的心绞痛、急性心肌梗死、肥厚梗阻性心肌病、急性主动脉夹层动脉瘤、急性心包炎等。典型的心绞痛位于胸骨后，呈阵发性压榨样痛，一般有明确诱因，解除诱因或含服硝酸甘油后可缓解；急性心肌梗死时疼痛多无明显诱因，程度较重，持续时间较长，含服硝酸甘油多不能缓解；急性主动脉夹层动脉瘤患者可出现胸骨后或心前区撕裂样剧痛或烧灼痛，可向背部放射；急性心包炎引起的疼痛可因呼吸或咳嗽而加剧，呈刺痛，持续时间较长。

【病情观察及一般护理】

1. 每日评估患者胸痛程度并做好记录。常见的胸痛程度评估方法包括视觉模拟评分法及脸谱示意图评分法。视觉模拟评分法画一直线，长 10cm，两端分别表明"0"和"10"，"0"端代表无痛，"10"端代表最严重的疼痛，让患者在直线上标出自己疼痛的相应位置，然后用直尺测定直线起点至患者表明的记号点之间的距离，该长度即为患者的疼痛评分值。

2. 密切观察病情变化，注意生命体征变化，心律变化、胸痛持续时间及有无面色改变、大汗、恶心、呕吐等伴随症状。

【护理】

具体护理内容见表 3-1-3 胸痛患者的护理。

表 3-1-3　胸痛患者的护理

分类	项目	护理内容
评估	病史评估	评估既往胸痛发作的部位、性质、持续时间、缓解方法等。评估日常生活和自理能力，患者是否有精神紧张和焦虑不安等
	身体评估	观察生命体征，评估胸痛发作的部位、程度、有无放射、持续时间、诱发因素、含服硝酸甘油后能否缓解、与体位及活动的关系
	实验室及其他检查	心电图、血生化检查及心肌损伤标志物检查、CT、超声心动等
护理	护理	1. 休息与体位　保持室内空气新鲜，胸疼剧烈者卧床休息，注意保暖

3

分类	项目	护理内容
护理	护理	2. 吸氧　根据医嘱给予患者氧气吸入 3. 急救护理　胸痛患者入院10分钟内完成首份心电图的采集，怀疑急性心肌梗死患者立即做好急诊介入治疗术前准备，开放静脉通路 4. 用药护理　遵医嘱给予扩张血管、强心、抗心力衰竭、止痛等药物治疗，观察药物的疗效和副作用。静脉泵入硝酸甘油或硝酸异山梨酯的患者，需监测血压及心率的变化，部分患者用药后可出现面部潮红、头部胀痛、头昏、心动过速、心悸等不适，是由于药物扩张血管造成的。给予吗啡或哌替啶止痛的患者，随时询问患者疼痛变化及伴随症状的改变，注意有无呼吸抑制、心率加快等不良反应 5. 心理护理　患者通常会因疼痛或对疾病的恐惧而产生焦虑，多与患者沟通，使其对治疗产生信心，有助于减轻焦虑
健康宣教	健康宣教	1. 饮食护理　根据患者基础疾病选择饮食种类：宜低盐、低脂、高纤维素、清淡易消化饮食 2. 运动指导　疼痛剧烈患者宜

续表

分类	项目	护理内容
健康宣教	健康宣教	卧床休息，卧床期间协助患者生活护理。陪同患者外出检查。怀疑急性心肌梗死、主动脉夹层的患者嘱其尽量减少活动，保持情绪稳定；保持排便通畅，必要时给予缓泻剂 3. 指导患者避免引起胸痛的诱发因素，如避免过度劳累、情绪过分激动或悲伤、寒风刺激；避免饱食；保持大小便通畅；禁烟酒等。如患者出现服药后胸疼不缓解，应立即就诊

四、心悸

【临床表现】

心悸是指患者自觉心跳不适感或心慌伴心前区不适感。常见的病因有心律失常，心脏搏动增强，心血管神经症等。此外，生理性因素如健康人剧烈运动、精神紧张或情绪激动、过量吸烟、饮酒、饮浓茶或咖啡，应用某些药物如肾上腺素类、阿托品、氨茶碱等可引起心率加快、心肌收缩力增强而致心悸。心悸严重程度并不一定与病情成正比。

【病情观察及一般护理】

密切观察病情变化，注意生命体征、心律变化及伴随症状等。心悸症状频繁发作者，可连接床旁心电监护，当出现心律失常时，及时通知医生并行心电图检查。

【护理】

具体护理内容见表3-1-4心悸患者的护理。

表 3-1-4 心悸患者的护理

分类	项目	护理内容
评估	病史评估	询问患者心悸发作有无诱因、有无器质性心脏病或者其他疾病史，有无服药史等
	身体评估	观察生命体征、心律、心率变化以及伴随症状
	实验室及其他检查	心电图、动态心电图、超声心动图等
护理	护理	1. 休息与体位 保持室内空气新鲜，卧床休息，注意保暖 2. 吸氧 遵医嘱给予氧气吸入 3. 用药护理 遵医嘱给予抗心律失常药物治疗，观察药物的疗效和副作用，积极治疗原发病 4. 心理护理 多巡视、建立良好的护患关系，做好心理护理，避免患者紧张焦虑情绪使交感神经兴奋，诱发心律失常而加重心悸
健康宣教	健康宣教	1. 指导患者宜食用纤维素丰富、易消化的食物，保持大小便通畅 2. 教会患者及家属自测脉搏、节律，发现异常或有胸闷、心悸等不适应及时就诊 3. 嘱患者劳逸结合，保证充足的休息与睡眠，保持乐观情绪，戒烟戒酒，避免摄入刺激性食物如咖啡、浓茶等，避免饱餐

3

五、心源性晕厥

【临床表现】

心源性晕厥是由于心排血量突然骤减、中断或严重低血压而引起一时性脑缺血、缺氧，表现为突发的短暂意识丧失。常见原因有：①心律失常，如严重窦性心动过缓、房室传导阻滞、心脏停搏、阵发性室性心动过速等；②心脏瓣膜病，如严重主动脉瓣狭窄；③心肌梗死；④心肌疾病，如梗阻性肥厚型心肌病；⑤心脏压塞；⑥左房黏液瘤、二尖瓣脱垂等。一般脑血流中断 2～4 秒即可产生黑蒙，中断 5～10 秒可出现意识丧失；超过 10 秒则除意识丧失外，尚可出现抽搐。这类由于心排血量突然下降而产生的晕厥称阿-斯综合征，先兆症状常不明显，持续时间甚短。反复发作的晕厥系病情严重和危险的征兆。

【病情观察及一般护理】

1. 密切观察患者的意识状态，连接心电监护，监测患者生命体征及心律变化，注意患者有无伴随症状。

2. 安放电极前应清洁皮肤，电极放置部位应避开胸骨右缘及心前区，以免影响做心电图和紧急电复律；定期更换电极部位，观察有无局部皮肤发红、痒等过敏反应。

3. 心电图有如下表现时，有发生晕厥的可能，应立即通知医生，协助处理：①清醒状态下持续性窦性心动过缓 <40 次/分，或反复性窦房传导阻滞或窦性停搏≥3 秒；②莫氏二度Ⅱ型或三度房室传导阻滞；③交替性左束支和右束支传导阻滞；④室性心动过速或快速型阵发性室上性心动过速；⑤非持续型多形性室性心动过速、长 QT 或短 QT 间期综合征等。

【护理】

心源性晕厥的护理见表 3-1-5。

表 3-1-5　心源性晕厥的护理

分类	项目	护理内容
评估	病史评估	询问发作前有无恐惧、紧张、剧痛等诱因及有无头晕、恶心、呕吐、大汗等先兆表现；了解晕厥发作的频率、持续时间、体位、伴随症状及缓解方式；有无器质性心脏病或其他疾病史；有无服药、外伤史
	身体评估	观察生命体征，意识状态；有无心律及心率变化，是否发生外伤；评估患者跌倒风险
	实验室及其他检查	心电图、超声心动图、动态心电图等有助于病因判断
护理	护理	1. 休息与体位　保持室内空气新鲜，晕厥发作频繁的患者应卧床休息，注意保暖，加强生活护理 2. 吸氧　依据医嘱给予氧气吸入 3. 保持静脉通路开放，备好急救物品 4. 用药护理　心率显著缓慢的患者遵医嘱给予阿托品、异丙肾上腺素等药物治疗，观察药物的疗效和副作用 5. 预防跌倒　高危患者每日评估跌倒风险，床旁悬挂跌倒高危提示牌，将患者常用物品置于床旁，呼叫器放于患者触手可及处，如厕或外出检查应有

3

续表

分类	项目	护理内容
护理	护理	专人陪同。告知患者如出现头晕、黑蒙等不适，应就地休息 6. 急救护理 一旦患者意识突然丧失、抽搐、大动脉搏动消失、呼吸停止，立即进行救护，如心外按压、人工呼吸、电复律或配合临时起搏等 7. 心理护理 多巡视、建立良好的护患关系，缓解患者紧张焦虑的情绪
健康宣教	健康宣教	1. 告知患者心源性晕厥的诱发因素，嘱患者避免剧烈活动、情绪激动或紧张、快速改变体位等 2. 一旦有头晕、黑蒙等先兆立即平卧，避免摔伤 3. 心源性晕厥患者避免从事高空、驾驶等工作 4. 定期复查

第二节 心力衰竭

心力衰竭（heart failure）简称心衰，是由于各种心脏结构或功能异常导致心室泵血功能低下的一种临床综合征，主要表现为呼吸困难、疲乏和液体潴留。心力衰竭按发病缓急可分为慢性心衰和急性心衰；按发生部位可分为左心衰、右心衰和全心衰；按生理功能分为收缩性心力衰竭和舒张性心力衰竭。

一、慢性心力衰竭

慢性心力衰竭（chronic heart failure）是不同病因引起器质性心血管病的主要综合征。我国一项对 35 ~ 74 岁城乡居民 15518 人的随机抽样调查显示，心力衰竭患病率为 0.9%，且随着年龄增高呈增加趋势。引起慢性心衰的病因以冠心病居首位，高血压有明显上升，而风湿性心脏瓣膜病明显下降。心衰患者的死亡原因依次为泵衰竭、心律失常和猝死。

3

【临床表现】

1. 左心衰竭

（1）症状：可出现不同程度的呼吸困难包括劳力性呼吸困难、夜间阵发性呼吸困难、端坐呼吸、急性肺水肿；咳嗽、咳痰和咯血；体力下降、乏力和虚弱。

（2）体征：可有呼吸频率增加，肺部湿性啰音、哮鸣音及干性啰音；左心室扩大引起的心尖搏动点左下移动，心率加快、舒张早期奔马律、P_2 亢进，心尖部收缩期杂音等；严重呼吸困难者可出现口唇发绀，外周血管收缩可出现四肢末梢苍白、发冷等。

2. 右心衰竭

（1）症状：可有食欲减退、腹胀、恶心、呕吐、便秘、肝区疼痛、上腹饱胀等消化系统症状；少量蛋白尿、血尿素氮升高等泌尿系统症状以及轻度的呼吸困难及气喘。

（2）体征：颈外静脉充盈，肝-颈静脉反流征；肝大和压痛；足、踝、胫前甚至全身水肿；胸腔积液和腹水；心率快，右心室肥厚和扩大等。

3. 全心衰竭　见于心脏病晚期，同时具有左、右心衰的临床表现；如由左心衰并发右心衰竭者，其左心衰的症状和体征有所减轻。

【并发症】

呼吸道感染较常见；血栓形成和栓塞；心源性肝硬化；电解质紊乱等。

【治疗】

1. 病因治疗　包括冠心病、心瓣膜病、心肌炎、心肌病等基本病因治疗以及去除心衰诱因，如感染、心律失常、肺梗死、贫血和电解质紊乱的治疗。

2. 一般治疗　包括监测体质量以判断是否有液体潴留，指导调整利尿剂的应用；限钠、限水、低脂饮食、控制体质量、戒烟戒酒、适当休息和运动、氧气治疗等。

3. 药物治疗

（1）改善血流动力学的治疗：利尿剂、洋地黄、正性肌力药物及血管扩张剂的应用。

（2）延缓心室重构的治疗：ACEI、β受体阻滞剂、醛固酮受体拮抗剂、ARB。

（3）抗凝和抗血小板治疗：阿司匹林、华法林的应用等。

4. 非药物治疗　心脏再同步化治疗（cardiac resynchronization therapy，CRT）和心脏移植。

【健康教育与管理】

1. 监测体质量　每日测定体质量，评估是否有体液潴留。如在3天内体质量突然增加2kg以上，应考虑是否有钠、水潴留，需要就医调整利尿剂的剂量。

2. 饮食指导　遵医嘱给予清淡、易消化饮食，少量多餐，补充蛋白质的摄入。限制钠盐摄入，减少体液潴留，减轻心脏负担。一般钠盐（食盐、酱油、黄酱、咸菜等）可限制在每天5g以下，病情严重者在每天2g以下，限制钠含量高的食品如腌制、熏制食品、香肠、罐头、海产品、苏打饼干等。液体入量以每日1.5~2L为宜，可适当根据尿量、出汗的情况进行调整。多食新鲜水果和蔬菜，忌辛辣刺激性食品，戒烟酒及咖啡、浓茶等刺激性饮料。告知患者及家属治疗饮食的重要性，需要家属鼓励和督促患者执行。

3. 活动指导　在患者活动耐力许可范围内，鼓励患者尽可能做到生活自理。心功能Ⅰ级：不限制一般体力活动，适当参加体育锻炼，但应避免剧烈运动。心功能

Ⅱ级：适当限制体力活动，增加午睡时间，不影响轻体力劳动或家务劳动。心功能Ⅲ级：严格限制一般的体力活动，以卧床休息为主，但应鼓励患者日常生活自理或在协助下自理。心功能Ⅳ级：绝对卧床休息，日常生活由他人照顾。心力衰竭症状改善后增加活动量时，首先增加活动时间和活动频率，然后才考虑增加活动强度。应以有氧运动作为主要形式，包括：走路、踏车、游泳、骑自行车、爬楼梯、太极拳等。运动时间：30～60分钟，包括热身运动、真正运动时间及整理运动时间，针对体力虚弱的慢性心力衰竭患者，建议延长热身运动时间，通常为10～15分钟，真正运动时间为20～30分钟。运动频率：每周3～5次。运动强度以心率为标准确定：最大预测心率（HRmax）［HRmax = 220 − 年龄（岁）］的50%～60%开始，之后逐步递增。

4. 用药指导　指导患者及家属目前口服药物的名称、服用方法、剂量、不良反应及注意事项。不能自作主张更改药物或停药，如有不适及时就诊。

5. 避免诱发因素　避免过度劳累、剧烈运动、情绪激动、精神过于紧张、注意保暖避免感染。

【预后】

早期控制心衰危险因素，可以预防心衰；积极治疗基础心脏病，可以延缓心室重构发生发展，降低慢性心衰患者的死亡率和住院率。

【护理】

慢性心力衰竭的护理见表3-2-1。

表3-2-1　慢性心力衰竭的护理

日期	项目	护理内容
入院当天	评估	1. 一般评估：神志，生命体征，体位，皮肤，出入液量，自理及日常生活能力，发生跌倒/坠床及压疮的风险等

日期	项目	护理内容
入院当天	评估	2. 专科评估：本次发病的诱因，呼吸困难的程度，有无发绀及心包积液、胸腔积液、腹水等，评估心功能情况等
	治疗	根据病情吸氧、床边监测血压、心率、血氧、呼吸的变化，建立静脉通道、控制液体平衡
	检查	按医嘱做相关检查，如化验检查、超声心动、心电图、X线胸片、心室造影、心脏磁共振等
	药物	按医嘱正确使用利尿剂、血管扩张剂、抗凝、抗血小板、延缓心室重构等药物治疗，注意用药后的观察
	活动	嘱患者卧床休息，根据呼吸困难的程度采取适当体位并定期更换体位，水肿严重者注意保护皮肤。指导患者进行适当活动，促进下肢血液循环
	饮食	清淡易消化，补充蛋白质摄入，限制钠盐摄入。多食新鲜水果和蔬菜，忌辛辣刺激食品
	护理	1. 高枕卧位或半卧位，根据情况准备气垫床，根据病情准备监护仪、急救车等备用装置 2. 做好入院介绍

3

续表

日期	项目	护理内容
入院当天	护理	3. 制定相关的护理措施，如口腔护理，管道留置护理，皮肤、毛发、会阴、肛周护理措施 4. 视病情做好各项监测记录 5. 详细记录患者出入液量 6. 密切观察患者生命体征、心律、血氧饱和度情况；观察水肿变化情况，记录体重、腿围、腹围 7. 协助翻身，注意皮肤保护，防止发生压疮 8. 病室避免放置花草、皮毛等，减少病人不良刺激 9. 根据病情，使用床挡，确保安全
	健康宣教	向病人讲解疾病相关知识、安全知识、服药知识等，各种检查注意事项
第2~5天	评估	神志、生命体征、呼吸困难、水肿情况及病人的心理状态，对疾病相关知识的了解等情况
	治疗	按医嘱执行治疗
	检查	继续完善检查
	药物	密切观察各种药物作用和副作用，如利尿剂、血管扩张剂等
	活动	卧床休息，注意安全
	饮食	同前

续表

日期	项目	护理内容
第2~5天	护理	1. 基础护理、留置管道护理，皮肤、毛发、会阴、肛周护理 2. 加强病情观察，重视巡视及病人的主诉，发现心功能不全症状加重的先兆症状时，立即报告医生处理 3. 仔细询问病史，找出诱发加重心衰的原因，祛除诱因，避免诱发 4. 做好心理护理 5. 保持出入液量平衡
	健康宣教	讲解教会患者卧床期间床上活动的方法及必要性，教会患者进行踝泵运动，促进下肢血液循环
第6~15天	活动	适当下床活动
	健康宣教	讲解按时按量服药，饮食控制及出入液量控制，避免诱发因素对疾病的重要性。派发健康教育宣传单
	其余同前	
出院前1天	健康宣教	出院宣教： 1. 服药指导 2. 避免心衰发作或加重的诱因 3. 注意保暖、防外感、节饮食和调情志 4. 监测体质量

3

续表

日期	项目	护理内容
出院前 1天	健康宣教	5. 监测出入液量 6. 活动指导 7. 定时专科门诊复诊
出院随访		出院1周内电话随访第1次，3个月内随访第2次，6个月内随访第3次，1年随访1次

二、急性心力衰竭

急性心力衰竭（acute heart failure）简称急性心衰，是指心力衰竭的症状和体征急性发作或急性加重，临床上以急性左心衰竭较为常见，导致以急性肺水肿、心源性休克为主要表现的临床综合征。急性心衰通常危及患者的生命，必须紧急实施抢救和治疗。

【临床表现】

1. 症状 发病急骤，患者突然出现严重的呼吸困难、端坐呼吸、烦躁不安、呼吸频率增快，可达30～40次/分；咳嗽，咳白色泡沫痰，严重时可出现咳粉红色泡沫痰，并可出现恐惧和濒死感。

2. 体征 患者面色苍白、发绀、大汗、皮肤湿冷、心率增快。开始肺部可无啰音，继之双肺满布湿啰音和哮鸣音，心尖部可闻及舒张期奔马律，肺动脉瓣第二心音亢进。当发生心源性休克时可出现血压下降、少尿、神志障碍等。

急性右心衰主要表现为低心排血量综合征、右心循环负荷增加、颈静脉怒张、肝颈静脉征回流阳性、低血压。

【并发症】

急性左心衰可并发心源性休克、多器官功能衰竭、电解质紊乱和酸碱平衡失调等。

【治疗】

1. 一般治疗 坐位，双腿下垂、给予鼻导管或面罩高流量（6～8L/min）吸氧、心电监护、快速利尿、扩张血管等。

2. 镇静 必要时给予吗啡镇静。

3. 药物治疗 利尿药、扩张血管药、正性肌力药物、支气管解痉药物等。

4. 机械通气 无创或有创通气治疗。

5. 主动脉内球囊反搏治疗 改善心肌灌注，降低心肌耗氧，增加心排出量。

6. 针对病因治疗。

【健康教育与管理】

1. 向患者讲解心力衰竭的基本症状和体征，使患者了解可反映心衰加重的一些临床表现如疲乏加重、运动耐力降低、静息心率增加≥15～20次/分、活动后喘憋加重、水肿（尤其是下肢）再现或加重、体质量增加等。

2. 指导患者知晓应避免的情况 ①过度劳累和体力活动、情绪激动和精神紧张等应激状态；②感冒、呼吸道感染及其他各种感染；③擅自停药、减量；④饮食不当，如食物偏咸等；⑤液体摄入过多；⑥未经专科医生同意，擅自加用其他药物，如非甾体类抗炎药、激素、抗心律失常药物等。

3. 告知患者学会自我判断需去就诊的情况 心衰症状加重、持续性血压降低或增高（＞130/80mmHg）、心率加快或过缓（≤55次/分）、心脏节律显著改变（从规律转为不规律或从不规律转为规律、出现频繁期前收缩且有症状）等。

【预后】

急性心衰的住院病死率约3%～4%，严重者达20%；急性心衰患者出院后60天内心血管事件导致的再住院率达到30%～50%。

【护理】

急性心力衰竭的护理见表3-2-2。

表3-2-2 急性心力衰竭的护理

日期	项目	护理内容
入院当天	评估	1. 一般评估：神志、面色、生命体征、体位、皮肤、出入液量、自理及日常生活能力，发生跌倒/坠床及压疮风险等 2. 专科评估：本次发病的诱因，呼吸困难的程度，有无发绀及心包积液、胸腔积液、腹水等，评估心功能情况，评估有无静脉管路及其他引流管等
	治疗	根据病情吸氧或使用呼吸机、床边监测血压、心率、血氧、呼吸的变化，建立静脉通道、控制液体平衡，镇静，病因治疗，主动脉内球囊反搏治疗
	检查	按医嘱做相关检查，如心电图，X线胸片，超声心动，脑钠肽，有创导管检查，血气分析等
	药物	按医嘱正确使用利尿剂、血管扩张剂、正性肌力药、支气管解痉药物等，注意用药后的观察
	活动	协助患者坐位，双腿下垂，减少静脉回流。患者烦躁不安时要注意保护患者

续表

日期	项目	护理内容
入院当天	饮食	清淡易消化补充蛋白质摄入。限制钠盐摄入。多食新鲜水果和蔬菜，忌辛辣刺激食品
	护理	1. 坐位，双腿下垂，根据情况准备气垫床，防止强迫体位导致的压疮。根据病情准备监护仪、急救车等备用装置 2. 给予高流量吸氧（6~8L/min），必要时使用呼吸机辅助呼吸并做好相关护理，防止误吸和窒息 3. 开通静脉通道，必要时协助留置中心静脉导管，观察并控制患者输液速度，并做好相关护理 4. 做好各项监测记录，详细记录患者出入液量 5. 根据病情，使用床挡，确保安全 6. 使用主动脉内气囊反搏治疗的患者，做好相关护理 7. 抢救时保持镇静，向患者精练的做好必要的解释
	健康宣教	向病人讲解疾病相关知识、各种操作及检查的必要性和注意事项
第2~5天	评估	神志、生命体征、呼吸困难、水肿情况及病人的心理状态，对疾病相关知识的了解等情况

3

续表

日期	项目	护理内容
第2～5天	治疗	按医嘱执行治疗
	检查	继续完善检查
	药物	密切观察各种药物作用和副作用，如利尿剂、血管扩张剂等
	活动	卧床休息，注意安全
	饮食	同前
	护理	1. 基础护理、留置管道护理、皮肤、毛发、会阴、肛周护理 2. 加强病情观察，重视巡视及病人的主诉，发现心功能不全症状加重的先兆症状时，立即报告医生处理 3. 找出诱发加重心衰的原因，祛除诱因，避免诱发 4. 严格记录出入量，根据医嘱给予利尿治疗 5. 密切观察电解质情况 6. 做好心理护理
	健康宣教	讲解教会患者卧床期间床上活动的方法及必要性，教会患者进行踝泵运动，促进下肢血液循环
第6～15天	活动	适当下床活动
	健康宣教	讲解按时按量服药，饮食控制及出入液量控制，避免诱发因素对疾病的重要性。派发健康教育宣传单
	其余同前	

续表

日期	项目	护理内容
出院前1天	健康宣教	出院宣教： 1. 服药指导 2. 避免心衰发作或加重的诱因 3. 注意保暖、防外感、节饮食和调情志 4. 监测体质量 5. 监测出入液量 6. 活动指导 7. 定时专科门诊复诊
出院随访		出院1周内电话随访第1次，3个月内随访第2次，6个月内随访第3次，1年随访1次

第三节 心律失常

心律失常（cardiac arrhythmia）是指心脏冲动的频率、节律、起源部位、传导速度与激动顺序的异常，可表现为心动过速、心动过缓、心律不齐或心脏骤停。心律失常的临床表现取决于节律和频率异常对血流动力学的影响，轻者出现心悸和运动耐量降低，重者可诱发或加重心功能不全，心脏骤停者可引起晕厥或心脏性猝死。心电图表现是主要的诊断依据，对复杂心律失常可进行心脏电生理检查帮助明确诊断。心律失常的治疗原则应在重视消除病因或诱因的基础上恢复心脏节律或控制心室率。抗心律失常药物、心脏电复律、心脏起搏和导管射频消融是心律失常的主要治疗方法。

一、窦性心律失常

窦性心律失常（sinus arrhythmia）是一组以窦房结

自律性异常和窦房传导障碍为病理基础的快速性和缓慢性心律失常。

【临床表现】

1. 窦性心动过速（sinus tachycardia） 成人窦性心律的频率超过 100 次/分称为窦性心动过速。临床上心慌、乏力、运动耐量下降是常见表现，部分患者可诱发心绞痛，引起或加重心功能不全等。

2. 窦性心动过缓（sinus bradycardia） 成人窦性心律的频率低于 60 次/分称为窦性心动过缓。生理因素引起者多无明显症状，运动或代谢增强时窦性心律可增加至正常。各种疾病所伴随的窦性心动过缓其临床表现与原发病相关。

3. 病态窦房结综合征（sick sinus syndrome, SSS） 轻者表现为心慌、心悸、记忆力减退、乏力和运动耐量下降；重者引起心绞痛、少尿、黑蒙、晕厥，晚期可出现心力衰竭、阿-斯综合征，甚至因心脏停搏或继发心室颤动而导致患者死亡。

【治疗】

1. 窦性心动过速 控制病因或消除诱因，也可选用 β 受体阻滞剂或钙离子通道阻滞剂。

2. 窦性心动过缓 除有效治疗原发病外，还可适当使用 M 受体阻滞剂、β 肾上腺能受体兴奋剂等提高心率。

3. 病态窦房结综合征 控制病因，M 受体阻滞剂或 β 肾上腺能受体兴奋剂药物治疗以及心脏起搏治疗。

【健康教育与管理】

1. 饮食指导 告知患者应少食多餐，避免过饱。饮食过饱会加重心脏负担，加重原有的心律失常。告知患者禁烟酒、浓茶，少食咖啡及辛辣食物。

2. 活动指导 对存在明显症状的患者，应卧床休息，尽量减少机体耗氧。对于偶发、无器质性心脏病的心律失常，不需卧床休息，可做适当活动，注意劳逸结合。对有血流动力学改变的心律失常患者应适当休息，避免劳累。严重心律失常患者应绝对卧床休息，至病情好转后再逐渐起床活动。

3. 用药指导　告知患者服药方法、时间及剂量，嘱患者按时服药。告知患者用药后可能出现的不良反应，一旦发生，应及时就诊。

4. 教会患者及家属自测脉搏的方法，嘱患者出院后如不适及时就诊。

【预后】

病因及原发病可控制者预后良好。不适当窦性心动过速可诱发心动过速性心肌病，表现为心脏扩大和心功能不全，有效控制心率可使心脏扩大逆转，心功能可恢复正常。病态窦房结综合征接受心脏起搏器治疗远期预后良好。

二、房性心律失常

房性心律失常主要包括房性期前收缩、房性心动过速、心房扑动及心房颤动，是常见的快速性心律失常。

【临床表现】

1. 房性期前收缩（atrial premature beats）　部分患者无明显症状，频发者胸闷、心悸、心慌是常见症状。心脏听诊可闻及心律不齐，提前出现的心搏伴有第一心音增强，之后可出现代偿间歇。

2. 房性心动过速（atrial tachycardia）　简称房速，患者可有阵发性心悸、胸闷，发作呈短暂、间歇或持续性。严重者可引起心绞痛，诱发或加重心功能不全。

3. 心房扑动（atrial flutter）　简称房扑，其临床表现取决于房扑持续时间和心室率快慢，以及是否存在器质性心脏病。房扑心室率不快时，患者可无症状；房扑伴极快的心室率，并存器质性心脏病时可诱发心绞痛与心力衰竭。

4. 心房颤动（atrial fibrillation）　简称房颤，其临床表现与其发作的类型、心室率快慢、心脏结构和功能状态，以及是否形成心房附壁血栓有关。心房颤动症状的轻重受心室率快慢的影响。心室率不快时可无症状，但多数患者有心悸、胸闷，心室率超过 150 次/分时可诱发心绞痛或心力衰竭。房颤合并体循环栓塞的危险性甚大，栓子来自左心房，多在左心耳部。二尖瓣狭窄或二尖瓣脱垂合并房颤时，脑栓塞的发生率更高。心脏听诊第一心音强弱不等、心律绝对不齐、常有脉搏短绌。

【并发症】

心房颤动患者出血的危险性大；房颤合并体循环血栓栓塞的危险性甚大，二尖瓣狭窄或二尖瓣脱垂合并房颤时，脑栓塞的发生率更高；心房扑动与心房颤动伴极快的心室率（>150 次/分）时可诱发心力衰竭；预激综合征并发快速性房性心律失常，尤其是房扑或房颤，心室率极快，可诱发心功能不全、心源性晕厥、甚至心室颤动。

【治疗】

1. 房性期前收缩 应重视病因治疗和消除诱因，症状明显、房性期前收缩较多或诱发房性心动过速甚至心房颤动者，可使用Ⅰ类或Ⅲ类抗心律失常药物治疗。

2. 房性心动过速

（1）房速发作期：对于心脏结构和功能正常的患者，可选择胺碘酮或普罗帕酮静脉注射，继之静脉滴注维持治疗，也可选择维拉帕米或地尔硫䓬静脉注射。伴有心功能不全的房速或多源性房速，应选择胺碘酮或洋地黄类药物静脉注射，以减慢心室率或转复为窦性心律。

（2）预防房速复发：在病因治疗和消除诱因的基础上，对房速发作频繁的患者，可选择Ⅰa类、Ⅰc类、Ⅲ类或Ⅳ类抗心律失常药物口服治疗。

（3）射频消融治疗

3. 心房扑动

（1）控制心室率：对并发心功能不全的患者应选择洋地黄类药物来控制心室率和改善心功能。

（2）转复窦性心律：病情稳定或房扑心室率得到有效控制的患者，可选择静脉或口服Ⅲ类、Ⅰa和Ⅰc类药物来转复，Ⅲ类药物中胺碘酮最常用，静脉注射伊布利特转复为窦性心律成功率较高。对于房扑1:1传导或并存心室预激者，心室率极快，易引起急性肺水肿或心源性休克而危及患者生命，此时首选体外同步心脏电复律。

（3）射频消融治疗

（4）预防血栓栓塞：可选择口服阿司匹林或华法林预防。

4. 心房颤动　在控制相关疾病和改善心功能的基础上控制心室率、转复和维持窦性心律、预防血栓栓塞是心房颤动的治疗原则。

【健康教育与管理】

1. 向患者及家属讲解房性心律失常的常见病因、诱因及防治知识。说明遵医嘱服药的重要性，嘱患者不可自行减量、停药或擅自改用其他药物。告诉患者药物可能出现的不良反应，嘱有异常时及时就诊。

2. 嘱患者注意劳逸结合、生活规律，保证充足的休息与睡眠；保持乐观、稳定的情绪；戒烟酒，避免摄入刺激性食物如咖啡、浓茶等；避免饱餐，避免劳累、感染，防止诱发心力衰竭。

3. 嘱患者多食纤维素丰富的食物，保持大便通畅。指导患者保持稳定的膳食结构，某些富含维生素K的食物，虽能降低抗凝药效果，但只要平衡饮食，不必特意偏食或禁食此类食物。

4. 教会患者自测脉搏的方法以利自我监测病情。

5. 心房颤动患者入房颤门诊，告知患者随访日期及时间。

【预后】

房性期前收缩为良性心律失常，不引起严重的血流动力学障碍，其预后取决于原发病。无器质性心肌病的房速预后良好。器质性心脏病伴有心脏扩大和心功能不全的房速，预后较差。心脏结构和功能正常的心房扑动患者预后良好。与器质性心脏病相关或并存的房扑，其预后取决于病因和心功能状态。器质性心脏病尤其是心衰患者，持续性房颤是独立的危险因素。心脏结构和功能正常者，持续性房颤引起的血栓栓塞是主要的致残和致死原因。

三、室性心律失常

室性心律失常（ventricular arrhythmia）主要表现为快速性心律失常，包括室性期前收缩、室性心动过速、心室扑动和心室颤动。缓慢性室性心律失常不独立发生，如室性逸搏或室性逸搏心律，主要并存于严重窦性心动过缓或心脏停搏，以及高度或完全性房室传导阻滞。

【临床表现】

1. 室性期前收缩（premature ventricular contractions）频发室性期前收缩患者多有心慌、心悸、心跳停顿、咽喉牵拉不适等。

2. 室性心动过速（ventricular tachycardia） 室性心动过速简称室速。非持续性室速患者症状较轻，类同于室性期前收缩。持续性室速频率不快（≤160 次/分）或持续时间不长，且心功能正常者，其症状多类同于阵发性室上性心动过速。当室速频率快、持续时间长，或并存心室扩大和心功能不全者，常有严重的血流动力学影响，可诱发或加重心功能不全、急性肺水肿、心源性休克。部分多形性室速、尖端扭转性室速发作后很快蜕变为心室颤动，可导致心源性晕厥、心脏骤停、甚至引起心源性猝死。

3. 心室扑动（ventricular flutter）和心室颤动（ventricular fibrillation） 发病突然，表现为意识丧失、抽搐、呼吸停顿，甚至死亡。触诊大动脉搏动消失，听诊心音消失，血压无法测到。

【并发症】

严重心律失常患者，发现恶性心律失常先兆表现立即报告医生。并警惕发生心脏性猝死。

【治疗】

1. 室性期前收缩的治疗　应在控制病因和消除诱因基础上进行。无器质性心脏病患者频繁室性期前收缩伴有明显症状者，可考虑给予抗心律失常药物治疗；对于有器质性心脏病的患者，可长期使用 β 受体阻滞剂、ACEI 或 ARB 类药物改善心功能从而减少或抑制室性期前收缩的发生；急性心肌缺血或梗死者，易发生恶性室性期前收缩，应尽早实施再灌注治疗，给予胺碘酮治疗，同时应注意补钾、补镁和尽早使用 β 受体阻滞剂。

2. 室性心动过速的治疗　终止室速并转复窦性心律、预防室速复发和防治心脏性猝死是室速治疗的重要原则。

3. 心室扑动和心室颤动的治疗　院外目击者应立即实施徒手心肺复苏；住院患者应立即行非同步电除颤和心肺复苏。心肺复苏成功的患者，应积极治疗原发病和改善心功能，并考虑植入埋藏式心脏复律除颤器（implantable cardioverter defibrillator, ICD）以预防心脏性猝死的发生。

【健康教育与管理】

1. 耐心向患者或其家属讲解病情，讲解发生心律失常的诱因、常见病因及预防知识，使患者对疾病有正确认识，并给予患者安慰和鼓励，使患者精神上得到支持，树立战胜疾病的信心，以积极的态度去面对疾病。

2. 嘱患者注意劳逸结合、生活规律。

3. 保证充足的休息与睡眠，保持乐观、稳定的情绪。

4. 指导患者自测脉搏的方法以利于自我监测病情，心律失常突发时要保持冷静，绝对就地休息，及时拨打急救电话。

【预后】

偶发单源性室性期前收缩，其预后取决于原发心脏疾病。无器质性心脏病的频发室性期前收缩可引起心脏扩大。无器质性心脏病且室速得到有效控制，预后良好。

器质性心脏病患者室速的预后较差。室扑和室颤是最严重的心脏事件，绝大多数患者发病后不能自行终止，其生存依赖于及时有效的心肺复苏。

四、心脏传导阻滞

心脏传导阻滞可发生在心脏传导系统的任何水平，临床上以窦房传导阻滞、房室传导阻滞和室内传导阻滞较为常见和具有临床意义。

【临床表现】

1. 房室传导阻滞（atrioventricular block）　一度房室传导阻滞通常无症状；二度房室传导阻滞患者可有心悸症状；三度房室传导阻滞其症状的严重程度取决于心室率的快慢，常见症状有疲倦、乏力、头晕、晕厥、心绞痛、心力衰竭等。心室率过慢或出现长停搏（>3秒）可导致脑缺血而出现暂时性意识丧失、晕厥，甚至阿-斯综合征发作，严重者可发生猝死。

2. 室内传导阻滞（intraventricular block）　单支和双支阻滞通常无临床症状，偶可闻及第一、二心音分裂。三分支阻滞的临床表现与三度房室传导阻滞相同。

【并发症】

突发严重的心排血量在短时间内锐减，可诱发阿-斯综合征发作。

【治疗】

针对病因及诱因治疗；房室传导阻滞如发生心室率缓慢或心室停搏，病情紧急可予临时心脏起搏；无心脏起搏条件时，可应用阿托品、异丙肾上腺素以提高心室率，尽早予永久性心脏起搏治疗。单纯左、右束支阻滞本身无须特殊治疗；左后分支阻滞往往表示有较广泛而严重的心肌损害，需临床追踪观察。

【健康教育与管理】

1. 向患者及家属讲解传导阻滞的常见病因及防治知识。说明遵医嘱服药的重要性，嘱患者不可自行减量、停药或擅自改用其他药物。告诉患者药物可能出现的不良反应，嘱有异常时及时就诊。

2. 嘱患者注意劳逸结合、生活规律，保证充足的休息与睡眠；保持乐观、稳定的情绪，戒烟酒，避免摄入刺激性食物如咖啡、浓茶等；避免饱餐，避免劳累、感染，防止诱发心力衰竭。

3. 教会患者自测脉搏的方法以利自我监测病情。

【预后】

绝大多数一度和二度 I 型房室传导阻滞预后良好，二度 II 型和三度房室传导阻滞多数预后均较差，应积极实施人工心脏起搏治疗。室内阻滞的预后取决于原有心脏病的严重程度，无器质性心脏病患者预后良好。

五、心律失常病人的护理

心律失常的护理见表 3-3-1。

表 3-3-1　心律失常的护理

日期	项目	护理内容
入院当天	评估	1. 一般评估：意识状态、脉搏、呼吸、血压有无异常，询问患者饮食习惯与嗜好；评估自理及日常生活能力，发生跌倒/坠床及压疮风险等
		2. 专科评估：评估心律失常的类型、发作频率、持续时间等；有无心悸、胸闷、乏力、头晕、晕厥等伴随症状；有无心绞痛及心力衰竭的临床表现；发病有无诱因；有无引起心律失常的基础疾病；有无电解质紊乱；评估患者目前服用药物的名称、剂量及用法；评估患者有无跌倒史

续表

日期	项目	护理内容
入院当天	治疗	遵医嘱给予吸氧治疗，行电复律或电除颤，射频消融术，起搏器植入术患者做好相应的治疗前后或术前术后准备及护理
	检查	按医嘱做相关检查，如心电图，超声心动图等
	药物	遵医嘱按时按量给予抗心律失常药物治疗，静脉给药时应严格控制输液速度；接受抗凝治疗的患者应定期监测国际标准化比值（INR），并观察药物的作用及副作用
	活动	黑蒙、晕厥发作频繁的患者卧床休息，做好卧床期间的皮肤及生活护理
	饮食	少食多餐，避免过饱，避免加重心脏负担；禁烟酒、浓茶，少食咖啡及辛辣食物
	护理	1. 心律失常发作时卧床休息，保证充足的休息与睡眠，根据情况准备气垫床，防止强迫体位导致的压疮 2. 遵医嘱给予患者氧气吸入，告知其不可自行调节氧气流量 3. 开通静脉通道，必要时协助留置中心静脉导管，观察并控制患者输液速度，并做好相关护理

日期	项目	护理内容
入院当天	护理	4. 做好各项监测记录，尤其是心律、心率、血压、神志，备好除颤器、急救物品及药品 5. 根据医嘱监测患者的电解质和酸碱平衡情况，配合治疗，纠正诱因 6. 根据病情，使用床挡，确保安全
	健康宣教	向病人讲解黑蒙、晕厥发作频繁时卧床的必要性
第 2~5 天	评估	神志、生命体征、心律及病人的心理状态，对疾病相关知识的了解等情况
	治疗	按医嘱执行治疗
	检查	继续完善检查，如 24 小时动态心电图等
	药物	密切观察各种抗心律失常药物作用和副作用
	活动	卧床休息，注意安全；适当增加床上主动与被动活动
	饮食	同前
	护理	1. 基础护理、留置管道护理，皮肤、毛发、会阴、肛周护理 2. 加强病情观察，尤其是心律、血压、心率等，重视巡视及病人的主诉，发现心功能不全症状加重的先兆症状时，立

3

续表

日期	项目	护理内容
第2～5天	护理	即报告医生处理 3. 维护静脉通道，准确给药并观察药物的效果和副作用 4. 密切观察电解质情况 5. 行射频消融术及起搏器植入术患者，做好相关护理 6. 做好心理护理 7. 做好检查相关护理，如24小时动态心电图、心电图等
	健康宣教	1. 讲解教会患者卧床期间床上活动的方法及必要性，教会患者进行踝泵运动，促进下肢血液循环 2. 向患者讲解复查电解质和凝血功能的意义及必要性 3. 讲解射频消融术及起搏器植入术后制动的时间，注意事项等
第6～15天	活动	适当下床活动
	健康宣教	讲解按时按量服药及重要性，不可擅自减量、停药或改药；教会患者自数脉率，讲解心律失常常见病因、诱因及避免诱发因素对疾病的重要性。派发健康教育宣传单
	其余同前	
出院前1天	健康宣教	出院宣教： 1. 避免心律失常的诱因及其防治知识

3

日期	项目	护理内容
出院前1天	健康宣教	2. 注意劳逸结合，生活规律，避免摄入刺激性食物如烟酒浓茶、咖啡等，避免饱餐 3. 有头晕、黑蒙时立即平卧，以免摔伤；有晕厥史的患者避免从事驾驶、高空作业的工作 4. 保持大便通畅，避免排便时屏气 5. 服药指导，按时服药，不可自行减量、停药或改用其他药物 6. 教会患者自数脉搏并观察药物的不良反应，如有发生及时就诊 7. 定时专科门诊复诊，复查电解质及凝血功能
出院随访		出院1周内电话随访第1次，3个月内随访第2次，6个月内随访第3次，1年随访1次

第四节　心脏骤停与心脏猝死

心脏骤停（cardiac arrest）指患者过去有或无心脏病史，意外地发生心脏射血功能的突然终止，导致脑血流的中断，随之出现意识丧失、呼吸停止、瞳孔散大。

心脏性猝死（sudden cardiac death，SCD）是指由各种心脏原因引起的急性症状发作后1小时内的死亡。

【临床表现】

发作前可无任何先兆，部分患者发作前数天或数分钟可有心前区痛、胸闷、心悸、疲乏等。发作时患者突然意识丧失，颈、股动脉搏动消失，可伴有短阵抽搐、皮肤苍白或明显发绀、呼吸断续乃至停止、瞳孔散大、对光反射消失，听诊心音消失。

【心脏骤停的处理】

一旦确诊为心脏骤停，应迅速、准确、熟练地进行抢救，保证心、肺、脑复苏成功。复苏成功与否同心脏骤停至复苏开始的时间密切相关。

1. 基本生命支持（basic life support，BLS）

（1）恢复循环（circulation，C）：胸外按压可使整个胸腔内压改变而产生抽吸作用，改善全身血流量，恢复循环，有利于维持重要器官的血液灌注。胸外按压的部位应为胸骨中下段，以 100 至 120 次每分钟的速率实施胸外按压，按压深度至少达到 5cm，每次按压后让胸部完全回弹，尽可能减少按压中的停顿。

（2）保持气道通畅（airway，A）：迅速清除口腔及气道内异物。一手置于患者前额用力加压使患者头后仰，另一手抬起下颏，使下颏、耳垂与地面呈垂直，畅通气道。

（3）人工呼吸（breath，B）：保持气道通畅的同时，给予患者足够的通气，30 次胸外按压后 2 次人工呼吸，每次呼吸吹气超过 1 秒，每次须使胸部隆起。建立高级气道后，如气管插管、喉罩气道后，可以每 6 秒进行 1 次人工呼吸，同时进行持续胸部按压。

即使是有效的胸外按压，也仅能使心脏指数接近正常低限的 40%。因此，在胸外按压的同时，必须设法迅速恢复有效的自主心律，给予进一步生命支持措施。

2. 进一步生命支持（advanced life support，ALS）给予加强生命支持措施，但以上基本生命支持治疗并非立即停止，而是逐步向第二阶段过渡。

（1）除颤和复律：迅速恢复有效的心律是复苏成功至关重要的一步。若心电监护确定为心室颤动，应尽快进行除颤，从心室颤动到给予电击的时间不应该超过 3

分钟，并且应在等待除颤器准备就绪的同时进行心肺复苏。除颤单相波除颤器选择能量为 360J，双相波选择能量为 200J。除颤后应立即继续给予胸外按压 5 个循环后判断患者心律。

（2）迅速建立 1～2 处上肢静脉通道，给予急救药物，如肾上腺素、血管加压素、阿托品、利多卡因、β受体阻滞剂、碳酸氢钠、呼吸兴奋剂等。注意观察用药后的反应。

3. 心脏骤停后救治

（1）对于所有 ST 段抬高的患者，以及非 ST 段抬高，但血流动力学或心电不稳定，疑似心血管病变的患者，建议紧急冠状动脉血管造影。

（2）所有在心脏骤停后恢复自主循环的昏迷的成年患者都应采用目标温度管理，目标温度选定在 32℃ 到 36℃ 之间，并至少维持 24 小时。

（3）目标温度管理结束后，可能会出现发热症状，应该积极预防发热。

（4）复苏后，立即确认并矫正低血压症状（收缩压低于 90mmHg，平均动脉压低于 65mmHg）。

大动脉搏动出现、呼吸恢复、心音出现时是复苏有效的指征。应送入监护病房，连续密切监测 48～72 小时，并对导致心脏骤停的原发疾病给予适当处理。监测的内容包括生命体征、呼吸功能、血流动力学、心电图、出入量、电解质、肾功能、血气分析、血氧饱和度等。继续维持有效的循环、呼吸功能及水、电解质、酸碱平衡，预防再次心脏骤停。防治脑水肿、急性肾衰竭和继发感染等。同时做好心理护理，减轻患者的恐惧心理，配合治疗。

【预后】

心脏骤停是心脏急症中最严重的情况，如能及时而正确地抢救，不少病人可以获救，若抢救不及时或措施不力，常导致死亡。

第五节 冠状动脉粥样硬化性心脏病

冠状动脉粥样硬化性心脏病（coronary heart disease，CHD）简称冠心病，是指冠状动脉粥样硬化使血管腔狭窄或阻塞，和（或）因冠状动脉功能性改变（痉挛）导致心肌缺血或坏死而引起的心脏病。

冠心病的发生是多基因的遗传因素与复杂的环境因素相互作用的结果，这些因素称为冠心病的危险因素。年龄（男性≥45岁，女性≥55岁，或未用雌激素替代治疗的过早绝经妇女）、脂代谢异常、高血压、吸烟、糖尿病和糖耐量异常是本病最重要的危险因素；肥胖、缺少体力活动、摄入过多动物脂肪、胆固醇、糖和钠盐、遗传因素等同样增加冠心病的发生风险；近年来发现血中同型半胱氨酸增高、胰岛素抵抗增强、血中纤维蛋白原及一些凝血因子增高等也可使发生本病的风险增加。

一、心绞痛

心绞痛（angina pectoris）是一种由于冠状动脉供血不足，导致心肌急剧的、暂时的缺血与缺氧所引起的，以发作性胸痛或胸部不适为主要表现的临床综合征。

【临床表现】

1. 症状 以发作性胸痛为主要临床表现，典型疼痛特点为胸骨体中、上段之后，或心前区界限不清，可放射至左肩、左臂尺侧；偶有至颈、咽或下颌部。胸痛常为压迫样、憋闷感或紧缩样感，也可有烧灼感。发作时，患者可不自觉停止原来的活动。体力劳动、情绪激动、饱餐、受凉、心动过速等可诱发。一般持续3~5分钟，休息或含服硝酸甘油可迅速缓解。

2. 体征 心绞痛发作时，可出现面色苍白、出冷汗、心率增快、血压升高。有时出现第三或第四心音奔马律。

【治疗】

原则是避免诱发因素；改善冠状动脉血供；治疗动脉粥样硬化，预防心肌梗死，改善生存质量。

1. 一般治疗 发作时立刻休息，尽量避免诱发因素；调整饮食结构，戒烟限酒；调整日常生活与工作量、减轻精神负担、保持适当运动、治疗相关疾病。

2. 药物治疗

（1）抗心绞痛和抗缺血治疗：β受体阻滞剂、硝酸酯类、钙通道阻滞剂（CCB）、代谢类药物如曲美他嗪。

（2）预防心肌梗死和死亡的药物：抗血小板治疗、调脂药物（他汀类药物）、血管紧张素转换酶抑制剂（ACEI）。

（3）中医中药：丹参滴丸、保心丸等。

3. 控制危险因素 控制血压、血糖等。

4. PCI已成为冠心病治疗的重要手段。

5. 冠状动脉旁路手术（coronary artery bypass surgery, CABG） 对于复杂的冠心病患者，尤其是左主干病变、多支血管病变合并心功能不全和糖尿病的患者，CABG对缓解心绞痛和改善患者的生存有较好的效果。

6. 运动锻炼疗法。

【健康教育与管理】

1. 饮食指导 向患者及家属讲解饮食的治疗原则为低盐、低脂、少食多餐，避免暴饮暴食。合理膳食，指导选择血糖指数较低、适量优质蛋白质、高纤维食物，以达到即维持全身营养供给，又不给心脏增加负担的目的。

2. 药物指导 心绞痛患者需要长期规律口服药治疗。患者在用药过程中掌握各种药物的名称、作用、剂量、监测可能出现的不良反应等。如服硝酸甘油片后持续症状不缓解或近期心绞痛发作频繁应警惕近期内发生心肌梗死的可能，及时就诊治疗。

3. 休息与运动指导 发病时应卧床休息，保持环境安静，防止不良刺激。病情稳定后根据年龄、体质量、病情，指导患者适当运动。应多选择中小强度的有氧运动，如步行、慢跑、登楼梯、太极拳等，每次20~40分钟，要循序渐进进行，长期有规律锻炼。肥胖患者可根据自身情况适当增加活动次数。在运动中若感觉心悸、头晕、无力、出汗等不适症状应马上停止活动。

4. 定期复查　监测血压、血脂、心电图。

5. 预防并发症的指导　平时避免情绪激动、寒冷刺激、劳累、便秘、饱餐等诱因发生；养成良好的作息习惯，戒烟限酒；平时适当锻炼是预防疾病复发及并发症的重要方法。

【预后】

心绞痛患者大多数能生存很多年，但有发生急性心肌梗死或猝死的危险，决定预后的主要因素为冠状动脉病变范围和心功能。患者应积极治疗和预防。

【护理】

心绞痛的护理见表 3-5-1。

表 3-5-1　心绞痛的护理

日期	项目	护理内容
入院当天	评估	1. 一般评估：评估患者精神应激状态、体力活动、饮食状况。评估患者体质指数（BMI）、腰围、腹围。评估患者的活动能力，判断患者发生跌倒、坠床、压疮的危险程度
		2. 专科评估：评估体温、血压、脉搏、呼吸、意识、末梢循环情况等。评估患者目前心绞痛发作的频次、诱因、发作时疼痛的部位、性质、持续时间、缓解方式、伴随症状、服药种类以及服药后反应。评估患者对疾病知识及诱因相关知识的掌握程度、合作程度、心理状况（如患者有无焦虑、抑郁等表现）

续表

日期	项目	护理内容
入院当天	治疗	给氧，开通静脉通道，遵医嘱给药并注意观察用药的疗效及副作用，给予治疗饮食
	检查	按医嘱做相关检查，如心电图、运动负荷试验、动态心电图、超声心电图、放射性核素检查、磁共振、CT 检查、左心导管检查等
	药物	按医嘱正确使用硝酸酯类、他汀类、抗血小板、抗凝及 β 受体阻滞剂类等药物治疗，注意用药后的观察
	活动	心绞痛发作时立即停止活动，卧床休息，并密切观察。缓解期一般不需卧床休息。应尽量避免各种已知的可以改变的诱因
	饮食	遵医嘱给予低盐低脂、低胆固醇、高维生素等治疗饮食，注意少量多餐
	护理	1. 患者出现心绞痛症状时应立即卧床休息，并密切观察 2. 遵医嘱给氧，开通静脉通道，及时准确给药 3. 密切观察患者疼痛的部位、性质、持续时间、生命体征，必要时给予心电监护

3

续表

日期	项目	护理内容
入院当天	护理	4. 遵医嘱监测患者用药后的反应和副作用，应用硝酸酯类药物时，告知患者由于药物扩张血管会导致面部潮红、头部胀痛、心悸等不适，解除患者顾虑 5. 卧床患者将呼叫器置于床旁，协助完成生活护理，确保安全，防止跌倒坠床 6. 应用低分子肝素等抗凝药物时，注意口腔、黏膜、皮肤、消化道等部位出血情况
	健康宣教	向病人讲解疾病相关知识、各种操作及检查的必要性和注意事项
第2~5天	评估	神志、生命体征、病人的心理状态，膳食结构，对疾病相关知识的了解等情况
	治疗	按医嘱执行治疗
	检查	继续完善检查
	药物	密切观察各种药物作用和副作用，如抗凝药物、硝酸酯类药物、他汀类药物等
	活动	卧床休息，根据症状及血压情况适当活动并注意安全
	饮食	同前

3

续表

日期	项目	护理内容
第2~5天	护理	1. 基础护理、留置管道护理，皮肤、毛发、会阴、肛周护理 2. 加强病情观察，重视巡视及病人的主诉 3. 保持静脉通道的通畅，遵医嘱给药并观察 4. 做好心理护理 5. 必要时记录出入液量并遵医嘱监测电解质情况
	健康宣教	讲解药物的服用方法、剂量及时间等，告诉患者药物的疗效及其副作用
第6~15天	活动	适当下床活动
	健康宣教	讲解按时按量服药，低盐、低脂、低胆固醇饮食，改变生活方式，戒烟限酒及出入液量控制，控制体重，避免诱发因素对疾病的重要性。派发健康教育宣传单
	其余同前	
出院前1天	健康宣教	出院宣教： 1. 告知患者应摄入低热量、低脂、低胆固醇、低盐、高纤维素饮食，戒烟酒，控制体重 2. 保持大便通畅 3. 指导患者避免诱发心绞痛的因素及发作时应采取的方法

3

续表

日期	项目	护理内容
出院前1天	健康宣教	4. 坚持按医嘱服药，自我监测药物副作用
		5. 规律运动，指导患者选择慢跑、快步走、太极拳等活动，避免进行竞技性运动及力量型运动
		6. 嘱患者如疼痛比以往频繁、程度加重、服硝酸甘油不易缓解，警惕心肌梗死的发生，应即刻来院就诊
		7. 学会自我调节，保持乐观情绪
		8. 定时专科门诊复诊，进行心电图、血糖、血脂检查
出院随访		出院1周内电话随访第1次，3个月内随访第2次，6个月内随访第3次，1年随访1次

二、心肌梗死

心肌梗死（myocardial infarction）是心肌的缺血性坏死，急性心肌梗死（AMI）是在冠状动脉病变的基础上，发生冠状动脉血供急剧减少或中断，使相应的心肌严重而持久地缺血所致的部分心肌急性坏死。临床表现为胸痛、急性循环功能障碍、心电图演变以及血清心肌标志物升高。

【临床表现】

与梗死的部位、大小、侧支循环情况密切相关。

1. 先兆 发病前数天有乏力、胸部不适，活动时心悸、烦躁、心绞痛等前驱症状，心绞痛发作较以往频繁、性质较剧烈、持续时间长，硝酸甘油疗效差，诱发因素不明显。心电图 ST 段一时性明显抬高或压低。

2. 症状

（1）疼痛：性质和部位与心绞痛相似，程度更剧烈，伴有大汗、烦躁、濒死感，持续时间可达数小时至数天，休息和服用硝酸甘油不缓解。少数患者无疼痛，一开始即表现为休克或急性心力衰竭。

（2）胃肠道症状：疼痛剧烈时常伴恶心、呕吐、上腹胀痛。

（3）心律失常：24 小时内最多见。以室性心律失常最多，如室性期前收缩、室性心动过速、室性期前收缩落在前一心搏的易损期时（R on T 现象），常为心室颤动的先兆。室颤是心肌梗死早期的主要死亡原因。下壁心肌梗死易发生房室传导阻滞及窦性心动过缓；前壁心肌梗死易发生室性心律失常。

（4）低血压和休克：疼痛可引起血压下降，如疼痛缓解而收缩压仍低于 80mmHg，则应警惕心肌广泛坏死造成心排血量急剧下降所致的心源性休克的发生。

（5）心力衰竭：主要为急性左心衰竭，由于心肌梗死后心脏收缩力显著减弱或不协调所致。重者可发生急性肺水肿并可危及生命。右心室心肌梗死的患者可一开始就出现右心衰竭表现，伴血压下降。根据有无心衰表现，按 Killip 分级法（表3-5-2）将急性心肌梗死的心功能分为 4 级。

表 3-5-2 急性心肌梗死后心衰的 Killip 分级

分级	表现
Ⅰ级	无明显心功能损害证据
Ⅱ级	轻、中度心衰主要表现为肺底啰音（<50%的肺野）、第三心音及 X 线胸片上肺淤血的表现
Ⅲ级	重度心衰（肺水肿）——啰音 >50% 的肺野
Ⅳ级	心源性休克

3. 体征　心率多增快，右心室梗死或梗死面积大可发生心率减慢、心律不齐、心尖部第一心音减弱。

【并发症】

心肌梗死患者的并发症可分为机械性、缺血性、栓塞性和炎症性。主要包括：乳头肌功能失调或断裂，心室游离壁破裂，室间隔穿孔，心室壁瘤，栓塞，心肌梗死后综合征。

【治疗】

早发现、早入院治疗；缩短因就诊、检查、处置、转运等延误的时间。原则是尽早使心肌血液再灌注，挽救濒死心肌，保护和维持心脏功能，及时处理严重心律失常、泵衰竭和各种并发症，防止猝死，注重二级预防。

1. 一般治疗

（1）休息：应绝对卧床休息，保持环境安静，防止不良刺激，解除焦虑。

（2）给氧。

（3）监测：急性期应常规给予心电监测 3 ~ 5 天，除颤器处于随时备用状态。严重泵衰竭者应监测肺毛细血管压和静脉压。

（4）抗血小板药物治疗。

2. 解除疼痛　根据疼痛程度选择不同药物尽快解除疼痛，并注意观察用药后反应。

3. 再灌注心肌　及早再通闭塞的冠状动脉，使心肌得到再灌注，是 STEMI 治疗最为关键的措施，可挽救濒死心肌、缩小心肌梗死的范围，从而显著改善患者预后。包括溶栓治疗、介入治疗、CABG。

4. 其他药物治疗

（1）β 受体阻滞剂、ACEI、CCB：有助于改善恢复期心肌重构，减少 AMI 病死率。

（2）他汀类调脂药物：宜尽早应用，除了对低密度脂蛋白胆固醇（LDL-C）降低带来的益处外，他汀类药物还通过抗炎、改善内皮功能和稳定斑块等作用达到二级预防作用。

5. 抗心律失常治疗 心律失常必须及时消除，以免演变为严重心律失常甚至猝死。

6. 抗低血压和心源性休克治疗 包括维持血容量、应用升压药、应用血管扩张剂、纠正酸中毒及电解质紊乱等。上述治疗无效时可用 IABP 增加冠状动脉灌流，降低左心室收缩期负荷。

7. 治疗心力衰竭 主要是治疗急性左心衰竭，以应用利尿剂为主，也可选用血管扩张剂减轻左心室的前、后负荷。

8. 抗凝疗法 无论是否采用再灌注治疗，均应给予抗凝治疗，药物的选择视再灌注治疗方案而异。

【健康教育与管理】

心肌梗死后必须做好二级预防，预防心肌梗死再发。患者应合理膳食，戒烟、限酒，适度运动，心态平衡。坚持服用抗血小板药物、β受体阻滞剂，他汀类调脂药及 ACEI，控制高血压及糖尿病等危险因素，定期复查。

除上述二级预防所述各项内容外，在日常生活中还要注意以下几点：

1）避免过度劳累，逐步恢复日常活动，生活规律。

2）放松精神，愉快生活，对任何事情要能泰然处之。

3）不要在饱餐或饥饿的情况下洗澡。水温最好与体温相当，洗澡时间不宜过长，冠心病程度较严重的患者洗澡时，应在他人帮助下进行。

4）在严寒或强冷空气影响下，冠状动脉可发生痉挛而诱发急性心肌梗死。所以每遇气候恶劣时，冠心病患者要注意保暖或适当防护。

5）急性心肌梗死患者在排便时，因屏气用力可使心肌耗氧量增加使心脏负担加重，便后易突然发生心搏骤停或室颤而致死，因此要保持大便通畅防止便秘。

6）要学会识别心肌梗死的先兆症状并给予及时处理。心肌梗死患者约 70% 有先兆症状，主要表现为：①既往无心绞痛的患者突然发生心绞痛，或原有心绞痛的患者发作突然明显加重，或无诱因自发发作。②心绞痛性质较以往发生改变、时间延长，使用硝酸甘油不易缓解。③疼痛伴有恶心、呕吐、大汗或明显心动过缓或过速。④心绞痛发作时伴气短、呼吸困难。⑤冠心病患者或老年人突然出现不明原因的心律失常、心力衰竭、休克或晕厥等情况时都应想到心肌梗死的可能性。上述症状一旦发生，必须认真对待，患者首先应卧床，保持安静，避免精神过度紧张；舌下含服硝酸甘油或喷雾吸入硝酸甘油，若胸痛 20 分钟不缓解或严重胸痛伴恶心、呕吐、呼吸困难、晕厥，应呼叫救护车送往医院。

【预后】

预后与梗死范围的大小、侧支循环产生的情况以及治疗是否及时有关。死亡多在第一周内，尤其是在数小时内，发生严重心律失常、休克或心衰，病死率又高。影响心肌梗死患者远期预后的主要是心功能不全和心律失常。

【护理】

心肌梗死的护理见表 3-5-3。

表 3-5-3　心肌梗死的护理

日期	项目	护理内容
入院当天	评估	1. 一般评估：评估患者神志状况。评估患者的活动能力，判断患者发生跌倒、坠床、压疮的危险程度 2. 专科评估：评估心律、血压、体温、脉搏、呼吸、血氧饱和度、意识、末梢循环情况等。评估患者目前疼痛的部位、性质、持续时间，有无明显诱因、伴随症状，服药种类以及服药后反应

日期	项目	护理内容
入院当天	治疗	给氧，予心电监护，开通静脉通道，遵医嘱给药并注意观察用药的疗效及副作用
	检查	按医嘱做相关检查，如心电图、超声心电图等。做好介入治疗前的准备，遵医嘱采血，进行心肌损伤标志物检查
	药物	按医嘱正确使用硝酸酯类、他汀类、抗血小板、抗凝及止痛等药物治疗，注意用药后的观察
	活动	发病12小时内绝对卧床休息，并密切观察。如患者有恶心、呕吐等症状应协助患者头偏向一侧，防止发生误吸
	饮食	起病后4～12小时内给予流食，以减轻胃扩张
	护理	1. 卧床休息，并密切观察，下壁、右室心肌梗死患者易发生低血压、心动过缓、呕吐等，密切观察心率、血压变化，遵医嘱调整用药，指导患者恶心时头偏一侧，防止呕吐时发生误吸 2. 遵医嘱给氧，开通静脉通道，及时准确给药 3. 给予心电监护，密切观察患者生命体征、心律，重视病人

续表

日期	项目	护理内容
入院当天	护理	的主诉 4. 遵医嘱给予药物负荷剂量，观察患者用药后的反应和副作用，如有呕吐，观察呕吐物性质、颜色、呕吐物内有无之前已服药物，并通知医生 5. 做好介入治疗前准备工作，如采血、投照心电图、备皮等 6. 转运至导管室，用过床易将患者移至检查床上，避免患者自行挪动加重心肌耗氧
	健康宣教	简明扼要讲解疾病相关知识、向患者说明手术目的、穿刺麻醉方法、术中出现不适如何告知医生等
第2~5天	评估	神志、生命体征、心律、血氧饱和度；病人的心理状态，膳食结构，评估患者对疾病知识及诱因相关知识的掌握程度、合作程度、心理状况（如患者有无焦虑、抑郁等表现）
	治疗	按医嘱执行治疗，准备好急救物品、药品、除颤仪及导电糊
	检查	完善检查，如心电图、心肌损伤标志物检查、超声心动图等
	药物	密切观察各种药物作用和副作用，如抗凝药物、硝酸酯类药物、他汀类药物等

续表

日期	项目	护理内容
第2~5天	活动	卧床休息协助患者完成生活护理，保持环境安静
	饮食	遵医嘱给予低盐低脂、低胆固醇、高维生素、清淡、易消化的治疗饮食，注意少量多餐
	护理	1. 基础护理、留置管道护理，皮肤、毛发、会阴、肛周护理 2. 加强病情观察，重视巡视及病人的主诉，及早发现并发症的发生 3. 遵医嘱给氧，保持静脉通道的通畅，遵医嘱给药并观察。 4. 做好心理护理 5. 记录出入液量并遵医嘱给予利尿治疗，监测电解质情况
	健康宣教	讲解疾病相关知识，药物的服用方法、剂量及时间等，告诉患者药物的疗效及其副作用
第6~15天	活动	适当下床活动，注意循序渐进
	健康宣教	讲解按时按量服药，低盐、低脂、低胆固醇饮食，改变生活方式，戒烟限酒及出入液量控制，控制体重，避免诱发因素对疾病的重要性。派发健康教育宣传单
	其余同前	

3

续表

日期	项目	护理内容
出院前1天	健康宣教	出院宣教: 1. 告知患者应摄入低热量、低脂、低胆固醇、低盐、高纤维素饮食,戒烟酒,控制体重 2. 保持大便通畅,避免用力屏气 3. 控制高血压及糖尿病等危险因素,定期复查 4. 坚持按医嘱服药,自我监测药物副作用 5. 规律运动,指导患者选择慢跑、快步走、太极拳等活动,避免进行竞技性运动及力量型运动 6. 识别心肌梗死的先兆症状并给予及时处理。心肌梗死患者约70%有先兆症状,舌下含服硝酸甘油或喷雾吸入硝酸甘油,若胸痛20分钟不缓解或严重胸痛伴恶心、呕吐、呼吸困难、晕厥,应呼叫救护车送往医院 7. 学会自我调节,保持乐观情绪 8. 定时专科门诊复诊,进行心电图、血糖、血脂检查
	出院随访	出院1周内电话随访第1次,3个月内随访第2次,6个月内随访第3次,1年随访1次

第六节 原发性高血压

高血压（hypertension，HT）是一种以体循环动脉收缩期和（或）舒张期血压持续升高为主要特点的全身性疾病。根据 2010 年中国高血压防治指南推荐高血压的定义为在未服用抗高血压药物的情况下，非同日 3 次测量，收缩压 ≥140mmHg 和（或）舒张压 ≥90mmHg，可诊断为高血压。高血压可分为原发性高血压（essential hypertension）即高血压病和继发性高血压（secondary hypertension）即症状性高血压两大类。其中原发性高血压占高血压的 90% 以上。

【临床表现】

1. 症状 大多数患者早期症状不明显，最常见的症状有头晕、头痛、心悸、后颈部或颞部搏动感，少数患者可能会出现失眠、健忘、注意力不集中、耳鸣等症状，经常是在体检或就医检查过程中发现血压升高。

2. 体征 心脏听诊可闻及主动脉瓣区第二心音亢进及收缩期杂音。

3. 高血压病的分级 2010 年中国高血压防治指南推荐，根据患者血压升高水平，将高血压病进一步分为 1 级、2 级和 3 级高血压，具体见表 3-6-1。

表 3-6-1 诊室血压水平分类和定义 （mmHg）

分类	收缩压	舒张压
正常血压	<120	<80
正常高值	120～139	80～89
高血压	≥140	≥90
1 级高血压	140～159	90～99
2 级高血压	160～179	100～109
3 级高血压	≥180	≥110
单纯收缩期高血压	≥140	<90

备注：以上分类适用于 18 岁以上男、女性成年人；如患者的收缩压和舒张压属于不同级别，应按两者中较高的级别分类。

4. 高血压伴随的心血管危险因素　临床病史采集危险因素包括以下几个方面：

(1) 高血压和心血管疾病的个人史或家族史。

(2) 血脂异常的个人史或家族史。

(3) 糖尿病的个人史或家族史。

(4) 吸烟习惯。

(5) 饮食习惯。

(6) 肥胖，活动量。

(7) 性格。

具体心血管危险因素详见表 3-6-2。

表 3-6-2　高血压患者伴随的心血管危险因素

危险因素	表现
年龄	男性 >55 岁，女性 >65 岁
吸烟	
血脂异常	总胆固醇（TC）高于正常值（≥ 5.7mmol/L） 或（和）低密度脂蛋白胆固醇（LDL-C）高于正常值（>3.6mmol/L） 或（和）高密度脂蛋白胆固醇（HDL-C）低于正常值（<1.0mmol/L） 直系亲属（父母、兄弟姐妹）男性在 45 岁以前，女性在 55 岁以前发生冠心病或脑卒中
家族史	腹型肥胖，腰围男性 ≥85cm；女性 ≥ 80cm，体质指数（BMI）≥28 每日体力活动总量折合不足 2000 步的活动量
肥胖	
缺乏体力活动	

5. 高血压伴随的靶器官损坏 靶器官损害对高血压患者心血管病危险的判断是十分重要的，高血压主要损坏心、脑、肾及血管，此时脏器损害表现主要在客观检查上，患者还没有临床表现或症状，但这已经表明高血压患者的重要靶器官已受到影响。具体靶器官损害临床表现见表3-6-3。

表3-6-3 高血压的靶器官损害（TOD）

靶器官损害	表现
心脏损害	心电图、X线片及心脏超声提示左心室肥厚
动脉粥样硬化	颈部超声：颈动脉内膜中层厚度增厚或（和）检测到动脉粥样硬化斑块，颈动脉内膜中层厚度（IMT）≥0.9mm或动脉粥样硬性改变
肾脏损害	血清肌酐轻度升高 男性 115~133mmol/L（1.3~1.5mg/dl） 女性 107~124mmol/L（1.2~1.4mg/dl）
微量白蛋白尿	尿白蛋白30~300mg/24h 白蛋白/肌酐比升高 男性≥22mg/g（2.5mg/mmol） 女性≥31mg/g（3.5mg/mmol）

6. 高血压的危险分层 高血压及血压水平是影响心血管事件发生和预后的独立危险因素，因此必须对患者进行心血管风险的评估并分层。心血管风险分层根据血压水平、心血管危险因素、靶器官损害、是否伴临床疾患，分为低危、中危、高危和极高危四个层次。具体分层标准见表3-6-4。

表3-6-4　高血压患者心血管风险水平分层

（中国高血压防治指南，2010）

其他危险因素和病史	血压（mmHg）		
	1级高血压	2级高血压	3级高血压
无	低危	中危	高危
1~2个其他危险因素	中危	中危	极高危
≥3个其他危险因素，或靶器官损害	高危	高危	极高危
伴临床疾病	极高危	极高危	极高危

【并发症】

许多患者在高血压病的中、晚期可能会累及心脑血管、眼底、肾脏等靶器官，继而产生相应的并发症或症状。累及脑血管可发生脑卒中、脑出血、高血压脑病；血压长期升高使左心室后负荷过重，左心室肥厚扩大，最终导致充血性心力衰竭。合并冠心病时可有心绞痛、心肌梗死或猝死；肾脏受累时可导致高血压肾病，严重者可出现肾功能不全的表现；影响到眼底血管可造成视力进行性减退。此外，高血压病并发症中还会出现高血压危象、主动脉夹层等。

【治疗】

高血压病有效的治疗方式应是在患者耐受的情况下，逐步使血压降至正常水平，最大限度地降低心脑血管并发症的发生与死亡。

1. 非药物治疗　利用对不良生活方式的干预来预防或延迟高血压的发生，降低心血管风险。通过避免精神压力、戒烟限酒、控制体重、控制钠盐的摄入量等方法降低血压，提高降压药物的疗效。

2. 药物治疗

（1）降压药适用范围

1）高危、很高危或3级高血压患者。

2）确诊的 2 级高血压患者。

3）1 级高血压患者在生活方式干预数周后，血压仍 ≥140/90mmHg 时。

（2）目前常用于降压的口服药物主要有以下五类：钙拮抗剂（CCB）、血管紧张素转换酶抑制剂（ACEI）、血管紧张素 Ⅱ 受体拮抗剂（ARB）、利尿剂、β 受体阻滞剂。

【健康教育与管理】

1. 分层目标教育及教育方法

（1）分层目标教育：健康教育计划的总目标可分为不同层次的小目标，将每个层次目标设定为患者可以接受、并通过努力能达到的，而前一层次目标是达到后一层次目标的必需。对不同人群、不同阶段进行健康教育也应分层、分内容进行（详见表 3-6-5、表 3-6-6）。

表 3-6-5　对不同人群进行健康教育

一般人群	高血压易患人群	高血压患者
什么是高血压	什么是高血压	什么是高血压
高血压的危害	高血压的危害	高血压的危害
高血压是"不良生活方式"疾病	高血压危险因素的内容	高血压的危险因素，什么是靶器官损害和临床并发症
哪些人容易得高血压	高血压伴心血管病危险因素的危害	高血压患者为什么要分为低危、中危、高危组进行管理
高血压是可以预防的	如何纠正不良生活方式	高血压的非药物治疗内容：限盐、限酒、控制体质量、适量运动、缓解精神压力

续表

一般人群	高血压易患人群	高血压患者
什么是健康的生活方式	如何减少心血管病的危险因素	常用抗高血压药物的种类、用法、注意事项、不良反应、禁忌证
定期测量血压的意义	要特别关注自己的血压，每月测1次	积极倡导患者家庭自测血压
关注血压，定期监测	鼓励家庭自测血压	配合社区医务人员做好高血压分级管理，定期随访 高血压患者要长期服药治疗，加强自我血压管理，以降低心脑血管病的发生危险

表 3-6-6　医务人员于不同阶段对高血压患者教育的重点内容

初诊时 （诊断评估）	复诊时 （明确诊断后）	随访时 （长期观察）
高血压的危害	告知个体血压控制目标	坚持长期随访
高血压的危害因素	告知个体危险因素及控制	坚持血压达标
确诊高血压需做哪些检查	降压药可能出现的不良反应	坚持危险因素控制
家庭自测血压的方法	降压药联合应用的好处	如何进行长期血压监测
危险因素控制	尽量服用长效降压药 如何记录家庭自测血压数值	如何观察高血压的并发症 如何进行自我管理

（2）健康教育的方法：①门诊教育：候诊时可采取口头讲解、宣传手册、宣传单、宣传栏、讲座等形式开展健康教育。②开展社区调查：利用各种渠道宣传普及高血压病相关健康知识，提高社区人群对高血压及其危险因素的认识，提高健康意识。③社会性宣传教育：利用节假日或专题宣传日（全国高血压日等），积极参加或组织社会性宣传教育、咨询活动，免费发放防治高血压的自我监测工具（盐勺、油壶、计步器等）。

2. 活动指导　指导患者要劳逸结合，保证充足的睡眠。为了防止直立性低血压的发生，指导患者做到"下床3步曲"：第一步将病床摇起，在床上坐半分钟；第二步将下肢垂在床旁，坐于床沿休息半分钟；第三步站立于床旁，扶稳，活动下肢半分钟，再缓慢移步。运动可降低安静时的血压，一次10分钟以上、中低强度运动的降压效果可以维持10~22小时；长期坚持规律运动，可以增强运动带来的降压效果。患者根据血压情况合理安排休息和活动，每天应进行适当的、30分钟以上中等强度的有氧活动，而每周至少进行3~5次。应避免短跑、举重等短时间内剧烈使用肌肉和需要屏气的无氧运动，以免血压瞬间剧烈上升引发危险；安静时血压未能很好控制或超过180/110mmHg的患者暂时禁止中度及以上的运动。

3. 饮食指导　饮食以低盐（＜3g/d）、低脂、低糖、清淡食物为原则。减少动物油和胆固醇的摄入，减少反式脂肪酸摄入，适量选用橄榄油，每日烹调油用量＜25g（相当于2.5汤匙）。适量补充蛋白质，高血压患者每日蛋白质的量为每公斤体重1g为宜，如高血压合并肾功能不全时，应限制蛋白质的摄入。主张每天食用400~500g（8两~1斤）新鲜蔬菜，1~2个水果。对伴有糖尿病的高血压患者，在血糖控制平稳的前提下，可选择低糖或中等含糖的水果，包括苹果、猕猴桃等。增加膳食钙摄入，补钙最有效及安全的方法是选择适宜的高钙食物，保证奶类及其制品的摄入，即250~500ml/d脱脂或低脂牛奶。多吃含钾、钙丰富，而含钠低的食品。

4. 用药指导　高血压患者需长期坚持服药，同时不能自己随意加减药物种类及剂量，避免血压出现较大幅度的波动。

5. 戒烟限酒　告诫患者应做到绝对戒烟；每日酒精摄入量男性不应超过25g，女性减半。

6. 控制体质量　成年人正常体质指数为18.5～23.9患者应适当降低体质量，减少体内脂肪含量，最有效的减重措施是控制能量摄入和增加体力活动。减肥有益于高血压的治疗，可明显降低患者的心血管危险，每减少1kg体质量，收缩压可降低2mmHg。

7. 血压监测　告知患者及家属做好血压自我监测，让患者出院后定期测量血压，1～2周应至少测量一次。条件允许，可自备血压计，做到定时间、定部位、定体位、定血压计，并做好记录。

8. 告知患者定期门诊复查　血压升高或过低、血压波动大时、出现眼花、头晕、头痛、恶心呕吐、视物不清、偏瘫、失语、意识障碍、呼吸困难、肢体乏力等异常情况随时就医。

【护理】

原发性高血压的护理见表3-6-7。

表3-6-7　原发性高血压的护理

日期	项目	护理内容
入院当天	评估	1. 一般评估：意识状态、心率、双侧肢体血压；体质量、腹围、腰围、BMI、有无水肿、睡眠形态等；评估患者日常活动能力，判断患者发生压疮、跌倒、坠床危险程度 2. 专科评估：评估患者血压波动范围；评估患者此次发病的

日期	项目	护理内容
入院当天	评估	经过，有无头晕、搏动性头痛、耳鸣等症状；有无靶器官损害的表现；目前服药种类及剂量；评估患者有无心血管危险因素；既往高血压病史、家族史、过敏史；评估患者生活方式；了解患者有无烟酒嗜好、性格特征、自我保健知识掌握程度；了解家属对高血压病的认识及对患者给予的理解和支持情况
	治疗	监测血压变化，根据血压情况适当卧床休息，开通静脉通道，遵医嘱给药并注意观察用药的疗效及副作用，避免引起血压下降过快
	检查	按医嘱做相关检查，如心电图、X线胸片、眼底检查、动态血压监测及各种实验室检查等
	药物	按医嘱正确使用利尿剂、β受体阻滞剂、钙拮抗剂、血管紧张素转换酶抑制剂、血管紧张素Ⅱ受体拮抗剂等，注意用药后的观察
	活动	根据血压情况适当活动，发生头晕、高血压危象等应绝对卧床休息。根据病情适当床上活动

3

日期	项目	护理内容
入院当天	饮食	清淡易消化，限制钠盐摄入，遵医嘱给予低盐（＜3g/d）、低脂等治疗饮食。多食新鲜水果和蔬菜，忌辛辣刺激食品
	护理	1. 患者出现症状时应立即卧床休息，监测血压变化 2. 遵医嘱给氧，开通静脉通道，及时准确给药 3. 密切监测血压变化；严密观察患者神志及意识状态，有无头痛、头晕、恶心、呕吐等症状 4. 遵医嘱监测患者用药后的反应和副作用 5. 卧床患者将呼叫器置于床旁，协助完成生活护理，确保安全，防止跌倒坠床 6. 出现水肿的患者，密切观察患者水肿出现的部位，严重程度及消退情况 7. 抢救时保持镇静，安定患者情绪
	健康宣教	向病人讲解疾病相关知识、各种操作及检查的必要性和注意事项
第2～5天	评估	神志、生命体征、病人的心理状态，膳食结构，对疾病相关知识的了解等情况

3

日期	项目	护理内容
第2~5天	治疗	按医嘱执行治疗
	检查	继续完善检查
	药物	密切观察各种药物作用和副作用，如利尿剂、血管扩张剂等
	活动	卧床休息，根据症状及血压情况适当活动并注意安全
	饮食	同前
	护理	1. 基础护理、留置管道护理，皮肤、毛发、会阴、肛周护理 2. 加强病情观察，重视巡视及病人的主诉，发现高血压危象及高血压脑病先兆时，立即报告医生处理 3. 保持静脉通道的通畅，遵医嘱给药并观察 4. 做好心理护理 5. 必要时记录出入液量并遵医嘱监测电解质情况
	健康宣教	讲解引起原发性高血压的生理、心理、社会因素及高血压对健康的危害。告知患者卧床的意义及必要性。向患者说明复查电解质的必要性
第6~15天	活动	适当下床活动
	健康宣教	讲解按时按量服药，低盐、低脂、低胆固醇饮食，改变生活方式，戒烟限酒及出入液量控

3

续表

日期	项目	护理内容
第6~15天	健康宣教	制，避免诱发因素对疾病的重要性。派发健康教育宣传单
	其余同前	
出院前1天	健康宣教	出院宣教： 1. 服药指导 2. 饮食控制的重要性 3. 规律运动，指导患者选择慢跑、快步走、太极拳等活动，避免进行竞技性运动及力量型运动 4. 控制体重，避免过饱 5. 戒烟限酒，劳逸结合，保证充足的睡眠 6. 学会自我调节，保持乐观情绪 7. 定时专科门诊复诊
	出院随访	出院1周内电话随访第1次，3个月内随访第2次，6个月内随访第3次，1年随访1次

第四章

消化系统疾病病人的护理

第一节 消化系统疾病病人常见症状体征的护理

一、恶心与呕吐

恶心（nausea）是一种紧迫欲吐的不适感，是延髓呕吐中枢受到刺激的结果。呕吐（vomiting）是胃内容物或部分肠内容物通过食管逆流出口腔的反射动作。多数病人先有恶心，继而呕吐（vomiting），两者亦可单独发生。引起恶心与呕吐的消化系统的常见病因有：①胃炎、消化性溃疡并发幽门梗阻、胃癌；②肝、胆囊、胆管、胰、腹膜的急性炎症；③胃肠功能紊乱引起的心理性呕吐，持久而剧烈的呕吐，可引起失水、电解质紊乱、代谢性碱中毒及营养障碍；长期呕吐伴畏食者可致营养不良；昏迷病人呕吐时易发生误吸，引起肺部感染、窒息等。

【临床表现】

1. 急性胃炎　胃黏膜受到化学或机械性刺激发生呕吐，常先有恶心、流涎等前驱症状，多发生在食后不久，呕吐量不多，吐后觉胃部舒适或疼痛缓解。

2. 消化性溃疡并发幽门梗阻　常在餐后 6～8 小时

发生，且呕吐物为前一餐至隔日的酸性发酵宿食，呕吐量大，吐后上腹疼痛缓解。

3. **上消化道出血** 呕血前通常先觉上腹部不适、恶心，呕吐物一般为咖啡色甚至鲜红色。如果血液在胃内停留时间长，经胃酸作用变成酸性血红蛋白，呕出呈咖啡色；如出血量大，或血在胃内停留时间短，则可呕出暗红、甚至鲜红色血液或伴有血块。

4. **急性胰腺炎** 出现频繁剧烈的呕吐，吐出胃内容物，重者可混有胆汁，甚至血液，呕吐后无舒适感。常同时伴有腹胀、甚至出现麻痹性肠梗阻。急性胰腺炎呕吐频繁易引起电解质紊乱发生酸中毒。

5. **低位肠梗阻** 低位肠梗阻指发生在回肠、回盲部、大肠的肠梗阻。因为肠梗阻部位低，病人腹胀明显，呕吐不频繁。呕吐在梗阻后很快即可发生，然后即进入一段静止期，呕吐物具有粪臭味。

6. **高位肠梗阻** 高位肠梗阻一般是指空肠以上的肠段梗阻，出现呕吐较早，腹痛剧烈，腹胀不明显。呕吐物主要为胃及十二指肠内容物。

7. **消化道其他疾病引起的反射性呕吐** 各种急腹症如肠梗阻、腹膜炎、阑尾炎、肝脏、胆道及胰腺疾病，因刺激迷走神经纤维引起反射性呕吐常伴有恶心。此种呕吐表现为胃已排空，但呕吐动作仍不停止。

【病情观察与一般护理】

1. 病情观察

（1）呕吐的观察和处理：观察病人呕吐的特点，记录呕吐的次数，呕吐物的性质和量、颜色、气味。按医嘱应用止吐药及其他治疗促使病人逐步恢复正常饮食和体力。

（2）失水征象监测：持久而剧烈的呕吐病人应重点观察，定时监测生命体征，每日监测并记录病人出入量、尿比重及体重，同时结合病人基础疾病及实验室检查的血清电解质和酸碱平衡状态，做出正确的临床判断，防止引起失水、电解质紊乱。

（3）营养与代谢形态观察：注意观察病人的进食情况，呕吐物的质和量，防止营养不良。

（4）误吸窒息或肺部感染观察：注意观察病人有无呛咳、面色变化。

（5）消化性溃疡、急性糜烂性出血性胃炎、食管贲门黏膜撕裂综合征、食管胃底静脉曲张破裂和胃癌病人需观察其呕吐情况，发生短时间呕吐且量大者，应及时通知医生，立即建立静脉通道，积极做好抢救配合工作。

（6）病人精神状态观察，有无疲乏无力、有无焦虑、抑郁，呕吐是否与精神因素有关。

2. 一般护理

（1）环境与体位

1）安静舒适的环境，保持空气清新流通，减少刺激，保证休息睡眠。

2）呕吐时应协助病人坐起或侧卧位，头偏向一侧，吐毕给予漱口。

3）更换污染衣物被褥，开窗通风祛除异味。

4）告知病人坐起时应动作缓慢，以免发生直立性低血压、出现头晕和心悸等不适甚至发生跌倒。

（2）饮食与营养：提供足够的热量和水分。进清淡易消化的食物，避免辛辣、油腻刺激饮食及产气食物。少食多餐，进食前后漱口，促进食欲。

（3）低钾血症者：未禁食者，可少量多次口服补液，以免引起恶心和呕吐，严重频繁呕吐者予以禁食，给予静脉补液。

（4）口腔和皮肤护理

1）呕吐后给予漱口，做好口腔护理。

2）意识障碍病人避免误吸，发生窒息，应尽快尽量吸净口腔呕吐物。

3）用纱布清洁口腔时，避免刺激舌、咽及上腭等，以防诱发恶心呕吐。

3. 用药护理 恶心、呕吐仅是疾病的症状之一，因此，在未明确病因之前不应盲目应用作用于呕吐中枢的强镇吐药物，否则会贻误治疗病情。应在积极治疗病因的基础上，才能行必要的对症治疗。呕吐特别明显者，给予对症处理，遵医嘱合理给药，并密切观察药物的不良反应。

4. 心理护理　告知病人呕吐的原因、主要治疗和护理配合要求等。进行护理操作时，应沉着冷静、敏捷准确，以增加病人的安全感和信任感。同时应以热情、关心和支持的态度，耐心听取病人的主诉和要求，通过护士与病人的交往，消除病人的不良心理，促进其达到接受治疗和康复所需的最佳身心状态。

5. 恶心呕吐评估及各疾病呕吐预防与护理见表 4-1-1。

【护理】

恶心与呕吐的护理见表 4-1-1。

表 4-1-1　恶心与呕吐评的护理

分类	项目	护理内容
评估	病史评估	1. 恶心与呕吐发生的时间、频率、原因或诱因，与进食的关系
		2. 呕吐的特点及呕吐物的性质、量
		3. 呕吐伴随的症状，如是否伴有腹痛、腹泻、发热、头痛、眩晕等
		4. 病人的精神状态，有无疲乏无力、有无焦虑、抑郁，呕吐是否与精神因素有关
		5. 有无诱发失血症状的危险因素及水电解质紊乱的早期表现
		6. 呕吐后病人的心理反应

续表

分类	项目	护理内容
评估	身体评估	重点评估与失水相关的体征及特点。如： 1. 全身情况：生命体征、神志等 2. 有无呛咳、面色变化等情况 3. 皮肤弹性情况：有无皮肤松弛、凹陷现象 4. 营养状况：病人的体重和体质指数，皮下脂肪厚度情况 5. 腹部检查：腹部外形、蠕动波、肠鸣音、腹壁紧张度、腹壁静脉以及肝脾触诊等情况
	实验室及其他检查	必要时作呕吐物毒物分析或细菌培养等检查，呕吐量大者注意有无水电解质紊乱、酸碱平衡失调
急性胃炎呕吐	护理	1. 更换污染衣物被褥，开窗通风祛除异味 2. 各项护理操作轻柔 3. 呕吐后给予漱口，做好口腔护理 4. 进清淡易消化的食物，避免辛辣、油腻刺激饮食及产气食物
	健康宣教	饮食规律，少吃多餐，避免辛辣、油腻刺激饮食及产气食物，保持心情舒畅，保证充足睡眠

4

续表

分类	项目	护理内容
消化性溃疡并发幽门梗阻呕吐	护理	1. 更换污染衣物被褥，开窗通风祛除异味 2. 呕吐时应协助病人坐起或侧卧位，头偏向一侧，防止误吸，吐毕给予漱口 3. 呕吐物量大时，定时监测生命体征，准确测量和记录每天的出入量、尿比重及体重，并动态监测实验室检查结果，防止出现失水征象 4. 积极补充水分和电解质：给予口服补液时，应少量多次饮用，以免引起恶心呕吐。如口服补液未能达到所需补液量时，需静脉输液以恢复机体的液体平衡状态。剧烈呕吐不能进食或严重水电解质失衡时，则主要通过静脉输液给予纠正
	健康宣教	轻症病人可以给流汁饮食，重症病人应禁食
上消化道出血呕吐	护理	1. 安静卧床，保暖，防止着凉或过热，呕血时应立即将病人头偏向一侧，以免血液呛入气管而造成窒息 2. 心理护理：给予精神安慰，解除病人恐惧心理 3. 饮食护理：出现呕血、恶心、呕吐和休克情况应禁食。待上述症状缓解后，溃疡病病

续表

分类	项目	护理内容
上消化道出血呕吐	护理	人应给牛奶、豆浆等富于蛋白质的流质饮食，以后再改变饮食种类和增加食量；食管下端静脉曲张破裂出血病人的饮食，应根据其肝功能障碍程度予以调节；下三腔管的病人，出血停止 24h 后从胃管内注入流质饮食；意识障碍病人，应给予无蛋白质饮食；有腹水者，应适当限制钠盐摄入 4. 做好口腔和皮肤的护理，因出血病人口腔有腥臭味，应每日 3 次清洁口腔 5. 严密观察病情：注意测量体温、脉搏、血压及意识状态的变化，记录 24 小时出入水量、尿比重。同时注意呕吐物的质和量 6. 呕血量大时，立即建立静脉通路，快速补液，必要时输血治疗。如病人出现失血性休克症状，按休克常规护理。如出现意识模糊或烦躁不安时，应置床挡，防止坠床
	健康宣教	安静卧床休息，饮食清淡，并做好口腔护理
急性胰腺炎引起的呕吐	护理	1. 饮食护理：急性胰腺炎发作病人呕吐剧烈时予以禁食，必要时行胃肠减压。待病情稳定、

4

续表

分类	项目	护理内容
急性胰腺炎引起的呕吐	护理	呕吐好转后提供少油、无刺激、易消化饮食 2. 病人在发病期间，精神萎靡不振，有时甚至烦躁，应针对病人的心理，耐心做好解释工作 3. 做好口腔和皮肤护理：指导病人每天刷牙 2～3 次，口干时可用清水漱口，改善口腔内环境。保持皮肤清洁无破损 4. 严密观察病情：严密观察生命体征、呕吐物的量、性质和呕吐频率。观察病人皮肤黏膜的色泽与弹性有无变化，判断有无失水症状
	健康宣教	卧床休息，呕吐剧烈时禁食
低位肠梗阻呕吐	护理	1. 严密观察病情，监测病人生命体征，并详细记录。严密观察病人的腹部症状、体征及全身情况，防止绞窄性肠梗阻 2. 体位：半卧位，减轻腹胀对呼吸的影响 3. 心理护理：关心体贴病人，尽量满足病人的各种要求，多给病人做解释，使其配合术后各项护理医疗工作 4. 早期活动：鼓励早期活动，尽早通气 5. 做好口腔和皮肤的护理：低位性肠梗阻呕吐物大多有粪臭

分类	项目	护理内容
低位肠梗阻呕吐	护理	味，让病人呕吐后即予以清水漱口，有条件者刷牙，改善口腔内环境
	健康宣教	告诫注意饮食卫生，避免暴饮暴食；避免饭后立即剧烈活动；保持大便通畅，养成每日按时排便习惯；如有腹痛、腹胀等不适，及时就诊
高位肠梗阻呕吐	护理	1. 呕吐时应协助病人坐起或侧卧位，头偏向一侧，防止误吸，吐毕给予漱口 2. 呕吐量大时，定时监测生命体征、皮肤情况、实验室检查，防止发生水、电解质紊乱 3. 纠正水、电解质紊乱：输液的量和种类根据呕吐及脱水情况、尿量并结合血液浓度、血清电解质值及血气分析结果决定。肠梗阻已存在数日、呕吐频繁者，需补充钾。必要时输血浆、全血或血浆代用品。准确地记录24小时出入液量
	健康宣教	告知病人呕吐明显时应禁食。症状缓解时，多下床活动，但要避免剧烈运动
消化道其他疾病引起的反射性呕吐	护理	1. 积极治疗原发病，使呕吐症状得到缓解 2. 饮食护理：饮食宜清淡，少吃多餐

4

续表

分类	项目	护理内容
消化道其他疾病引起的反射性呕吐	护理	3. 呕吐时应协助病人坐起或侧卧位,头偏向一侧,防止误吸,吐毕给予漱口 4. 心理护理:关心体贴病人,做好解释工作,减缓病人焦虑情绪
	健康教育	病人保持心情平稳,进食清淡饮食

二、腹痛

腹痛(abdominal pain)常因为某种刺激引起的疼痛,疼痛分为急性、慢性。可表现为隐痛、钝痛、灼痛、胀痛、刀割样痛、钻痛或绞痛等,可为持续性或阵发性疼痛,其部位、性质和程度常与疾病有关。如胃、十二指肠疾病引起的腹痛多为中上腹部隐痛、灼痛或不适感,伴畏食、恶心、呕吐、嗳气、反酸等。小肠疾病多呈脐周疼痛并有腹泻、腹胀等表现。大肠病变所致的腹痛为腹部一侧或双侧疼痛。急性胰腺炎常出现上腹部剧烈疼痛,为持续性钝痛、钻痛或绞痛并向腰背部呈带状放射。急性腹膜炎时疼痛弥漫全腹,腹肌紧张,有压痛、反跳痛。

【临床表现】

1. 急性腹痛 是指病人自觉腹部突发性疼痛,常为阵发性并伴有恶心、呕吐及出汗等一系列相关症状。消化系统性腹痛多见于炎症,如急性胃肠炎、急性胰腺炎、急性胆囊炎、胆石病、急性阑尾炎等;空腔脏器扭曲、梗死,如肠粘连、扭转、肿瘤等引起的肠梗阻;肝、脾破裂,胃、十二指肠穿孔等。急性腹痛的特点是起病急骤、病因复杂、病情严重程度不一。有些腹痛如果诊断不及时或处理不当将产生严重后果，甚至可能危及病人生命。

2. 慢性腹痛　慢性腹痛是一种起病比较缓慢的、病程比较长的、或者继发于急性腹痛之后的腹痛。引起慢性腹痛的原因很多，可为单一因素，也可为多种因素共同参与，慢性腹痛多见于消化性溃疡、溃疡性结肠炎、肝炎以及胃癌、肝癌等腹部肿瘤。

【病情观察与一般护理】

1. 病情观察

（1）生命体征的观察：严密观察病人的体温、脉搏、呼吸、血压等，如出现血压下降、脉搏快弱、脉压缩小、呼吸急促或腹式呼吸减弱等均是腹部病变加重的表现，其中血压、脉搏的变化是极为重要而又简便易行的观察项目，特别是对于腹部闭合性损伤疑有实质脏器破裂者，可以反映病人失血程度及血容量变化。

（2）一般情况的观察：除重视病人的主诉外，还应通过观察神志、面容、生命体征等变化判断疼痛的严重程度。

（3）腹痛症状的观察：早期病人述说疼痛处往往是病变脏器的部位。在观察中要做到全面、仔细、动态地观察，在病人主诉的基础上密切观察疼痛的部位、性质，记录疼痛开始时间、持续时间、发展过程以及疼痛的规律性、痛点转移性和病人对疼痛的反应，同时在观察时还要注意观察一个完整的疼痛周期及伴随症状的改变。如果疼痛加重、性质改变，且经一般对症处理疼痛不能减轻，需警惕某些并发症的出现，如消化性溃疡穿孔引起弥漫性腹膜炎等。

（4）腹部伴随症状的观察：恶心呕吐十分显著并伴有大便及肛门排气停止者考虑为肠梗阻的症状；如发生血便、血性腹泻者，应考虑绞窄性肠梗阻、血管栓塞等可能。另外，还要详细询问病史及月经情况。

2. 一般护理

（1）应协助病人采取有利于减轻疼痛的体位，缓解疼痛，减少疲劳感。对于烦躁不安的病人，应加强防护安全措施，防止坠床。

（2）当急性腹痛诊断未明时，最好予以禁食，必要时进行胃肠减压。

（3）针对病人发生腹痛的病因，教给病人缓解或预防腹痛的方法。如对于消化性溃疡病人，应讲解引发溃疡疼痛的诱因，使病人能够在饮食、嗜好、情绪、生活节奏等方面多加注意；对于急性胃肠炎、急性胰腺炎病人，应告诉病人如何预防疾病的再次发作。

3. 非药物性缓解疼痛的方法　具体方法如：①行为疗法：指导式想象（利用一个人对特定事物的想象而达到特定的正向效果，如回忆一些有趣的往事可转移对疼痛的注意）、深呼吸、冥想、音乐疗法、生物反馈等。②局部热疗法：除急腹症外，对疼痛局部可应用热水袋进行热敷，从而解除肌肉痉挛而达到止痛效果。③针灸止痛：根据不同疾病和疼痛部位选择针灸穴位。

4. 用药护理　镇痛药物种类甚多，应根据病情、疼痛性质和程度选择性给药。癌性疼痛应遵循按需给药的原则，有效控制病人的疼痛。观察药物不良反应，如口干、恶心、呕吐、便秘和用药后的镇静状态。急性剧烈腹痛诊断未明时，不可随便使用镇痛药物，以免掩盖症状，延误病情。

5. 生活护理　急性剧烈腹痛病人应卧床休息，协助病人取适当的体位，以减轻疼痛感，从而减少疲劳感和体力消耗。加强巡视，随时了解和满足病人所需。烦躁不安者应采取防护措施，防止坠床等意外发生。

6. 腹痛的预防与护理见下表4-1-2。

【护理】

腹痛的护理见表4-1-2。

表 4-1-2 腹痛的护理

分类	项目	护理内容
评估	病史评估	1. 腹痛发生的原因或诱因，起病急骤或缓慢、持续时间、腹痛的部位、性质和程度 2. 腹痛发生时的伴随症状如有无恶心、呕吐、腹泻、呕血、便血、血尿、发热等 3. 有无缓解疼痛的方法 4. 有无精神紧张、焦虑不安等心理反应
	身体评估	1. 全身情况：生命体征、神志、神态、体位、营养状况以及有关疾病的相应体征，如腹痛伴黄疸者提示与胰腺胆系疾病有关 2. 腹部检查：腹部外形、蠕动波、肠鸣音、腹壁紧张度、腹壁静脉以及肝脾触诊等情况。
	实验室及其他检查	根据不同病种进行相应的实验室检查，必要时需作 X 线检查、消化道内镜检查等
急性腹痛	护理	1. 一般护理：严格卧床休息，保持病室安静舒适 2. 严密病情观察：观察病人生命体征、病人腹痛的部位、性质及程度、发作的时间、频率、持续时间以及相关疾病的其他临床表现。如果疼痛加重、性质改变，且经一般对症处理疼

4

续表

分类	项目	护理内容
急性腹痛	护理	痛不能减轻，需警惕某些并发症的出现，如消化性溃疡穿孔引起弥漫性腹膜炎等 3. 急性期禁食，严重者需胃肠减压。及时遵医嘱补液以维持生理需要，防止水电解质紊乱。同时注意观察病人有无休克症状，一旦发现及时通知医生做好抗休克准备 4. 急性剧烈腹痛诊断未明时，不可随便使用镇痛药物，以免掩盖症状，延误病情 5. 心理护理：此类病人起病急、病情重，病人缺乏心理准备，会出现恐惧、焦虑等不良心理反应，不利于病人治疗，因此应加强心理护理，稳定病人情绪
	健康宣教	急性腹痛发生时，需禁饮禁食。病人取舒适体位，减轻腹痛
慢性腹痛	护理	1. 保持病室安静，避免刺激性语言，安置病人卧床休息，采取舒适的体位，以减轻疼痛。如协助病人取屈曲位，以使腹肌松弛，减轻疼痛 2. 指导病人合理饮食，如消化性溃疡病病人禁酸性食物；胆石症病人禁油腻食物

4

续表

分类	项目	护理内容
慢性腹痛	护理	3. 运用放松疗法、音乐疗法等转移病人注意力，以缓解疼痛 4. 必要时遵医嘱使用解痉止痛的药物 5. 做好心理护理，增强病人战胜疾病的自信心
	健康宣教	饮食清淡，积极治疗，出现腹痛症状及时就医

4

三、腹泻

当大便次数超过每日 3 次且稀薄、容量及水分增加时，即为腹泻（diarrhea）。引起腹泻的常见原因有肠黏膜炎症、溃疡；胃、胰、肝胆系统疾病引起的消化不良或肠道吸收功能不良；胃肠道水和电解质分泌过多或吸收受抑制引起，如霍乱等。发生机制为肠蠕动亢进、肠分泌增多或吸收障碍。小肠病变引起的腹泻，粪便呈糊状或水样可含有未完全消化的食物成分，大量水泻易导致脱水和电解质丢失，部分慢性腹泻病人可发生营养不良。大肠病变引起的腹泻粪便可含脓、血、黏液，病变累及直肠时可出现里急后重症状。

【临床表现】

1. **急性腹泻** 起病急骤，每天排便可达 10 次以上，粪便量多而稀薄，排便时常伴腹鸣、肠绞痛或里急后重。病程在 2～3 周之内。多伴有恶心、呕吐、腹痛、腹泻、发热等症状，严重者可致水、电解质紊乱、休克等。

2. **慢性腹泻** 指病程在两个月以上的腹泻或间歇期在 2～4 周内的复发性腹泻。慢性腹泻的病因大多为菌群紊乱、细菌感染、肠道消化吸收障碍、食物不耐受等所致。长期腹泻易导致营养不良、维生素缺乏，引起贫血、脱水、电解质失调和酸碱平衡紊乱，长期不及时治疗，可能发生生命危险。

【病情观察与一般护理】

1. 病情观察

（1）观察排便情况、大便的性质和量及伴随症状，及时对症处理。

（2）腹泻频繁者应严密监测病人生命体征、神志、尿量的变化，记录24小时出入量；观察有无口渴、口唇干燥、皮肤弹性下降、尿量减少、神志淡漠等脱水表现；有无肌肉无力、腹胀、肠鸣音减弱、心律失常等低钾血症的表现；监测血生化指标的变化。

（3）慢性腹泻病人，需观察病人皮肤弹性情况、皮下脂肪厚度以及精神状态。防止病人发生营养不良。

2. 一般护理

（1）饮食护理：酌情给予清淡的流质或半流质食物，严重腹泻时可暂禁食。

（2）活动与休息：急性起病、全身症状明显的病人应卧床休息，注意腹部保暖。可用热水袋热敷腹部，以减弱肠道运动减少排便次数，并有利于腹痛等症状的减轻。

（3）肛周皮肤护理：排便后应用温水清洗肛周，保持清洁干燥，涂无菌凡士林或抗生素软膏以保护肛周皮肤，促进损伤处愈合。

（4）用药护理：腹泻的治疗以病因治疗为主。应用止泻药时注意观察病人排便情况，腹泻得到控制应及时停药。应用解痉止痛剂如阿托品时，需注意药物不良反应如口干、视力模糊、心动过速等。

（5）心理护理：慢性腹泻治疗效果不明显时，病人往往对预后感到担忧，结肠镜等检查有一定痛苦，某些腹泻如肠易激综合征与精神因素有关，故应注意病人心理状况的评估和护理，鼓励病人配合检查和治疗，稳定病人情绪。

3. 腹泻的预防与护理见表4-1-3。

【护理】

腹泻的护理见表4-1-3。

表4-1-3　腹泻的护理

分类	项目	护理内容
评估	病史评估	1. 包括起病的急缓、诱因、病程长短、腹泻次数、粪便量、性状和气味 2. 有无使腹泻加重或缓解的因素如进食、摄入油腻食物等 3. 有无腹痛及疼痛的部位，有无里急后重、恶心、呕吐、发热等伴随症状 4. 有无口渴、疲乏无力等提示失水的表现 有无精神紧张、焦虑不安等心理因素
	身体评估	1. 急性严重腹泻时注意观察病人的生命体征、神志、尿量、皮肤弹性等；慢性腹泻时应注意病人的营养状况，有无消瘦、贫血的体征 2. 肛周皮肤：有无因排便频繁及粪便刺激引起肛周皮肤糜烂等情况 3. 腹部检查：腹部外形、蠕动波、肠鸣音、腹壁紧张度、腹壁静脉以及肝脾触诊等情况
	实验室及其他检查	采集新鲜粪便标本作显微镜检查，必要时作细菌学检查。急性腹泻者注意监测血清电解质酸碱平衡状况

4

续表

分类	项目	护理内容
急性腹泻	护理	1. 预防：注意卫生习惯和饮食习惯，保护机体和胃肠道功能正常，不食腐败变质食物和不洁瓜菜、水果，不暴饮、暴食、酗酒 2. 一般护理：注意休息，若伴有频繁呕吐者应暂禁食，其余应给予流质并补充水分，以服开水、汤类为宜 3. 对腹泻频繁的病人要注意肛门护理，便后应先用吸水性强的软纸擦拭，再用热毛巾擦干净。如病人肛门发红，可涂少量软膏类抗生素 4. 频繁腹泻会有体液不足的危险，应严密监测病人生命体征、神志、尿量的变化；观察有无口渴、口唇干燥、皮肤弹性下降、尿量减少、神志淡漠等脱水表现。及时遵医嘱给予止泻剂、口服补盐液或静脉输液，防止水和电解质紊乱。输液治疗时，注意输液速度的调节，尤其是老年病人易因输液速度过快而引起循环衰竭
	健康宣教	饮食清淡，注意保暖。治疗期间要多喝水，最好是淡盐水、果汁等，以防止由于腹泻出现脱水现象

续表

分类	项目	护理内容
慢性腹泻	护理	1. 要注意卧床休息，以减少体力消耗和肠蠕动次数。注意保暖
		2. 对腹泻频繁的病人要注意肛门护理，便后应先用吸水性强的软纸擦拭，再用热毛巾擦干净。如病人肛门发红，可涂少量软膏类抗生素
		3. 心理护理：慢性腹泻病人，易焦虑暴躁，需做好安慰解释工作，缓解病人焦躁不安心理
		4. 防止病人营养不良：腹泻病程较长，如禁食时间过久或长期热量不足，常可引起营养不良。应注意饮食的配合。总的原则是食用营养丰富、易消化、低油脂的食物。慢性腹泻病人注意营养的摄入，给予高热量、高蛋白饮食
		5. 慢性腹泻伴有脱水现象时，应及时补充淡盐开水，以弥补水和盐分的损失，病人可进食如牛奶、藕粉、菜汁、果汁、鸡蛋汤、软面和稀粥等
	健康宣教	腹泻时多休息，注意保暖，清淡饮食。腹泻严重时，应及时就医

4

四、吞咽困难

吞咽困难（dysphagia）是由于下颌、双唇、舌、软腭、咽喉、食管口括约肌或食管功能受损所致固体或液体食物从口腔运送至胃的过程中受阻而产生咽部、胸骨后的梗阻感或停滞感。按吞咽困难的部位可分为口咽性吞咽困难和食管性吞咽困难两类。多见于咽、食管及食管周围疾病，如咽部脓肿、食管癌、胃食管反流病、贲门失弛缓症，风湿性疾病如系统性硬化症累及食管神经系统疾病以及纵隔肿瘤、主动脉瘤等压迫食管。

【临床表现】

1. 口咽性吞咽困难　属高位吞咽困难，它是一种功能性疾病，病人主诉表现为对液体或固体食物的吞咽发生困难或吞咽时发生呛咳、硬咽。常会引发吞咽动作困难、鼻内容物反流、咳嗽、鼻音重、咳嗽反射减弱等伴随症状。长期吞咽困难容易发生营养不良、吸入性肺炎等并发症，严重影响病人的生活质量。

2. 食管性吞咽困难　属低位吞咽困难，食管性吞咽困难是指由于梗阻性或运动障碍性疾病而引起的食物沿食管下行困难。如固体和液体都发生吞咽困难，通常存在食管运动障碍。如果吞咽困难仅限于固体，则提示管腔狭窄和机械性阻塞的可能（直径 < 15mm）。如果呈进行性，则考虑溃疡性狭窄或肿瘤。

【病情观察与一般护理】

1. 病情观察

（1）观察病人能否经口进食及进食类型、食量和进食速度。

（2）观察吞咽困难与精神因素的关系，如病人在情绪波动或在生人面前就餐时，会引发或加重吞咽困难，或吞咽流质饮食较固体食物更困难，提示系神经功能障碍所致。

（3）观察病人吞咽困难的程度、性质及动态变化，如是否进行性加重等，以供对原发病病情估计的参考。如同时发现病人有食物反流、食物由鼻孔流出、呕血及呛咳等伴随症状，应通知医师并嘱其取侧卧位，以防反流物吸入呼吸道，发生肺部感染或窒息。

2. 一般护理

(1) 睡眠与休息：吞咽困难的病人进食量相对减少，身体衰弱，故应保证足够的睡眠以减少机体消耗，增加抵抗力，但应注意睡眠的姿势。

(2) 饮食护理：吞咽困难的病人进食量少，必然导致营养失调，因此应嘱病人保证饮食的质量，并根据病情鼓励病人进流质或半流质，但应少食多餐，避免粗糙、过冷、过热和有刺激的食物，如浓茶、咖啡、辣椒、醋酸、酒及对食管黏膜有损害的药物，应忌烟。

(3) 加强基础护理：口腔护理是防止口腔感染、保持口腔正常生理功能及促进食欲的重要措施，清晨、餐后及睡前均应进行口腔护理。长期卧床的病人应多翻身，以防止压疮的发生。对神经功能紊乱引起的吞咽困难，应多做病人的思想工作，解除顾虑，并嘱病人生活规律化，饮食定时、定量，注意饮食卫生，并配合药物治疗。

3. 心理护理 吞咽困难的病人进食常感痛苦，因而可能出现畏食或拒食，进而导致营养不良而加重病情。医护人员应从心理上给予安慰，耐心地向病人讲明疾病发生、发展规律及康复过程，帮助病人了解病情，正确指导进食的方法及应配合的体位，消除病人的恐惧心理，使病人积极地进食，配合治疗，以期改善吞咽困难的症状。

4. 对症护理 进食后出现呕吐的病人，应立即将头偏向一侧，防止呕吐物吸入气管引起窒息，仔细观察呕吐物的性质、颜色、气味及量的变化，并立即清洁口腔，清除被褥上的呕吐物以减少恶性刺激。病人进食后出现胸闷、胸痛，应报告医生及时处理。腹胀严重者可采用肛管排气。

5. 吞咽困难的预防与护理见表4-1-4。

【护理】

吞咽困难的护理见表 4-1-4。

表 4-1-4 吞咽困难的护理

分类	项目	护理内容
评估	病史评估	1. 吞咽困难发生的时间、原因或诱因 2. 吞咽时有无严重流涎、分泌物阻塞、呛咳、呼吸抑制以及有无因吞咽困难使营养状态受到干扰 3. 有无存在功能性或器质性咽、喉、食管病变者，吞咽功能是否下降 4. 既往有无吸入性肺炎史，尤其是老年性痴呆者
	身体评估	1. 吞咽困难程度：洼田饮水实验，用以评估吞咽功能 2. 营养状况：有无因吞咽困难引起的脱水、营养不良等状况 3. 病人的意识状态，是否呈昏迷或昏睡状态，自主吞咽功能是否丧失
	实验室及其他检查	可借助仪器检查，以确保进一步评估口、咽、喉及上食管的结构和功能并估计干预策略的疗效。①电视荧光镜吞咽评估（VFSS）是临床最常用的方法；②纤维内镜用于评估吞咽功能和吸入性肺炎的风险；③其他如闪烁成像技术、超声检查、电子肌动图、流体压力计算等

续表

分类	项目	护理内容
口咽性吞咽困难	护理	1. 心理护理：针对病人反应及时给予心理疏导，缓解心理压力，加强健康教育，减少恐惧和焦虑心理。对病人表现出的微小进步给予充分肯定和表扬，并以此作为训练的动力和依据 2. 根据评估结果，及时采取相关的护理对策。如病人意识清楚，能咀嚼，床边误吸试验正常或轻、中度阳性可鼓励其经口进食；对意识障碍、床边误吸试验重度阳性者可采用半卧位鼻饲法，同时对其加强监护，防止误吸和窒息 3. 功能训练：当病人具有一定的吞咽功能时再进行摄食训练 4. 口腔护理：吞咽困难的病人，进食时口腔容易存留食物残渣，应及时协助清洁口腔，可在饭后漱口 5. 饮食护理：吞咽困难者的食物选择应以半流质为主，如粥类、蛋羹等。水分的摄入应尽量混在半流质的食物中给予，以减少误吸的可能 6. 体位调节：根据病人的病情取坐位或侧卧位。侧卧者床头抬高 45°以利咽下。鼻饲者床头抬高，以减少食物反流

4

续表

分类	项目	护理内容
口咽性吞咽困难	健康宣教	病人进食时根据病情取坐位或侧卧位，饮食宜清淡，饭后漱口
食管性吞咽困难	护理	1. 吞咽困难程度评估：采用洼田饮水试验。病人取坐位，将听诊器放置于病人剑突与左肋弓之间，嘱饮水一口，正常人在 8～10 秒后可听到喷射性杂音，如有食管梗阻或运动障碍，则听不到声音或延迟出现，梗阻严重者甚至可将水喷出 2. 饮食护理：观察病人能否经口进食及进食类型、食量和进食速度。取有利于进食的体位，如病人为仰卧位，应使其躯干上抬 30°，头颈前屈，一侧肩部以枕垫起；如为坐位，应使其躯干前倾约 20°，颈部稍向前屈曲。强调食物的性质，从流食逐渐过渡到普食。如有吞咽困难、饮水呛咳时，可给予糊状流食或半流质饮食，必要时给予鼻饲流质，做好口腔护理 3. 用药护理：根据医嘱给予药物治疗，并注意观察药效及不良反应。如为反流性食管炎引起吞咽困难者，可应用促胃肠动力剂及胃黏膜保护剂（铋制剂、铝碳酸镁、复方三硅酸镁或硫糖铝等），也可选用法莫替丁等 H_2 受体拮抗药或奥美拉唑等质子泵抑制剂，以提高

续表

分类	项目	护理内容
食管性吞咽困难	护理	食管下括约肌张力，增强食管蠕动。H_2受体拮抗药应在餐中或餐后即刻服用，若需同时服用抗酸药者，则两药间间隔1h以上。质子泵抑制剂奥美拉唑可引起头晕，特别是用药初期，应嘱病人用药期间避免开车或做其他必须高度集中注意力的工作。贲门失弛缓症、食管弥漫性痉挛及其他下食管括约肌高压症者，为了使平滑肌松弛，可口服硝酸异山梨酯（消心痛）等钙通道阻滞药或舌下含化硝酸甘油等，部分病人用药后出现面部潮红、头部胀痛、头晕、心动过速、心悸等不适，应告知病人是由于药物所产生的血管扩张作用导致，以解除顾虑 4. 静脉补充高价营养：静脉内给予治疗药物的同时，可酌情静脉补充高价营养，如静脉用多种维生素、脂肪乳、血浆等，以增强体质配合治疗。输注营养液时，应严格注意无菌操作，防止污染，并做好输液的巡视工作，定期测体重和判断营养状况
	健康宣教	注意经口进食及进食类型、食量和进食速度；饮食清淡，避免进食固体坚硬的食物，如吞咽困难情况加重，需及时就医

4

五、嗳气

嗳气（eructation）指消化道内气体（主要来自食管和胃）从口腔溢出，气体经咽喉时发出特殊声响，有时伴有特殊气味，俗称"打饱嗝"。频繁嗳气可与精神因素、进食过急、过快、饮用含碳酸类饮料或酒类有关，也可见胃食管反流病、食管裂孔疝、慢性胃炎、消化性溃疡、功能性消化不良、胆道疾病等。

【临床表现】

1. **器质性消化不良**　由慢性胃部疾病如慢性胃炎、胃下垂等因胃的动力减弱、排空减慢引起的嗳气。另外，肝胆疾病也可引起嗳气、腹胀等消化不良症状。一般表现为喉间呃呃连声，声音短促，频频发出，病人不能自制。

2. **功能性消化不良**　常有腹部不适、腹胀、嗳气等消化不良症状，但经检查无明显病理或器质性病变，因此称为功能性消化不良，且同时多伴有紧张、焦虑、健忘、多梦等精神症状。临床所见以偶发者居多，为时短暂，多在不知不觉中自愈。

【病情观察与一般护理】

1. **病情观察**

（1）严密观察嗳气的频率、性质及时间，如若时间太长，应及时到医院就诊。

（2）嗳气一般由于消化系统疾病引起消化不良所致，会伴随腹胀腹痛的症状，因此应严密观察病人有无腹痛腹胀情况。

（3）观察病人的生命体征、意识状态，及时发现异常进行处理。

2. **一般护理**

（1）饮食护理：进食易消化食物，不宜生冷，如冷水、冷饮、生拌凉菜、冷粥等。

（2）休息与活动：养成良好的生活方式，注意休息。建议饭后30分钟进行轻松散步，可刺激胃肠道蠕动，促进胃动力，改善胃的功能。

（3）病情观察：监测生命体征，观察嗳气的发作特点及频率以及是否有伴随症状，如出现面色苍白、四肢冰冷、脉搏细弱，应立即通知医生及时处理。

（4）心理护理：因频繁嗳气，使病人烦躁不安、精神紧张。在护理过程中做好充分解释工作，对病人态度和蔼，动作轻、灵活、利落，使病人感受体贴、安慰和鼓励，保持心情愉快。

3. 嗳气的预防与护理见表4-1-5。

【护理】

嗳气的护理见表4-1-5。

表 4-1-5　嗳气的护理

分类	项目	护理内容
评估	病史评估	1. 问诊病人年龄、生活史、疾病史等。近期是否大量进食某些辛辣刺激食物、烟酒等 2. 问诊病人嗳气出现的时间、持续时间等 3. 问诊有无胃胀、食欲不振、胃灼、恶心、呕吐等伴随症状 4. 问诊病人近期工作压力、情绪状态、是否经常烦躁发火等
	身体评估	1. 全身情况：生命体征、营养状况等 2. 腹部检查：有无腹痛等
	实验室及其他检查	实验室及其他检查根据病史与身体评估进行。如为消化道疾病，配合消化道等相关检查
嗳气	护理	1. 休息与活动：养成良好的生活方式，注意休息。建议饭后30分钟后进行轻松散步

续表

分类	项目	护理内容
嗳气	护理	2. 饮食护理：饮食要有节制，要定时定量，不宜太快、过饱，不要睡前进食。宜进食易消化食物，多吃蔬菜水果等绿色食品。忌生冷、油腻、辛辣刺激性食物，特别应戒烟戒酒，减少复发 3. 其他：保持良好的情绪，避免暴怒多思 4. 非药物治疗 (1) 屏气法：病人坐位，闭口深吸气后迅速用力憋气，然后张口缓慢吐气即可 (2) 按摩软腭：用棉签软端放入口腔，轻轻按摩软、硬腭交界处，约1分钟即可 5. 用药护理：如果上述措施无法缓解，可遵医嘱服药
	健康宣教	让病人保持良好的饮食和生活习惯，保持良好的情绪状态

六、反酸

反酸（acid regurgitation）指酸性胃内容物反流至口咽部，口腔感觉到酸性物质。常伴有烧灼感、胸骨后疼痛、吞咽痛、吞咽困难以及间歇性声嘶、慢性咳嗽等呼吸道症状并伴有恶心干呕。多由于食管括约肌功能不全或食管蠕动功能异常、胃酸分泌过多引起，多见于胃食管反流病和消化性溃疡。

【临床表现】

1. 烧心　常在进餐后、弯腰、平卧时发生，尤其在进食油腻食物、巧克力、咖啡、酒后，在胸骨后、或自上腹部到咽喉部，甚至向背部放射，可在饮水、进食、服用止酸剂后缓解。

2. 食管痛　胸骨后紧缩样、刀割样疼痛，常可向腹背颈部及臂部放射。

3. 吞咽痛　吞咽较热食物、酒或柠檬类饮料时感到胸骨后烧灼样疼痛。

4. 吞咽困难　长期反酸可在进食时有胸骨后梗阻感。

5. 呼吸道症状　反酸损伤咽喉部或吸入肺部后，可出现间歇性声嘶、咽痛、慢性咳嗽、哮喘、吸入性肺炎等。

6. 上腹部疼痛　间歇性发作节律性疼痛、灼痛、胀痛或剧痛，使用制酸剂或进食可缓解。

【病情观察与一般护理】

1. 病情观察

（1）观察反酸出现的时间、持续时间等。

（2）观察病人有无烧心、腹痛、恶心呕吐、吞咽困难及声音嘶哑等伴随症状，若症状严重，需及时报告医生并及时处理。

（3）观察病人的生命体征、意识及精神状态等。

2. 一般护理

（1）安慰病人，避免精神紧张。

（2）抬高床的上部，使胃内容物不易反流入食管。

（3）饮食护理：反酸的病人要改变不良的饮食习惯，食用清淡易消化的温热半流质食物，切忌辛辣刺激、生冷、煎炸和多纤维素食物，低脂低糖，少食多餐；肥胖病人应注意控制体重；戒烟限酒；睡前勿饮热茶或饮料，少吃糖和咖啡类食品。

（4）心理护理：学会放松心情，避免精神紧张，生活安排要有规律。

3. 反酸预防与护理见表 4-1-6。

【护理】

反酸的护理见表4-1-6。

表4-1-6 反酸的护理

分类	项目	护理内容
评估	病史评估	1. 问诊病人年龄、生活史、疾病史（如反酸史、胃食管反流病史、误服或自杀服腐蚀性物质的病史）及手术史等。近期是否大量进食某些特定的食物，如摄入咖啡、油腻食物、巧克力、烟酒等。近期是否服用了某些药物，如抗胆碱能药物、受体激动剂（异丙肾上腺素等）、茶碱、地西泮类、钙拮抗剂（尼氟地平等）等。女性病人，特别问诊月经期、妊娠期 2. 问诊病人反酸出现时间、持续时间等；如伴有疼痛，问诊疼痛开始时间、持续时间、部位、性质等 3. 问诊有无烧心、腹痛、恶心呕吐、吞咽困难、体重减轻等伴随症状，以及间歇性声嘶、咽痛、慢性咳嗽、哮喘等呼吸系统症状 4. 问诊病人有无焦虑、恐惧等精神状态
	身体评估	1. 全身情况：生命体征、营养状况等 2. 腹部检查：有无腹痛等

续表

分类	项目	护理内容
评估	实验室及其他检查	实验室及其他检查根据病史与身体评估进行。如为消化道疾病，配合消化道等相关检查
嗳气	护理	1. 饮食护理：减少进餐量，肥胖者减肥。避免进食柑橘类水果、巧克力、薄荷、油腻食物、洋葱和辛辣食物。戒烟戒酒，不喝含酒精或咖啡的饮料，不喝浓茶。注意平日饮食，细嚼慢咽、少吃多餐、避免进食过快，避免饥饿疼痛，若疼痛时，可吃一两块苏打饼干 2. 休息与活动：饭后至少 2～3 小时内不要躺下或上床睡觉，可适当进行轻微运动。休息时可适当抬高床的上部，使胃内容物不易反流入食管 3. 用药护理：若为消化系统疾病，应积极抗酸治疗。主要有抗酸剂（碳酸钙、氢氧化铝）、抑酸剂和胃黏膜保护剂等。抗酸剂为碱性药物，作用时间较短，因此需增加给药次数，最佳服用时间为饭后 1.5 小时或者睡前服用，抑酸药早晚空腹服用；促动力药，服用时间为饭前 25～30 分钟；胃黏膜保护剂，服用后在病变部位黏膜表面形成一层保护膜，从而减

4

续表

分类	项目	护理内容
嗳气	护理	轻损伤，因此影响其他口服药物的吸收，所以多种药物同时服用时，此类药物应最后服用。尽量避免服用阿司匹林、布洛芬、吲哚美辛、保泰松及皮质激素类药物 4. 心理护理：学会放松心情，避免精神紧张，生活安排要有规律
	健康宣教	平时注意休息，饮食规律，避免精神紧张，不吸烟，不喝酒及含酒精或咖啡的饮料，不喝浓茶。生活安排要有规律

4

七、灼热感和烧心感

烧心感又称灼热感（heartburn），是剑突或胸骨下的一种烧灼感或发热感，主要由胃内容物反流到食管内，刺激食管黏膜所致。多见于反流性食管炎，亦可见于幽门不全梗阻、消化性溃疡等疾病。主要发病机制是当食管下端括约肌功能障碍或食管蠕动功能异常时，酸性的胃内容物反流到食管内而产生烧心症状，多发生在饭后。卧位或前弓位以及饱餐、饮酒和服用某些药物可诱发或促使烧心症状加重，饮水、服抑酸药物可使症状减轻或缓解。

【临床表现】

1. 胃食管反流病　其特点为上腹部或胸骨后的一种湿热感或烧灼感，典型表现多出现在饭后 1~2 小时，可伴有吐酸水或苦水，并可因饮食或体位的改变而加重。

引起烧心的危险因素包括女性、年龄 > 65 岁、过度肥胖、吸烟、精神压力、不良饮食习惯等。

2. 胃溃疡　疼痛多位于胃脘部，常呈慢性、节律性、季节性与周期性发作，胃溃疡的病人一般可出现烧心、吐酸水、嗳气、食欲丧失、体重减轻、贫血、偶尔呕吐，烧心感多位于上腹中部、偏右或偏左。胃部感觉烧灼，多由胃酸过多刺激胃黏膜引起，X 线钡餐及纤维胃镜检查在胃或十二指肠球部可见溃疡病变。

3. 食管癌、食管痹　咽下食物时有胸骨后或剑突下痛，其性质可呈烧灼样、针刺样或牵拉样，以咽下粗糙、灼热或有刺激性食物为著。初时呈间歇性，当癌肿侵及附近组织或有穿透时，就可有剧烈而持续的疼痛。食管镜检及 X 线吞钡检查可作鉴别。

【病情观察与一般护理】

1. 病情观察

（1）观察病人烧心感出现的时间、持续时间等。

（2）烧心、烧灼感一般伴随嗳气、呕吐、疼痛等症状，需严密观察病人的症状，及时处理，防止病情恶化。

（3）病人出现烧心、灼热感时，内心是焦虑不安的，需密切观察病人心理变化，及时疏导，给予精神安慰。

（4）密切观察病人的生命体征、营养状况。

2. 一般护理

（1）就餐时不要过于饱食，也不要一次喝入大量水或饮料，特别是不要喝浓茶及含咖啡、巧克力的饮料，尽量少食用辛辣性食物、过冷或过热的食物。进食后不要立即躺下。

（2）有"烧心"感时，可在睡眠时将床头侧脚下垫高 15~20cm，使床形成一定的坡度以抬高上身，这样，可有效减少胃液反流。值得注意的是，垫高枕头的办法不可取，它不可能使整个上身抬高角度。

（3）药物治疗常用雷尼替丁、法莫替丁或奥美拉唑等抑制胃酸分泌；应用氢氧化铝凝胶及氧化镁可中和胃

4

酸，从而降低胃蛋白酶的活性，减少酸性胃内容物对食管黏膜的损伤；加用吗丁啉、西沙比利或莫沙必利可促进食管和胃的排空，减少反流。

（4）戒急戒躁，保持良好的心情和情绪。

3. 烧心灼热的预防与护理见表4-1-7。

【护理】

烧心灼热的护理见表4-1-7。

表4-1-7 烧心灼热的护理

分类	项目	护理内容
评估	病史评估	1. 问诊病人年龄、生活史、疾病史、手术史等。近期是否大量进食某些特定的食物，如酒、辣椒等可使胃酸分泌增多导致烧心。生活中的一些其他因素也会引起烧心，如工作或学习压力大、心情不好、经常烦躁发火等 2. 问诊病人烧心感出现的时间、持续时间等 3. 问诊有无反酸、腹痛、体重减轻等伴随症状 4. 问诊病人有无焦虑、恐惧等精神状态
	身体评估	1. 全身情况：生命体征、营养状况等 2. 腹部检查：有无腹痛等
	实验室及其他检查	根据病史与身体评估进行相关检查。如为消化道疾病，配合消化道等相关检查。如为食管疾病，配合食管相关检查

续表

分类	项目	护理内容
烧灼感和烧心感	护理	1. 预防：少食多餐，不吃刺激性或油腻的食物，保护胃黏膜 2. 饮食护理：细嚼慢咽、避免进食过快，同时尽量少进食或不进食某些食物，如茶、咖啡、油炸食品、糖果、辣椒、烈性酒等 3. 休息与活动：饭后不宜即刻卧床或弯腰，也不宜马上开始剧烈运动，建议饭后30分钟后进行轻松散步 4. 用药护理：如果上述措施无法缓解，可适当选用一些抗酸药物，如碳酸钙片、氢氧化铝凝胶等，以中和胃酸，缓解烧心症状，但不宜长期服用，以免造成便秘或腹泻 5. 心理护理：戒急戒躁，保持良好的心情和情绪
	健康宣教	禁暴饮暴食，饮食、生活作息需规律

八、畏食或食欲不振

畏食或食欲不振（anorexia）指惧怕进食或缺乏进食的欲望。多见于消化系统疾病如消化系统肿瘤、慢性胃炎、肝炎等，也见于全身性或其他系统疾病如严重感染、肺结核、尿毒症、垂体功能减退等。严重食欲不振称为厌食，可导致营养不良。

【临床表现】

1. **急慢性胃炎** 可有食欲减退，若伴有上腹痛、恶心呕吐等症状，且起病急骤，常可找到诱因，明确诊断。萎缩性胃炎大多有不同程度的食欲不振，同时伴有不等程度的上腹痛或胀满不适，确诊须通过胃镜及黏膜病理活检。厌食是胃癌早期的重要症状，尤其厌食肉类是其特点，如稍进食即有饱胀感，提示癌肿已有比较广泛的胃壁浸润，如伴有消瘦，往往为严重阶段的表现。

2. **消化性溃疡** 一般不影响食欲，但可因疼痛而畏食；十二指肠球部溃疡并发幽门梗阻时可有食欲减退。

3. **残胃** 胃大部切除后，也可因"小胃综合征"而减少进食。

4. **炎症性肠病**病变活动期，尤其是克罗恩病有部分肠梗阻时，可有明显的厌食症状。吸收不良综合征病人，特别是维生素 B 族缺乏时，食欲可明显减退。

【病情观察与一般护理】

1. **病情观察**

（1）观察病人食欲不振出现的时间、持续时间。

（2）观察病人有无腹痛、发热、呕吐、腹泻、体重减轻等伴随症状。若出现剧烈呕吐、腹痛、腹泻严重，应及时通知医生。

（3）观察病人全身情况：生命体征、意识、营养状况、皮肤状况等。

（4）观察病人的焦虑、恐惧等精神状态。

2. **一般护理**

（1）保持进餐环境的清洁、安静，避免不良刺激。做好心理疏导，保持病人情绪稳定。

（2）指导病人进食，采取舒适的体位，如半坐位或坐位，给予营养丰富、易消化的饮食。

（3）不能进食者遵医嘱给予鼻饲；伴胃出血的或恶心呕吐明显者应静脉补充营养和液体。

（4）避免睡前饱食晚餐过饱。

（5）避免吸烟酗酒直接损伤胃黏膜，严重者可致胃和十二指肠穿孔。

3. 治疗 食欲不振作为临床症状并不具有特异性,主要是进行病因治疗。

(1) 长期不能正常进食,应考虑给予胃肠内及胃肠外营养支持,以胃肠内营养支持为主。

(2) 长期饮食不调或伴有额外消耗者,应注意维持水、电解质平衡。

(3) 给予胃肠促动力药物和助消化药物治疗。

4. 畏食、食欲不振的预防与护理见表4-1-8。

【护理】

畏食、食欲不振的护理见表4-1-8。

表4-1-8 畏食、食欲的护理

分类	项目	护理内容
评估	病史评估	1. 发生食欲不振的确切时间、发病的缓急及持续时间的长短等 2. 发病后情况:包括进食量多少的变化、有无体重减轻等 3. 伴随症状:有无腹痛(部位、性质、程度及与食欲不振的关系)、恶心、呕吐、腹泻、便秘等消化道症状,有无乏力、怕冷、发热等全身症状,有无失眠、精神不振、易激动等精神心理障碍表现 4. 可能诱因:是否经常饮酒、吸烟、服用某些药物等 5. 胃病史:详细询问有无慢性胃炎、消化性溃疡、胃肠动力障碍性疾病、肝胆系统疾病、肾病、甲状腺疾病、糖尿病及结核病等

分类	项目	护理内容
评估	身体评估	1. 测体温、血压及体重 2. 精神和营养状态：皮肤是否苍白，有无贫血面容，皮肤有无色素沉着，皮肤和巩膜有无黄染，全身有无脱水或水肿征象，毛发有无脱落 3. 腹部有无触痛、肿物，有无异常隆起，是否有腹部膨隆，有无腹水征，肝脾是否肿大，有无腹壁浅静脉曲张
	实验室及其他检查	根据病史与身体评估进行相关检查。行 X 线胃肠道钡餐与钡剂灌肠检查及腹部 B 超和 CT 检查明确病因
畏食或食欲不振	护理	1. 预防：生活要有规律，定时、定量、定质进食，就餐时保持愉快、舒畅的心情，戒烟、忌酒，保持适当运动 2. 合理调配食物：当原发疾病加重、食欲减退时，以保护性食物为主，如肉类、牛奶、鸡蛋、绿叶蔬菜、鲜果、豆制品类；如疾病缓解或消除、食欲不恢复，则应以供给热能为主，可选用富含碳水化合物的米、面、粗粮、糖和油等，辅以保护性食物 3. 进食环境与体位：保持进餐环境的清洁、安静，避免不良

续表

分类	项目	护理内容
畏食或食欲不振	护理	刺激。指导病人进食，采取舒适的体位，如半坐位或坐位 4. 其他：不能进食者遵医嘱给予鼻饲；伴胃出血的或恶心呕吐明显者应静脉补充营养和液体
	健康宣教	生活规律，戒烟、忌酒，饮食清淡，保持良好的睡眠

九、腹胀

腹胀（abdominal distention）是一种腹部胀满、膨隆的不适感觉，可由肠道积气（flatulence）、积食或积粪、腹水、气腹、腹腔内肿物、胃肠功能紊乱、胃肠道梗阻等引起，亦可由低钾血症所致。当胃肠道积气量超过气体被吸收和排出的量时，可出现腹胀感。腹水超过1000ml 时，亦出现腹胀不适。

【临床表现】

一般说来胃肠胀气均有腹部膨隆。局限于上腹部的膨隆多见于胃或横结肠积气所致。小肠积气腹部膨隆可局限于中腹部，也可为全腹部膨隆。结肠积气腹部膨隆可局限于下腹部或左下腹部。幽门梗阻时，上腹部可有胃型及蠕动波，肠梗阻时可见肠型及肠蠕动波，肠鸣音亢进或减弱。腹膜炎病人可有压痛及肌紧张。

【病情观察与一般护理】

1. 病情观察

（1）腹胀开始出现的时间、性质及腹胀的程度。

（2）观察病人生命体征、意识、营养状况。

（3）观察病人有无恶心、呕吐、腹泻、便秘等伴随症状，并做好护理措施。

（4）及时观察病人的病情变化，若病人腹胀严重，应及时通知医生，协助医生做好人工排气等治疗护理。

2. 一般护理

（1）饮食护理：鼓励病人少食多餐，多食用蔬菜、高纤维食品，限制食用易产气的食品和引起便秘的食品如豆类、牛奶、坚果、干果等。有腹水的病人应食用高蛋白、高热量、高维生素、低钠饮食。鼓励病人多活动，促进肠道活动，以缓解症状。

（2）可采用肛管排气、应用灌肠或软便剂导泻及应用薄荷油腹部热敷的方法缓解腹胀不适。

（3）严重腹胀时，可禁食并行间歇性胃肠减压，注意观察胃肠减压效果、引流物的性状和量。

（4）对于有腹水的病人应每日测量腹围和体重，观察其变化，做好记录。应用利尿药期间，要准确记录出入量，观察病人用药后的反应，防止水、电解质紊乱的发生。

3. 腹胀预防与护理见表4-1-9。

【护理】

腹胀的护理见表4-1-9。

表4-1-9　腹胀的护理

分类	项目	护理内容
评估	病史评估	1. 年龄：成人腹胀多见于肝、胆道及胰腺疾病，功能性消化不良者也甚为多见 2. 饮食：是否进食大量含糖类的食物、是否暴饮暴食 3. 既往史：应询问病人既往有无胃炎、消化性溃疡、胃下垂、幽门梗阻或肠梗阻史，有无结核、肝炎、肝硬化、胰腺炎史，有无腹部手术史、外伤史等

分类	项目	护理内容
评估	病史评估	4. 问诊病人起病缓急、进展快慢、腹胀开始出现的部位 5. 问诊有无恶心、呕吐、腹泻、便秘等伴随症状 6. 问诊病人有无焦虑、恐惧等精神状态
	身体评估	1. 全身情况：生命体征、意识、营养状况等 2. 腹部检查：有无腹部隆起等。局限于上腹部的膨隆多见于胃或横结肠积气所致小肠积气；结肠积气腹部膨隆可局限于下腹部或左右腹部；幽门梗阻时上腹部可有胃型及蠕动波；肠梗阻时可见肠型及肠蠕动波，肠鸣音亢进或减弱；腹膜炎病人可有压痛及肌紧张
	实验室及其他检查	进行大便检查、X 线检查、腹部 B 超等常规检查；同时可行胃镜检查、结肠镜检查等以明确病因
腹胀	护理	1. 预防护理：应避免进食含气的食物，例如蛋奶类、汽水、洋葱、卷心菜、豆类、白薯、韭菜、生葱、生蒜、芹菜等，饮食中减少蔗糖量 2. 对症护理 （1）减轻腹胀：可采用肛管排气、应用灌肠或软便剂导泻及

续表

分类	项目	护理内容
腹胀	护理	应用薄荷油腹部热敷的方法缓解不适。严重腹胀时，需禁食并留置胃管进行持续性胃肠减压，促使肠蠕动和肛门排气的恢复 （2）腹部按摩：待病人有少量肠蠕动时开始按摩腹部，自升结肠→横结肠→降结肠作单向反复按摩，能促使肛门排气 （3）鼓励病人多活动：协助病人变换卧位，并作肢体伸屈活动 （4）饮食护理：鼓励病人少食多餐，多食用蔬菜、高纤维食品，限制食用易产气的食品和引起便秘的食品如豆类、牛奶、坚果、干果等。有腹水的病人应食用高蛋白、高热量、高维生素、低钠饮食 （5）其他：对于有腹水的病人应每日测量腹围和体重，观察其变化，做好记录。应用利尿剂期间，要准确记录出入量，观察病人用药后的反应，防止水、电解质紊乱的发生 3. 营养不良 （1）饮食护理：应向病人及其家属解释营养状况不佳的有关因素、饮食治疗的意义与原则，与病人共同制定符合治疗

续表

分类	项目	护理内容
腹胀	护理	需要而又让其接受的饮食计划。有腹水者应限制水钠的摄入 （2）营养支持：必要时遵医嘱给予静脉补充营养 （3）营养监测：定期评估病人的饮食和营养状况，包括每天的食物和进食量、体重及实验室检查有关指标的变化
	健康宣教	鼓励病人少食多餐，多食用蔬菜、高纤维食品。增加活动，经常按摩腹部，自升结肠→横结肠→降结肠作单向反复按摩

十、便秘

便秘（constipation）是指排便次数减少，1 周内排便次数少于 2～3 次，排便困难，粪便干结。根据病因分类，便秘可分为功能性便秘与器质性便秘。功能性便秘常见因素有：进食量少或食物缺乏纤维素，对结肠运动的刺激减少；因生活无规律、工作时间变化、环境变化或精神紧张等忽视或抑制便意；年老体弱或活动减少致结肠运动功能减退；多次妊娠等情况下致腹肌及盆底肌张力不足致排便运动不足；肠易激综合征致肠道运动功能紊乱；结肠冗长致粪团内水分被过多吸收；长期使用泻药、镇静止痛药、麻醉药、钙通道阻滞剂等造成对药物的依赖。器质性便秘常见因素有：各种病因所致的肠梗阻、肠粘连、克罗恩病等致结肠梗阻或痉挛；子宫肌瘤等致腹腔或盆腔内肿瘤压迫；肛裂、痔疮、肛周脓肿等直肠或肛肠病变致排便疼痛而惧怕排便；甲状腺功能低下、糖尿病、尿毒症等全身性疾病致肠肌松弛，排便无力。

【临床表现】

多数慢性便秘病人仅表现为排便困难，粪便干结，数天甚至 1 周才排便一次，排便时可有左腹痉挛性痛与下坠感，部分病人诉口苦、食欲减退、腹胀、下腹不适、排气多或有头晕、头痛、疲乏等神经官能症状。急性者则在原有规则排便习惯下，无特别原因，于短期内发生便秘，尤其中老年人应特别注意鉴别直肠和结肠的癌肿。伴有剧烈腹痛、呕吐或便血者，则应考虑急性肠道阻塞引起的便秘。一般体检常可在降结肠或乙状结肠部位触及痉挛的肠管或粪块，但在排便后则消失。肠梗阻者则常有腹胀、腹痛、肠型及肠蠕动波。

【病情观察与一般护理】

1. 病情观察

（1）密切观察排便频度、性状、量及费力程度，观察病情有无加重，观察采取措施后病人排便情况。

（2）观察病人有无腹胀、腹痛及呕吐情况，若腹痛、频繁呕吐及时报告医生进行处理。

（3）观察病人生命体征、意识状态。

（4）严密观察病人精神状态，防止心情低落影响食物的摄入，从而加重便秘情况。

2. 一般护理

（1）培养定时排便的习惯。

（2）保证饮食中纤维素的含量和充足的水分摄入。

（3）进行适当的运动。

（4）提供排便时隐蔽环境，协助病人采取最佳的排便姿势。

（5）进行适当的腹部按摩，顺结肠走行方向作环行按摩，刺激肠蠕动，帮助排便。

（6）指导或协助病人正确使用简易通便法，如使用开塞露、甘油栓等。指导病人正确使用缓泻剂，但应告知病人长期使用缓泻剂的危害。

（7）必要时予以灌肠。

3. 对症治疗

（1）急性便秘者，多数因肠道发生梗阻所致，因此主要是针对病因治疗。如病人有腹胀、腹部隐痛等症状，可采用温水灌肠治疗；如为病理性梗阻时，应及时手术治疗。

（2）便秘如因肛门、直肠附近病变所致，如肛裂、肛瘘、肛门周围脓肿、巨大内痔合并感染等引起的急性便秘，应积极治疗这些疾病，同时采取软化大便或从肛门内给药的方法，以利于大便的排出。

（3）应减量或停服某些具有便秘副作用的药物，必要时可加服对肠道刺激性小的缓泻剂。

（4）某些由器质性病变导致的慢性便秘，一旦明确病因，即应针对病因进行治疗。

4. 便秘的预防与护理见表4-1-10。

【护理】

便秘的护理见表4-1-10。

表4-1-10 便秘的护理

分类	项目	护理内容
评估	病史评估	1. 问诊有无与便秘相关的疾病史、用药史，有无进食量减少、食物缺乏纤维素、活动量少、精神紧张、环境改变、长期服用泻药等诱发因素 2. 问诊排便频度、性状、量及费力程度，并与既往排便情况比较 3. 问诊有无体重减轻、腹痛、便血、肛裂、肛周疼痛等伴随症状 4. 问诊病人有无焦虑、恐惧等精神状态

分类	项目	护理内容
评估	身体评估	1. 全身情况：生命体征、营养状况等，有无贫血症状 2. 腹部检查：有无腹部包块、腹痛等 3. 肛周皮肤检查、直肠指检等
	实验室及其他检查	必要时进行粪便检查，应观察便秘者排出粪便的形态及有无黏液或血液黏附。其他辅助检查如直肠指检、X线钡剂灌肠检查、腹部平片及结肠镜检查
便秘	护理	1. 便秘 （1）饮食护理：多给病人吃含纤维素高的饮食，如玉米面、荞麦面、豆类等粗粮，萝卜、生黄瓜、笋子等蔬菜，香蕉、梨等水果。可适当增加花生油、豆油、香油等油脂的摄入 （2）饮水：在病情允许情况下，每天至少应保证水的摄取量达2000ml，可喝些淡盐水或蜂蜜水，也可每天空腹喝一杯温水 （3）适当的运动：根据身体情况，卧床病人可进行一定范围的锻炼活动，并教病人做提肛收腹运动，或顺肠蠕动方向作腹部顺时针按摩。待病情好转后可早日下床活动 （4）创造舒适的生活和工作环境：尽量避免外界环境因素的

分类	项目	护理内容
便秘	护理	影响，保持厕所清洁，不能下地活动的病人在排便时应关上房门，拉上布帘或旋转屏风，使用清香剂，坐盆时应给病人安置好合适的体位，以减少疲劳 （5）养成定时排便的习惯：与病人共同制定排便表，即使无便意也应坚持定时去厕所。可嘱病人每日早餐后按时排便 （6）服用药物导致便秘者，按医嘱更改药物或停药 2. 疼痛：除了采取护理措施缓解便秘疼痛症状之外，还可采用温水坐浴，水温 37～40℃较为适宜，每次 20 分钟。同时避免临厕久蹲 3. 皮肤护理：保持病人身体、用物及病床的整洁。加强肛周皮肤的护理。可先用清水毛巾或湿纸巾清洁，在发红处及周围涂抹保护膜。每次翻身尽量将病人臀部暴露，减少其与软垫的摩擦，并保持通风干燥
	健康宣教	向病人及家属解释养成定时排便习惯的重要性，指导病人多吃含纤维素高的饮食，多饮水，多运动，提供必要的条件

4

十一、黄疸

黄疸（jaundice）是由于血清中胆红素浓度增高，致皮肤、黏膜和巩膜发黄的症状和体征，血清胆红素超过 34.2μmol/L 即出现黄疸（正常值为 1.7～17.1μmol/L）。胆红素在 34.2μmol/L 以下，黄疸不易被察觉，称为隐性黄疸。常分为肝细胞性黄疸、胆汁淤滞性黄疸和溶血性黄疸。肝细胞性黄疸和胆汁淤滞性黄疸常见于肝炎、肝硬化、胆道阻塞等消化系统疾病；溶血性黄疸常见于溶血性疾病以及不同血型输血导致的溶血等。

【临床表现】

1. 肝细胞性黄疸的特征　黏膜和皮肤呈浅黄或深金黄色，少数病人有皮肤瘙痒，血液中总胆红素浓度增高，非结合与结合胆红素均增高。

2. 阻塞性黄疸的特征　皮肤呈暗黄、黄绿或绿褐色，伴皮肤瘙痒者多见，少数病人伴心动过缓；尿色深，似浓茶样，粪便颜色变浅，肝外胆道完全阻塞时粪便呈白陶土色。

3. 溶血性黄疸的特征　黏膜、皮肤轻度黄染，呈浅柠檬色，无皮肤瘙痒；在急性溶血时伴有寒战、发热、头痛、呕吐、腹痛及腰部酸痛等症状；急性发作时尿呈酱油色（血红蛋白尿）；脾脏肿大。

【病情观察与一般护理】

1. 病情观察

（1）密切观察生命体征、皮肤及巩膜黄染、皮肤瘙痒程度及大小便颜色的改变。黄染及皮肤瘙痒程度减轻提示病情好转、黄疸消退，反之可能是阻塞性黄疸或病情加重。

（2）同时需密切观察腹泻、腹胀、便秘、皮肤瘀点、瘀斑等伴随症状及其程度的改变。胆石症病人黄疸持续不退，并出现寒战、高热、右上腹剧痛、神志淡漠及低血压休克时，是急性化脓性胆管炎的典型表现，应立即报告医师采取积极措施解除胆道梗阻。

（3）肝病病人应注意观察精神变化，出现异常欣快或淡漠、睡眠倒错、意识障碍等神志改变则提示为肝性脑病的前兆。

（4）病人 24 小时尿量少于 500ml 或黄疸急骤加深时，应立即报告医师并配合处理。

（5）呕吐、便血或高热烦渴、恶心呕吐时，报告医师及时处理。

2. 一般护理

（1）饮食护理：饮食以低脂、低蛋白、清淡、半流质为宜，忌食肥腻、辛辣、烟酒等。

（2）疑似传染性疾病时，应按照消化道隔离护理常规执行。

（3）发病期间宜卧床休息。

（4）向病人及家属进行疾病知识的宣教，解除忧虑，积极配合治疗。

（5）口臭、龋齿、呕吐者，做好口腔护理。

（6）皮肤瘙痒者，保持皮肤清洁。定时翻身，预防压疮。

3. 心理护理　加强心理护理，维持情绪稳定。由于病人对病情不了解，黄疸、腹水等形体面容的变化也可对病人精神上造成很大打击，容易产生焦虑不安、恐惧，不愿与人交往，不愿亲友探视。应注意多与病人交谈，不断给予安慰、疏导和帮助，安排病人做有意义的活动，减轻恐惧感，增强战胜疾病的信心。

4. 黄疸预防与护理见表 4-1-11。

【护理】

黄疸的护理见表 4-1-11。

表 4-1-11　黄疸的护理

分类	项目	护理内容
评估	病史评估	1. 问诊黄疸发生的原因或诱因、持续时间、波动情况等。

4

分类	项目	护理内容
评估	病史评估	注意与胡萝卜素血症、阿的平等药物所致皮肤发黄的区别 2. 问诊是否伴有畏寒与发热、腹痛、皮肤瘙痒及食欲缺乏、恶心、呕吐、厌食油腻、腹胀、便秘或脂肪泻等消化道症状，是否伴有进行性消瘦等 3. 问诊粪、尿颜色等；溶血性黄疸常出现酱油色尿；肝细胞性黄疸尿呈深黄色；胆汁淤积性黄疸尿呈浓茶色；病毒性肝炎粪色可变浅，其程度视肝内胆小管淤积程度而定，严重者可呈灰白色，但一般多在短期内恢复正常；胆道结石引起的黄疸粪便呈交替性灰白色；癌性胆汁淤积性黄疸粪便为持续性灰白色 4. 问诊病人有无因皮肤瘙痒所致的睡眠与休息形态的改变；有无因皮肤、黏膜和巩膜发黄所致的自我概念型态的改变；有无焦虑、恐惧等精神状态
	身体评估	1. 全身情况：生命体征、神志、营养状况、皮肤色泽深浅与分布等。巩膜常呈浅柠檬色，罕见皮肤瘙痒，常见于溶血性黄疸；全身皮肤、巩膜呈金黄色常见于肝细胞性黄疸；

续表

分类	项目	护理内容
评估	身体评估	皮肤呈黑褐色，巩膜呈绿黄色常见于胆汁淤积性黄疸；部分病毒性肝炎和胆汁性肝硬化病人可出现皮肤瘙痒 2. 腹部检查：有无腹痛、肝脾肿大、腹部肿块、腹水等
	实验室及其他检查	黄疸病因学检查项目较多，包括粪、尿、肝功能检查，必要时尚需做特殊检查，尤其肝外胆汁淤积性黄疸，除 X 线、放射性核素、CT 外，有时还要进行胆胰管逆行造影、经皮肝穿刺胆道造影、腹腔镜等创伤性检查
黄疸护理	护理	1. 一般护理：注意休息。黄疸病人除肝性脑病要限制蛋白质外，原则上给予高蛋白、高热量、高维生素、低脂饮食，伴有腹水者应限制水及钠盐的摄入，蛋白质以含必需氨基酸丰富的优质蛋白如蛋、乳、鱼、瘦肉类为主。多食富含维生素 C 与维生素 B 族的水果蔬菜为益 2. 皮肤护理：为预防因皮肤瘙痒抓伤所引起的继发感染，应采取如下措施：①病人沐浴时，应注意避免水温过高或使用有刺激性的皂类和沐浴液，

4

续表

分类	项目	护理内容
黄疸护理	护理	沐浴后可使用性质柔和的润肤品。②选择清洁、柔软、吸水性强的布制衣裤，减轻皮肤瘙痒。③剪短指甲，必要时使用手套。④严重瘙痒者可给予2%~3%碳酸氢钠溶液外涂或按医嘱口服抗组胺类止痒药物 3. 心理护理：应注意多与病人交谈，不断给予安慰、疏导和帮助，安排病人做有意义的活动，增强战胜疾病的信心 4. 治疗护理：胆汁淤积者可试用小剂量皮质激素治疗。少数病人在应用过程中有头昏、恶心、胸闷、口干、乏力、皮疹和低热，不需处理短期内即可自行缓解或消失，个别病人可出现低钾及血压升高。长期大剂量应用时应监测血钾、血压变化
	健康宣教	1. 注意饮食清洁、规律，慎起居，适劳逸，防过劳 2. 保持心情舒畅 3. 禁止吸烟、饮酒，注意保暖，防止感染

4

十二、呕血与黑便

呕血（hematemesis）与黑便（melena）见于上消化道疾病（如食管、胃、十二指肠、胆和胰腺疾病）或全身性疾病导致的上消化道出血，常见病因为消化性溃疡、急性糜烂性出血性胃炎、食管胃底静脉曲张破裂和胃癌。上消化道出血者均有黑便，但不一定有呕血。出血部位在幽门以上者常有呕血和黑便，在幽门以下者可仅表现为黑便。大量出血和黑便可致周围循环衰竭，其程度与出血量有关。出血量在 10% 以下，无明显症状；出血量为血容量的 10% ~ 20% 时，可伴有头晕、无力，血压、脉搏在正常范围；出血量为血容量的 20% 以上，则伴有冷汗、肢冷、心悸、脉速等急性失血症状；出血量在30% 以上，表现为淡漠、面色苍白、脉细速、血压下降等急性周围循环衰竭症状。

【临床表现】

1. 一般呕血均伴有黑便，但黑便不一定伴有呕血。

2. 幽门以上出血以呕血伴黑便为主，幽门以下出血以黑便为主。

3. 呕血的颜色取决于出血量及血液在胃肠道内停留的时间。呕血呈鲜红色提示出血量大且速度快，血液在胃内停留时间短，未经胃酸充分混合即呕出；呕血呈棕褐色咖啡渣样，则表明血液在胃内停留时间长，经胃酸作用形成正铁血红素所致。

4. 黑便的颜色取决于出血的速度与肠蠕动的快慢。出血量大或肠蠕动快时，血液在肠道内停留时间短，形成紫红色稀便；反之，血液在肠道内停留时间长，形成较稠厚的黑便。

【病情观察与一般护理】

1. 病情观察

（1）观察生命体征的变化：根据病情每 30 分钟 ~ 1小时测量一次，并详细记录。

（2）密切观察病人有无头晕、黑蒙、心悸、口渴、

4

冷汗等血容量不足的表现。若出现血容量不足情况，立即通知医生，迅速建立静脉通道，及时补充血容量，并做好输血准备，配合医生进行抢救。

（3）观察神志和意识的改变：病人平静、对答自如，表示脑血供充足；若病人烦躁不安、表情淡漠提示脑缺血，是观察休克的客观指标之一。

（4）观察皮肤色泽和肢体温度的变化：大出血病人面色苍白、皮肤湿冷、口唇发白、四肢冰凉，提示微循环血液灌注不足。治疗过程中皮肤逐渐转红、出汗停止、肢体转暖，说明血流灌注好转。

（5）观察呕吐物和粪便的性质、颜色和量。

（6）观察尿量变化：疑有休克时应放置导尿管，测每小时尿量，应保持每小时尿量 25～30ml 以上。

（7）定期复查红细胞计数、血红蛋白、血细胞比容、网织红细胞计数与血尿素氮，注意指标的动态变化。

（8）观察出血是否停止或继续出血。

2. 一般护理

（1）病人应安置在安静温暖的病室内，卧床休息。

（2）呕血时可抬高下肢，以保证脑部供血。

（3）保持呼吸道通畅，呕血时头偏向一侧，防止呕吐物进入呼吸道引起窒息和吸入性肺炎，必要时给予氧气吸入。

（4）大出血者应迅速建立静脉通路，及时备血。

（5）输液开始宜快，但老年病人宜根据中心静脉压调节输液速度，避免输液、输血过快引起肺水肿。

3. 心理护理　应经常巡视，并陪伴病人，使其有安全感。听取并解答病人及家属的疑问，以减轻其疑虑。指导病人有关休息与放松的技巧，必要时给予病人镇静剂，以减少其不安和恐慌。应劝导病人家属不要在病人面前表现出情绪波动而干扰病人。

4. 呕血与黑便的预防与护理见表 4-1-12。

【护理】

呕血与黑便的护理见表 4-1-12。

表 4-1-12 呕血黑便的护理

分类	项目	护理内容
评估	病史评估	1. 问诊呕血和黑便发生的原因或诱因，包括与黑便相关的既往病史、近期饮食、用药史，注意排除鼻咽部出血、咯血、进食大量动物血、服用肾上腺糖皮质激素、吲哚美辛、水杨酸类药物、铁剂等所致呕吐物呈咖啡色或黑便 2. 问诊呕血和黑便的次数、量、颜色、形状及变化，以此可粗略估计出血量 3. 问诊伴随的症状，如体位变化时（如由卧位变为站立位时）是否有头晕、黑蒙、心悸、口渴、冷汗等血容量不足的表现 4. 问诊病人的精神状态，有无疲乏无力、紧张、焦虑、抑郁、紧张等
	身体评估	1. 全身情况：生命体征、神志、营养状况，有无血容量不足的表现 2. 腹部检查：有无腹痛、腹胀、腹部肿块等
	实验室及其他检查	测定红细胞、白细胞和血小板计数、肝肾功能等，估计出血量及动态观察有无活动性出血；行内镜检查等

4

续表

分类	项目	护理内容
呕血与黑便	护理	1. 体位与保持呼吸道通畅：卧床休息，平卧位，抬高下肢，促进静脉回流并保持脑部供血。定时更换体位，注意保暖。呕血时头偏向一侧，防止窒息和误吸，必要时用负压吸引器清除气道内分泌物、血液、呕吐物，给予吸氧 2. 饮食护理：禁食期间保持热量供给，维持水、电解质平衡，积极预防和纠正体液不足 3. 周围循环状态的观察：采用改变体位方法测量血压、心率并观察症状与体征来估计出血量，即先测量平卧位时的心率和血压，再改为半卧位再次测量。若较平卧时血压下降 > 15mmHg，心率增快 > 10 次/分，伴有头晕、心悸、出汗甚至晕厥，则表明出血量大，血容量不足，是紧急输血的指征；如出现烦躁不安、面色苍白、皮肤湿冷，提示微循环灌注不足，需紧急抢救；若皮肤逐渐转暖，出汗停止，则提示血液灌注好转 4. 用药护理：立即建立静脉通道，遵医嘱迅速、准确地实施输血、输液、各种止血治疗及用药等抢救措施，并观察治疗

续表

分类	项目	护理内容
呕血与黑便	护理	效果及不良反应 5. 生活护理：限制活动期间，护士应协助病人完成日常生活活动，包括口腔护理、皮肤护理等，尤其是排便次数多者对于肛周皮肤的清洁和保护 6. 心理护理：观察病人心理变化，关心、安慰病人，解释病情及治疗方案，说明安静休息的重要性，耐心听取并解答病人及家属的提问，减轻他们的疑惑
	健康宣教	指导病人起身时要动作缓慢，当出现出汗、头晕等症状时应立即卧床休息并告知护士；注意饮食卫生，禁烟、浓茶、咖啡等对胃有刺激的食物；保持良好的心境和乐观主义精神，正确对待疾病

第二节　胃食管反流病

胃食管反流病（gastroesophageal reflux disease, GERD）是指胃十二指肠内容物反流入食管引起烧心等症状，根据是否导致食管黏膜糜烂、溃疡，分为反流性食管炎（reflue esophagitis, RE）及非糜烂性反流病（nonerosive reflue disease, NERD）。GERD 也可引起咽喉、气道等食管邻近的组织损害，出现食管外症状。

胃食管反流病是一种常见病，发病率随年龄增加而增加，男女发病无明显差异。中国人群 GERD 病情较美国等西方国家轻，NERD 较多见。

【临床表现】

胃食管反流病的临床表现多样，轻重不一，主要表现如下：

1. 食管症状

（1）典型症状：烧心和反流是本病最常见和典型的症状。反流是指胃内容物在无恶心和不用力的情况下涌入咽部或口腔的感觉，含酸味或仅为酸水时称反酸。烧心是指胸骨后或剑突下烧灼感，常由胸骨下段向上延伸。烧心和反流常在餐后 1 小时出现，卧位、弯腰或腹压增高时可加重，部分病人烧心和反流症状可在夜间入睡时发生。

（2）非典型症状：胸痛由反流物刺激食管引起，发生在胸骨后。严重时可为剧烈刺痛，可放射到后背、胸部、肩部、颈部、耳后，有时酷似心绞痛，可伴有或不伴有烧心和反流。由 GERD 引起的胸痛是非心源性胸痛的常见病因之一。吞咽困难或胸骨后异物感，见于部分病人，可能是由于食管痉挛或功能混乱所致，症状呈间歇性，进食固体或液体食物均可发生；少数病人吞咽困难是由食管狭窄引起，呈持续或进行性加重。

2. 食管外症状　由反流物刺激或损伤食管以外的组织或器官引起，如咽喉炎、慢性咳嗽和哮喘。对一些病因不明、久治不愈的上述疾病病人，要注意是否存在 GERD。严重者可发生吸入性肺炎，甚至出现肺间质纤维化。一些病人诉咽部不适，有异物感或堵塞感，但无吞咽困难，称为癔球症，目前已认为与 CERD 相关。

【并发症】

1. 上消化道出血　食管黏膜糜烂及溃疡可以导致呕血和（或）黑便，可伴有不同程度的缺铁性贫血。

2. 食管狭窄　食管炎反复发作致使纤维组织增生，最终导致瘢痕狭窄。

3. Barrett 食管　其腺癌的发生率较正常人高 10 ~ 20 倍。

【治疗】

目的在于控制症状，治愈食管炎，减少复发和防治并发症。

1. 药物治疗

（1）促胃肠动力药：如多潘立酮、莫沙必利、依托必利等，这类药物可通过增加食管下括约肌（LES）压力，改善食管蠕动功能，促进胃排空，从而达到减少胃内容物食管反流及减少其在食管的暴露时间。由于这类药物疗效有限且不确定，因此只适用于轻症病人，或作为与抑酸药合用的辅助治疗。

（2）抑酸药：有效降低损伤因素的作用，是目前治疗本病的主要措施，对初次接受治疗的病人或有食管炎的病人宜以 PPI 治疗，以求迅速控制症状，治愈食管炎。

1）PPI：这类药物抑酸作用强，疗效优于 H_2 受体拮抗剂，适用于症状重，有严重食管炎的病人。一般常规用量，疗程为 4 ~ 8 周，对个别疗效不佳者可加倍剂量或与促胃肠动力药联合使用，并适当延长疗程。

2）H_2RA：如雷尼替丁，法莫替丁等。H_2RA 能减少 24 小时胃酸分泌的 50% ~ 70%，但不能有效抑制进食刺激引起的胃酸分泌，因此适用于轻、中症病人。可按治疗消化性溃疡常规用量，分次服用，疗程 8 ~ 12 周。增加剂量可提高疗效，同时亦增加不良反应。

（3）抗酸药：仅用于症状轻，间歇发作的病人作为临时缓解症状用。

2. 维持治疗　GERD 具有慢性复发倾向，为减少症状复发，防止食管炎复发引起的并发症，可给予维持治疗。停药后很快复发且症状持续者，往往需要长程维持治疗；有食管炎并发症如食管溃疡、食管狭窄、Barrt 食管者，需要长程维持治疗。PPI 和 H2RA 均可用于维持治疗，PPI 效果更优。维持治疗的剂量因病人而异，以调整至病人无症状之最低剂量为适宜剂量。对无食管炎的病人也可考虑采用按需维持治疗，即有症状时用药，症状消失时停药。

3. 抗反流手术治疗　抗反流手术是不同式的胃底折叠术，目的是阻止胃内容反流入食管。抗反流手术的疗效与 PPI 相当，但术后有一定并发症。因此，对于那些需要长期使用大剂量 PPI 维持治疗的病人，可以根据病人的意愿来决定抗反流手术。对确诊由反流引起的严重呼吸道疾病的病人，且 PPI 疗效欠佳者，可考虑抗反流手术。

4. 治疗并发症

（1）食管狭窄：除极少数严重瘢痕性狭窄需行手术切除外，绝大部分狭窄可行胃镜食管扩张术。扩张术后予以长程 PPI 维持治疗可防止狭窄复发，对年轻病人亦可考虑抗反流手术。

（2）Barrett 食管：应使用 PPI 及长程维持治疗，定期随访是目前预防 Barret 食管癌变的唯一方法。早期识别不典型增生，发现重度不典型增生或早期食管癌应及时手术切除。

【健康教育与管理】

1. 有食管下括约肌（LES）结构受损或功能异常的病人，白天进餐后不宜立即卧床；为了减少卧位及夜间反流，睡前 2 小时不宜进食，可将床头抬高 15～20cm。

2. 注意减少引起腹压增高的因素，如肥胖、便秘、紧束腰带等；应避免进食使 LES 压降低的食物，如高脂肪、巧克力、咖啡、浓茶等；避免应用降低 LES 压的药物及引起胃排空延迟的药物，如硝酸甘油、钙通道阻滞剂及抗胆碱能药物等。

3. 戒烟及禁酒。

【预后】

GERD 的预后个体差异大，内科治疗可以缓解大多数病人的症状，预后良好，但易复发，需长期服药。

【护理】

胃食管反流病的护理见表 4-2-1。

表 4-2-1 胃食管反流病的护理

日期	项目	护理内容
入院当天	评估	1. 一般评估：神志、生命体征、皮肤等 2. 专科评估：病人疼痛的部位、性质、程度、持续时间、伴随症状、胃肠道反应等
	治疗	根据病情建立静脉通道
	检查	按医嘱胃镜检查及钡餐检查及其他相关检查
	药物	按医嘱正确使用，注意用药后的观察
	活动	嘱病人抬高床头，卧床休息
	饮食	1. 根据中医辨证饮食 2. 合理膳食可多摄入高纤维素及新鲜的蔬菜和水果，营养均衡包括蛋白质、糖、脂肪、维生素、微量元素、膳食纤维素等必需营养素，荤素搭配，食物品种多元化
	护理	1. 抬高床头卧床休息 2. 做好入院介绍，主管护士自我介绍 3. 制定相关的护理措施，如口腔护理、管道留置护理、皮肤、毛发、会阴、肛周护理措施 4. 视病情做好各项监测记录 5. 密切观察是否有疼痛症状 6. 根据病情留陪人，上床挡，确保安全

4

日期	项目	护理内容
入院当天	健康宣教	向病人讲解疾病相关知识、安全知识、服药知识等，各种检查注意事项
第2天	评估	神志、生命体征、病人的心理状态以及对疾病相关知识的了解等情况
	治疗	按医嘱执行治疗
	检查	继续完善检查
	药物	密切观察各种药物作用和副作用
	活动	抬高床头，卧床休息，注意安全
	饮食	同前
	护理	1. 基础护理、留置管道护理、皮肤、毛发、会阴、肛周护理 2. 加强病情观察，重视巡视及病人的主诉 3. 保持乐观的情绪 4. 劳逸结合，生活有序
	健康宣教	保持良好情绪，合理膳食
第3~12天	活动	适当下床活动
	健康宣教	同前
出院前1天	健康宣教	出院宣教： 1. 服药指导，尽量避免促进反流或黏膜损伤的药物 2. 穿宽松衣服 3. 饮食均衡，多吃蔬菜水果

续表

日期	项目	护理内容
出院前 1 天	健康宣教	4. 鼓励病人适当控制体重
		5. 睡眠抬高床头 10～15cm
		6. 戒烟戒酒,少量多餐,睡前 3 小时避免进食
		7. 鼓励病人适当咀嚼口香糖
		8. 生活规律,按时进餐
出院随访		出院 1 周内电话随访第 1 次,3 个月内随访第 2 次,6 个月内随访第 3 次,1 年随访 1 次

4

第三节 胃 炎

胃炎(gastritis)是胃黏膜对胃内各种刺激因素的炎症反应,生理性炎症是胃黏膜屏障的组成部分之一,但当炎症使胃黏膜屏障及胃腺结构受损,则可出现中上腹疼痛、消化不良、上消化道出血甚至癌变。根据其常见的病理生理和临床表现,胃炎可分为急性、慢性和特殊类型胃炎。

一、急性胃炎

急性胃炎也称糜烂性胃炎、出血性胃炎、急性胃黏膜病变,在胃镜下见胃黏膜糜烂和出血。组织学上,通常可见胃黏膜急性炎症,但也有些急性胃炎仅伴很轻、甚至不伴有炎症细胞浸润,而以上皮和微血管的异常改变为主,称之为胃病(gastropathy)。

【临床表现】

常有上腹痛、胀满、恶心、呕吐和食欲不振等;重症可有呕血、黑粪、脱水、酸中毒或休克;轻症病人可无症状,仅在胃镜检查时发现。部分病人有门静脉高压或慢性肝病的症状和体征。

【并发症】

胃溃疡。

【治疗】

去除病因，积极治疗原发疾病和创伤，纠正其引起的病理生理紊乱。常用抑制胃酸分泌药物，如 H_2RA 和 PPI 及胃黏膜修复和止血。

【健康教育与管理】

向病人及家属介绍急性胃炎的有关知识、预防方法和自我保护措施。根据病人的病因及具体情况进行指导，如避免使用对胃黏膜有刺激的药物，必须使用时应同时服用制酸剂；进食要有规律，避免过冷、过热、辛辣等刺激性食物及浓茶、咖啡等饮料；嗜酒者应戒酒，防止乙醇损伤胃黏膜；注意饮食卫生，生活要有规律，保持轻松愉快的心情。

【预后】

多数胃黏膜糜烂和出血可自行愈合及止血；少数病人黏膜糜烂可发展为溃疡，并发症增加，但通常对药物治疗反应良好。

【护理】

同慢性胃炎。

二、慢性胃炎

胃黏膜呈非糜烂的炎性改变，如黏膜色泽不均、颗粒状增殖及黏膜皱襞异常等；组织学以显著炎症细胞浸润、上皮增殖异常、胃腺萎缩及瘢痕形成等为特点。病变轻者不需治疗，当有上皮增殖异常、胃腺萎缩时应积极治疗。幽门螺杆菌（Hp）感染是最常见的病因。

【临床表现】

大多数病人无明显症状。可表现为中上腹不适、饱胀、钝痛、烧灼痛等，也可呈食欲不振、嗳气、反酸、恶心等消化不良症状，体征多不明显，有时表现为上腹轻压痛。恶性贫血者常有全身衰弱、疲软，可出现明显的厌食、体重减轻、贫血，一般消化道症状较少。

【并发症】

重度者易转变为癌。

【治疗】

1. 根除幽门螺杆菌感染　对幽门螺杆菌感染引起的慢性胃炎是否应常规根除幽门螺杆菌一直存在争论。根据2006年全国慢性胃炎共识意见，建议根除幽门螺杆菌治疗适用于：①伴有胃黏膜糜烂、萎缩及肠化生、异型增生；②有消化不良症状者；③有胃癌家族史。目前多采用的治疗方案为一种胶体铋剂或一种质子泵抑制剂加上两种抗菌药物，如常用枸橼酸铋钾（CBS），每次240mg，每天2次，与阿莫西林（每次500~1000mg，每天2次）及甲硝唑（每次200mg，每天4次）三药联用，2周为1个疗程。抗生素还有克拉霉素（甲红霉素）、呋喃唑酮等。

2. 对症处理　根据病因给予对症处理。如因非甾体类抗炎药引起，应停药并给予抗酸药；如因胆汁反流，可用氢氧化铝凝胶来吸附，或予以硫糖铝及胃动力药以中和胆盐，防止反流；有胃动力学改变，可服用多潘立酮、西沙比利等。

3. 自身免疫性胃炎的治疗　目前尚无特异治疗，有恶性贫血者可肌注维生素B12。

4. 胃黏膜异型增生的治疗　除给予上述积极治疗外，关键在于定期随访。对确定的重度异型增生可选择预防性内镜下黏膜切除术。

【健康教育与管理】

1. 疾病知识指导　向病人及家属介绍本病的有关病因，指导病人避免诱发因素。教育病人保持良好的心理状态，平时生活要有规律，合理安排工作和休息时间，注意劳逸结合，积极配合治疗。

2. 饮食指导　指导病人加强饮食卫生和饮食营养，养成有规律的饮食习惯；避免过冷、过热、辛辣等刺激性食物及浓茶、咖啡等饮料；嗜酒者应戒酒，防止乙醇损伤胃黏膜；注意饮食卫生。

3. 用药指导 根据病人的病因、具体情况进行指导，如避免使用对胃黏膜有刺激的药物，必须使用时应同时服用制酸剂或胃黏膜保护剂；介绍药物的不良反应，如有异常及时复诊，定期门诊复查。

【预后】

慢性非萎缩性胃炎预后良好；肠上皮化生通常难以逆转；部分病人萎缩可以改善或逆转；不典型增生虽也可逆转，但重度者易转变为癌。对有胃癌家族史、食物营养单一、常食熏制或腌制食品的病人，需警惕肠上皮化生、萎缩及不典型增生向胃癌的进展。

【护理】

胃炎的护理见表4-3-1。

表4-3-1 胃炎的护理

日期	项目	护理内容
入院当天	评估	1. 一般评估：生命体征、神志、体位、营养状况、皮肤和黏膜、腹部检查 2. 专科评估：腹痛发生的原因和诱因、持续时间、腹痛的部位、性质和程度，腹痛与进食、活动、体位等因素的关系，腹痛发生时的伴随症状、有无精神紧张、焦虑不安等心理反应
	治疗	根据病情建立静脉通道
	检查	实验室检查：血、尿、粪常规检查
	药物	按医嘱正确使用，注意用药后的观察

续表

日期	项目	护理内容
入院当天	活动	劳逸结合
	饮食	1. 根据中医辨证饮食 2. 温软食物
	护理	1. 急性发作时应卧床休息，并可用转移注意力、深呼吸等方法来减轻焦虑 2. 指导病人用热水袋敷胃部，以解除胃痉挛，减轻腹痛 3. 向病人说明摄取足够营养素的重要性，鼓励病人少量多餐进食，以高热量、高蛋白、高维生素、易消化的饮食为原则。避免摄入过咸、过甜、过辣的刺激性食物 4. 注意观察药物的疗效及不良反应 5. 视病情做好各项监测记录 6. 根据病情留陪人，上床挡，确保安全
	健康宣教	向病人讲解疾病相关知识、安全知识、服药知识等及各种检查注意事项
第2~3天	评估	神志、生命体征、病人的心理状态以及对疾病相关知识的了解等情况
	治疗	按医嘱执行治疗
	检查	做好专科胃镜检查术的相关配合，做好心理抚慰

4

日期	项目	护理内容
第2～3天	药物	密切观察各种药物作用和副作用
	活动	抬高床头，卧床休息，注意安全
	饮食	指导病人加强饮食卫生和饮食营养，养成有规律的饮食习惯；避免过冷、过热、辛辣等刺激性食物及浓茶、咖啡等饮料；嗜酒者应戒酒，防止乙醇损伤胃黏膜；注意饮食卫生。若行胃镜检查取病理标本后，则需术后2小时方能进食
	护理	1. 胃镜术后嘱病人不要用力咳嗽，以免损伤咽喉部黏膜。若病人出现腹痛、腹胀，可行按摩、促进排气 2. 加强病情观察，重视巡视及病人的主诉 3. 保持乐观的情绪
	健康宣教	保持良好情绪，合理膳食
出院前1天	健康宣教	出院宣教： 1. 疾病知识指导：向病人及家属介绍本病的相关病因，指导病人避免诱发因素。教育病人保持良好的心理状态，平时生活要有规律，合理安排工作和休息时间，注意劳逸结合，积极配合治疗 2. 用药指导：根据病人的病

续表

日期	项目	护理内容
出院前 1 天	健康宣教	因、具体情况进行指导，如避免使用对胃黏膜有刺激性的药物，必须使用时应同时服用制酸剂或胃黏膜保护剂；介绍药物的不良反应，如有异常及时复诊，定期门诊复查
出院随访		出院 1 周内电话随访第 1 次，3 个月内随访第 2 次，6 个月内随访第 3 次

第四节　消化性溃疡

消化性溃疡（peptic ulcer）主要指发生在胃和十二指肠的慢性溃疡，即胃溃疡（gastric ulcer，GU）和十二指肠溃疡（duodenal ulcer，DU），因溃疡形成与胃酸/胃蛋白酶的消化作用有关而得名。溃疡的黏膜层缺损超过黏膜肌层，不同于糜烂。

本病是全球性常见病，可发生于任何年龄。全世界约有 10% 的人口患过此病。临床上 DU 较 GU 多见，两者之比约为 3:1。DU 好发于青壮年，GU 多见于中老年，后者发病高峰较前者约迟 10 年。男性病人较女性多。秋冬和冬春之交是本病的好发期。

【临床表现】

1. 症状

（1）腹痛：上腹部疼痛是本病的主要症状，可为钝痛、灼痛、胀痛甚至剧痛，或呈饥饿样不适感。疼痛部位多位于上腹中部、偏右或偏左。多数病人疼痛有典型的节律，DU 表现为空腹痛即餐后 2~4 小时或午夜痛，进食或服用抗酸剂后可缓解；GU 的疼痛多在餐后一小时内出现，经 1~2 小时后逐渐缓解，至下餐进食后再次出现疼痛，午夜痛也可发生，但较 DU 少见。部分病人无上述典型疼痛，而仅表现为无规律性的上腹部隐痛不适。也可因并发症而发生疼痛性质及节律的改变。

（2）其他：消化性溃疡除上腹疼痛外，尚可有反酸、嗳气、恶心、呕吐、食欲减退等消化不良症状，也可有失眠、多汗、脉缓等自主神经功能失调表现。

2. 体征　溃疡活动期可有上腹部固定而局限的轻压痛，DU 压痛点常偏右。缓解期则无明显体征。

【并发症】

出血、穿孔、幽门梗阻、癌变。

【治疗】

治疗的目的在于消除病因、缓解症状、愈合溃疡，防止复发和防治并发症。

1. 降低胃酸的药物　包括抗酸药和抑制胃酸分泌药两种。前者与胃内盐酸作用形成盐和水，使胃内酸度降低，对缓解溃疡疼痛症状有较好效果，常用碱性抗酸药有氢氧化铝、铝碳酸镁及其复方制剂等。但长期和大量应用，其不良反应较大，故目前很少单一应用抗酸药来治疗溃疡。目前临床上常用的抑制胃酸分泌的药物有 H_2 受体拮抗剂（H_2RA）和质子泵抑制剂（PPI）两大类。H_2RA 主要通过选择性竞争结合 H_2 受体，使壁细胞分泌胃酸减少。常用药物有西咪替丁 800mg/d，雷尼替丁 300mg/d，法莫替丁 40mg/d，三者的一天量可分 2 次口服或睡前顿服，服药后基础胃酸分泌特别是夜间胃酸分泌明显减少。

2. 保护胃黏膜药物　硫糖铝和枸橼酸铋钾。

3. 根除幽门螺杆菌治疗。

4. 手术治疗。

【健康教育与管理】

1. 疾病知识指导　向病人及家属讲解引起和加重消化性溃疡的相关因素。指导病人保持乐观情绪，规律生活，避免过度紧张与劳累，选择合适的锻炼方式，提高机体抵抗力。指导病人建立合理的饮食习惯和结构，戒除烟酒，避免摄入刺激性食物。

2. 用药指导与病情监测 教育病人遵医嘱正确用药，学会观察药效及不良反应，不随便停药或减量，防止溃疡复发。指导病人慎用或勿用致溃疡药物，如阿司匹林、咖啡因、泼尼松等。定期复诊。若上腹疼痛节律发生变化或加剧，或者出现呕血、黑便时，应立即就医。

【预后】

由于内科有效治疗的发展，预后远较过去为佳，死亡率显著下降。死亡主要见于高龄病人，由于大出血和急性穿孔等并发症所致。

【护理】

消化性溃疡的护理见表4-4-1。

表4-4-1 消化性溃疡的护理

日期	项目	护理内容
入院当天	评估	1. 一般评估：神志、生命体征、皮肤等 2. 专科评估：病人疼痛的性质、程度及部位，疼痛的诱发因素和缓解因素。病人上腹痛的规律，观察大便的形状，观察有无并发症的发生
	治疗	根据病情吸氧、床边监测血压、心率、血氧、呼吸的变化，建立静脉通道
	检查	按医嘱做相关检查，如血常规：有无红细胞、血红蛋白减少；粪便隐血试验是否阳性；幽门螺杆菌检测是否阳性；胃液分析；BAO 和 MAO 是增高、减少还是正常；X 线钡餐造影；有无典型的溃疡龛影、胃镜检查及黏膜活检

4

续表

日期	项目	护理内容
入院当天	药物	按医嘱正确使用减少损害因素、降低胃内酸度的药物，增加黏膜抵抗力的药物，消灭幽门螺杆菌的药物，注意用药后的观察
	活动	嘱病人卧床休息，注意安全
	饮食	1. 根据中医辨证饮食 2. 指导病人加强饮食卫生和饮食营养，养成有规律的饮食习惯；避免过冷、过热、辛辣等刺激性食物及浓茶、咖啡等饮料；嗜酒者应戒酒，防止乙醇损伤胃黏膜；注意饮食卫生
	护理	1. 卧床休息，根据病情准备急救车、监护仪等备用装置 2. 做好入院介绍，主管护士自我介绍 3. 制定相关的护理措施，如口腔护理、管道留置护理、皮肤、毛发、会阴、肛周护理措施 4. 视病情做好各项监测记录 5. 密切观察是否有出血等并发症的先兆症状，如发生大出血配合做好抢救工作 6. 根据病情留陪人，上床挡，确保安全
	健康宣教	向病人讲解疾病相关知识、安全知识、服药知识以及各种检查注意事项

4

续表

日期	项目	护理内容
第2天	评估	神志、生命体征、疼痛病人的心理状态，对疾病相关知识的了解等情况
	治疗	按医嘱执行治疗
	检查	继续完善相关检查
	药物	1. 密切观察各种药物作用和副作用，尤其是观察症状缓解情况 2. 服药指导：饭后1小时和睡前服用抗酸药，并避免与奶制品同时服用；H_2受体拮抗剂在餐中、餐后即可服用，也可将1天的剂量在睡前服用。同时服用抗酸药，两药应间隔1小时以上
	活动	卧床休息，注意安全
	饮食	同前
	护理	1. 指导病人急性发作时应卧床休息，并可用转移注意力、深呼吸等方法来减轻焦虑，缓解疼痛。病情缓解时，进行适当的锻炼，以增强机体抗病力 2. 热敷：用热水袋敷胃部，以解除胃痉挛，减轻腹痛 3. 用药护理：遵医嘱给病人以清除幽门螺杆菌感染治疗时，注意观察药物的疗效及不良反应

4

续表

日期	项目	护理内容
第 2 天	护理	4. 饮食治疗的原则：向病人说明摄取足够营养素的重要性，鼓励病人少量多餐进食，以高热量、高蛋白、高维生素、易消化的饮食为原则。避免摄入过咸、过甜、过辣的刺激性食物
	健康宣教	同前
第 3～10 天	活动	劳逸结合
	健康宣教	1. 向病人及家属讲解引起和加重消化性溃疡的相关因素。指导病人保持乐观情绪，规律生活，避免过度紧张与劳累，选择合适的锻炼方式，提高机体抵抗力
		2. 指导病人建立合理的饮食习惯和结构，戒除烟酒，避免摄入刺激性食物
		3. 教育病人遵医嘱正确用药，学会观察药效及不良反应，不随便停药或减量，防止溃疡复发。指导病人慎用或勿用致溃疡药物，定期复诊。若上腹疼痛节律发生变化或加剧，或者出现呕血，黑便时，应立即就医。派发健康教育宣传单
	其他	同前

续表

日期	项目	护理内容
出院前1天	健康宣教	出院宣教： 1. 服药指导 2. 指导病人合理安排休息，保证充足的睡眠，生活有规律，避免生活过度紧张和过度劳累 3. 饮食要合理，定时定量进餐，细嚼慢咽，戒烟戒酒，尽量避免和减少进食粗糙不宜消化的食物、刺激性强的食物 4. 慎用或勿用可能导致溃疡发生的药物，如阿司匹林、咖啡因、泼尼松、利血平等 5. 坚持遵医嘱服药，定期复查 6. 教病人识别溃疡复发的症状，如头痛、头晕、呕血、黑便、苍白、虚弱等，以便及时就诊。年龄偏大的胃溃疡病人应定期门诊复查，防止癌变
	出院随访	出院1周内电话随访第1次，3个月内随访第2次，6个月内随访第3次，以后1年随访1次

第五节 胃 癌

胃癌（gastric cancer）是最常见的恶性肿瘤之一，每年新诊断的癌症病例数中，胃癌位居第四位，在癌症病死率中排列第二位。胃癌发病率在不同年龄、各国家地区和种族间有较大差异。虽然近年来全球总发病率有所下降，但2/3胃癌病例分布在发展中国家。男性胃癌的发病率和死亡率高于女性，男女之比约为2∶1，发病年龄以中老年居多，55～70岁为高发年龄段。一般而言，有色人种比白种人易患本病。我国以西北地区发病率最高，中南和西南地区则较低。全国平均每年死亡率约为16/10万。

【临床表现】

1. 症状

（1）早期胃癌：多无症状，或仅有一些非特异性消化道症状。

（2）进展期胃癌：上腹痛为最早出现的症状，疼痛与体重减轻是进展期胃癌最常见的临床症状。病人常有较为明确的上消化道症状，如上腹不适、进食后饱胀，随着病情进展上腹疼痛加重，食欲下降、乏力。根据肿瘤的部位不同，也有其特殊表现。贲门胃底癌可有胸骨后疼痛和进行性吞咽困难；幽门附近的胃癌有幽门梗阻表现；肿瘤破坏血管后可有呕血、黑便等消化道出血症状。腹部持续疼痛常提示肿瘤扩展超出胃壁，如锁骨上淋巴结肿大、腹水、黄疸、腹部包块、直肠前凹扪及肿块等。

（3）晚期胃癌：病人常可出现贫血、消瘦、营养不良甚至恶病质等表现，有转移部位的相应症状。

2. 体征 绝大多数胃癌病人无明显体征，部分病人有上腹部轻度压痛。位于幽门窦或胃体的进展期，有时可扪及胃癌肿块，肿块常呈结节状、质硬，当肿瘤向邻近脏器或组织浸润时，肿块常固定而不能推动，女性病员在中下腹扪及肿块，常提示为krukenbe瘤可能。当胃癌发生肝转移时，可在肿大的肝脏触及结节状块物。当腹腔转移肿块压迫胆总管时可发生梗阻性黄疸。有幽门梗阻者上腹部可见扩张之胃型，并可闻及震水声，癌肿通过胸导管转移可出现左锁骨上淋巴结肿大。晚期胃癌有盆腔种植时，直肠指检于膀胱（子宫）直肠窝内可扪及结节。有腹膜转移时可出现腹水。小肠或系膜转移使肠腔缩窄可导致部分或完全性肠梗阻。癌肿穿孔导致弥漫性腹膜炎时出现腹肌板样僵硬、腹部压痛等腹膜刺激症状，亦可浸润邻近腔道脏器而形成内瘘。

【并发症】

可并发胃出血、贲门或幽门梗阻、穿孔等。

【治疗】

1. 手术治疗　是目前唯一有可能根治胃癌的方法，治疗效果取决于胃癌的病期、癌肿侵袭深度和扩散范围。对早期胃癌，一般首选胃部分切除术，如已有局部淋巴结转移，则应同时予以清扫。对进展期病人，如无远处转移，应尽可能手术切除。

2. 化学治疗　应用抗肿瘤药物辅助手术治疗，在术前、术中及术后使用，以抑制癌细胞的扩散和杀伤残存的癌细胞，从而提高手术效果。联合化疗亦可用于晚期胃癌不能施行手术者，常用药物有氟尿嘧啶、丝裂霉素、多柔比星等。

3. 内镜下治疗　对早期胃癌可在内镜下行高频电凝切除术、光动力治疗，内镜下激光等治疗。内镜下微波凝固疗法可用于早期胃癌以及进展期胃癌发生梗阻者。

【健康教育与管理】

胃癌病人的教育与管理是提高病人生活质量的重要措施。在医生指导下病人要学会自我管理、自我监测病情。应为每个胃癌病人制定防治计划，应使病人了解或掌握以下内容：

1. 相信通过长期、适当、充分的治疗，可以有效地控制、缓解疾病的进展，增强信心。

2. 必须戒烟酒。

3. 简单了解胃癌的临床表现。

4. 掌握饮食自我管理，避免对胃黏膜有刺激的食物。

5. 学会在家中自行监测病情变化，了解胃癌各种并发症可能出现的症状及体征。

6. 化疗病人，养成好的卫生习惯，防止继发性感染。

7. 了解化疗药可能出现的不良反应及应对措施，知道什么情况下应去医院就诊。

8. 向病人介绍化疗的作用、方法、方案、药物名称、常见的不良反应，并指导病人建立化疗卡片，自行记录每次化疗的具体情况。告诉病人只要坚持化疗和配合治疗护理，病情基本是可以控制的，并举成功病例，使病人树立战胜疾病的信心。

【预后】

进展期胃癌如不治疗，存活时间平均约 1 年。胃癌在根治术后 5 年的存活率取决于胃壁受累的深度、淋巴结受累范围和肿瘤生长的方式。早期胃癌预后良好，术后 5 年存活率可达 90%～95%；侵及肌层或深达浆膜层，预后不佳。

【护理】

表 4-5-1 胃癌的护理

日期	项目	护理内容
入院当天	评估	1. 一般评估：神志、生命体征、皮肤、体重等
		2. 专科评估：腹痛性质、节律以及程度、排便的颜色、性质及量情况
	治疗	根据病情给予相应治疗
	检查	按医嘱做相关检查，如胃镜、X 线胸片、B 超、抽血、粪标本等
	活动	病情严重时应卧床休息，无不适时可正常活动
	饮食	指导病人食用质软、易消化、又富含营养、有足够热量的食

日期	项目	护理内容
入院当天	饮食	物，以利于吸收，减轻对胃黏膜的刺激并供给足够的热量，以维持机体代谢的需要，少量多餐，忌食辛辣刺激、过冷过热及坚硬食物
	护理	1. 做好入院介绍，主管护士自我介绍 2. 取舒适卧位，根据情况准备气垫床，根据病情准备急救车、监护仪等备用装置 3. 制定相关的护理措施，如口腔护理、管道留置护理、皮肤、毛发护理措施 4. 视病情做好各项监测记录 5. 密切观察病人有无腹痛、恶心呕吐等消化道症状，了解病情的进展情况 6. 卧床病人需协助或督促翻身，防压疮发生 7. 根据病情留陪人，上床挡，确保安全
	健康宣教	由于病人对疾病认识的偏差，常出现悲观、失望甚至恐惧心理，应向病人讲解疾病相关知识、安全知识、治疗成功案例、坚持治疗的益处，并告知自我病情监测，告知各种检查注意事项

4

日期	项目	护理内容
第2天	评估	神志、生命体征、体重的监测，以及对疾病相关知识的了解等情况。观察病人血象，若白细胞 $< 20.0 \times 10^9$/L 或血小板 < 5 万/μl，应推迟用药，直到恢复
	治疗	按医嘱执行治疗
	检查	继续完善检查
	药物	密切观察各种药物疗效和不良反应
	活动	卧床休息，注意安全
	饮食	同前
	护理	1. 加强基础护理，如留置管道护理、皮肤、口腔、会阴护理
		2. 加强病情观察，重视巡视及病人的主诉，发现腹痛加重、呕血、黑便，立即报告医生处理
		3. 加强饮食指导，营养均衡，避免辛辣刺激性食物
		4. 向病人讲解目前的病情状态，告知化疗的目的及化疗的方案，以及化疗可能出现的副作用，告知注意事项及应对方法，让病人有所准备，增强病人信心
		5. 评估病人静脉情况，告知化

续表

日期	项目	护理内容
第2天	护理	疗药物对静脉的损害以及行中心静脉置管的必要性，取得知情及配合。做好化疗前的准备工作。6. 留置中心静脉导管，做好导管维护，告知病人导管的相关注意事项、维护要点，及可能出现的风险及预防
	健康宣教	鼓励病人树立信心，以平和的心态应对疾病，自觉配合治疗。指导合理休息和饮食。继续给予用药指导与病情监测
第3~8天	治疗	遵医嘱予相应的化疗方案（奥沙利铂、氟尿嘧啶），予护肝、抑酸、止吐及营养支持治疗
	活动	同前，视病情而定
	饮食	宜少量多餐，选择病人喜欢的烹调方式来增加其食欲。化疗病人往往食欲减退，应多鼓励进食
	化疗期间护理	1. 再次向病人讲解治疗方案、治疗作用及可能出现的不良反应和预防、减轻毒副反应的措施等，使病人建立良好的遵医嘱行为，较好地配合治疗 2. 分散病人注意力。建议病人化疗期间听轻音乐、收看电视，护士与病人亲切交谈，并

4

续表

日期	项目	护理内容
第3~8天	化疗期间护理	教会病人使用放松技术等分散对化疗的注意力，使其能在轻松的心境下接受化疗 3. 严格执行"三查七对"制度，注意配伍禁忌，现配现用 4. 加强巡视，观察药物的滴速、有无外渗及静脉炎的发生，观察病人用药期间有无恶心、呕吐等不良反应发生 5. 听取病人主诉，了解其所需 6. 化疗副作用的预防 （1）恶心、呕吐：化疗期间进食营养丰富、清淡可口、宜消化、高蛋白、维生素丰富、热量充足的饮食，禁忌空腹化疗；嘱少量多餐，避免过热、粗糙、酸、辣等食物对消化道的刺激；饭前、饭后、睡前刷牙。化疗前后使用适量镇静剂和止吐剂，如恶心呕吐严重者，可给予输液支持治疗 （2）腹痛、腹泻、便秘：观察腹部症状、腹痛性质及排便情况。腹泻者进食少渣、低纤维饮食，禁食产气、油腻食物。腹泻后及时清洁肛周，保持皮肤黏膜的清洁，多休息，及时纠正水、电解质平衡失调。观

4

日期	项目	护理内容
第3~8天	化疗期间护理	察大便性质，必要时作培养。便秘者可适当加用缓泻剂并多饮水，多食蔬菜水果 （3）化疗期间多饮水，保证每日入量 4000ml，尿量 3000ml，以减少泌尿系的毒性反应 （4）骨髓抑制：血常规检查每周 1~2 次，当白细胞、血小板计数下降时，可遵医嘱用升白细胞及血小板药物，必要时输成分血。给予保护性隔离，预防感冒；避免皮肤擦伤，勿使用过硬的牙刷，不宜剧烈活动 （5）口腔炎及口腔溃疡：保持口腔清洁，饮食后温盐水含漱，合并真菌感染，则可用 3% 碳酸氢钠溶液漱口。口腔溃疡严重时用吸管吸取液体 （6）准备假发、头巾或帽子用于脱发，用药后避免过分洗发和用力梳头
	健康宣教	派发健康教育宣传单，继续加强疾病知识的指导和用药及饮食指导
	其他	同前

4

续表

日期	项目	护理内容
出院前1天	健康宣教	出院宣教： 1. 饮食：避免多食刺激性饮食，防止暴饮暴食，不食盐腌或烟熏食品；多吃新鲜蔬菜水果，合理饮食，均衡营养 2. 注意休息，劳逸结合，保持心情愉悦 3. 生活规律，戒烟酒 4. 化疗后病人抵抗力较弱，尽量少去公共场所，防交叉感染；注意保暖，防外感；注意个人卫生 5. 服药指导，坚持治疗 6. 若有留置PICC管，做好导管维护宣教 7. 若有不适及时就诊，定期监测血象及肝功能，定时专科门诊复诊
	出院随访	出院1周内电话随访第1次，3个月内随访第2次，6个月内随访第3次，以后1年随访1次

第六节　炎症性肠病

炎症性肠病（inflammatory bowel disease, IBD）是一类多种病因引起、异常免疫介导的肠道慢性及复发性炎症，有终生复发倾向。包括溃疡性结肠炎（ulcerative colitis, UC）和克罗恩病（Crohn disease, CD）。一般认为，UC 和 CD 是同一疾病的不同亚类，组织损伤的基本病理过程相似，但可能由于致病因素不同，发病具体环节不同，最终导致组织损害的表现不同。IBD 的发病率有明显的地域差异及种族差异，以北美、北欧、亚洲较低，近年来 IBD 在世界范围发病率有持续增高趋势，亚洲国家 IBD 流行病学调查表明，克罗恩病或溃疡性结肠炎的患病率正在迅速增高，中国大陆近 10 年来的有关临床报道及系统分析研究表明 IBD 的病例数量也逐年增加。克罗恩病和溃疡性结肠炎会发生在所有年龄段的人身上，但以 15～35 岁的年轻人往往为高发人群，亦可见于儿童或老年，男女发病率无明显差异。

一、溃疡性结肠炎

溃疡性结肠炎属于炎症性肠病（IBD）的一种。简单地说，溃疡性结肠炎是一种结肠内层壁的炎症疾病。溃疡性结肠炎的影响常局限于结肠（也被称为大肠），炎症通常起始于直肠，并逐渐蔓延至整个结肠。病变的肠段之间没有正常的肠组织，并且只累及最里面的一层肠壁，引起炎症反应，形成细小的糜烂灶或溃疡，从而易导致出现黏液脓血便。

【临床表现】

起病多数缓慢，少数急性起病，偶见急性暴发起病。病程长，呈慢性经过，常有发作期和缓解期交替，少数症状持续并逐渐加重。

1. 症状

（1）胃肠道症状：主要表现为腹泻，大多为黏液脓血便，继而会导致贫血；多数会有排便紧迫感和腹部绞痛，以左边为主；腹泻和腹痛可能会导致食欲不佳和体重的下降，还会引起疲乏。

（2）全身表现：中重型病人活动期有低热或中等度发热，高热多提示有并发症或急性暴发型。重症病人可出现衰弱、消瘦、贫血、低蛋白血症、水和电解质紊乱等表现。

（3）肠外表现：常有外周关节炎、结节性红斑、慢性活动性肝炎、口腔黏膜溃疡、坏疽性脓皮病、虹膜睫状体炎等。

2. 体征　病人呈慢性病容，精神状态差，重者呈消瘦贫血貌。轻者仅有左下腹轻压痛，有时可触及痉挛的降结肠和乙状结肠。重症者常有明显腹部压痛和鼓胀。若有反跳痛、腹肌紧张、肠鸣音减弱等应注意中毒性巨结肠和肠穿孔等并发症。

【并发症】

可并发肠穿孔、严重出血、肠梗阻、癌变、中毒性巨结肠等。

【治疗】

1. 抗感染药　柳氮磺吡啶对治疗各种结肠炎，防止并发症有较好疗效。开始给小剂量每日 1～2g，分成 4 次，逐渐增到每日 4～6g，连续服用。也可连续服 2 周，停药 10 日，然后再服。至少服药 1 年，防止加重。偶可引起恶心、呕吐、头痛、皮疹、粒细胞减少、贫血和肝功能不良。如不见效和有不良反应，可改用甲硝唑 0.5～1g，每日 2 次。

2. 激素治疗　肾上腺皮质激素、氢化可的松和强的松可改善全身状况，使病程缓解，排粪次数减少，复发症状减轻和食欲增加。

3. 免疫抑制药　硫唑嘌呤 1～2mg/kg，每日 1 次，可改变疾病的进程，缓解临床表现，但不能改变基础病，常用于静止期减少复发。

4. 止泻药　可减少排粪次数，减轻腹痛，常用复方苯乙哌啶、思密达和复方樟脑酊。使用止泻药物对急性发作的溃疡性结肠炎可能会致中毒性巨结肠，应慎重使用。

5. 纠正贫血　可酌情给予输入全血、血浆和水解蛋白等。病情活动期，尤其大出血时，不可口服铁剂，以免加剧腹泻。

6. 保留灌肠　常用于直肠和乙状结肠炎，可减轻症状。

7. 出现并发症（肠穿孔、严重出血、肠梗阻、癌变、多发性息肉、中毒性巨结肠、结肠周围脓肿或瘘管形成）可手术治疗。

【健康教育与管理】

UC病人的教育与管理是提高疗效、减少复发、提高病人生活质量的重要措施。在医生指导下病人要学会自我管理、学会控制病情。应为每个初诊UC病人制定防治计划，使病人了解或掌握以下内容：

1. 相信通过长期、适当、充分的治疗，可以有效地控制、缓解疾病的进展，增强信心。

2. 必须戒烟酒。

3. 简单了解UC的临床表现。

4. 掌握饮食自我管理，避免对肠黏膜有刺激的食物。

5. 学会在家中自行监测病情变化，了解UC各大并发症及可能出现的症状及体征。

6. 腹泻次数多的病人，宜保持肛周皮肤的清洁。

7. 了解常用消炎、激素、免疫抑制剂药物的作用、正确用量、用法、不良反应。

8. 掌握正确的保留灌肠技术。

9. 门诊随访。

UC是一种慢性疾病，通过治疗可控制病情，故有必要采取相应措施对病人进行长期系统管理，包括鼓励UC病人与医护人员建立伙伴关系，通过肠镜复查、营养监测及大便情况客观地评价UC发作的程度，制定UC长期管理的用药计划，制定发作期处理方案和长期定期随访保健，改善病人的依从性，并根据病人病情变化及时修订防治计划。

【预后】

本病一般呈慢性过程，有多次缓解和复发，不易彻底治愈，但大部分病人的预后良好，尤其轻型病例经治疗后病情可长期缓解。少数暴发型或有并发症及年龄超过 60 岁者预后较差。

【护理】

表 4-6-1 溃疡性结肠炎的护理

日期	项目	护理内容
入院当天	评估	1. 一般评估：神志、生命体征、皮肤、体重等 2. 专科评估：腹痛性质、节律以及程度、腹泻次数、排便的颜色、性质及量情况
	治疗	根据病情给予相应治疗，遵医嘱予保留灌肠，急性发作期可床边监测血压、心率、血氧、呼吸的变化，建立静脉通道
	检查	按医嘱行相关检查，如肠镜、X 线胸片、B 超、抽血、留取粪标本等
	药物	按医嘱正确使用氨基水杨酸类药物、糖皮质激素、免疫抑制剂等，注意用药的剂量、方法及用药后的观察
	活动	急性发作期或病情严重时均应卧床休息，缓解期适当休息
	饮食	1. 指导病人食用质软、易消化、少纤维素又富含营养、有足够热量的食物，以利于吸收、减轻对肠黏膜的刺激并供给足够的热量，以维持机体代谢的需要

续表

日期	项目	护理内容
入院当天	饮食	2. 急性发作期病人，应进流质或半流质饮食，病情严重者应禁食，按医嘱给予静脉高营养，以改善全身状况
	护理	1. 做好入院介绍，主管护士自我介绍 2. 取舒适卧位，根据情况准备气垫床，根据病情准备急救车、监护仪等备用装置 3. 制定相关的护理措施，如口腔护理、管道留置护理、皮肤、毛发、会阴、肛周护理措施 4. 视病情做好各项监测记录 5. 密切观察病人腹痛、腹泻、体温的变化，了解病情的进展情况 6. 观察并发症：如腹痛性质突然改变、发高热等，应注意是否发生大出血、肠梗阻、中毒性巨结肠、肠穿孔等并发症 7. 卧床病人需协助或督促翻身，以防压疮发生 8. 根据病情留陪人，上床挡，确保安全
	健康宣教	向病人讲解疾病相关知识、安全知识、服药知识等，嘱病人坚持治疗，不要随意更换药物或停药，告知自我病情监测，告知各种检查注意事项

4

续表

日期	项目	护理内容
第2天	评估	神志、生命体征、体重的监测，以及对疾病相关知识的了解等情况
	治疗	按医嘱执行治疗
	检查	继续完善检查
	药物	密切观察各种药物疗效和不良反应，如应用 SASP 时，病人可出现恶心呕吐、皮疹、粒细胞减少及再生障碍性贫血等，应嘱病人餐后服药，服药期间定期复查血象；应用糖皮质激素者，要注意激素的不良反应，不可随意停药，防止反跳现象；应用免疫抑制剂病人可出现骨髓抑制的表现，应注意监测白细胞计数
	活动	卧床休息，注意安全
	饮食	同前
	护理	1. 基础护理、留置管道护理、皮肤、口腔、会阴、肛周护理 2. 加强病情观察，重视巡视及病人的主诉，发现腹痛加重、呕血、黑便及高热，立即报告医生处理 3. 加强饮食指导，避免饮用冷饮、水果、多纤维的蔬菜及其他刺激性食物，腹泻者忌食牛

续表

日期	项目	护理内容
第2天	护理	乳和乳制品。应注意给病人提供良好的进餐环境，避免不良刺激，以增加病人食欲 4. 做好心理护理，增强病人信心 5. 保留灌肠做好相应的宣教及注意事项
	健康宣教	由于病因不明，病情反复发作，尤其是排便次数增加，病人易产生自卑、忧虑，甚至恐惧心理，应鼓励病人树立信心，以平和的心态应对疾病，自觉配合治疗。指导合理休息和饮食，继续给予用药指导与病情监测
第3~10天	活动	同前，视病情而定
	健康宣教	派发健康教育宣传单，继续加强疾病知识的指导和用药指导等
	其他	同前
出院前1天	健康宣教	出院宣教： 1. 服药指导：坚持治疗，不能随意停药或更换药物，若出现异常情况如疲乏、头疼、发热、手脚发麻、发热等应及时就医 2. 注意保暖，防外感，调情志 3. 规律饮食，戒烟酒

4

续表

日期	项目	护理内容
出院前 1 天	健康宣教	4. 注意休息，劳逸结合
		5. 家庭灌肠技术指导
		6. 肛周皮肤清洁护理
		7. 定时专科门诊复诊
出院随访		出院 1 周内电话随访第 1 次，3 个月内随访第 2 次，6 个月内随访第 3 次，以后 1 年随访 1 次

二、克罗恩病

克罗恩病又称局限性回肠炎、局限性肠炎、节段性肠炎和肉芽肿性肠炎，是一种原因不明的肠道炎症性疾病，好发于末端回肠和右半结肠，以腹痛、腹泻、肠梗阻为主要症状，且有发热、营养障碍等肠外表现。病程多迁延，常有反复，不易根治。

【临床表现】

本病临床表现存在较大的个体差异，多数起病缓慢、隐匿。病程呈慢性、长短不等的活动期与缓解期交替以及有终身复发倾向。少数急性起病，可表现为急腹症。

1. 症状

（1）胃肠道症状

1）腹痛：为最常见症状，多位于右下腹或脐周，间歇性发作，与肠内容物经过炎性狭窄的肠段而引起局部肠痉挛有关。多为痉挛性阵痛伴肠鸣音增强，常于进餐后加重，排便或肛门排气后缓解。如腹痛持续，则提示腹膜炎症或腹腔内脓肿形成。

2）腹泻：为常见症状，病变肠段炎症渗出、蠕动增加及继发性吸收不良而引起腹泻。开始为间歇性发作，病程后期为持续性糊状便，一般无脓血或黏液，病变涉及结肠下段或直肠者，可有黏液血便及里急后重感。

（2）全身表现：主要表现为发热，与肠道炎症活动及继发感染有关，呈间歇性低热或中度热，少数呈弛张热提示有毒血症；部分病人出现营养障碍，与慢性腹泻、食欲减退及慢性消耗有关，表现为消瘦、贫血、低蛋白血症和维生素缺乏等。

（3）肠外表现：与溃疡性结肠炎的肠外表现相似，但发生率较高。以口腔黏膜溃疡、外周关节炎、皮肤结节性红斑、眼病常见。

2. 体征　病人呈慢性病容，精神状态差，重者呈消瘦贫血貌。轻者仅有右下腹或脐周轻压痛，重症者常有全腹明显压痛。部分病例可触及腹块，以右下腹和脐周多见，系肠粘连、肠壁和肠系膜增厚以及肠系膜淋巴结肿大引起。瘘管形成是克罗恩病的特征性体征，因透壁性炎性病变穿透肠壁全层至肠外组织或器官形成。部分病例可见肛门直肠周围瘘管、脓肿形成及肛瘘等肛门周围病变，有时这些病变可为本病的首发或突出体征。

【并发症】

肠梗阻最常见，其次是腹腔内脓肿，可有吸收不良综合征，偶可并发急性穿孔或大量便血，累及直肠结肠者可发生癌变。

【治疗】

1. 无并发症时，处理原则是全身支持治疗和缓解有关症状。

2. 贫血者宜补充维生素 B_{12}、叶酸或输血。低蛋白血症可输清蛋白或血浆。为控制肠道继发感染，可选用广谱抗生素和甲硝唑。

3. 常用的药物有氨基水杨酸制剂、糖皮质激素、免疫抑制剂、生物制剂等。水杨酸类制剂包括柳氮磺吡啶、巴柳氮、美沙拉秦，多用于轻度 CD 的治疗；中重度 CD 常需要糖皮质激素、免疫抑制剂、甚至生物制剂治疗。当疾病得到控制后，仍需要药物维持治疗；一般不建议糖皮质激素作为维持缓解的药物长期应用，可选用其他类的药物，免疫抑制剂及生物制剂的疗程目前尚未达成一致的共识。

4. **手术治疗** 对出现并发症（消化道大出血、穿孔、肠梗阻或癌变）的病人需行手术治疗。术后病人仍有复发的高风险，因此术后仍需要维持治疗，药物的选择同非手术病人。

【健康教育与管理】

病人要学会自我管理、学会控制病情。应为每个初诊 CD 病人制定防治计划，使病人了解或掌握以下内容：

1. 相信通过长期、适当、充分的治疗，可以有效地控制、缓解疾病的进展，增强信心。

2. 必须戒烟酒。

3. 简单了解 CD 的临床表现。

4. 掌握饮食自我管理，最好建立一个饮食日志，记录哪些食物会引起胃肠道症状从而避免食用。

5. 学会在家中自行监测病情变化，了解 CD 各大并发症可能出现的症状及体征。

6. 排便次数多或有肛瘘及肛周脓肿的病人，宜保持肛周皮肤的清洁。

7. 了解常用消炎、激素、免疫抑制剂药物的作用、正确用量、用法、不良反应。

8. 掌握正确的家庭肠内营养技术。

9. 门诊随访。

【预后】

本病一般慢性发作，迁延不愈，经治疗好转，但其中部分病例可因出现并发症而手术治疗，预后较差。

【护理】

见表 4-6-2。

表 4-6-2 克罗恩病的护理

日期	项目	护理内容
入院当天	评估	1. 一般评估：神志、生命体征、皮肤、体重、营养风险筛查等

续表

日期	项目	护理内容
入院当天	评估	2. 专科评估：腹痛性质、节律以及程度、腹泻次数、排便的颜色、性质及量情况，查体有无腹部包块等
	治疗	根据病情给予相应治疗，遵医嘱予肠内营养治疗等，急性发作期可床边监测血压、心率、血氧、呼吸的变化，建立静脉通道
	检查	按医嘱行相关检查，如肠镜、X 线胸片、B 超、抽血、粪标本等
	药物	按医嘱正确使用氨基水杨酸类药物、糖皮质激素、免疫抑制剂及生物制剂等，注意用药的剂量、方法及用药后的观察
	活动	急性发作期或病情严重时均应卧床休息，缓解期适当活动休息
	饮食	1. 少量多餐、易消化、不易产气的食物，忌生冷辛辣刺激及粗纤维食物 2. 严重腹泻、便血、肠梗阻时禁食，随病情好转可过渡到流质、半流、软食。严重病例暂禁食时，注意纠正水与电解质平衡紊乱，按医嘱采用肠内或肠外高营养支持，利于炎症减

4

续表

日期	项目	护理内容
入院当天	饮食	轻。定期对病人进行营养状况监测,以了解营养改善状况 3. 乳糖不耐受病人应限制牛奶类摄入,疾病活动期不建议喝牛奶及乳制品 4. 不宜吃过多油腻食物,慎吃海鲜
	护理	1. 做好入院介绍,主管护士自我介绍 2. 取舒适卧位,根据情况准备气垫床,根据病情准备急救车、监护仪等备用装置 3. 制定相关的护理措施,如口腔护理、管道留置护理、皮肤、毛发、会阴、肛周护理措施。肠内营养时严格按照操作流程,并做好相关的护理和宣教,防止并发症的发生 4. 视病情做好各项监测记录 5. 密切观察病人腹痛、腹泻、体温的变化,了解病情的进展情况,观察有无并发症的发生 6. 卧床或过度消瘦病人需协助或督促翻身,必要时上气垫床,防压疮发生 7. 根据病情留陪员,上床挡,确保安全
	健康宣教	向病人讲解疾病相关知识、安全知识、服药知识等,嘱病人

日期	项目	护理内容
入院当天	健康宣教	坚持治疗，不要随意更换药物或停药，告知自我病情监测，告知各种检查及肠内营养的注意事项
第2天	评估	神志、生命体征、体重的监测、营养评估以及对疾病相关知识的了解等情况
	治疗	按医嘱执行治疗
	检查	继续完善检查
	药物	密切观察各种药物疗效和不良反应，如应用 SASP 时，病人可出现恶心呕吐、皮疹、粒细胞减少及再生障碍性贫血等，应嘱病人餐后服药，服药期间定期复查血象；应用糖皮质激素者，要注意激素的不良反应，不可随意停药，防止反跳现象；应用免疫抑制剂病人可出现骨髓抑制的表现，应注意监测白细胞计数。应用生物制剂，严格按照操作流程，控制滴数，监测生命体征及密切观察有无输液反应
	活动	卧床休息，注意安全
	饮食	同前
	护理	1. 基础护理、留置管道护理、皮肤、口腔、会阴、肛周护理

4

续表

日期	项目	护理内容
第2天	护理	2. 加强病情观察，重视巡视及病人的主诉，发现腹痛加重、明显腹胀并无排便排气、呕血、便血等，立即报告医生处理 3. 加强饮食指导，给病人提供良好的进餐环境，避免不良刺激，以增加病人食欲 4. 做好心理护理，增强病人信心 5. 肠内营养治疗做好相应的宣教及注意事项
	健康宣教	由于病因不明，病情反复发作，尤其是肛瘘、肛周脓肿病人易产生自卑、忧虑，甚至恐惧心理，应鼓励病人树立信心，以平和的心态应对疾病，自觉配合治疗。指导合理休息和饮食；继续给予用药指导与病情监测
第3~10天	活动	同前，视病情而定
	健康宣教	派发健康教育宣传单，继续加强疾病知识的指导和用药指导及保留灌肠技术
	其他	同前
出院前1天	健康宣教	出院宣教： 1. 服药指导，坚持治疗，不能随意停药或更换药物，若出现

续表

日期	项目	护理内容
出院前1天	健康宣教	异常情况如疲乏、头疼、发热、手脚发麻等应及时就医 2. 注意保暖，防外感，调情志 3. 规律饮食，戒烟酒 4. 注意休息，劳逸结合 5. 家庭肠内营养技术指导 6. 肛周皮肤清洁护理 7. 定时专科门诊复诊
出院随访		出院1周内电话随访第1次，3个月内随访第2次，6个月内随访第3次，以后1年随访1次

第七节　脂肪性肝病

一、非酒精性脂肪性肝病

非酒精性脂肪性肝病（nonalcoholic fatty liver disease，NAFLD）是指除外酒精和其他明确的损肝因素所致的肝细胞内脂肪过度沉积为主要特征的临床病理综合征，与胰岛素抵抗和遗传易感性密切相关的获得性代谢应激性肝损伤。包括单纯性脂肪肝（SFL）、非酒精性脂肪性肝炎（NASH）及其相关肝硬化。随着肥胖及其相关代谢综合征全球化的流行趋势，非酒精性脂肪性肝病现已成为欧美等发达国家和我国富裕地区慢性肝病的重要病因，普通成人 NAFLD 患病率 10%～30%，其中 10%～20% 为 NASH，后者 10 年内肝硬化发生率高达 25%。

非酒精性脂肪性肝病除可直接导致失代偿期肝硬化、肝细胞癌和移植肝复发外，还可影响其他慢性肝病的进展，并参与 2 型糖尿病和动脉粥样硬化的发病。代谢综合征相关恶性肿瘤、动脉硬化性心脑血管疾病以及肝硬化是影响非酒精性脂肪性肝病病人生活质量和预期寿命的重要因素。

【临床表现】

1. 脂肪肝的病人多无自觉症状，部分病人可有乏力、消化不良、肝区隐痛、肝脾肿大等非特异性症状及体征。

2. 可有体重超重和（或）内脏性肥胖、空腹血糖增高、血脂紊乱、高血压等代谢综合征相关症状。

【并发症】

肝纤维化、肝硬化、肝癌。

【治疗】

1. 基础治疗 制订合理的能量摄入以及饮食结构、中等量有氧运动、纠正不良生活方式和行为。

2. 避免加重肝脏损害、体重急剧下降、滥用药物及其他可能诱发肝病恶化的因素。

3. 减肥 所有体重超重、内脏性肥胖以及短期内体重增长迅速的非酒精性脂肪性肝病病人，都需通过改变生活方式、控制体重、减小腰围。

4. 胰岛素增敏剂 合并 2 型糖尿病、糖耐量损害、空腹血糖增高以及内脏性肥胖者，可考虑应用二甲双胍和噻唑烷二酮类药物，以期改善胰岛素抵抗和控制血糖。

5. 降血脂药 血脂紊乱经基础治疗、减肥和应用降糖药物 3～6 个月以上，仍呈混合性高脂血症或高脂血症合并 2 个以上危险因素者，需考虑加用贝特类、他汀类或普罗布考等降血脂药物。

6. 针对肝病的药物 非酒精性脂肪性肝病伴肝功能异常、代谢综合征、经基础治疗 3～6 个月仍无效，以及肝活体组织检查证实为 NASH 和病程呈慢性进展性者，可采用针对肝病的药物辅助治疗，但不宜同时应用多种药物。

【健康教育与管理】

1. 树立信心，相信通过长期合理用药、控制生活习惯，可以有效地治疗脂肪性肝病。

2. 了解脂肪性肝病的发病因素及危险因素。

3. 掌握脂肪性肝病的治疗要点。

4. 矫正不良饮食习惯，少食高脂饮食，戒烟酒。

5. 建立合理的运动计划，控制体重，监测体重的变化。

6. 定期随访，与医生一起制定合理的健康计划。

【预后】

绝大多数非酒精性脂肪性肝病预后良好，肝组织学进展缓慢甚至呈静止状态，预后相对良好。部分病人即使已并发脂肪性肝炎和肝纤维化，如能得到及时诊治，肝组织学改变仍可逆转，罕见脂肪囊肿破裂并发脂肪栓塞而死亡。少数脂肪性肝炎病人进展至肝硬化，一旦发生肝硬化则其预后不佳。对于大多数脂肪肝病人，有时通过节制饮食、坚持中等量的有氧运动等非药物治疗措施就可达到控制体重、血糖、降低血脂和促进肝组织学逆转的目的。

【护理】

见表 4-7-1。

表 4-7-1　非酒精性脂肪性肝病的护理

日期	项目	护理内容
入院当天	评估	1. 一般评估：生命体征、体重、皮肤等 2. 专科评估：脂肪厚度、有无胃肠道反应、出血点等
	治疗	根据病情避免诱因，调整饮食，根据情况使用保肝药
	检查	按医嘱行相关检查，如血常规、肝功能、B超、CT、肝穿刺等

续表

日期	项目	护理内容
入院当天	药物	按医嘱正确使用保肝药物，注意用药后的观察
	活动	嘱病人卧床休息为主，避免过度劳累
	饮食	1. 低脂、高纤维、高维生素、少盐饮食 2. 禁止进食高脂肪、高胆固醇、高热量食物，如动物内脏、油炸食物 3. 戒烟酒，嘱多饮水
	护理	1. 做好入院介绍，主管护士自我介绍 2. 制定相关的护理措施，如饮食护理、药物护理、皮肤护理、心理护理 3. 视病情做好各项监测记录 4. 密切观察病情，防止并发症的发生 5. 做好健康宣教 6. 根据病情留陪员，上床挡，确保安全
	健康宣教	向病人讲解疾病相关知识、安全知识、服药知识等，教会病人观察用药效果，指导各种检查的注意事项
第2天	评估	神志、生命体征及病人的心理状态，对疾病相关知识的了解等情况
	治疗	按医嘱执行治疗
	检查	继续完善检查

续表

日期	项目	护理内容
第2天	药物	密切观察各种药物作用和副作用
	活动	卧床休息，进行适当的有氧运动
	饮食	同前
	护理	1. 进一步做好基础护理，如导管护理、饮食护理、药物护理、皮肤护理等 2. 视病情做好各项监测记录 3. 密切观察病情，防止并发症的发生 4. 做好健康宣教
	健康宣教	讲解药物的使用方法及注意事项，各项检查前后注意事项
第3~9天	活动	进行有氧运动，如太极、散步、慢跑等
	健康宣教	讲解有氧运动的作用、运动的时间及如何根据自身情况调整运动量，派发健康教育宣传单
	其他	同前
出院前1天	健康宣教	出院宣教： 1. 服药指导 2. 疾病相关知识指导 3. 调节饮食，控制体重 4. 保持良好的生活习惯和心理状态 5. 定时专科门诊复诊
出院随访		出院1周内电话随访第1次，3个月内随访第2次，6个月内随访第3次，以后1年随访1次

4

二、酒精性肝病

酒精性肝病（Alcoholic Hepatitis）是由于长期大量饮酒导致的肝脏疾病。初期通常表现为脂肪肝，进而可发展成酒精性肝炎、肝纤维化和肝硬化。其主要临床特征是恶心、呕吐、黄疸，可有肝脏肿大和压痛，并可并发肝功能衰竭和上消化道出血等。严重酗酒时可诱发广泛肝细胞坏死，甚至肝功能衰竭。酒精性肝病是我国常见的肝脏疾病之一，严重危害人民健康。

【临床表现】

临床症状为非特异性，可无症状，或有右上腹胀痛、食欲不振、乏力、体质减轻、黄疸等；随着病情加重，可有神经精神症状和蜘蛛痣、肝掌等表现。

【并发症】

肝性脑病、肝衰竭、上消化道出血。

【治疗】

治疗酒精性肝病的原则是：戒酒和营养支持，减轻酒精性肝病的严重程度，改善已存在的继发性营养不良和对症治疗酒精性肝硬化及其并发症。

1. 戒酒　戒酒是治疗酒精性肝病的最重要的措施，戒酒过程中应注意防治戒断综合征。

2. 营养支持　酒精性肝病病人需良好的营养支持，应在戒酒的基础上提供高蛋白、低脂饮食，并注意补充维生素 B、维生素 C、维生素 K 及叶酸。

3. 药物治疗　糖皮质激素、保肝药等。

4. 手术治疗　肝移植。

【健康教育与管理】

1. 树立信心，坚持长期合理用药并严格控制生活习惯。

2. 了解酒精性肝病的发病因素及危险因素。

3. 掌握酒精性肝病的治疗要点。

4. 矫正不良饮食习惯，戒烟酒，合理饮食。

5. 遵医嘱服药，学会观察用药效果及注意事项。

6. 定期随访，与医生一起制定合理的健康计划。

【预后】

一般预后良好，戒酒后可完全恢复。酒精性肝炎如能及时戒酒和治疗，大多可以恢复，主要死亡原因为肝衰竭。若不戒酒，酒精性脂肪肝可直接或经酒精性肝炎阶段发展为酒精性肝硬化。

【护理】

见表 4-7-2。

表 4-7-2　酒精性脂肪性肝病的护理

日期	项目	护理内容
入院当天	评估	1. 一般评估：神志、生命体征等 2. 专科评估：饮酒的量、有无胃肠道反应、出血点等
	治疗	根据医嘱使用保肝药
	检查	按医嘱行相关检查，如血常规、肝功能、B 超、CT、肝穿刺等
	药物	按医嘱正确使用保肝药物，注意用药后的观察
	活动	嘱病人卧床休息为主，避免过度劳累
	饮食	1. 低脂、高纤维、高维生素、少盐饮食 2. 禁食高脂肪、高胆固醇、高热量食物，如动物内脏、油炸食物 3. 戒烟酒，嘱多饮水
	护理	1. 做好入院介绍，主管护士自我介绍

4

续表

日期	项目	护理内容
入院当天	护理	2. 制定相关的护理措施，如饮食护理、药物护理、皮肤护理、心理护理 3. 视病情做好各项监测记录 4. 密切观察病情，防止并发症的发生 5. 做好健康宣教 6. 根据病情留陪员，上床挡，确保安全
	健康宣教	向病人讲解疾病相关知识、安全知识、服药知识等，教会病人观察用药效果，指导各种检查的注意事项
第2天	评估	神志、生命体征及病人的心理状态，对疾病相关知识的了解等情况
	治疗	按医嘱执行治疗
	检查	继续完善检查
	药物	密切观察各种药物作用和副作用
	活动	卧床休息，可进行散步等活动
	饮食	同前
	护理	1. 做好基础护理，如皮肤护理、导管护理等 2. 按照医嘱正确给药，并观察药物疗效及副作用 3. 视病情做好各项监测记录 4. 密切观察病情，防止并发症的发生 5. 做好健康宣教

4

续表

日期	项目	护理内容
第2天	健康宣教	讲解药物的使用方法及注意事项、各项检查前后注意事项
第3~10天	活动	同前
	健康宣教	讲解有氧运动的作用、运动的时间及如何根据自身情况调整运动量，派发健康教育宣传单
	其他	同前
出院前1天	健康宣教	出院宣教： 1. 服药指导 2. 疾病相关知识指导 3. 戒酒，调整饮食 4. 保持良好的生活习惯和心理状态 5. 定时专科门诊复诊
出院随访		出院1周内电话随访第1次，3个月内随访第2次，6个月内随访第3次，以后1年随访1次。

4

第八节　肝硬化

肝硬化（cirrhosis of liver）是一种临床常见的由不同病因引起的慢性进行性弥漫性肝病，病理特点为广泛的肝细胞变性坏死、再生结节形成、结缔组织增生、正常肝小叶结构破坏，系由一种或多种病因长期或反复作用形成的弥漫性肝损害。在我国大多数为肝炎后肝硬化，少部分为酒精性肝硬化和血吸虫性肝硬化。早期由于肝脏代偿功能较强可无明显症状，后期则以肝功能损害和门脉高压为主要表现，并有多系统受累，晚期常出现上消化道出血、肝性脑病、继发感染、脾功能亢进、腹水、癌变等并发症。

【临床表现】

肝硬化的病程发展通常比较缓慢，可隐伏 3～5 年或更长时间。临床上分为功能代偿期和失代偿期，但两者的界限并不清晰。

1. 代偿期（一般属 Child-Pugh A 级）　早期症状轻，以乏力、食欲不振为主要表现，可伴有恶心、厌油腻、腹胀、上腹隐痛及腹泻、肝脾轻度肿大、轻度黄疸、肝掌、蜘蛛痣，肝功能多正常或轻度异常。

2. 失代偿期（一般属 Child-Pugh B、C 级）　有肝功损害及门脉高压综合征。

（1）全身症状：乏力、消瘦、面色晦暗、尿少、下肢水肿。

（2）消化道症状：食欲减退、腹胀、胃肠功能紊乱甚至吸收不良综合征、肝源性糖尿病，可出现多尿、多食等症状。

（3）出血倾向及贫血：齿龈出血、鼻出血、紫癜、贫血。

（4）内分泌障碍：蜘蛛痣、肝掌、皮肤色素沉着、女性月经失调、男性乳房发育、腮腺肿大。

（5）低蛋白血症：双下肢水肿、尿少、腹水、肝源性胸腔积液。

（6）门脉高压：腹水、胸腔积液、脾大、脾功能亢进、门脉侧支循环建立、食管-胃底静脉曲张，腹壁静脉曲张。

【并发症】

1. 上消化道出血　为最常见的并发症，由于食管、胃底静脉曲张破裂，引起突然大量的呕血黑便，常导致出血性休克或诱发肝性脑病，急性出血死亡率平均为 32%。

2. 感染　由于病人抵抗力下降、门静脉侧支循环开放等原因增加细菌入侵繁殖机会，易并发感染，如肺炎、胆道感染、大肠埃希菌败血症、自发性腹膜炎（SBP），可出现发热、腹痛腹胀、腹膜刺激征、腹水迅速增长或持续不减，少数病例可有中毒性休克。

3. 肝性脑病　晚期肝硬化最严重的并发症。

4. 原发性肝癌　表现为短期内肝脏迅速增大、持续性肝区疼痛、腹水增多且为血性、不明原因的发热等。

5. 功能性肾衰竭　即肝肾综合征（HRS），表现为难治性腹水基础上出现少尿或无尿、氮质血症、低血钠症和低尿钠，但肾脏无明显器质性损害。

6. 电解质和酸碱平衡紊乱　如低钠血症、低钾低氯血症与代谢性碱中毒。

7. 肝肺综合征（HPS）　即严重肝病伴肺血管扩张和低氧血症，临床表现为低氧血症和呼吸困难。

【治疗】

目前尚无特效治疗，应重视早期诊断，加强病因治疗和一般治疗，以缓解病情，延长代偿期和保持劳动力。代偿期病人以服用保肝药为主，失代偿期主要对症治疗，改善肝功能和处理并发症，适时手术。

1. 支持治疗　静脉输入高渗葡萄糖液以补充热量，输液中可加入维生素 C、胰岛素、氯化钾等。注意维持水、电解质、酸碱平衡。病情较重者可输入白蛋白、新鲜血浆。

2. 肝炎活动期　可给予保肝、降酶、退黄等治疗：葡醛内酯、维生素 C。必要时静脉输液治疗，如促肝细胞生长素、还原型谷胱甘肽、甘草酸类制剂等。

3. 口服降低门脉压力的药物

（1）普萘洛尔：应从小剂量开始，递增给药。

（2）硝酸酯类：如硝酸异山梨酯。

（3）钙通道阻滞剂：如硝苯地平，急症给药可舌下含服。

4. 补充 B 族维生素和消化酶　如维康福、达吉等。

5. 脾功能亢进的治疗　可服用升白细胞和血小板的药物（如利血生、鲨肝醇、氨肽素等），必要时可行脾

4

切除术或脾动脉栓塞术治疗。

6. 腹水的治疗

（1）一般治疗：包括卧床休息，限制水、钠摄入。

（2）利尿剂治疗：如氢氯噻嗪、螺内酯和呋塞米。利尿治疗以每天减轻体重不超过 0.5 千克为宜，以免诱发肝性脑病、肝肾综合征。

（3）反复大量放腹水加静脉输注白蛋白。

（4）腹水浓缩回输：用于治疗难治性腹水，或伴有低血容量状态、低钠血症、低蛋白血症和肝肾综合征病人。

7. 门静脉高压症的外科治疗　适应证为食管-胃底静脉曲张破裂出血，经非手术治疗无效；巨脾伴脾功能亢进；食管静脉曲张出血高危病人。包括门－腔静脉分流术、门－奇静脉分流术和脾切除术等。

8. 肝脏移植手术　适用于常规内外科治疗无效的终末期肝病。

【健康教育与管理】

1. 疾病知识指导　护士应帮助病人和家属掌握疾病的有关知识和自我护理方法，把治疗计划落实到日常生活中，注意调节和稳定病人情绪，遵循饮食原则，预防感染。

2. 休息和活动　保证充足睡眠，生活起居规律，代偿期可参与轻工作，避免过度疲劳；失代偿期则以卧床休息为主。

3. 保护皮肤　皮肤干燥、水肿、瘙痒和长期卧床易发生皮肤破溃和继发感染。洗浴时水温适宜，勿使用刺激性洗浴液或护肤品，禁抓搔。

4. 用药　向病人详细讲解药物名称、剂量、用药时间和方法，注意观察药物不良反应。

5. 陪护者指导　指导家属关心理解病人，给予支持，教会其识别病情变化，及时就诊。

【预后】

肝硬化的预后与病因、肝功能代偿程度及并发症有关。酒精性肝硬化、胆汁性肝硬化、肝淤血等引起的肝硬化，如能在肝硬化未进展至失代偿期前予以消除病因，则病变可趋静止。Child-Pugh分级与预后密切相关，A级最好，C级最差。死亡原因常为肝性脑病、肝肾综合征、食管-胃底静脉曲张破裂出血等并发症。肝移植的开展已明显改善了肝硬化病人的预后。

【护理】

见表4-8-1。

表4-8-1　肝硬化的护理

日期	项目	护理内容
入院当天	评估	1. 一般评估：神志、生命体征、皮肤等 2. 专科评估：患病及治疗经过，目前病情与一般情况，心理-精神-社会状况、身体状况（意识、营养、皮肤与黏膜、呼吸、腹部体征和尿量等）、实验室相关检查
	治疗	代偿期以服用抗病毒、抗纤维化药物为主 失代偿期予以腹水对症治疗，必要时手术
	检查	按医嘱做相关检查：血常规、生化、腹水、钡餐造影、B超、CT等
	药物	按医嘱正确使用保肝药，阿托莫兰、多烯磷脂胆碱、天晴甘美等
	活动	嘱病人卧床休息为主

4

续表

日期	项目	护理内容
入院当天	饮食	饮食原则：高热量、高蛋白、高维生素、易消化饮食，如豆制品、鸡蛋、牛奶、新鲜蔬果，限水限钠
	护理	1. 备气垫床，根据病情准备急救车、吸痰、监护仪等备用装置 2. 做好入院介绍，主管护士自我介绍 3. 制定相关的护理措施，如口腔护理、皮肤护理、专科指导等 4. 视病情做好各项监测记录 5. 密切观察神志和生命体征 6. 观察并发症：如上消化道出血、肝性脑病等 7. 做好饮食指导 8. 做好药物指导 9. 安全指导：根据病情留陪员，上床挡，确保安全
	健康宣教	向病人讲解疾病相关知识、安全知识、服药知识等，教会病人识别并发症的前兆和药物不良反应，各种检查注意事项
第2天	评估	神志、生命体征及病人的心理状态，对疾病相关知识的了解等情况
	治疗	按医嘱执行治疗

日期	项目	护理内容
第2天	检查	继续完善检查
	药物	密切观察各种药物作用和副作用
	活动	卧床休息，注意安全
	饮食	同前
	护理	1. 加强基础护理、专科护理 2. 加强病情观察，重视巡视及病人的主诉，如有肝硬化并发症先兆症状，立即报告医生处理，必要时配合医生抢救
	健康宣教	同前
第3~15天	活动	适当下床活动
	健康宣教	通过不同形式向病人健康宣教，如床边病房讲解，病房宣传栏，护士长座谈会等，讲解药物的使用方法及注意事项，各项检查前后注意事项
	其他	同前
出院前1天	健康宣教	出院宣教： 1. 疾病知识指导：心理调适、饮食调理、预防感染 2. 休息与活动：代偿期可参与轻度活动，失代偿期则以卧床休息为主 3. 皮肤保护：嘱勿抓搔，忌用刺激性洗浴用品，瘙痒者予止痒处理

4

续表

日期	项目	护理内容
出院前1天	健康宣教	4. 用药指导：遵医嘱正确用药，教会其观察药效和不良反应 5. 陪护者指导：指导家属关心理解病人，早期识别病情变化，如有异常，及时就医
出院随访		出院1周内电话随访第1次，3个月内随访第2次，6个月内随访第3次，以后1年随访1次

4

第九节　原发性肝癌

　　原发性肝癌（primary carcinoma of the liver），简称肝癌，是指肝细胞或肝内胆管细胞所发生的癌肿。本病是我国常见恶性肿瘤之一，在消化道恶性肿瘤死亡率中仅次于胃癌、食管癌，居第三位，我国每年死于肝癌者约11万人，占全球肝癌死亡人数的45%。可发生于任何年龄，以40~49岁为最多，男女之比为2~5:1。癌肿极易侵犯门静脉分支，癌栓经门静脉系统形成肝内扩散，甚至阻塞门静脉主干引起门静脉高压的临床表现；肝外血行转移多见于肺、肾、脑等。淋巴转移至肝门淋巴结最多，其次为胰腺周围、腹膜后、主动脉旁及锁骨上淋巴结。此外，可向膈肌及附近器官直接蔓延和种植转移至腹腔、盆腔。原发性肝癌的病因和发病机制尚未确定。目前认为与肝硬化、病毒性肝炎以及黄曲霉素等化学致癌物质和环境因素有关。随着原发性肝癌早期诊断、早期治疗，总体疗效已有明显提高。

　　【临床表现】

　　1. 肝区疼痛　半数以上病人肝区疼痛为首发症状，

多为持续性钝痛、刺痛或胀痛。主要是由于肿瘤迅速生长，使肝包膜张力增加所致。位于肝右叶顶部的癌肿累及横膈，则疼痛可牵涉至右肩背部。当肝癌结节发生坏死、破裂，可引起腹腔内出血，出现腹膜刺激征等急腹症表现。

2. 全身和消化道症状　主要表现为乏力、消瘦、食欲减退、腹胀等。部分病人可伴有恶心、呕吐、发热、腹泻等症状。晚期则出现贫血、黄疸、腹水、下肢水肿、皮下出血及恶病质等。

3. 肝肿大　肝肿大呈进行性，质地坚硬，边缘不规则，表面凹凸不平呈大小结节或巨块。

4. 肝癌转移症状　肝癌如发生肺、骨、脑等处转移，可产生相应症状。少数病人可有低血糖症、红细胞增多症、高血钙和高胆固醇血症等特殊表现。

【并发症】

1. 肝性脑病　主要表现为意识障碍、行为失常和昏迷。肝性脑病通常是原发性肝癌终末期的并发症，约1/3的病人死于此症。

2. 上消化道出血　原发性肝癌病人常伴有肝硬化、门静脉高压、食管胃底血管静脉曲张、小肠静脉淤血等一系列变化，血管容易破裂出血，病人表现为呕血和黑便，另也有部分病人系因肝功能障碍致凝血功能异常而广泛出血，约15%的原发性肝癌病人死于出血。

3. 肝癌结节破裂出血　肿瘤逐渐增大、坏死或液化时可自发破裂，受到外界刺激时也会发生破裂，如破裂局限在包膜内，则产生明显的局部疼痛如穿透包膜则可引起腹膜刺激征，大量出血可导致休克或死亡，约10%的原发性肝癌病人死于结节破裂出血。

4. 继发感染　原发性肝癌是一种消耗性疾病，晚期病人消耗严重，加之放化疗导致的白细胞减少，抵抗力微弱，容易并发肺炎、败血症、肠道感染等。

【治疗】

根据肝癌的不同阶段酌情进行个体化综合治疗，是提高疗效的关键。治疗方法包括手术、肝动脉结扎、肝动脉化疗栓塞、射频、冷冻、激光、微波以及化疗和放射治疗等方法。生物治疗、中医中药治疗肝癌也多有应用。

1. **手术治疗** 手术是治疗肝癌的首选，也是最有效的方法。手术方法有：根治性肝切除，姑息性肝切除等。

2. **对不能切除的肝癌的治疗** 可根据具体情况，采用术中肝动脉结扎、肝动脉化疗栓塞、射频、冷冻、激光、微波等治疗有一定的疗效。原发性肝癌也是行肝移植手术的指征之一。

3. **化学药物治疗** 经剖腹探查发现癌肿不能切除，或作为肿瘤姑息切除的后续治疗者，可采用肝动脉和（或）门静脉置泵（皮下埋藏灌注装置）作区域化疗栓塞；对估计手术不能切除者，也可行放射介入治疗，经股动脉作选择性插管至肝动脉，注入栓塞剂（常用如碘化油）和抗癌药行化疗栓塞，部分病人可因此获得手术切除的机会。

4. **放射治疗** 对一般情况较好，肝功能尚好，不伴有肝硬化，无黄疸、腹水、无脾功能亢进和食管静脉曲张，癌肿较局限，尚无远处转移而又不适于手术切除或手术后复发者，可采用放射为主的综合治疗。

5. **生物治疗** 常用的有免疫核糖核酸、干扰素、白细胞介素-2、胸腺肽等，可与化疗联合应用。

6. **中医中药治疗** 采取辨证施治、攻补兼施的方法，常与其他疗法配合应用。以提高机体抗病力，改善全身状况和症状，减轻化疗、放疗不良反应。

【健康教育与管理】

1. **疾病知识指导** 当病人出院时，护理人员应对病人、家属进行有关肝癌居家自我护理方法及并发症预防的知识教育，如饮食、情绪、活动量等，并教会病人及其家属随时自我监测病情，以早期发现并发症，及早就诊。

2. **预防措施** 积极宣传和普及关于预防肝癌的知

识，如积极防治病毒性肝炎及肝硬化，可应用病毒性肝炎疫苗（乙型和丙型）预防肝炎；注意饮食卫生，做好粮食保管，防霉去毒；保护水源，避免污染，对肝癌高发区定期进行普查等。

【预后】

随着原发性肝癌早期诊断、早期治疗和肝外科手术技术的进步，总体疗效有所提高。但肝癌即使获得根治性切除，5 年内仍有 60% ~ 70% 的病人出现转移复发，术后用 AFP 检测及超声波检查定期观察，以尽早发现肝癌的复发和转移。

【护理】

见表 4-9-1。

表 4-9-1　原发性肝癌的护理

日期	项目	护理内容
入院当天	评估	1. 一般评估：神志、生命体征、皮肤等 2. 专科评估：有无腹痛、腹胀、腹泻情况，肝区疼痛的性质、部位、程度、持续时间，有无恶心、呕吐症状及强迫体位；有无门脉高压所致的出血现象；进食情况及营养状态
	治疗	根据病情予抗癌、保肝、护胃、消炎、止痛、营养支持等治疗。床边监测血压、心率、血氧、建立静脉通道
	检查	按医嘱做相关检查，抽血
	药物	按医嘱正确使用抗癌、保肝、护胃、消炎、止痛等药物，注意用药后的观察

4

续表

日期	项目	护理内容
入院当天	活动	嘱病人卧床休息，可适当下床走动
	饮食	高热量、高维生素饮食。保证蛋白质摄入，有肝性脑病患者应禁蛋白，清醒后恢复期给予低蛋白饮食 30g/d，无肝性脑病者可正常饮食
	护理	1. 根据情况准备气垫床，并准备监护仪等备用装置 2. 做好入院介绍，主管护士自我介绍 3. 制定相关的护理措施，如管道留置护理、皮肤、毛发、会阴、肛周护理措施 4. 视病情做好各项监测记录 5. 密切观察是否有肝性脑病和出血的先兆症状：如意识状态有无烦躁不安或嗜睡、肠鸣音情况、有无黑便、呕血等 6. 观察并发症：如出现便血或呕血等状况，配合做好抢救工作 7. 定时翻身，避免压疮，保持呼吸道通畅 8. 遵医嘱给予适量止痛药。提供安静环境及舒适体位，进行心理疏导 9. 根据病情留陪员，上床挡，确保安全

4

续表

日期	项目	护理内容
入院当天	健康宣教	向病人讲解疾病相关知识、安全知识、服药知识等，教会病人和家属及时发现病情变化和各种检查注意事项
第2天	评估	神志、生命体征、疼痛、出血、腹围及病人的心理状态，对疾病相关知识的了解等情况
	治疗	按医嘱执行治疗
	检查	继续完善检查
	药物	密切观察各种药物作用和副作用，尤其是使用氨基酸营养支持治疗时手部的疼痛情况
	活动	卧床休息，注意安全
	饮食	避免高蛋白饮食，以免增加肝脏负担诱发肝性脑病。腹水者，每日液体摄入量不超过1000ml，并给予低盐饮食
	护理	1. 基础护理、留置管道护理、皮肤、毛发、会阴、肛周护理等 2. 加强病情观察，重视巡视及病人的主诉，发现肝性脑病和出血的先兆症状时，立即报告医生处理 3. 正确使用止痛药，告知止痛效果维持时间因人而异 4. 腹水严重者取半卧位，以减

4

续表

日期	项目	护理内容
第2天	护理	轻呼吸困难。应用利尿剂时遵医嘱记录24小时出入量
		5. 定期测量腹围和体重，翻身，保持皮肤清洁完整
	健康宣教	可通过放音乐，陪病人聊天等方式转移病人注意力，减轻病人疼痛
第3～10天	活动	卧床休息，可适当下床活动
	健康宣教	当病情稳定，饮食恢复正常，体力大为增强时，可以进行适当运动，以慢走、散步、太极拳、练气功为宜，少去人群聚集的公共场所，以免患感冒等流行性或传染性疾病
	其他	同前
出院前1天	健康宣教	出院宣教： 1. 服药指导 2. 饮食指导：注意饮水和食物卫生，大力宣传不吃霉变食品及粮食、不饮烈性酒、不酗酒的重要性。全面摄取各种营养素，以利肝组织修复，避免加重肝脏负担 3. 活动与休息指导：坚持适当体育锻炼 4. 心理指导：多与病人沟通，使其保持乐观情绪，以最佳心理状态完成疗程

续表

日期	项目	护理内容
出院前 1 天	健康宣教	5. 注意保暖，防外感
		6. 及时发现病情变化，及早就诊
		7. 定时专科门诊复诊
出院随访		出院 1 周内电话随访第 1 次，3 个月内随访第 2 次，6 个月内随访第 3 次，以后 1 年随访 1 次

第十节 肝性脑病

肝性脑病（hepatic encephalopathy，HE）又称肝昏迷，是严重肝病引起的、以代谢紊乱为基础的中枢神经系统功能失调的综合病症。其主要临床表现是意识障碍、行为失常和昏迷。有急性与慢性脑病之分，前者多因急性肝功能衰竭后肝脏的解毒功能发生严重障碍所致；而后者多见于慢性肝功能衰竭和门体侧支循环形成或分流术后，来自肠道的有害物质，如氨、硫醇、胺、芳香族氨基酸等直接进入体循环至脑部而发病。肝性脑病的发生机制尚未完全阐明，目前提出的假说主要有：氨毒性学说、假性神经递质学说和 r- 氨基丁酸（GABA）学说等。肝性昏迷是肝性脑病的最后阶段，是肝功能衰竭的最终临床表现。

【临床表现】

其临床表现因肝病的类型、肝细胞损害的程度、起病的急缓以及诱因的不同而有所差异。由于导致肝性脑病的基础疾病不同，其临床表现也比较复杂、多变，早期症状的变异性是本病的特点。但也有其共性的表现：即反映为神经精神症状及体征，表现为性格、行为、智能改变和意识障碍。现主要就其脑病的临床表现分类简述如下：

1. 起病 可急可缓。急性肝性脑病起病急骤，前驱期极为短暂，可迅速进入昏迷，多在黄疸出现后发生昏迷，也有在黄疸出现前出现意识障碍而被误诊为精神病者。慢性肝性脑病起病隐匿或渐起，起初常不易发现，易误诊和漏诊。

2. 性格改变 常是本病最早出现的症状，主要是原属外向型性格者表现为抑郁，而原属内向型性格者表现为欣快多语。

3. 行为改变 最初可能仅限于一些"不拘小节"的行为，如乱写乱画，乱洒水，乱吐痰，随地便溺，房间内的桌椅随意乱拖乱放等毫无意义的动作。

4. 睡眠习惯改变 常表现为睡眠倒错，也有人称为近迫性昏迷（impending coma），此现象提示病人中枢神经系统的兴奋与抑制处于紊乱状态，常预示肝性脑病即将来临。

5. 肝臭 是由于肝功能衰竭，机体内含硫氨基酸代谢中间产物（如甲硫醇、乙硫醇及二甲硫化物等）经肺呼出或经皮肤散发出的一种特征性气味。

6. 扑翼样震颤 是肝性脑病最具特征性的神经系统体征，具有早期诊断意义。检测方法是：嘱病人伸出前臂，展开五指，或腕部过度伸展并固定不动时，病人掌-指及腕关节可出现快速的屈曲及伸展运动，每秒钟常可出现 1~2 次，也有达每秒钟 5~9 次者，且常伴有手指的侧位动作。此时病人可同时伴有整个上肢、舌、下腭、颌部的细微震颤及步态的共济失调。或发于单侧，也可出现于双侧。这种震颤不具有特征性，也可见于心衰、肾衰、肺衰等病人。震颤常于病人睡眠及昏迷后消失，苏醒后仍可出现。

7. 视力障碍 并不常见。

8. 智能障碍。

9. 意识障碍。

为便于早期诊断并指导治疗，常根据病人的临床表现对肝性脑病进行临床分期。目前多数学者赞同 David-son 根据其临床表现把肝性脑病分为前驱期、昏迷前期、昏睡期、昏迷期4期。

1. Ⅰ期（前驱期） 出现轻度性格改变和行为失常。表现为：性格改变出现抑郁或欣快，行为改变出现无意识动作，睡眠时间改变出现睡眠颠倒。扑翼样震颤（-），正常反射存在，病理反射（-），脑电图多正常。

2. Ⅱ期（昏迷前期） 以意识错乱、睡眠障碍、行为失常为主，表现为定向力障碍，定时障碍，计算力下降，书写潦乱，语言断续不清，人物概念模糊，扑翼样震颤（+），正常反射存在，病理反射（+），常见膝腱反射亢进，踝阵挛（+），肌张力可增强。可出现不随意运动及运动失调，脑电图出现对称性 θ 波（每秒 4~7 次）。

3. Ⅲ期（昏睡期） 以昏睡和精神错乱为主，表现为病人大部分时间处于昏睡状态，反应存在（可被唤醒），或狂躁扰动，扑翼样震颤（+），肌张力明显增强。脑电图同Ⅱ期。

4. Ⅳ期（昏迷期） 此期病人神志完全丧失，不能被唤醒。浅昏迷时，对痛觉刺激（如压眶反射阳性）和不适体位尚有反应，腱反射和肌张力仍亢进，扑翼样震颤由于病人查体不能合作而无法引出。深昏迷时，各种反射消失，肌张力降低，瞳孔常散大，可表现为阵发性抽搐，踝阵挛（+），换气过度，脑电图上出现极慢 δ 波（1.5~3 次/秒）。

但各期之间并无明确的界线，前后期可有重叠，其程度可因病情的发展或治疗好转而变化。少数慢性肝性脑病病人还因中枢神经系统不同部位有器质性损害而出现暂时性或永久性智能减退、共济失调、锥体束阳性或截瘫。

【并发症】

1. 脑水肿。

2. 消化道出血。

3. 肾功能不全。

4. 水电解质酸碱平衡失调。

5. 感染。

【治疗】

本病尚无特效药，常采用综合治疗措施。

1. 消除诱因，避免诱发和加重肝性脑病。

慎用镇静剂，有躁狂症状可试用异丙嗪、氯苯那敏等抗组胺药物。

2. 减少肠内有毒物质的产生和吸收。

(1) 饮食：严重的肝性脑病应严格限制甚至停止蛋白质摄入，饮食以碳水化合物为主，尚应补充足够的多种维生素。随着病情好转可给少量豆浆、牛奶、肉汤或蛋类，可隔日增加 $10 \sim 20g$，直至每日 $40 \sim 60g$，因植物蛋白质含蛋氨酸、芳香氨基酸较少，对肝性脑病病人较适用。

(2) 灌肠或导泻：以清除肠内积食或积血，口服或鼻饲 25% 硫酸镁 $30 \sim 60ml$ 导泻，灌肠禁用碱性肥皂水，而用生理盐水或弱酸性溶液，如生理盐水 100ml 加白醋 30ml 作保留灌肠，保持肠道呈酸性环境。

(3) 抑制肠菌生：口服肠道不吸收的抗菌药物如新霉素、甲硝唑。有肾功能损害或忌用新霉素的病人，或需长期治疗者，乳果糖（经细菌分解为乳酸、乙酸，降 pH，减少 NH_3 吸收）为首选药物。乳梨醇经结肠细菌分解成乙酸、丙酸也可用于酸化肠道。乳酶生也有减少肠内产氨作用，但不能与抗菌药物同服。

3. 促进有毒物质的代谢，纠正氨基酸代谢紊乱。

(1) 降氨药：①谷氨酸钾和谷氨酸钠，每次用 4 支，总量 23g 左右，加入葡萄糖液中静滴，每日 $1 \sim 2$ 次。尿少时慎用钾剂，明显腹水和水肿时慎用钠剂。②精氨酸，能促进肝内鸟氨酸循环，增加尿素的合成而降低血氨，适用于碱中毒。③L-鸟氨酸-L-天门冬氨酸。④γ-氨酪酸，每次 $2 \sim 4g$，稀释后静滴，对兴奋和躁动者治疗效果较好。

（2）复方氨基酸溶液，口服或静脉输注以支链氨基酸为主的复方氨基酸溶液，可纠正体内氨基酸代谢的不平衡。

4. 纠正水、电解质和酸碱平衡失调。

5. 对症治疗　保护脑细胞功能，防治脑水肿；保持呼吸道通畅；防治出血；积极防治各种感染；加强护理，防止压疮；保持大便通畅；注意口腔护理；严密观察病情等。

6. 人工肝、肝移植。

【健康教育与管理】

1. 疾病知识指导　向病人和家属介绍肝脏疾病和肝性脑病的相关知识，指导其认识肝性脑病的各种诱发因素，要求病人自觉避免诱发因素，如戒烟戒酒、避免感染、保持排便通畅等。

2 用药指导　指导病人严格按照医嘱规定的剂量、用法服药，了解药物的主要不良反应，避免使用有损肝功能的药物，并定期门诊随访。

3. 照顾者指导　指导家属给予病人精神支持和生活照顾，帮助病人树立战胜疾病的信心。使病人家属了解肝性脑病的早期征象，指导家属学会观察病人的思想、性格、行为以及睡眠等方面的改变，以便及时发现病情变化，及早治疗。

【预后】

肝性脑病的预后取决于肝细胞功能衰竭的程度，特别是肝细胞变性、坏死的程度及其发展速度，以及残余肝细胞数量及质量。对于肝细胞功能代谢尚可，或伴有门体分流的病人，诱因明确而又易于祛除者，预后较好。对于肝细胞功能差，伴有明显黄疸、腹水、低白蛋白血症，同时并发严重感染、上消化道大出血、水电解质及酸碱平衡紊乱、肝肾综合征者预后极差。如临床上能够早发现、早治疗或在未出现肝性脑病前积极防治，病人预后相对较好。综合目前国内治疗效果，其病死率仍较高，生存率仍不足30%。对于内科治疗无效而采用人工肝支持治疗后行肝移植者，预后较好，其5年生存率可达70%，最长已达13年。

【护理】

见表4-10-1。

表4-10-1 肝性脑病的护理

日期	项目	护理内容
入院当天	评估	1. 一般评估：病人的神志、生命体征和皮肤等 2. 专科评估：病人的性格、精神状态和行为表现
	治疗	根据病情对病人实施保护措施，建立静脉通道
	检查	按医嘱做相关检查，如脑电图、化验血标本等
	药物	按医嘱正确使用降血氨药物、保肝药物、抗炎药物，注意用药后的观察
	活动	以卧床休息为主。专人护理，防止意外的发生
	饮食	1. 合理饮食 2. 禁止蛋白质的摄入，昏迷病人可以鼻饲葡萄糖供给热量
	护理	1. 做好入院介绍，主管护士自我介绍 2. 制定相关的护理措施，如口腔护理、管道留置护理、皮肤、毛发、会阴、肛周护理措施 3. 视病情做好各项监测记录 4. 根据病情留陪员，上床挡，确保安全

续表

日期	项目	护理内容
入院当天	健康宣教	向病人讲解疾病相关知识、安全知识、服药知识等，各种检查注意事项
第2天	评估	神志、生命体征、精神状况及病人的心理状态，对疾病相关知识的了解等情况
	治疗	按医嘱执行治疗
	检查	继续完善检查
	药物	密切观察各种药物作用和副作用
	活动	家属陪同下适当扩大活动范围，注意安全
	饮食	同前
	护理	1. 基础护理、留置管道护理、皮肤、毛发、会阴、肛周护理 2. 加强病情观察，重视病人的异常表现，发现肝性脑病的先兆症状时，立即报告医生处理 3. 仔细询问病史，找出发病的诱因，通过避免和祛除诱因，减少该病的发作 4. 做好情志护理 5. 注意保护病人，防止意外的发生
	健康宣教	讲解该病的一般诱发因素及饮食指导，避免和去除病因
第3～10天	活动	正常下床活动

4

续表

日期	项目	护理内容
第 3～10 天	健康宣教	讲解该病的有关知识，指导和认识肝性脑病的各种诱发因素，防止和减少肝性脑病的发生。告知家属肝性脑病发生时的早期征象，以便病人发病时能得到及时的救治
	其他	同前
出院前 1 天	健康宣教	出院宣教： 1. 服药指导 2. 饮食指导 3. 避免肝性脑病发作的诱因 4. 注意保暖，防外感，节饮食，调情志 5. 定时专科门诊复诊
出院随访		出院 1 周内电话随访第 1 次，1 个月内随访第 2 次，3 个月内随访第 3 次

第十一节　急性胰腺炎

急性胰腺炎（acute pancreatitis，AP）指多种病因导致胰酶在胰腺内被激活引起胰腺组织自身消化、水肿、出血甚至坏死的炎症反应。临床主要表现为急性上腹痛、恶心、呕吐、发热、血和尿淀粉酶增高，重症常继发感染、腹膜炎和休克等多种并发症。

【临床表现】

急性胰腺炎临床表现的轻重与其病因、病理类型和治疗是否及时等因素有关。轻者以胰腺水肿为主，临床多见，病情常呈自限性，预后良好，又称为轻症急性胰腺炎（mild acute pancreatitis，MAP）。少数重者常继发感染、腹膜炎和休克等多种并发症，病死率高，称为重症急性胰腺炎（severe acute pancreatitis，SAP）。

1. 症状　腹痛为本病的主要表现和首发症状，常在暴饮暴食或酗酒后突然发生。疼痛剧烈而持续，呈钝痛、钻痛、绞痛或刀割样痛，可有阵发性加剧。起病后多出现恶心呕吐及腹胀。多数病人有中度以上发热，重症胰腺炎者常发生低血压或休克。

2. 体征

（1）轻症急性胰腺炎：腹部体征较轻，往往与主诉腹痛程度不十分相符，可有腹胀和肠鸣音减弱，多数上腹有压痛，无腹肌紧张和反跳痛。

（2）重症急性胰腺炎：病人常呈急性重症面容，痛苦表情，脉搏增快，呼吸急促，血压下降。病人腹肌紧张，全腹显著压痛和反跳痛，伴麻痹性肠梗阻时有明显腹胀，肠鸣音减弱或消失。可出现移动性浊音，腹水多呈血性。少数病人由于胰酶或坏死组织液沿腹膜后间隙渗到腹壁下，致两侧腰部皮肤呈暗灰蓝色，称 Grey-Turner 征（Grey-Turner sign），或出现脐周围皮肤青紫，称 Cullen 征（Cullen sign）。如有胰腺脓肿或假性囊肿形成，上腹部可触及肿块。胰头炎性水肿压迫胆总管时，可出现黄疸。低血钙时有手足抽搐，提示预后不良。

【并发症】

1. 局部并发症　主要表现为胰腺脓肿和假性囊肿。胰腺脓肿在重症胰腺炎起病 2~3 周后，因胰腺及胰周坏死继发感染而形成；假性囊肿常在起病 3~4 周后，因胰液和液化的坏死组织在胰腺内或其周围包裹所致。

2. 全身并发症　重症急性胰腺炎常并发不同程度的多器官功能衰竭。常在病后数天出现，如急性肾衰竭、急性呼吸窘迫综合征、心力衰竭、消化道出血、胰性脑病、败血症及真菌感染、高血糖等，病死率

4

极高。

【治疗】

治疗原则为减轻腹痛、减少胰腺分泌、防治并发症。多数病人属于轻症急性胰腺炎，经 3～5 天积极治疗多可治愈。重症急性胰腺炎必须采取综合性措施，积极抢救治疗。

1. 轻症急性胰腺炎

（1）禁食及胃肠减压：目的在于减少胃酸分泌，进而减少胰液分泌，以减轻腹痛和腹胀。

（2）静脉输液：补充血容量，维持水、电解质和酸碱平衡。

（3）止痛：腹痛剧烈者可予哌替啶。

（4）抗感染：我国大多数急性胰腺炎与胆道疾病有关，故多应用抗生素。

（5）抑酸治疗：静脉给予 H_2 受体拮抗剂或质子泵抑制剂。

2. 重症急性胰腺炎

（1）监护：转入重症监护病房（ICU）进行病情监测。

（2）维持水、电解质平衡：积极补充液体和电解质，维持有效循环血容量。伴有休克者，应给予白蛋白、鲜血或血浆代用品。

（3）营养支持：早期一般采用全胃肠外营养（TPN），如无肠梗阻，应尽早过渡到肠内营养（EN），以增强肠道黏膜屏障。

（4）抗感染治疗：重症病人常规使用抗生素，以预防胰腺坏死并发感染，选用对肠道异位细菌敏感且对胰腺有较好渗透性的抗生素，常用药物有氧氟沙星、环丙沙星、克林霉素、甲硝唑及头孢菌素类等。

（5）减少胰液分泌：生长抑素具有抑制胰液和胰酶分泌、抑制胰酶合成的作用。尤以生长抑素疗效较好，持续静滴，疗程 3～7 天。

（6）抑制胰酶活性：仅用于重症胰腺炎的早期，常用药物有抑肽酶和加贝酯。

3. 并发症治疗　对急性出血坏死型胰腺炎伴腹腔内大量渗液者，或伴急性肾衰竭者，可采用腹膜透析治疗；急性呼吸窘迫综合征除药物治疗外，可作气管切开和应用呼吸机治疗；并发糖尿病者可使用胰岛素。

4. 其他治疗：

（1）内镜下 Oddis 括约肌切开术（EST）：适用于胆源性胰腺炎合并胆道梗阻或胆道感染者。

（2）中医治疗：对急性胰腺炎有一定疗效。

（3）外科治疗：①腹腔灌洗可清除腹腔内细菌、内毒素、胰酶、炎性因子等。②对于急性出血坏死型胰腺炎经内科治疗无效，或胰腺炎并发脓肿、假性囊肿、弥漫性腹膜炎、肠穿孔、肠梗阻及肠麻痹坏死时，需实施外科手术治疗。

【健康教育】

1. 疾病知识指导　向病人讲解本病的主要诱发因素、预后及并发症知识。教育病人积极治疗胆道疾病，避免此病的复发。如出现腹痛、腹胀、恶心等表现时，及时就诊。

2. 饮食指导　指导病人掌握饮食卫生知识，平时养成规律进食习惯，避免暴饮暴食。腹痛缓解后，应从少量低脂、低糖饮食开始逐渐恢复正常饮食，应避免刺激性强、产气多、高脂和高蛋白食物，戒除烟酒，防止复发。

【预后】

轻症者预后良好，常在 1 周内恢复，不留后遗症。重症者病情重而凶险，预后差，病死率为 20% ~ 40%。如病人年龄大，有低血压、低清蛋白血症、低氧血症、低血钙及各种并发症则预后较差。

【护理】

见表 4-11-1。

表 4-11-1　急性胰腺炎的护理

日期	项目	护理内容
入院当天	评估	1. 一般评估：神志、生命体征、皮肤等 2. 专科评估：腹痛的诱发因素、性质、部位及持续时间，呕吐物色质量的情况，腹胀的持续时间，既往胆道疾病史
	治疗	根据病情吸氧、胃肠减压、开通静脉通路、床边监测体温、血压、心率、血氧等
	检查	按医嘱做相关检查，如 B 超、磁共振、抽血、血气分析
	药物	按医嘱正确使用解痉、止吐、止痛、抑酸、抗炎药物、生长抑制类药物、营养支持等，注意用药后的观察
	活动	嘱病人卧床休息，床上解二便
	饮食	1. 禁食，期间做好口腔护理 2. 嘱多饮生大黄水
	护理	1. 半卧位，腹痛时予以屈膝侧卧位，根据情况准备气垫床，根据病情准备急救车、监护仪等备用装置 2. 做好入院介绍，责任护士自我介绍 3. 制定相关的护理措施，如口腔护理、管道留置护理、皮肤、毛发、会阴、肛周护理措施 4. 视病情做好各项监测记录

4

日期	项目	护理内容
入院当天	护理	5. 密切观察是否有痛苦表情、脉搏增快、呼吸急促、血压下降、腹肌紧张、全腹压痛、反跳痛等重症胰腺炎的表现 6. 观察并发症：如 ARDS，急性肾衰，心力衰竭，配合做好抢救工作 7. 根据病情留陪员，使用床挡，确保安全
	健康宣教	向病人讲解疾病相关知识、安全知识、服药知识等，指导病人禁食及胃肠减压的重要性，各种检查注意事项
第2天	评估	神志、生命体征、胃肠减压、腹痛及恶心呕吐的情况、病人的心理状态、对疾病相关知识的了解等情况
	治疗	按医嘱执行治疗
	检查	继续完善检查
	药物	密切观察各种药物作用和副作用，使用生长抑制类药物、解痉止痛后症状缓解情况，服用生大黄排便情况
	活动	卧床休息，注意安全
	饮食	同前
	护理	1. 基础护理、留置管道护理、皮肤、毛发、会阴、肛周护理 2. 加强病情观察，重视巡视及

4

续表

日期	项目	护理内容
第 2 天	护理	病人的主诉，发现腹痛加重时，立即报告医生处理 3. 仔细询问既往病史，找出发病的原因，通过避免不良的生活习惯、治疗胆道疾病等，减少胰腺炎复发 4. 并发糖尿病者需监测血糖变化，避免发生低血糖症状 5. 做好心理护理
	健康宣教	讲解监测血糖及完善各项监测的必要性
第 3~7 天	活动	适当下床活动
	饮食	逐步开放饮食，从低脂流质逐步过渡到低脂半流质、软食
	健康宣教	讲解避免刺激性强、产气多、高脂和高蛋白食物，戒除烟酒，防止复发。派发健康教育宣传单
	其他	同前
出院前 1 天	健康宣教	出院宣教： 1. 服药指导 2. 避免复发的诱因 3. 积极治疗胆道疾病 4. 指导饮食卫生知识，养成规律进食习惯，避免暴饮暴食 5. 注意劳逸结合，避免过度操劳 6. 定时专科门诊复诊
	出院随访	出院 1 周内电话随访第 1 次，3 个月内随访第 2 次，6 个月内随访第 3 次，以后 1 年随访 1 次

第十二节　上消化道出血

上消化道出血（upper gastrointestinal hemorrhage）指屈氏韧带以上的消化道，包括食管、胃、十二指肠和胰、胆等病变引起的出血，以及胃空肠吻合术后的空肠病变出血。出血的病因可为消化道疾病或全身性疾病。上消化道急性大量出血一般指在数小时内失血量超过 1000ml或循环血容量的 20%，主要临床表现为呕血和（或）黑便，常伴有血容量减少而引起急性周围循环衰竭，严重者导致失血性休克而危及病人生命。及早识别出血征象，严密观察周围循环状况的变化，迅速准确的抢救治疗和细致的临床护理，均是抢救病人生命的关键环节。

【临床表现】

临床表现取决于出血病变的性质、部位、失血量与速度，并与病人的年龄、出血前的全身状况如有无贫血及心、肾、肝功能有关。

1. 呕血与黑便　是上消化道出血的特征性表现。

2. 失血性周围循环衰竭　其轻重程度因出血量大小和失血速度快慢而异。病人可出现头昏、心悸、乏力、出汗、口渴、晕厥等一系列组织缺血的表现。出血性休克早期体征有脉搏细速、脉压变小，血压可因机体代偿作用而正常甚至一时偏高，此时应特别注意血压波动，并予以及时抢救，否则血压将迅速下降。呈休克状态时，病人表现为面色苍白、口唇发绀、呼吸急促、皮肤湿冷，呈灰白色或紫灰花斑，施压后褪色经久不能恢复，体表静脉塌陷；精神萎靡、烦躁不安，重者反应迟钝、意识模糊；收缩压降至 80mmHg 以下，脉压小于 25 ～30mmHg，心率加快至 120 次/分以上。休克时尿量减少，若补足血容量后仍少尿或无尿，应考虑并发急性肾衰竭。

3. 贫血及血象变化　上消化道大量出血后，均有急性失血性贫血。出血早期血红蛋白浓度、红细胞计数与血细胞比容的变化可能不明显，经 3~4 小时后，因组织液渗入血管内，使血液稀释，才出现失血性贫血的血象改变。出血 24 小时内网织红细胞即见增高，出血停止后逐渐降至正常，如出血不止则可持续升高。白细胞计数在出血后 2~5 小时升高。

4. 氮质血症 上消化道大量出血后，肠道中血液的蛋白质消化产物被吸收，引起血中尿素氮浓度增高，称为肠性氮质血症。血尿素氮多在一次出血后数小时上升，约 24~48 小时达到高峰，一般不超过 14.3mmol/L（40mg/dl），3~4 天恢复正常。如病人血尿素氮持续增高超过 3~4 天，血容量已基本纠正且出血前肾功能正常，则提示有上消化道继续出血或再次出血。

5. 发热 大量出血后，多数病人在 24 小时内出现发热，一般不超过 38.5℃，可持续 3~5 天。

【并发症】

1. 失血性休克。

2. 窒息。

3. 吸入性肺炎。

4. 严重时可导致全身多脏器衰竭。

【治疗】

上消化道大出血为临床急症，应采取积极措施进行抢救：迅速补充血容量，纠正水电解质失衡，预防和治疗失血性休克，给予止血治疗，同时积极进行病因诊断和治疗。

1. 补充血容量 立即配血，等待配血时先输入平衡液或葡萄糖盐水、右旋糖酐或其他血浆代用品，尽早输入浓缩红细胞或全血，以尽快恢复和维持血容量及改善周围循环，防止微循环障碍引起脏器功能衰竭。输液量可根据估计的失血量来确定。

2. 止血

（1）非曲张静脉上消化道大量出血的止血措施：该类出血是除了食管胃底静脉曲张破裂出血之外的其他病因所致的上消化道出血，病因中以消化性溃疡出血最常见。

1）抑制胃酸分泌药：临床常用 H_2 受体拮抗剂或质子泵抑制剂，以抑制胃酸分泌，提高和保持胃内较高的 pH。

2）内镜直视下止血：消化性溃疡出血约80%不经特殊处理可自行止血。内镜止血适用于有活动性出血或暴露血管的溃疡。临床应用注射疗法较多。

3）手术治疗。

4）介入治疗：少数不能进行内镜止血或手术治疗的严重大出血病人，可经选择性肠系膜动脉造影寻找出血的病灶，给予血管栓塞治疗。

（2）食管胃底静脉曲张破裂出血的止血措施：本病往往出血量大、出血速度快、再出血率和死亡率高，治疗措施上亦有其特殊性。

1）药物止血：血管加压素、生长抑素及其拟似物。

2）三腔二囊管压迫止血：该管的两个气囊分别为胃囊和食管囊，用气囊压迫食管胃底曲张静脉，其止血效果肯定，但病人痛苦、并发症多、早期再出血率高，故不推荐作为首选止血措施，目前只在药物治疗不能控制出血时暂时使用，以争取时间准备内镜止血等治疗措施。

3）内镜直视下止血：常用方法：硬化剂注射止血术、食管曲张静脉套扎术和组织黏合剂注射法。这些方法多能达到止血目的，可有效防止早期再出血，是目前治疗本病的重要止血手段；亦可作为预防性治疗，预防曲张的食管胃底静脉破裂出血。本治疗方法的并发症主要有局部溃疡、出血、穿孔、瘢痕狭窄、术后感染等。

4）手术治疗：食管胃底静脉曲张破裂大量出血内科治疗无效时，应考虑外科手术或经颈静脉肝内门体静脉分流术。

【健康教育与管理】

1. 疾病预防指导

（1）注意饮食卫生和饮食的规律，进营养丰富、易消化的食物；避免过饥或暴饮暴食；避免粗糙、刺激性食物，或过冷、过热、产气多的食物、饮料；应戒烟戒酒。

（2）生活起居有规律，劳逸结合，保持乐观情绪，保证身心休息。避免长期精神紧张，过度劳累。

（3）在医生指导下用药，以免用药不当。

2. 疾病知识指导　引起上消化道出血的病因很多，应帮助病人和家属掌握自我护理的有关知识，减少再度出血的危险。

3. 病情监测指导　病人及家属应学会早期识别出血征象及应急措施：出现头晕、心悸等不适，或呕血、黑便时，立即卧床休息，保持安静，减少身体活动；呕吐时取侧卧位以免误吸；立即送医院治疗。慢性病者定期门诊随访。

【预后】

多数上消化道出血的病人经治疗可止血或自然停止出血，约15%~20%的病人持续出血或反复出血，由于出血的并发症使死亡危险性增高。持续或反复出血的主要相关因素为：60岁以上的老年人；伴有严重疾患，如心、肺、肝、肾功能不全、脑血管意外等；出血量大或短期内反复出血；食管胃底静脉曲张破裂导致的出血；内镜下见暴露血管或活动性出血的消化性溃疡。

【护理】

见表4-12-1。

表4-12-1　上消化道出血的护理

日期	项目	护理内容
入院当天	评估	1. 一般评估：神志、生命体征、皮肤等 2. 专科评估：病人的年龄，出血前全身健康状况，出血的诱发因素，出血病变的性质、部位、失血量与速度的情况，出血后全身症状

日期	项目	护理内容
入院当天	治疗	根据病情吸氧、床边监测血压、心率、血氧的变化，建立静脉通道，必要时准备吸引器
	检查	按医嘱做相关检查，如胃镜、实验室检查
	药物	按医嘱正确使用止血、保护胃黏膜、抑酸、营养支持等，注意用药后的观察
	活动	嘱病人绝对卧床休息，床上解二便
	饮食	1. 大量出血期：予以禁食，并做好口腔护理 2. 少量出血无呕吐者，进温凉、清淡流质
	护理	1. 大出血者去枕平卧位，呕吐时头偏向一侧，根据病情准备急救车、吸引器、监护仪等备用装置 2. 做好入院介绍，责任护士自我介绍 3. 制定相关的护理措施，如口腔护理、管道留置护理、皮肤、毛发、会阴、肛周护理措施 4. 视病情做好各项监测记录 5. 密切监测生命体征、精神和意识的变化，准确记录出入量 6. 观察呕吐物及排便色、质、量的变化

4

续表

日期	项目	护理内容
入院当天	护理	7. 及时清理污染的床单位及衣裤，避免不良刺激 8. 病人出现失血性周围循环衰竭情况，积极配合做好抢救工作 9. 根据病情留陪员，上床挡，确保安全
	健康宣教	向病人讲解疾病相关知识、安全知识、服药知识等，做好对应的心理护理，告知各种检查注意事项
第2天	评估	神志、生命体征、排便性状的变化，对疾病相关知识的了解等情况
	治疗	按医嘱执行治疗
	检查	继续完善检查
	药物	密切观察各种药物作用和副作用，止血、抑酸、护胃药物使用后症状缓解情况
	活动	卧床休息，注意安全
	饮食	同前
	护理	1. 加强基础护理、如口腔护理、留置管道护理、皮肤、毛发、会阴、肛周护理等 2. 加强病情观察，重视巡视及

续表

日期	项目	护理内容
第2天	护理	病人的主诉，发现出血的先兆症状时，及时报告医生处理 3. 仔细询问病史，找出血的原因，通过积极配合治疗致病因素的方法，减少出血的发生 4. 做好心理护理 5. 保持床单位清洁、舒适，促进病情缓解
	健康宣教	讲解禁食及绝对卧床对出血病人的重要性
第3~15天	活动	适当下床活动
	健康宣教	讲解引起上消化道出血的病因，协助病人和家属掌握自我护理、疾病监测的有关知识，减少再度出血的危险
	饮食	进营养丰富、易消化的食物；避免粗糙、刺激性食物，或过冷、过热、产气多的食物
	其他	同前
出院前1天	健康宣教	出院宣教： 1. 服药指导 2. 避免出血发作的诱因 3. 生活起居有规律，劳逸结合，保持乐观情绪，保证身心休息 4. 注意饮食卫生和饮食的规律，改善诱发出血的不良饮食习惯

4

续表

日期	项目	护理内容
出院前1天	健康宣教	5. 指导自我护理的有关知识，减少再度出血的危险
		6. 养成良好的排便习惯
		7. 定时专科门诊复诊
出院随访		出院1周内电话随访第1次，3个月内随访第2次，6个月内随访第3次，以后1年随访1次

4

第五章

泌尿系统疾病
病人的护理

第一节　泌尿系统疾病病人常见
症状体征的护理

泌尿系统疾病病人常见的症状、体征包括肾源性水肿、尿路刺激征、肾性高血压、尿异常、肾区痛等。以下就这几种常见症状体征的护理进行介绍。

一、肾源性水肿

水肿是泌尿系统疾病最常见的临床表现之一，水肿常由肾小球疾病引起。按水肿发生机制可分为两类：①肾炎性水肿：主要是由于肾小球滤过率下降，肾小管对水钠重吸收障碍引起水钠潴留，又因病人常伴有毛细血管通透性增加，从而导致组织间隙中水分潴留，引起水肿，常伴有血压升高。②肾病性水肿：是由于大量蛋白尿导致血浆蛋白过低，血浆胶体渗透压降低，从而引起水肿。肾源性水肿多出现在组织疏松部位，如眼睑，以及身体下垂部位，如脚踝和胫前部位，长期卧床时最易出现在骶尾部。

【临床表现】

肾源性水肿的性质是软而易移动，临床上呈现凹陷性水肿，即用手指按压局部皮肤可出现凹陷。临床上根据水肿程度可分为轻、中、重三度。①轻度：指压后可出现组织轻度凹陷，平复较快，仅发生于眼睑、眶下软组织、胫骨前、踝部皮下组织。有时，早期水肿仅有体重迅速增加而无水肿征象出现。②中度：指压后可出现明显的或较深的组织凹陷，平复缓慢，全身疏松组织均有可见性水肿。③重度：全身组织严重水肿，身体低垂部位皮肤紧张发亮，甚至可有液体渗出，有时可伴有胸腔、腹腔、鞘膜腔积液。

【病情观察与一般护理】

1. 病情观察

（1）监测生命体征及各项检查（肾功能、尿蛋白、血清白蛋白、离子、凝血功能等）结果；

（2）观察水肿的发生部位、范围、程度、特点、发展或消退情况；

（3）及时发现血栓栓塞或心力衰竭等并发症先兆，并应结合病人的基础疾病及相关实验室或其他辅助检查结果，做出正确的临床判断，以利于及时护理与抢救配合；

（4）少尿、低白蛋白血症及水钠潴留等均可增加病人水肿，注意观察出入量及体重变化，观察病人饮食中含钠盐量及蛋白摄入情况；

（5）观察皮肤有无破损、红肿、感染表现。

2. 一般护理

（1）病室温湿度适宜，轻度水肿者可适当活动，水肿严重者应卧床休息，适当床上活动，避免劳累。

（2）床单位干净、平整，长期卧床者勤翻身，适当按摩皮肤，预防皮肤压疮。

（3）严重水肿、活动困难、年老体弱、绝对卧床休息者，协助生活护理，预防意外事件，如跌倒、坠床、压疮等，尤其是预防夜间意外事件的发生。

（4）做好心理护理，告知病人水肿的原因、诱发和加重水肿的因素，水肿的主要治疗和护理措施等；嘱病人休息，保护皮肤，预防感染；操作时，应沉着冷静、敏捷准确，以增加病人的安全感和信任感。

【护理】

肾源性水肿的护理见表5-1-1。

表 5-1-1　肾源性水肿的护理

分类	项目	护理内容
评估	病史评估	1. 询问病人起病过程，如水肿发生的初始部位、时间、诱因或病因 2. 询问有无其他症状，如尿量减少、头晕、乏力、胸闷、憋气、呼吸困难、心率快、腹胀等 3. 有无高血压、心力衰竭、血栓栓塞等并发症表现 4. 询问有无治疗或用药，所用药物名称、方法、剂量及用药后效果等 5. 评估病人饮食（钠盐使用）、饮水习惯及排尿情况，了解目前饮水量、进食量、尿量、尿色、性状、排尿特点等 6. 个人或家族中有无相关病史或类似病史 7. 评估病人心理状态，有无紧张、焦虑、抑郁等不良情绪
	身体评估	1. 评估病人神志、生命体征、尿量、体重等有无改变 2. 水肿部位、范围、特点、程度，水肿是否对称，有无胸腹水等 3. 皮肤黏膜有无破溃或渗液等

5

分类	项目	护理内容
评估	实验室及其他检查	1. 血、尿检查：尿蛋白定性及定量、血清白蛋白、血清离子、肾功能（血肌酐、尿酸、尿素氮、24小时肌酐清除率等）、尿浓缩检查等 2. 其他检查：肾脏B超、腹部B超、胸部X线片、肾组织病理活检等
护理	护理	1. 用药护理：①利尿剂：遵医嘱应用利尿剂，严重肾病性水肿者，可遵医嘱输注新鲜血浆、人血白蛋白等后再应用利尿剂，观察用药后疗效及不良反应。长期应用利尿剂可引起电解质及酸碱平衡的变化，注意观察低钾、低钠、低氯性碱中毒等。避免利尿过快过猛，从而引起脱水，可有口干、头晕、恶心、心悸、低血压等表现。此外，利尿剂具有耳毒性，避免与链霉素等氨基糖苷类抗生素同时使用。②其他外用药，如芒硝、硫酸镁等：对病人水肿严重、利尿效果不佳或有阴囊水肿者，可配合使用收敛药外敷，避开皮肤破溃处，使用后清洁皮肤，保持皮肤清洁

5

续表

分类	项目	护理内容
护理	护理	2. 饮食护理：①低盐饮食：限制钠盐，每日 2～3g 为宜；②优质蛋白：以动物蛋白为主，如牛奶、蛋清、瘦肉等，一般给予 0.8～1.0g/（kg·d），如有氮质血症者可予 0.6～0.8g/（kg·d）的优质蛋白；③限水：入液量包括输液、饮水、食物中含水量等，病人入液量应根据水肿程度、尿量和体重来决定，以"量出为入"的原则控制入液量；④摄取充足热量及补充各种维生素矿物质等 3. 皮肤护理：①下肢水肿明显者，可抬高下肢，以利静脉回流，阴囊水肿者可用吊带托起；②保持床单位及皮肤清洁卫生，预防破溃感染；③应用温水清洗皮肤，擦洗时避免用力损伤皮肤，穿柔软宽松衣物；④卧床者注意改变体位，勤翻身，避免皮肤压疮，穿刺时，可将水肿皮肤推向一侧后进行，拔针后延长按压时间；⑤如皮肤已有破溃，遵医嘱处理，可清创消毒后敷料覆盖，并观察渗液及伤口愈合情况，敷料如有渗湿，及时更换

续表

分类	项目	护理内容
健康宣教	健康宣教	1. 讲解饮食知识，告知病人饮食护理重要性，指导病人合理安排饮食；指导病人避开钠盐高的食物，选择富含优质蛋白的食物，告知病人食物含水量，指导病人合理安排饮食 2. 教会病人如何评估水肿程度，告知正确记录出入量及测量体重方法 3. 告知病人所用药物剂量、用法、作用及不良反应，嘱病人不可擅自增减药量或停药 4. 指导病人适当活动，如散步、打太极等有氧运动，避免跑步、打球等剧烈运动，活动时注意安全 5. 定期随访

5

二、尿路刺激征

尿路刺激征是指病人出现尿频、尿急、尿痛，伴有尿不尽感及下腹坠痛等症状，一般是由于膀胱颈和膀胱三角区的炎症或机械刺激引起。多见于尿路感染、尿道综合征、输尿管结石、膀胱肿瘤及环磷酰胺引起的出血性膀胱炎等情况。

【临床表现】

尿频表现为排尿次数明显增多，但每次尿量不多。

尿急表现为一有尿意即要排尿，难以忍住。

尿痛表现为排尿时或刚结束，尿道、会阴、下腹部疼痛或灼热不适。

【病情观察与一般护理】

1. 病情观察

（1）监测生命体征，尤其是体温变化。

（2）监测各项检查（肾功能、白细胞计数、中性粒细胞百分比、血红蛋白浓度、尿蛋白、血清白蛋白、离子、凝血功能等）。

（3）观察排尿次数、疼痛部位及程度改变，观察尿液性状、颜色、量的变化。

（4）观察尿道口皮肤黏膜改变。

2. 一般护理

（1）病室温湿度适宜，急性发作期卧床休息，可采取屈曲位，避免站立或坐直。可做一些舒缓的活动，如听音乐、阅读、看电视、聊天等，以转移注意力，放松心情，缓解紧张，减轻尿路刺激征。

（2）床单位干净、平整，长期卧床者勤翻身，适当按摩皮肤，预防皮肤压疮。

（3）活动困难、年老体弱、绝对卧床休息者，协助生活护理，预防意外事件，如跌倒、坠床、压疮等，尤其是预防夜间意外事件的发生。

（4）做好心理护理，告知病人尿路刺激征的原因、诱因和加重的因素，讲解其主要治疗和护理措施等。嘱病人休息，多饮水，安抚病人情绪，缓解烦躁紧张情绪。

【护理】

尿路刺激征的护理见表 5-1-2。

表 5-1-2 尿路刺激征的护理

分类	项目	护理内容
评估	病史评估	1. 询问病人有无尿频、尿急、尿痛等症状及症状起始时间，有无导尿、尿路检查等诱因或泌尿系统、妇科疾病等 2. 询问有无脓尿、血尿及其他

续表

分类	项目	护理内容
评估	病史评估	症状,如体温升高、腰痛、尿量减少等 3. 评估排尿次数、尿量、尿液性状、疼痛程度等,询问有无治疗或用药,所用药物名称、方法、剂量、效果及不良反应等 4. 评估病人饮食、饮水习惯,了解目前饮水量、进食种类等 5. 家族中有无相关病史或类似病史 6. 评估病人心理状态,有无紧张、焦虑、抑郁等不良情绪
	身体评估	1. 评估病人神志、生命体征(尤其是体温)、尿量、体重等有无改变 2. 评估有无肾区压痛、叩击痛,输尿管点有无压痛、尿道口有无红肿等
	实验室及其他检查	1. 血、尿检查:血/尿白细胞计数、红细胞计数、中性粒细胞百分比、尿蛋白定性及定量、血清白蛋白、血清离子、肾功能、尿比重检查等 2. 其他检查:肾脏 B 超、泌尿道 B 超等
护理	护理	1. 用药护理:遵医嘱应用抗菌药物或口服碳酸氢钠,观察用药后效果及有无不良反应。症

分类	项目	护理内容
护理	护理	状严重、使用抗胆碱能药物（如阿托品、普鲁卡因）时，注意观察精神状态、生命体征及尿量变化，有无皮肤黏膜干燥、视力模糊等不良反应 2. 饮食护理：给予充足热量、高维生素、易消化饮食。如无尿量减少、皮肤水肿等禁忌情况下，鼓励病人多饮水、勤排尿，如此做可以不断地冲洗尿道，减少细菌，并可排出细小的结石 3. 疼痛护理：疼痛剧烈者可热敷或按摩膀胱区，缓解局部肌肉痉挛，减轻疼痛；也可与病人聊天，或让病人看书、听音乐、看电视等转移对疼痛的关注 4. 预防感染：保持皮肤黏膜清洁、完整，勤刷牙漱口，保持口腔清洁，注意尿道口、会阴、肛周的清洁，增加清洗次数，勤更换内裤，女病人月经期、妊娠期、产褥期尤其需要注意。外出注意保暖、戴口罩，避免呼吸道感染和交叉感染

5

续表

分类	项目	护理内容
健康宣教	健康宣教	1. 指导病人根据尿量及体重估算饮水量；告知病人如无少尿、水肿等限水要求时，日常需多饮水，保持外阴、肛周清洁，避免复发 2. 告知病人测量体温及脉搏方法 3. 告知病人所用药物剂量、用法、作用及不良反应，嘱病人不可擅自增减药量或停药 4. 告知病人减轻疼痛方法 5. 定期随访

5

三、肾性高血压

肾性高血压一般分为肾血管性和肾实质性两大类。前者主要由动脉粥样硬化和大血管炎导致的肾动脉主干及其分支狭窄所致，后者则由于各种肾小球和肾小管间质疾病所致，如急/慢性肾小球肾炎、慢性肾盂肾炎、慢性肾衰竭等。按发病机制可分为容量依赖性和肾素依赖性。大部分肾实质性高血压病人属于容量依赖性，其发生与水钠潴留有关，限制水钠摄入，增加水钠排出可降低血压。肾素依赖性高血压与肾素–血管紧张素–醛固酮系统激活有关，需应用降压药。

【临床表现】

肾血管性高血压一般表现为舒张压中、重度升高，上腹部或背部肋脊角处可闻及血管杂音，其病情进展急，高血压程度较重；肾实质性高血压病人血压升高时可有蛋白尿、血尿、贫血、肾功能减退等表现。

【病情观察与一般护理】

1. 病情观察

（1）监测生命体征，每日测 2 次血压。

（2）监测各项检查（肾功能、血尿常规、尿蛋白、血清白蛋白、离子、凝血功能等）结果。

（3）观察有无黑蒙、头晕、眼花、耳鸣、视力模糊等直立性低血压症状。

（4）观察有无剧烈头痛、恶心、呕吐、大汗、视力模糊、神志改变等高血压危象或高血压脑病表现。

（5）观察有无心绞痛、心肌梗死等急性心血管事件征象。

2. 一般护理

（1）病室温湿度适宜，病情急重、头痛、头晕者卧床休息，适当床上活动，避免一切刺激及干扰，轻者适当活动，可进行步行、慢跑、打太极、气功等，放松心情，缓解焦虑情绪。

（2）床单位干净、平整，长期卧床者勤翻身，预防皮肤压疮。

（3）活动困难、年老体弱、病情重、卧床休息者，协助生活护理，预防意外事件，如跌倒、坠床、压疮等，尤其是预防夜间意外事件的发生。

（4）做好心理护理，告知病人肾性高血压的原因、诱因和加重的因素，讲解其主要治疗和护理措施等。安定病人情绪，避免情绪激动、紧张、焦虑等，保持心情愉快。

【护理】

肾性高血压的护理见表 5-1-3。

表 5-1-3　肾性高血压的护理

分类	项目	护理内容
评估	病史评估	1. 询问病人血压升高发病时间，血压波动范围，有无监测，有无其他症状，如头晕、

续表

分类	项目	护理内容
评估	病史评估	恶心、心跳加快、尿量减少、水肿等其他症状 2. 询问既往有无泌尿系统、心血管系统或其他系统疾病。 3. 有无高血压脑病、心血管急性事件等并发症表现 4. 询问有无治疗或用药，所用药物名称、方法、剂量、效果及不良反应等 5. 评估病人饮食、饮水习惯及排尿情况，了解目前饮水量、进食种类、尿量、排尿特点等 6. 家族中有无相关病史或类似病史 7. 评估病人心理状态，有无紧张、焦虑、抑郁等不良情绪
	身体评估	评估病人神志、血压情况，有无尿量减少、水肿、头晕、头痛、恶心、呕吐等不适
	实验室及其他检查	1. 血、尿检查：血常规、尿常规、尿蛋白定性及定量、血清白蛋白、血清离子、肾功能、立卧位醛固酮系统检测、皮质醇节律等 2. 其他检查：肾脏 B 超、肾血管彩色多普勒、超声心动图、动态血压监测等
护理	护理	1. 用药护理：遵医嘱使用血管紧张素转换酶抑制剂、血管紧

分类	项目	护理内容
护理	护理	张素Ⅱ受体拮抗剂和钙通道阻滞剂等降压药，按时按量给药，观察药物疗效及不良反应，监测病人血压，嘱病人服药后活动时动作需缓慢，尤其是改变体位时，预防直立性低血压，如有头晕、黑蒙等不适，立即平躺，及时通知医生 2. 饮食护理：给予低盐、高维生素饮食，避免含钠高的食物，多吃蔬菜，增加粗纤维食物摄入；给予低脂饮食，避免高脂肪食物，如肥肉、坚果、蛋黄等，选择植物油，禁食油炸、油煎食物及二次过油的菜品 3. 预防高血压危象或脑病：监测血压，注意询问病人不适主诉，有无头晕、头痛、呕吐、眼花、视力模糊、黑蒙或抽搐等血压升高表现，如有及时通知医生降压处理，必要时遵医嘱应用静脉降压药物控制血压，预防高血压急症或高血压脑病发生
健康宣教	健康宣教	1. 指导病人测量血压的正确方法（定时、定肢体、定体位、定血压计） 2. 告知预防直立性低血压的方法，蹲起坐立时动作轻缓，将

续表

分类	项目	护理内容
健康宣教	健康宣教	物品放在伸手可及处，必要时使用辅助工具，避免过热的水洗澡或蒸桑拿，以免因头晕、黑蒙等而跌倒 3. 告知病人所用药物剂量、用法、作用及不良反应，按时服用，嘱病人不可擅自增减药量或停药 4. 指导病人选择低盐、低脂类食物，避免含钠高的食物 5. 活动时注意安全，选择和缓的运动方式，如散步、打太极拳等，日常保持情绪稳定、心情愉快，避免紧张、焦虑、激动等不良情绪 6. 定期随访

四、尿异常

【临床表现】

1. 尿量异常 尿量异常包括少尿、无尿、多尿和夜尿增多。

（1）少尿和无尿：少尿是指尿量 < 400ml/24h，无尿是指尿量 < 100ml/24h。尿量的多少取决于肾小球滤过率和肾小管重吸收量，正常人每天均尿量约为1500ml，如每天尿量小于500ml，人体产生的代谢产物将不能完全从身体排出，因此，少尿即意味着肾功能受损。造成少尿或无尿的原因可以分为三种：肾前性、肾性及肾后性。

1）肾前性少尿或无尿：主要病因为有效循环血量不足、心脏排血量不足、肾动脉收缩、肾单位血流调节能力下降。

2）肾性少尿或无尿：主要病因为肾脏大血管病变（血栓、栓塞、受压等）、肾小球疾病或微血管病变、肾小管或间质疾病，终末期肾脏病，肾皮质坏死等。

3）肾后性少尿或无尿：主要病因由结石、血块堵塞、肿瘤、输尿管管壁瘢痕、前列腺病变、腹膜后纤维化等引起。

（2）多尿：尿量 >2500ml/24h 即称为多尿，如病人尿量 >4000ml/24h 则为尿崩。多尿分为肾性和非肾性两类，肾性多尿见于各种原因所致的肾小管功能不全，非肾性多尿多见于糖尿病、尿崩症和溶质性利尿等。

（3）夜尿增多：正常人体一天的尿量白天/夜间的比值为2:1，夜尿增多是指夜间睡眠时尿量 >750ml 或夜间尿量大于白天的尿量。如病人持续夜尿增多、尿比重低而固定，提示肾小管浓缩功能减退。

2. 蛋白尿 病人在体检或进行尿常规检查时发现尿蛋白异常，尿中有泡沫，成人尿蛋白排泄率 >150mg/24h，儿童 >300mg/24h 即称为蛋白尿，超过 3.5g/24h 称为大量蛋白尿。但尿泡沫增多不仅限于蛋白尿。尿常规检查仅可对尿蛋白进行定性，而 24 小时尿蛋白定量可较准确地反映病人蛋白尿的严重程度。另外单次尿蛋白/肌酐比值也可以比较准确地反映蛋白尿情况，微量白蛋白检测对早期诊断糖尿病肾病有重要意义。

（1）根据蛋白尿的性质分为"生理性"蛋白尿和病理性蛋白尿，另有一种直立性蛋白尿。生理性蛋白尿一般是在发热、剧烈运动后出现的一过性蛋白尿；病理性蛋白尿一般多为持续性蛋白尿，是由肾脏器质性病变造成的；直立性蛋白尿是指直立时出现蛋白尿，平躺后消失，常见于青少年。

（2）根据蛋白尿中大分子蛋白（IgG 和转铁蛋白）是否大量存在分为选择性蛋白尿和非选择性蛋白尿。IgG/转铁蛋白 <0.1 称为选择性蛋白尿，见于微小病变肾病和早期的糖尿病肾病；IgG/转铁蛋白 >0.2 称为非

5

选择性蛋白尿，见于其他各种肾小球疾病。

（3）根据蛋白尿的形成机制分为肾小球性蛋白尿、肾小管性蛋白尿、溢出性蛋白尿和组织性蛋白尿。肾小球性蛋白尿是因肾小球滤过屏障异常引起的蛋白尿，以白蛋白等中大分子为主；肾小管性蛋白尿是因肾小管病变，重吸收能力下降引起的蛋白尿，以小分子蛋白（β_2 微球蛋白、α_1 微球蛋白等）为主，一般小于 2g/24h；溢出性蛋白尿多见于多发性骨髓瘤时的轻链尿、横纹肌溶解时的肌红蛋白尿，血管内溶血时的血红蛋白尿；组织性蛋白尿多见于肾盂肾炎、尿路肿瘤等疾病。

3. 血尿 正常的尿液为淡黄色透明液体，血尿是最常见的尿色异常症状。泌尿系统任何部位出血若经尿液排出，都可引起血尿。新鲜尿液作沉渣显微镜检查为红细胞 >3/HP 即被称为血尿，分为肉眼血尿及镜下血尿。肉眼血尿是指肉眼可见的尿色加深、尿色发红或呈洗肉水样称为肉眼血尿；镜下血尿是指肉眼不能察觉，只能通过显微镜发现，称为镜下血尿。血尿根据病因分为肾小球源性血尿和非肾小球源性血尿。

（1）肾小球源性血尿：由各种肾小球疾病或部分肾小管、肾间质疾病引起，其特点是全程血尿，一般无血丝、血块，无尿痛，沉渣镜检可发现红细胞管型，尿红细胞形态多为变形红细胞，病人可有肾病的其他表现如蛋白尿、水肿等。

（2）非肾源性血尿：由全身性疾病（抗凝剂过量、血液病等），或泌尿系统疾病（结石、肿瘤、尿路感染、多囊肾、血管畸形、出血性膀胱炎等）引起，其特点是初始血尿、终末血尿或全程血尿，常见血丝、血块，尿痛，剧烈腰痛后肉眼血尿，无红细胞管型，无蛋白尿或水肿等肾病表现，为正常形态红细胞尿。

4. 白细胞尿、脓尿和菌尿 尿常规检查白细胞 >3/HP，或尿白细胞计数 >40 万，称为白细胞尿或脓尿，常见于泌尿系统感染，也可出现于肾小球肾炎等疾病病人。菌尿指的是中段尿行细菌培养，菌落计数 >10^5/ml，仅见于泌尿系统感染。

5. **管型尿**　晨尿检查管型计数超过 5000 个，或镜检发现大量或其他类型管型，称为管型尿，出现管型尿多提示有肾实质损害。管型是由蛋白质、细胞或其碎片在肾小管内凝聚而成，分为多种，有颗粒管型、透明管型、脂肪管型、蜡样管型、上皮细胞管型、红细胞管型、白细胞管型等。正常人尿中偶可见颗粒及透明管型，白细胞管型是活动性肾盂肾炎的特征，上皮细胞管型可见于急性肾小管坏死，红细胞管型可见于急性肾小球肾炎，蜡样管型见于慢性肾衰竭。

【病情观察与一般护理】

1. 病情观察

（1）监测生命体征、出入量及体重变化，重点观察排尿次数、尿液颜色、性状、量的改变。

（2）监测各项检查（血/尿常规、肾功能、尿蛋白、血清白蛋白、离子等）结果，及时发现感染、电解质紊乱、低血压、低血容量性休克、急性肾损伤或心力衰竭等并发症先兆，并应结合病人的基础疾病及相关实验室或其他辅助检查结果，做出正确的临床判断，以利于及时护理与抢救配合。

（3）血尿者观察有无皮肤黏膜苍白、乏力、头晕等贫血表现。

（4）水肿者观察水肿的发生部位、范围、程度、性质、发展或消退情况。

2. 一般护理

（1）病室温湿度适宜，轻度水肿者可适当活动，水肿严重者应卧床休息，适当床上活动，避免劳累。

（2）床单位干净、平整，长期卧床者勤翻身，预防皮肤压疮。

（3）严重水肿、活动困难、年老体弱、绝对卧床休息者，协助生活护理，预防意外事件，如跌倒、坠床、压疮等，尤其是预防夜间意外事件的发生。

（4）做好心理护理。病情急、重时，病人会感到紧张、焦虑、恐惧，应向病人做好解释和心理安慰，告知病人尿异常的原因、诱发及治疗护理知识，加强治病信心。

【护理】

尿异常的护理见表 5-1-4。

表 5-1-4 尿异常的护理

分类	项目	护理内容
评估	病史评估	1. 询问病人起病时间及过程，了解尿量、尿色、性状、排尿特点等，有无尿量异常、尿中泡沫增多、尿色发红等异常
		2. 有无其他症状，如贫血、皮肤水肿、面色苍白、头晕、乏力、胸闷、憋气、呼吸困难、恶心、呕吐、腹胀等
		3. 询问个人既往或家族有无泌尿系统或其他相关疾病
		4. 有无肾功能减退、心力衰竭、休克等并发症表现
		5. 询问有无治疗或用药，所用药物名称、方法、剂量、效果及不良反应等
		6. 评估病人营养状态，了解病人饮食、饮水习惯，了解目前饮水量、进食量等
		7. 评估病人心理状态，有无紧张、焦虑、抑郁等不良情绪
	身体评估	1. 评估病人神志、生命体征、皮肤黏膜、尿液、体重等有无改变
		2. 有皮肤水肿者检查水肿部位、特点、程度，有无胸腹水等

5

分类	项目	护理内容
评估	实验室及其他检查	1. 血、尿检查：尿常规、尿细菌培养、24 小时尿蛋白定量、血清白蛋白、血清离子、肾功能（血肌酐、尿酸、尿素氮、24 小时肌酐清除率等）、尿浓缩、尿比重检查、尿相位差镜检等 2. 其他检查：肾脏 B 超、腹部 B 超、胸部 X 线片、肾组织病理活检等
护理	护理	1. 用药护理：遵医嘱用药，密切观察药物疗效及不良反应，如有不适及时通知医生处理，不随意增减药量或停药 2. 饮食护理：给予营养丰富、易消化饮食，少尿或无尿、蛋白尿严重、水肿者限制水钠摄入，贫血者多吃含铁丰富及补血的食物 3. 其他护理：①少尿、无尿、严重蛋白尿致水肿者做好皮肤护理（皮肤护理见本节"肾源性水肿"）；②白细胞尿、脓尿和菌尿或有感染征象者，做好预防感染措施（预防感染见本节"尿路刺激征"）
健康宣教	健康宣教	1. 根据病因给予相应的指导，告知病人观察尿液性状、颜色、量等。尿量异常、蛋白尿

5

续表

分类	项目	护理内容
健康宣教	健康宣教	者，指导准确记录出入量、测量体重；蛋白尿者告知定期监测尿蛋白定性及定量的重要性；血尿者告知定期监测尿潜血及血红蛋白的重要性；体温高、有感染者告知病人正确测量体温的方法，告知预防感染的重要性及措施 2. 告知病人所用药物剂量、用法、作用及不良反应，嘱病人不可擅自增减药量或停药，避免使用肾毒性药物 3. 病情轻者指导病人进行如散步、打太极拳等缓和的有氧运动，避免劳累 4. 定期随访

五、肾区痛

【临床表现】

泌尿系统疾病病人常主诉腰痛，即肾区痛，大多数病人因此就诊。一般肾区痛是肾盂、输尿管内张力增高或包膜受牵拉所致，可表现为钝痛、胀痛、隐痛、压痛和叩击痛，多由炎症或肿瘤等疾病引起。其疼痛特点：一般疼痛不剧烈，多为双侧腰痛，活动、体位改变与腰痛没有关系。如病人表现为肾绞痛，则主要是由于结石或血块（也可能是坏死的肾乳头）堵塞输尿管，导致输尿管痉挛、肾盂急性扩张而引起剧烈疼痛，疼痛可向会阴部放射，常见于单侧，病人常试图找到舒适的体位而不可得，多伴有恶心、呕吐、大汗等症状，可伴有膀胱刺激征，绞痛缓解后多有血尿。

【病情观察与一般护理】

1. 病情观察

(1) 监测生命体征（尤其是体温）及各项检查（血/尿常规、肾功能、尿蛋白、血清白蛋白、离子、凝血功能等）结果。

(2) 观察疼痛的发生部位、范围、程度、性质、有无缓解等。

2. 一般护理

(1) 病室温湿度适宜，急性发作、病情重者卧床休息，协助病人取舒适体位，避免站立或坐直。病情轻者可适当活动，可做一些舒缓的活动，如听音乐、阅读、看电视、聊天等，以转移注意力，放松心情，缓解紧张，减轻疼痛。

(2) 床单位干净、平整，长期卧床者勤翻身，预防皮肤压疮。

(3) 病情急/重、活动困难、年老体弱、绝对卧床休息者，协助生活护理，预防意外事件，如跌倒、坠床、压疮等，尤其是预防夜间意外事件的发生。

(4) 做好心理护理。疼痛时病人会感到烦躁易怒，甚至恐惧，应向病人做好解释和心理安慰。

【护理】

肾区痛的护理见表 5-1-5。

表 5-1-5 肾区痛的护理

分类	项目	护理内容
评估	病史评估	1. 询问病人疼痛部位、性质、程度、起始时间，有无诱因及伴随症状，有无放射性及缓解方法，既往有无泌尿系统疾病或其他疾病病史 2. 询问有无治疗或用药，所用药物名称、方法、剂量、效果及不良反应等

续表

分类	项目	护理内容
评估	病史评估	3. 评估病人饮食及排尿情况，了解目前饮水量、食欲、尿量、排尿特点等 4. 评估病人心理状态，有无紧张、焦虑、抑郁等不良情绪
	身体评估	1. 评估病人神志、生命体征（尤其是体温）、营养状况、尿量、体重等有无改变 2. 检查有无肾区压痛、叩击痛等，评估疼痛程度、部位
	实验室及其他检查	1. 血、尿检查：血常规、尿常规、肿瘤标记物、肾功能等 2. 其他检查：肾脏 B 超、肾血管彩色多普勒、CT 等
护理	护理	1. 用药护理：遵医嘱用药，不可擅自增减药量或停药 2. 饮食护理：给予高维生素、易消化饮食，避免便秘。因炎症、结石、血块疼痛者，如无尿量减少、皮肤水肿等禁忌情况下，鼓励病人多饮水、勤排尿，如此做可以不断地冲洗尿道，减少细菌，并可排出细小的结石 3. 疼痛护理：可行热敷或按摩膀胱区，缓解局部肌肉痉挛，减轻疼痛，如疼痛剧烈者需遵医嘱给予药物治疗，用药后要观察药物疗效与不良反应

5

续表

分类	项目	护理内容
护理	护理	4. 预防感染：保持个人卫生，尤其是尿道口、会阴、肛周皮肤的清洁，可增加清洗次数，勤更换内裤，女病人月经期、妊娠期、产褥期尤其需要注意；外出时注意保暖，戴口罩，少去人群聚集处，避免呼吸道感染和交叉感染
健康宣教	健康宣教	1. 根据病情给予相应疾病知识指导，如因炎症疼痛者，指导做好个人卫生，告知预防感染措施；体温升高者，告知病人测量体温及脉搏方法 2. 告知病人所用药物剂量、用法、作用及不良反应，嘱病人不可擅自增减药量或停药 3. 告知病人减轻疼痛方法 4. 定期随访

第二节 肾小球肾炎

一、急性肾小球肾炎

急性肾小球肾炎（acute glomerulonephritis，AGN），简称急性肾炎，以血尿、蛋白尿、水肿、高血压、少尿和肾小球滤过率下降为特点的常见肾小球疾病。本病有多种病因，临床上常见的是链球菌感染后急性肾小球肾炎，也可因其他细菌或病原微生物（病毒、立克次体、螺旋体、支原体、真菌、原虫、寄生虫）感染后急性起病。

急性链球菌感染后肾小球肾炎（post-streptococcal glomerulonephritis，PSGN）是由 β 溶血性链球菌 A 族中"致肾炎菌株"感染引起的一种免疫复合物性肾小球肾炎，其发生机制是链球菌的胞壁成分 M 蛋白或某些分泌产物刺激机体产生抗体，形成免疫复合物沉积或种植于肾小球，导致免疫反应，从而引起双侧肾脏弥漫性的炎症。A 族溶血性链球菌是人类特异的致病菌，其"致肾炎菌株"具有致肾炎抗原性，人体感染后是否发病取决于宿主的易感性，患者一旦感染后机体可产生较持久的特异性的保护性免疫，很少二次患病。常见于儿童，男性多见，成人或老年人发生本病病情会较重，多发生于一些经济较落后的地区。

【临床表现】

本病起病急，临床表现轻重不一，多数患者呈一过性镜下血尿，严重者可有急性肾衰竭表现。大部分患者常有链球菌所致的前驱感染史，如急性化脓性扁桃体炎、咽炎、淋巴结炎、皮肤感染等，潜伏期一般为 1～3 周，经前驱期感染后，原发感染灶的临床表现大部分消失后急性起病。

1. 一般表现　血尿、蛋白尿、水肿、高血压及程度不等的肾功能受累。

（1）血尿：几乎全部患者均有肾小球源性血尿，是该病起病的第一症状，以镜下血尿为主，也有 40% 患者呈肉眼血尿，其尿色呈均匀的棕色浑浊或洗肉水样，无血凝块，通常肉眼血尿 1～2 周后即转为镜下血尿，少数持续 3～4 周，镜下血尿持续时间较长，3～6 个月或更久。

（2）蛋白尿：多数患者尿蛋白阳性，一般蛋白定量在 0.5～3.5g/24h 之间，常为非选择性蛋白尿，尿蛋白数日至数周后转阴。少数患者（多为成人）尿蛋白可达 3.5g/24h 以上，此类患者病程易迁延不愈，其预后不良。

（3）水肿：见于80%以上的患者，为多数患者就诊的首发症状。见于起病早期，主要由于原发性肾性水钠潴留引起，开始仅累及眼睑及颜面，晨起重，呈"肾炎面容"，或伴双下肢凹陷性水肿；重者延及全身，呈非凹陷性，或可伴有胸、腹水，一般在2周左右自行利尿消肿，如患者有血管通透性增加、低蛋白血症及心力衰竭等均可加重水肿。如果水肿持续发展，常提示预后不佳。

（4）高血压：见于30%～80%的患者，老年人更多见，常表现为轻或中度的血压增高，舒张压上升，但很少超过120mmHg，不伴有眼底改变。该症状是由水钠潴留，血容量增加所致，高血压程度常与水肿的程度平行，随着利尿消肿，血压也恢复正常，如血压持续升高或不降，表明肾脏病变严重。

（5）肾功能减退：多数患者起病初期有尿量减少，常 <500ml/24h，因此，可引起一过性氮质血症，血肌酐及尿素氮略有升高，严重者可出现急性肾衰竭。1～2周后尿量逐渐增加，氮质血症恢复，仅有少数患者（<5%）可有少尿进展为无尿，其肾功能不能恢复，提示预后不佳。

2. 全身表现　常有乏力、恶心、呕吐、头晕、嗜睡、视力模糊、腰部钝痛等。

【并发症】

可并发充血性心力衰竭（成人及老年人多见）、脑病（儿童多见）和急性肾衰竭。脑病发生时，持续时间较短，表现为剧烈头痛、呕吐、嗜睡、神志不清，严重者有惊厥及昏迷。

【治疗】

本病为自限性疾病，其治疗原则：卧床休息、对症治疗，预防并发症，促进肾功能恢复，急性肾衰竭且有透析指征者，应及时给予短期透析治疗。

1. 休息　卧床休息是治疗本病的基本手段，尤其是急性期，一般需持续大约2周，至肉眼血尿消失，水肿消退，血压恢复正常。

2. 饮食　对于水肿严重及高血压患者应无盐或低盐饮食；水肿且少尿者应控制入水量；肾功能损伤、氮质血症者，应限制蛋白质入量，予优质低蛋白饮食，并限制钾的摄入量。

3. 对症治疗　水肿者给予利尿治疗，血压高者及时给予降压药，以防止心脑血管并发症，血钾高者防治高钾血症，限制食物中钾的摄入量，适当应用排钾利尿药，如有必要可行透析治疗。对心功能差患者严密观察病情，积极进行利尿降压治疗，必要时使用加强心功能药物，减轻心脏前后负荷。如果以上方法仍不能控制心力衰竭时，可行血液透析滤过脱水治疗。

4. 控制感染灶　有呼吸道或皮肤感染者，应选用无肾毒性抗生素治疗，反复发作慢性扁桃体炎患者，可待病情稳定后行扁桃体摘除手术，手术前后应用青霉素两周。

【健康教育与管理】

急性肾炎起病急，且有一定的前驱症状，是可预防的，一旦发病，经积极治疗，预后良好，因此，患者做好预防，配合治疗非常重要。在医护人员指导下，患者应做好自我管理，以促进治疗，减少复发。因此，患者需了解或掌握以下内容：①了解急性肾炎的发生与呼吸道感染或皮肤感染有关，日常做好保暖，保持皮肤清洁，勤洗澡，更换衣物，以预防感染，如已有感冒、咽炎、扁桃体炎或皮肤感染，应及时就医。②了解本病为自限性疾病，预后良好，通过积极配合治疗，本病可治愈。③了解急性肾炎的发病症状及机制，并指导患者观察尿液变化。④学会正确测量血压、体温、脉搏的方法。⑤了解所用药物名称、用量、用法、作用和不良反应，不使用肾毒性药物。⑥掌握活动时间、方式，急性期卧床休息，缓解期适当有氧运动，病愈后 1~2 年内避免体力劳动，以免劳累。⑦知道随访时间及病情监测所需做的检查。⑧知道什么情况下应去医院就诊。

【预后】

大多数患者预后良好，少数患者，如其水肿持续不消退，尿蛋白 3.5g/24h，或病情进展至无尿，肾功能不能恢复，严重高血压，或本身有其他疾病的老年人预后较差。

【护理】

急性肾小球肾炎的护理见表 5-2-1。

表 5-2-1　急性肾小球肾炎的护理

日期	项目	护理内容
入院当天	评估	1. 一般评估：神志、生命体征、皮肤、病史等 2. 专科评估：尿液颜色、性状、尿量、排尿特点等，血肌酐、尿素氮等肾功能水平，血离子、血清白蛋白、尿白蛋白定量、尿红细胞等
	治疗	根据病情卧床休息、吸氧，监测血压、体温变化、心率、呼吸等变化，建立静脉通道
	检查	遵医嘱做相关检查，血液、尿液检查、心电图、肾脏 B 超、胸部 X 线片等
	药物	遵医嘱正确使用利尿剂、降压药、抗生素等，观察用药后效果及不良反应
	活动	急性期卧床休息，缓解期病情轻者适当活动，避免劳累
	饮食	1. 给予富含维生素的低盐饮食，严重水肿、高血压者应当无盐或低盐（2.0~3.0g/d），尿少者严格控制入水量

5

续表

日期	项目	护理内容
入院当天	饮食	2. 摄入蛋白质量约 $1g/(kg \cdot d)$，以优质蛋白为主，肾功能不全、氮质血症者应优质低蛋白饮食 3. 高钾血症患者限制钾的摄入量
	护理	1. 根据病情准备吸氧、监护仪等备用装置；根据患者水肿情况准备气垫床，保护皮肤，避免压疮 2. 做好入院介绍，主管护士自我介绍，介绍环境及规章制度 3. 制定相关护理措施：管路留置护理、皮肤、毛发、会阴、肛周护理等 4. 根据病情做好生命体征、体重、出入量监测记录 5. 观察尿液性状、颜色，观察皮肤完整性，有无破损，有无水肿，其水肿部位、程度、性质等 6. 观察并发症：如心衰、急肾衰、高血压脑病等 7. 保护皮肤：保持皮肤清洁，剪短指（趾）甲，防止皮肤抓伤，穿宽松柔软衣物，保持床单位清洁，保持口腔、会阴及肛周清洁，每日温水清洁皮肤，长时间卧床患者每 2 小时翻身一次，双下肢水肿患者可抬高双下肢以促进静脉回流，并给予适当按摩，避免皮肤破溃引发感染

5

续表

日期	项目	护理内容
入院当天	护理	8. 根据病情留陪员，物品放置在可及处，打开床挡，确保安全
	健康宣教	向患者讲解疾病知识、安全知识、用药知识等，教会患者观察尿液、水肿皮肤、出入量记录及体重测量方法
第2天	评估	神志、生命体征、肾功能、尿液性状、皮肤水肿消长、尿量、体重变化、心理状态、疾病知识了解情况
	治疗	遵医嘱执行治疗
	检查	继续完善检查，如肾组织病理检查
	药物	密切观察各种药物作用及副作用，尤其是糖皮质激素
	活动	严重者卧床休息，病情缓解后适量活动，活动时注意安全
	饮食	同前
	护理	1. 基础护理：床单位清洁平整，留置管路护理、皮肤、毛发、会阴、肛周护理 2. 加强巡视，密切观察生命体征、体重、出入量变化，询问患者主诉，及早发现感染或并发症前兆

5

续表

日期	项目	护理内容
第2天	护理	3. 询问患者病史，发现疾病发生原因，及其他可能加重病情的既往疾病，积极治疗 4. 缓解紧张、焦虑情绪
	健康宣教	1. 讲解饮食及药物知识，告知除利尿剂外的利水消肿方法，指导患者适当按摩，利于血液循环 2. 讲解疾病发生的诱因及预防措施 3. 讲解预防感染重要性及措施
第3~15天	活动	卧床患者适当床上活动，病情缓解后可下床活动，以散步为宜
	健康宣教	1. 讲解活动方式及时间 2. 教会患者正确选择食物，合理搭配饮食 3. 有管路者，了解管路保护的重要性，讲解管路维护的要点，预防管路滑脱及感染 4. 讲解并发症相关知识 5. 讲解肾组织病理检查目的及术前、术中、术后注意事项
	其余同前	
出院前1天	健康宣教	出院宣教： 1. 服药指导：指导患者出院后遵医嘱服药，不擅自增减药量或停药，观察药物不良反应，

续表

日期	项目	护理内容
出院前1天	健康宣教	不乱服用药物，尤其是避免肾毒性药物，如有异常及时就医 2. 注意保暖，加强个人卫生，避免外伤，预防上呼吸道感染和皮肤感染 3. 戒烟限酒，合理安排饮食，低盐、优质蛋白、高维生素、易消化饮食 4. 学会测量体重、体温、血压，及记录出入量，观察皮肤、尿液变化、生命体征变化 5. 作息规律，保证充足睡眠。劳逸结合，适量活动，活动方式应以有氧运动为主，如散步、打太极，时间不宜过长，约30~40分钟，每周2~3次。告知患者1~2年内不宜进行体力劳动，避免劳累 6. 定期复查血压、肾功能、血尿检查、肾脏B超等
出院随访		出院1周内电话随访第1次，3个月内随访第2次，6个月内随访第3次，以后1年随访1次

二、急进性肾小球肾炎

急进性肾小球肾炎（rapidly progressive glomerulone-phritis, RPGN）又名新月体肾炎，是指以少尿或无尿、蛋白尿、血尿，伴或不伴水肿以及高血压等为基础临床表现，肾功能骤然恶化而致肾衰竭的一组临床综合征。

病理改变特征为肾小囊内细胞增生、纤维蛋白沉积，我国目前对该病的诊断标准是肾穿刺标本中 50% 以上的肾小球有大新月体形成。

本病的诱发因素包括吸烟、吸毒、接触碳氢化合物、遗传易感等。根据免疫病理结果可分为 3 型：Ⅰ型：抗肾小球基底膜型；Ⅱ型：免疫复合物型；Ⅲ型：（非）免疫复合物型。在我国，以Ⅱ型多见。Ⅰ型以青、中年多见；Ⅱ型和Ⅲ型以中老年多见，男性居多。

【临床表现】

患者常有肾病综合征表现（血尿、蛋白尿、水肿、高血压等），并随着病情的进展可出现少尿或无尿，肾功能迅速恶化发展至尿毒症，常伴有中度贫血。多数患者有上呼吸道感染的前驱症状，起病较急，病情进展快。少数患者起病隐匿，前驱症状为不明原因的发热、关节痛、肌痛和咯血等，患者就诊时肾功能可能已达尿毒症期，多见于Ⅲ型 RPGN。Ⅱ型 RPGN 患者常有肾病综合征的表现。

【并发症】

本病病情严重者可并发急性肾衰竭；早期血压正常或轻度升高，随着病情发展而加重，严重者可并发高血压脑病；常见恶心、呕吐、呃逆等消化道症状，少数患者甚至出现上消化道出血；感染也是常见的并发症和导致死亡的重要原因。

【治疗】

根据患者病情，采取对症、强化免疫抑制及血浆置换治疗。病情急性期且达到透析指针患者应尽快透析，为免疫治疗争取时间及保障。免疫抑制治疗无效且患者病情已进入终末期肾衰竭的患者应行长期血液透析治疗或在病情稳定 6~12 个月后考虑肾移植。

1. 对症治疗 利尿、降压、控制感染、纠正水、电解质酸碱平衡紊乱等。

2. 免疫抑制治疗 肾上腺皮质激素联合细胞毒性药物。首选甲泼尼龙冲击治疗，再以口服泼尼松与环磷酰胺联合治疗。

3. 血浆置换 对于Ⅰ型和Ⅱ型RPGN患者，早期行本治疗方案有较好的疗效。需持续治疗至血清抗体（如抗GBM抗体、ANCA）或免疫复合物转阴为止，同时联合使用激素和细胞毒药物。

【健康教育与管理】

PSGN患者病情重，预后差，且有复发可能，做好健康教育及管理对患者控制病情、避免复发、延缓病情进展有极大意义。因此，要做好以下几点：①了解疾病预防知识，如部分患者发病与上呼吸道感染、吸烟、接触有机化学溶剂、碳氢化合物有关，避开这些诱因，注意保暖、避免受凉、感冒、戒烟酒，脱离有害物质环境。②了解本病易进展至尿毒症，需保护肾功能，掌握延缓肾功能恶化的措施，如避免肾损害物质或药物，多休息，避免劳累、预防感染等。③了解所用药物名称、用法、用量、作用及不良反应，慎用或禁用肾毒性药物。告知患者免疫抑制剂需严格遵医嘱足量、足疗程使用，不可擅自增减药量或停药，观察用药效果及不良反应，如有不适，及时通知医生处理。④学会正确测量血压、体重及尿量，会记录出入量，并认真记录。⑤学会观察身体变化，如尿液、皮肤黏膜、痰液等改变，有无尿量改变、痰中带血、皮肤水肿、瘀斑、恶心、呕吐、腹痛、便血等。水肿者保护好皮肤，做好个人卫生，尤其是口腔、会阴、肛周。⑥做好饮食管理。按要求低盐、低脂饮食；避免摄入大量蛋白质；水肿者限水；食欲差者，告知患者少食多餐，进食营养丰富、易消化食物。⑦有管路者，了解管路的名称、作用、用法及重要性，掌握预防滑脱及感染、保护管路的措施。⑧知道什么情况下应去医院就诊。

【预后】

急进性肾小球肾炎预后与其病理类型有关，Ⅰ型预后差，Ⅱ型和Ⅲ型预后较好，老年人预后差。本病病情危重，但如果能早期明确诊断并根据不同的病因及时采取正确的治疗，可明确改善患者的预后，部分患者病情可缓解，但病情缓解后多数患者慢慢发展为慢性肾衰竭，仅少数患者肾功能可完全恢复。

【护理】

急进性肾小球肾炎的护理见表 5-2-2。

表 5-2-2 急进性肾小球肾炎的护理

日期	项目	护理内容
入院当天	评估	1. 一般评估：神志、生命体征、皮肤黏膜、尿便、食欲、病史等 2. 专科评估：尿液颜色、性状、尿量、排尿特点等，血压水平，血、尿检查如血红蛋白、肾功能，血清离子、血清白蛋白、尿白蛋白定量、尿红细胞、ANCA 抗体、抗 GBM 抗体等
	治疗	根据病情卧床休息，监测血压、体温变化、心率、呼吸等变化，建立静脉通道
	检查	遵医嘱行相关检查，血尿检查、心电图、肾脏 B 超、胸部 X 线片等
	药物	遵医嘱正确使用利尿剂、降压药、糖皮质激素、细胞毒药物、免疫抑制剂等，观察用药后效果及不良反应
	活动	危重、急性期卧床休息，病情轻者床旁活动，避免劳累

日期	项目	护理内容
入院当天	饮食	1. 给予富含维生素的低盐饮食，严重水肿、高血压者应当无盐或低盐（2.0～3.0g/d），尿少者严格控制入水量 2. 低脂饮食，少摄入高胆固醇、高脂肪食物 3. 摄入蛋白质量约 1g/(kg·d)，以优质蛋白为主，肾功能不全、氮质血症者应优质低蛋白饮食 4. 高钾血症患者限制钾的摄入量
	护理	1. 根据病情准备吸氧、吸痰、监护仪等备用装置；水肿严重者备气垫床，保护皮肤，预防压疮 2. 做好入院介绍，主管护士自我介绍，介绍环境及规章制度 3. 制定相关护理措施：管路留置护理，口腔、皮肤、毛发、会阴、肛周护理，雾化吸入等 4. 根据病情做好生命体征（尤其是血压）、体重、出入量监测记录 5. 观察尿、便及痰液的性状、颜色、量的变化；观察皮肤色泽、出血点、淤血、瘀斑、完整性，有无破损，有无水肿，其水肿部位、程度、性质、消长等；有疼痛者观察患者疼痛变化；应用透析用中心静脉导管的患者，观察管路的位置、固定情况，伤口情况等

5

续表

日期	项目	护理内容
入院当天	护理	6. 观察并发症：如感染、急性肾衰、高血压脑病、消化道出血等 7. 保护皮肤：保持皮肤清洁，剪短指（趾）甲，防止皮肤抓伤，穿宽松柔软衣物，保持床单位清洁，保持口腔、会阴及肛周清洁，每日温水清洁皮肤，长时间卧床患者每2小时翻身一次，双下肢水肿患者可抬高双下肢以促进静脉回流，并给予适当按摩，避免皮肤破溃引发感染 8. 根据病情留陪员，物品放置在可及处，打起床挡，确保安全
	健康宣教	1. 向患者讲解疾病知识、安全知识、用药知识等 2. 教会患者观察尿、便、痰液、皮肤黏膜改变，学会出入量记录及体重测量方法
第2天	评估	评估神志、生命体征、肾功能、尿/便/痰液颜色、量、性状、皮肤色泽、水肿消长、尿量、体重变化、心理状态、疾病知识了解情况
	治疗	遵医嘱执行治疗
	检查	继续完善检查，如肾组织病理检查

5

续表

日期	项目	护理内容
第2天	药物	密切观察各种药物作用及副作用，尤其是糖皮质激素、细胞毒药物等免疫抑制剂
	活动	严重者卧床休息，病情缓解后床旁适量活动，活动时注意安全
	饮食	同前
	护理	1. 基础护理：床单位、口腔、皮肤、毛发、会阴、肛周护理、留置管路护理、吸氧、雾化护理 2. 加强巡视，密切观察生命体征、体重、出入量，观察尿、便、痰液、皮肤黏膜变化，询问患者主诉，及早发现感染或并发症前兆 3. 询问患者病史，发现疾病发生原因，及其他可能加重病情的既往病，积极治疗 4. 血浆置换或血液透析治疗患者，备好急救物品，观察治疗过程中效果，询问患者主诉，及早发现透析并发症 5. 缓解紧张、焦虑、恐惧心理
	健康宣教	1. 讲解饮食、药物、管路维护知识 2. 讲解疾病发生的诱因，讲解预防感染重要性及措施

5

续表

日期	项目	护理内容
第 2 天	健康宣教	3. 正确记录出入量、测量体重方法，告知活动方式及时间 4. 教会正确测量血压，了解高血压危害及表现，影响血压波动的因素，预防血压升高措施 5. 疼痛者讲解缓解疼痛的方法及止痛药物相关知识 6. 讲解水肿的护理措施
第 3~15 天	活动	卧床患者适当床上活动，病情缓解后可下床活动
	健康宣教	1. 教会患者正确选择食物，合理搭配饮食 2. 讲解血浆置换或血液透析目的、方法、管路维护及注意事项，及预防管路滑脱及感染知识 3. 讲解贫血相关知识 4. 讲解并发症相关知识 5. 讲解肾组织病理检查目的及术前、术中、术后注意事项
	其余同前	
出院前 1 天	健康宣教	出院宣教： 1. 服药指导：指导患者出院后遵医嘱服药，不擅自增减药量或停药，观察药物不良反应，不乱服用药物，尤其是避免肾毒性药物，如有异常及时就医

续表

日期	项目	护理内容
出院前1天	健康宣教	2. 避免诱因如呼吸道感染、劳累、烟、毒品、接触有机化学溶剂、碳氢化合物如汽油等有毒物质 3. 做好管路维护，预防管路滑脱及感染，避免意外拔管 4. 学会测量体重、体温、血压，及记录出入量，观察皮肤、尿、便、痰液变化、生命体征变化 5. 注意保暖，加强个人卫生，避免外伤，预防感染 6. 戒烟限酒，合理安排饮食，以低盐、低脂、优质蛋白、高维生素、易消化饮食为宜，正确选择食物 7. 作息规律，保证充足睡眠。劳逸结合，适量活动，避免劳累 8. 肾组织病理检查者不可剧烈运动，休息一个月以上，密切观察尿液变化及身体不适症状，如有不适及时就医 9. 定期复查血压、肾功能、血尿检查、肾脏B超等
	出院随访	出院1周内电话随访第1次，3个月内随访第2次，6个月内随访第3次，以后1年随访1次

5

三、慢性肾小球肾炎

慢性肾小球肾炎（chronic glomerulonephritis，CGN）系指各种病因引起双侧肾小球弥漫性或局灶性炎症性或非炎症性改变，它是一组病情迁延、病变进展缓慢，最终将发展成为慢性肾衰竭的原发性肾小球疾病，临床上以水肿、高血压、蛋白尿、血尿及肾功能损害为基本表现。本病绝大多数由不同病因、不同病理类型的原发性肾小球疾病发展而来，仅少数由 PSGN 所致，肝炎病毒感染也可能与慢性肾炎的发病有一定关系。其发病机制主要与免疫介导炎症损伤有关，多数病例肾小球内有免疫复合物沉积。此外，高血压、大量蛋白尿、高血脂等非免疫因素亦参与其慢性化进程。本病可发生于任何年龄，以青、中年男性居多。

【临床表现】

本病多数起病隐匿、缓慢，病情时轻时重，病情迁延、反复，肾功能渐进性减退，最终发展至终末期肾衰竭。多数患者以蛋白尿和（或）水肿为首发症状，水肿时有时无，且多为眼睑、颜面和（或）下肢的轻、中度水肿，严重者可有肾病综合征表现，晚期患者水肿可持续存在。蛋白尿多为 + ~ + + +，亦可表现为无症状蛋白尿和（或）血尿，或仅仅表现为多尿及夜尿增多。部分患者可以高血压为首发症状，严重者可出现高血压脑病、高血压性心脏病、眼底出血及视乳头水肿等严重症状。本病早期可有体倦乏力、腰膝酸痛、食欲减退等症状，少数患者直至出现严重贫血或尿毒症时方发现此病。部分患者因诱因如劳累、感染、妊娠、血压增高、水与电解质紊乱等使病情呈急性发作，或因使用某些肾毒性药物后病情急骤恶化，此类患者经及时去除诱因和适当治疗后病情可一定程度缓解。

【并发症】

CGN 病程迁延，最终进展至慢性肾衰竭，部分以高血压为突出表现患者，病情严重者可并发高血压脑病、高血压性心脏病；感染、血栓栓塞也是常见的并发症。

【治疗】

本病的治疗原则为防止和延缓肾功能进行性恶化，改善临床症状及防止严重并发症为主要目的。除利尿、降压等对症治疗外，根据凝血功能情况使用抗血小板药物，并做好饮食管理，防治易引起肾损害的各种原因，如劳累、感染、妊娠、使用肾毒性药物、预防接种、高血压、高脂血症、高尿酸血症等。

【健康教育与管理】

做好慢性肾小球肾炎患者的健康教育与自我管理，可减少疾病复发，延缓肾损害进行性恶化，提高患者生活质量。患者应在医护人员指导下做好自我管理，了解或掌握以下内容：①了解疾病预防知识，如部分患者发病与劳累、感染、妊娠、血压增高、使用肾毒性药物等因素相关，且本病易进展至尿毒症，需保护肾功能，掌握延缓肾功能恶化的措施，如避免肾损害物质或药物，多休息，避免劳累，注意保暖，避免受凉、感冒，预防感染，戒烟酒，慎用某些中药或抗生素。②了解所用药物名称、用法、用量、作用及不良反应，遵医嘱服用。告知患者免疫抑制剂需严格遵医嘱足量、足疗程使用，不可擅自增减药量或停药，观察用药效果及不良反应，如有不适，及时通知医生处理。③学会正确测量血压、体重及尿量，会记录出入量，并认真记录。④学会观察身体变化，如血压升高表现，尿液、皮肤黏膜等改变。⑤了解做好个人卫生的重要性，尤其是口腔、会阴、肛周清洁，掌握保护皮肤、预防感染的措施。⑥做好饮食管理，按低盐、低脂、优质低蛋白饮食进行选择食物，避免摄入大量蛋白质；水肿者限水；食欲差者，告知患者少食多餐，进食营养丰富、易消化食物。⑦有管路者，了解管路的名称、作用、用法及重要性，掌握预防滑脱及感染、保护管路的措施。⑧知道什么情况下应去医院就诊。

5

【预后】

慢性肾小球肾炎是多种病因多种表现的慢性病症，病程呈持续进行性进展，最终发展至慢性肾衰竭。如患者持续大量蛋白尿，肾功能已有恶化，重度高血压等，其预后差。

【护理】

慢性肾小球肾炎的护理见表 5-2-3。

表 5-2-3　慢性肾小球肾炎的护理

日期	项目	护理内容
入院当天	评估	1. 一般评估：神志、生命体征、皮肤黏膜、尿便、食欲、病史等 2. 专科评估：尿液颜色、性状、尿量、排尿特点等；血压水平，水肿情况，血栓及出血、各项检查结果，如血、尿检查、肾 B 超检查、肾活组织检查病理结果等
	治疗	根据病情卧床休息，监测血压、体温变化、心率、呼吸等变化，建立静脉通道
	检查	遵医嘱行相关检查，如血、尿检查，心电图、肾脏 B 超、胸部 X 线片、肾活体组织检查等
	药物	遵医嘱正确使用利尿剂、降压药、糖皮质激素、细胞毒药物、免疫抑制剂等，观察用药后效果及不良反应
	活动	危重、急性期卧床休息，病情轻者床旁活动，避免劳累

续表

日期	项目	护理内容
入院当天	饮食	1. 给予富含维生素的低盐饮食，水肿、高血压者应当无盐或低盐（2.0～3.0g/d），尿少者严格控制入水量 2. 低脂饮食，少摄入高胆固醇、高脂肪食物 3. 摄入优质低蛋白、低磷饮食 [0.6～0.8g/（kg·d）]。低蛋白饮食时可添加必需氨基酸或 α-酮酸（每日 0.1～0.2g/kg）；极低蛋白饮食者 [0.4g/（kg·d）]，应适当增加 α-酮酸或必需氨基酸的摄入（8～10g/d），以防止负氮平衡 4. 适当增加碳水化合物，补充维生素及矿物质，以满足机体生理代谢所需，避免刺激性食物 5. 高钾血症患者限制钾的摄入量
	护理	1. 根据病情准备吸氧、监护仪等备用装置 2. 做好入院介绍、主管护士自我介绍，介绍环境及规章制度 3. 制定相关护理措施：管路留置护理，口腔、皮肤、毛发、会阴、肛周护理等 4. 根据病情做好生命体征（尤其是血压）、体重、出入量监测记录

5

续表

日期	项目	护理内容
入院当天	护理	5. 观察尿便变化；观察皮肤黏膜改变；询问患者主诉；应用透析用中心静脉导管的患者，观察管路的位置、固定情况、伤口情况等 6. 观察并发症：如感染、血栓栓塞、高血压脑病、高血压性心脏病等 7. 保护皮肤：保持皮肤清洁、完整，避免皮肤破溃引发感染 8. 根据病情留陪员，物品放置在可及处，打起床挡，确保安全
	健康宣教	1. 向患者讲解疾病知识、安全知识、用药知识等 2. 教会患者观察尿便、皮肤黏膜改变，学会出入量记录及体重测量方法
第2天	评估	神志、生命体征、肾功能、血红蛋白、尿便变化、皮肤黏膜改变、水肿消长、尿量、体重变化、心理状态、疾病知识了解情况
	治疗	遵医嘱执行治疗
	检查	继续完善检查，如肾组织病理检查
	药物	密切观察各种药物作用及副作用，尤其是糖皮质激素、细胞毒药物等免疫抑制剂

日期	项目	护理内容
第2天	活动	严重者卧床休息，病情缓解后床旁适量活动，活动时注意安全
	饮食	同前
	护理	1. 基础护理：床单位、口腔、皮肤、毛发、会阴、肛周护理、留置管路护理、吸氧护理 2. 加强巡视，密切观察生命体征、体重、出入量、尿便、皮肤黏膜变化，询问患者主诉，及早发现感染或并发症前兆 3. 询问患者病史，发现疾病发生原因，及其他可能加重病情的既往疾病，积极治疗 4. 血液透析治疗患者，备好急救物品，观察治疗过程中效果，询问患者主诉，及早发现透析并发症 5. 缓解紧张、焦虑、恐惧心理
	健康宣教	1. 讲解饮食、药物（如降压药、激素等免疫抑制剂）、管路维护（血液透析、腹膜透析患者）知识 2. 讲解疾病发生的诱因，讲解预防感染重要性及措施 3. 正确记录出入量、测量体重方法，告知活动方式及时间 4. 教会正确测量血压，了解高血压危害及表现，影响血压波动的因素，预防血压升高措施 5. 讲解水肿的护理

5

续表

日期	项目	护理内容
第3~15天	活动	卧床患者适当床上活动，病情缓解后可下床活动
	健康宣教	1. 教会患者正确选择食物，合理搭配饮食 2. 讲解贫血相关知识 3. 讲解并发症相关知识 4. 讲解肾组织病理检查目的及术前、术中、术后注意事项 5. 讲解透析目的、方法、管路维护及注意事项，及预防管路滑脱及感染知识
	其余同前	
出院前1天	健康宣教	出院宣教： 1. 服药指导：指导患者出院后遵医嘱服药，不擅自增减药量或停药，观察药物不良反应，不乱服用药物，尤其是避免肾毒性药物，如有异常及时就医 2. 避免诱因如感染、劳累、应用肾毒性药物、预防接种、高蛋白、高脂或高磷饮食等。妊娠也为本病诱发因素，女患者需慎重 3. 学会测量体重、体温、血压，及出入量记录，观察皮肤黏膜、尿便变化、生命体征变化 4. 注意保暖，加强个人卫生，避免外伤，预防感染

5

续表

日期	项目	护理内容
出院前 1 天	健康宣教	5. 戒烟限酒，合理安排饮食，以低盐、低脂、优质低蛋白、高维生素、易消化饮食为宜，正确选择食物 6. 作息规律，保证充足睡眠。劳逸结合，适量活动，避免劳累 7. 定期复查血压、肾功能、血尿检查、肾脏 B 超等
	出院随访	出院 1 周内电话随访第 1 次，3 个月内随访第 2 次，6 个月内随访第 3 次，以后 1 年随访 1 次

第三节 肾病综合征

肾病综合征（nephrotic syndrome，NS）是临床常见的一组肾脏疾病综合征，以大量蛋白尿（≥3.5g/d）、低白蛋白血症（人血白蛋白≤30g/L）以及不同程度的水肿、高脂血症为主要特征。肾病综合征作为一组临床综合征具有共同的临床表现，并且是肾小球疾病的常见表现之一。但是，这是由多种疾病和不同病因、病理所引起的一组综合征，所以其临床表现、发病机制和防治措施各有其特点。

【临床表现】

原发性肾病综合征有前驱感染者起病较急，部分可隐匿起病，典型临床表现如下：

1. 大量蛋白尿　NS 时，肾小球滤过膜电荷屏障和分子屏障功能受损，肾小球滤过膜对血浆中蛋白的通透性增加，当原尿中蛋白含量超过肾小管的重吸收能力时，蛋白从尿中丢失，形成大量蛋白尿。

2. 低白蛋白血症　尿液中丢失大量血浆白蛋白，同时蛋白分解代谢增强，导致低蛋白血症。

3. 水肿　低白蛋白血症引起血浆胶体渗透压下降，水分从血管腔进入组织间隙，是 NS 水肿的重要原因。水肿程度一般与低蛋白血症的程度相一致。严重时引起胸、腹水、心包积液、颈部皮下水肿及纵隔积液以致呼吸困难。患者的水肿情况可以提示我们病情的变化，如患者出现一侧下肢与体位无关的固定性水肿时应怀疑下肢深静脉血栓形成；下肢水肿较轻而有顽固、严重腹水时应怀疑肝静脉血栓形成等。

4. 高脂血症　高脂血症发生的主要原因是肝脏脂蛋白合成增加和外周组织利用及分解减少。高脂血症是患者动脉硬化高发的原因，并与血栓的形成及进行性肾小球硬化有关。

临床上常被称为"三高一低"，"一低"为低蛋白血症，"三高"为高度水肿、高脂血症及大量蛋白尿。并且前两项（大量蛋白尿和低蛋白血症）是诊断肾脏病综合征的必备条件。

【并发症】

1. 感染　是 NS 患者最常见的并发症，常与尿中免疫球蛋白的大量丢失、免疫功能紊乱、营养不良、激素和细胞毒药物的使用相关。常见的部位有呼吸道、泌尿系、皮肤和自发性胸膜炎等。

2. 血栓、栓塞　多数 NS 患者血液呈高凝状态，加之高脂血症、血液黏稠度增加等因素易导致血管内血栓形成和堵塞，尤以肾静脉血栓最为多见（发生率为 10%～40%，其中大部分病例无临床症状）。

3. 急性肾损伤　有效循环血容量不足可导致肾血流量下降，引起肾前性氮质血症，尤其是重度水肿的 NS 患者给予强力利尿治疗时更易发生。临床主要表现为少尿或无尿，扩容及利尿治疗无效。

4. 蛋白质和脂肪代谢紊乱　多种原因均可导致 NS

患者低蛋白血症，蛋白代谢呈负平衡。长期的低蛋白血症可造成患者营养不良、机体抵抗力下降、生长发育迟缓、内分泌紊乱等。高脂血症是 NS 患者肾功能损害进展的危险因素之一，高脂血症可加重肾小球的硬化。NS 患者合并高甘油三酯血症是发生冠心病的独立危险因素。

【治疗】

不同病理类型的肾病综合征患者在治疗时稍有不同，但整体原则上的治疗包括：特殊治疗（以转阴或减少尿蛋白，提高血浆白蛋白为目标的治疗）、对症治疗及合并症的防治两部分。

【健康教育与管理】

由于本病病程长，易反复发作，因此患者的自我管理尤为重要，应使患者了解或掌握以下内容：①注意休息，避免过度劳累和剧烈的体育活动。减少感染（如呼吸道、泌尿系统、皮肤）的发生，因为感染会加重病情或导致疾病复发。②有水肿者，应限制盐的摄入，避免加重水肿。同时也应注意每日勿摄入过多蛋白质，加重肾脏负担。③学会正确的记录出入量，尤其是尿量的改变，如经治疗尿量未恢复正常，反而进一步减少可能提示疾病的加重。④了解常用药物的作用、正确用量、用法、不良反应，尤其是激素，勿自行减量或停用。⑤定期门诊随访，密切监测肾功能的变化。⑥保持乐观心态，增加对疾病治疗的信心。

【预后】

肾病综合征的预后取决于肾小球疾病的病理类型、有无并发症、是否复发及用药的疗效等。

【护理】

肾病综合征的护理见表 5-3-1。

表 5-3-1　肾病综合征的护理

日期	项目	护理内容
入院当天	评估	1. 一般评估：神志，生命体征，尿量等 2. 专科评估：水肿的情况：应详细询问患者水肿的发生时间、部位、程度、特点、消长情况，以及有无胸闷、气促、腹胀等胸腔、腹腔、心包积液的表现；皮肤有无破损、压疮；双下肢水肿程度、性质是否一致
	治疗	根据病情吸氧、床边监测血压、心率、血氧、呼吸的变化，建立静脉通道
	检查	按医嘱做相关检查，如心电图、X 线胸片、B 超、抽血、尿标本
	药物	按医嘱正确使用糖皮质激素类、细胞毒类、免疫抑制剂类药物，注意观察用药后的反应
	活动	严重水肿者嘱患者多卧床休息，可疑下肢存在血栓者嘱其床上解二便
	饮食	1. 一般给予正常量的优质蛋白 $0.8 \sim 1.0 g/(kg \cdot d)$，但当肾功能受损时，应根据肾小球滤过率调整蛋白质的摄入量 2. 供给足够的热量；少食富含饱和脂肪酸的动物脂肪，并增加富含可溶性纤维的食物，以控制高脂血症

续表

日期	项目	护理内容
入院当天	饮食	3. 注意维生素及铁、钙等的补充 4. 严重水肿患者给予低盐饮食
	护理	1. 准备备用床，根据患者水肿情况准备气垫床，保护皮肤，避免压疮 2. 做好入院介绍，主管护士自我介绍 3. 制定相关的护理措施，如管道留置护理，皮肤、会阴、肛周护理措施 4. 根据病情做好各项监测记录 5. 密切观察是否有下肢静脉血栓症状：是否有一侧肢体突然肿胀；有无腰痛、肾绞痛、肉眼血尿；有无胸痛、胸闷、呼吸困难；有无口渴、烦躁等 6. 观察并发症：如发生急性肾损伤或肺栓塞时，配合做好抢救工作 7. 保持病室温湿度适宜，定时开窗通风，必要时做保护性隔离 8. 根据病情留陪员，打开床挡，确保安全
	健康宣教	向患者讲解疾病相关知识、安全知识、服药知识等，教会患者如何正确记录出入量，各种检查注意事项

5

续表

日期	项目	护理内容
第2天	评估	生命体征、尿量及体重变化、水肿的程度及消长、患者的心理状态，对疾病相关知识的了解等情况
	治疗	按医嘱执行治疗
	检查	继续完善相关检查
	药物	密切观察各种药物作用和副作用，尤其是使用糖皮质激素、免疫抑制剂后副作用的观察
	活动	根据水肿情况，水肿严重者多卧床休息，注意安全
	饮食	同前
	护理	1. 基础护理（晨、晚间护理，保持患者床单位干净、整洁） 2. 加强病情观察，重视巡视及患者的主诉，准确记录患者每日尿量及体重 3. 对于有感染倾向者，有针对性的给予保护性措施，减少感染的发生 4. 限制探视人数，避免患者与有感染迹象的家属接触 5. 对于水肿严重者有针对性的给予活动、穿衣及如何保护皮肤的指导
	健康宣教	讲解饮食的相关知识，严重水肿者应限制钠盐的摄入，并且每日的入量最好为前一日尿量 + 500ml

续表

日期	项目	护理内容
第3～15天	活动	适当下床活动，如为可疑血栓者，严格制动，待疾病缓解后遵医嘱活动
	健康宣教	教会患者如何正确的记录出入量，尤其是如何观察尿量的改变；嘱患者避免各种感染的发生；服用激素者切忌漏服或突然停药
	其余同前	
出院前1天	健康宣教	出院宣教： 1. 服药指导 2. 避免疾病复发的诱因如感染、过度劳累等 3. 注意保暖，防外感，保持心情愉快 4. 适当体育锻炼增强体质如太极、慢跑等 5. 饮食指导 6. 定时专科门诊复诊
出院随访		出院1周内电话随访第1次，3个月内随访第2次，6个月内随访第3次，以后1年随访1次

第四节 尿路感染

尿路感染（urinary tract infection，UTI）是泌尿系统常见疾病，是由各种病原微生物侵犯尿路黏膜或组织所引起的尿路急、慢性炎症。可发生于任何年龄，多见于育龄女性、老年人、免疫功能低下、肾移植、尿路有功能性或器质性异常者。尿路感染可以根据感染部位（上尿路、下尿路）、有无临床症状（无症状细菌尿、有症状尿路感染）、有无尿路功能和解剖异常（复杂性、非复杂性尿路感染）、初发或再发等进行分类。主要疾病包括急/慢性肾盂肾炎、膀胱炎、尿道炎等。

【临床表现】

尿路感染最典型的表现为尿路刺激征，尿路刺激征是指膀胱颈和膀胱三角区受炎症或机械刺激而引起的尿频、尿急、尿痛，可伴有排尿不尽感及下腹坠痛。尿频指单位时间内排尿次数增多；尿急指一有尿意即需迅速排出；尿痛指排尿时尿道口或下腹部疼痛或烧灼感。

1. **膀胱炎及尿道炎**　患者临床表现主要为尿路刺激征，尿液常有浑浊并可有异味，甚至出现脓尿、血尿。一般全身症状不明显，少数患者有腰痛、发热等全身表现。

2. **急性肾盂肾炎**　患者起病急，除尿路刺激征外还有全身症状，表现为发热、寒战，伴有恶心、呕吐、头痛、全身酸痛等，部分患者尿路刺激征表现不明显。

3. **慢性肾盂肾炎**　病程进展很隐蔽，临床表现复杂，有时仅表现为无症状性菌尿。部分患者有急性肾盂肾炎既往史，其后出现乏力、低热、厌食及腰酸、腰痛等症状，并伴有尿路刺激征，症状较急性期轻，具体表现如下：

（1）尿路感染表现：尿路感染不明显，少数可间歇发生症状性肾盂肾炎，常表现为间歇性无症状性菌尿，和（或）间歇性尿急、尿频等下尿路感染症状，腰腹不适和（或）间歇性低热。

（2）慢性间质性肾炎表现：患者有高血压，多尿、夜尿增加，脱水，低血钠、低或高血钾，肾小管性酸中毒等症状。

【并发症】

尿路感染如及时治疗少有并发症，若未及时治疗或治疗不当则会引起肾乳头坏死、肾周围脓肿、败血症、肾结石、尿路梗阻等严重并发症。

【治疗】

对于无症状菌尿患者一般不予治疗，如为妊娠妇女则选用肾毒性小的抗生素。有尿路刺激征和血尿的患者可口服碳酸氢钠片碱化尿液，抑制细菌生长，缓解临床症状。对不易根治的尿路感染，如明确有尿路梗阻或畸形，应尽可能应用外科手术纠正。

【健康教育与管理】

尿路感染的患者教育和管理的重点是做好预防指导：①规律生活，避免劳累，坚持体育锻炼，增强机体抵抗力。②多饮水，勤排尿是预防尿路感染最简便而有效的措施。③注意个人卫生，尤其女性，要注意会阴部及肛周皮肤的清洁，特别是月经期、妊娠期、产褥期。④与性生活有关的反复发作者，应注意性生活后立即排尿。⑤膀胱输尿管反流者，需二次排尿，即每次排尿数分钟后再排尿一次。

在此基础上给予相关疾病知识指导：①告知患者尿路感染的病因、疾病特点和治愈标准，使其理解多饮水、勤排尿以及注意会阴部、肛周皮肤清洁的重要性。②教会患者识别尿路感染的临床表现，一旦发现尽快诊治。

【预后】

急性肾盂肾炎如及时治疗，90%可以治愈。若存在尿路梗阻、畸形等易感因素，则必须纠正易感因素，否则很难治愈，且会演变为慢性肾盂肾炎，甚至发展为慢性肾衰竭。

【护理】

尿路感染的护理见表5-4-1。

表 5-4-1 尿路感染的护理

日期	项目	护理内容
入院当天	评估	1. 一般评估：评估尿路感染发生的原因、诱因，有无避孕药用药史 2. 专科评估：观察尿液颜色、性状、量的改变，注意有无发热、腰痛和尿路刺激征表现等
	治疗	根据病情给予对症处理，如发热者给予降温处理，腹痛者给予止痛治疗
	检查	按医嘱做相关检查，如心电图、X 线胸片、B 超、抽血、尿标本
	药物	遵医嘱按时、足量、按疗程给予抗生素，注意观察用药后有无不良反应
	活动	肾区明显疼痛的患者应卧床休息，尽量不要弯腰、站立或坐直
	饮食	给予清淡、营养丰富、易消化食物，高热患者注意补充水分
	护理	1. 准备备用床，严重疼痛者，拉起床挡，注意安全 2. 做好入院介绍，主管护士自我介绍 3. 制定相关的护理措施，如高热护理、疼痛护理等

5

日期	项目	护理内容
入院当天	护理	4. 根据病情做好生命体征的监测 5. 密切观察患者有无发热、腰痛和尿路刺激征等表现 6. 保持病室温湿度适宜，定时开窗通风 7. 根据病情留家属陪住（陪员），确保安全
	健康宣教	向患者讲解疾病相关知识、安全知识、服药知识等及各种检查注意事项
第2天	评估	生命体征，观察尿液颜色、性状、量的有无改变，注意有无发热、腰痛和尿路刺激征的表现
	治疗	按医嘱执行治疗
	检查	继续完善检查
	药物	密切观察各种药物作用和副作用，使用磺胺类药物期间嘱患者多饮水，并遵医嘱按时按量服用碳酸氢钠，以碱化尿液，减少磺胺结晶形成
	活动	同前
	饮食	同前
	护理	1. 基础护理，保持床单位的清洁

5

续表

日期	项目	护理内容
第2天	护理	2. 加强病情观察，如高热患者应密切观察患者的体温变化，体温在38.5℃以下时可采用物理降温措施，如冰袋或酒精擦浴等 3. 对于肾区疼痛者可转移患者对疼痛的注意力，如让患者进行兴趣阅读、看电视、听音乐等；必要时遵医嘱服用解痉镇痛药 4. 遵医嘱使用抗生素并密切观察患者用药后反应 5. 严格无菌操作
	健康宣教	讲解饮食的相关知识，告知患者尿路感染的病因、疾病特点和治愈标准
第3~15天	活动	病情缓解后可适当下地活动
	健康宣教	教会患者相关疾病的知识及疾病预防指导，如何识别尿路感染的临床表现，一旦发生尽快诊治
	其余同前	
出院前1天	健康宣教	出院宣教： 1. 服药指导 2. 避免疾病复发的诱因如感染、过度劳累等 3. 注意保暖，防外感，保持心情愉快

5

续表

日期	项目	护理内容
出院前 1 天	健康宣教	4. 适当体育锻炼增强体质如太极、慢跑等 5. 饮食指导 6. 定时专科门诊复诊
	出院随访	出院 1 周内电话随访第 1 次，3 个月内随访第 2 次，6 个月内随访第 3 次，以后 1 年随访 1 次

第五节　急性肾衰竭

急性肾损伤（acute kidney injury，AKI）是影响肾脏结构和功能的疾病状态之一，特征为肾功能的急性减退，涵盖急性肾衰竭（acuterenal failure，ARF）。AKI 是临床综合征，由多种不同病因引起，包括急性肾小管坏死、急性间质性肾炎、急性肾小球和血管性肾脏病、肾前性氮质血症和急性肾后性梗阻性疾病。AKI 综合征涵盖了直接导致肾结构损伤以及急性肾功能损伤的疾病。

2012 年美国肾脏病基金会（NKF）K/DOQI 专家组提出对 AKI 的分期方法，将 AKI 分为 3 期，见表 5-5-1。

表 5-5-1　AKI 分期诊断标准

分级	血肌酐	尿量
1	升高达基础值的 1.5~1.9 倍；或升高达≥26.5μmol/L（≥0.3mg/dl）	<0.5ml/（kg·h），持续 6~12 小时
2	升高达基础值的 2.0~2.9 倍	<0.5ml/（kg·h），连续≥12 小时

续表

分级	血肌酐	尿量
3	升高达基础值的 3 倍以上；或升高达 ≥ 353.6μmol/L（≥4.0mg/dl）；或开始肾脏替代治疗；或年龄 < 18 岁，GFR 下降达 < 35ml/（min·1.73m²）	持续 24 小时 < 0.3ml/（kg·h）；或无尿 ≥12 小时

【临床表现】

AKI 的临床表现与病因和所处 AKI 分期不同有关，差异性很大。主要临床表现有：

1. 尿量改变　AKI 发病时，尿量骤减或逐渐减少，由于致病原因不同，病情轻重不一，少尿持续时间不一致。AKI 1 期至 2 期的患者少尿期较短，如果致病因素解除，很快进入多尿期或尿量恢复正常。AKI 3 期患者少尿期一般为 1～2 周，但少数患者少尿期可持续 1～3 个月以上。

2. 水、电解质紊乱和酸碱平衡失常

（1）水过多：见于水分控制不严格，摄入量或补液量过多，再加体内本身的内生水。随着少尿期延长，易发生水过多，表现为稀释性低钠血症、软组织水肿、体重增加、高血压、急性心力衰竭、肺水肿和脑水肿等。

（2）高钾血症：表现为：①神经肌肉系统：四肢及口周感觉麻木，极度疲乏、肌肉酸疼、肢体苍白、湿冷。②消化道症状：恶心、呕吐。③心血管系统：室性心动过速、心室扑动和心室纤颤。

（3）代谢性酸中毒：AKI 时，由于酸性代谢产物排出减少，肾小管泌酸能力和保存碳酸氢钠能力下降，致使血浆碳酸氢根浓度有不同程度下降；在高分解状态时降低更多更快，从而导致代谢性酸中毒。

（4）低钙血症、高磷血症：低钙血症多由于高磷血症引起，正常人摄入的磷酸盐 60% ~ 80% 经尿液排出。高磷血症的表现较为突出，常见临床表现有：①消化道症状：恶心、呕吐、腹痛、腹胀等；②心律失常：心动过速、QT 间期延长；③精神症状：可有精神亢奋、胡言乱语等。

（5）低钠血症和低氯血症：两者多同时存在。低钠血症临床上表现疲乏、恶心、呕吐、嗜睡，严重者出现低渗昏迷等。低氯血症可出现腹胀或呼吸表浅、抽搐等代谢性碱中毒表现。

（6）高镁血症：严重高镁血症可引起呼吸抑制和心肌抑制，应予警惕。高镁血症的心电图改变表现为 P-R 间期延长和 QRS 波增宽。当高钾血症纠正后，心电图仍出现 P-R 间期延长及（或）QRS 增宽时应怀疑高镁血症的可能。

3. 心血管系统表现

（1）高血压：肾缺血时神经体液因素作用促使收缩血管的活性物质分泌增多，或水过多引起容量负荷增加均可导致高血压。

（2）急性肺水肿和心力衰竭：是少尿期常见死因。主要为体液潴留引起，但高血压、严重感染、心律失常和酸中毒等均为影响因素。

（3）心律失常：多由高钾血症引起如不同程度房室传导阻滞和束支传导阻滞、室性心动过速、心室颤动。

4. 消化系统表现　常见症状为食欲显著减退、恶心、呕吐、腹胀、呃逆或腹泻等。

5. 神经系统表现　部分患者早期表现为疲倦、精神较差。若早期出现意识淡漠、嗜睡或烦躁不安甚至昏迷，提示病情危重，应及早实施肾脏替代治疗。

6. 血液系统表现　贫血是部分患者较早出现的征象，其程度与原发疾病、病程长短、有无出血并发症等密切相关。严重创伤、大手术后失血、溶血性贫血、严重感染等情况，贫血多较为严重；可发生弥散性血管内凝血（DIC），临床表现为出血倾向、血小板减少、消耗性低凝血症及纤维蛋白溶解等征象。

【并发症】

由于 AKI 是综合因素联合致病，常见的并发症有高血压脑病、急性左心衰竭、心律失常、心包炎、DIC、多脏器功能衰竭等。

【治疗】

AKI 的早期预防重于治疗，对于发病的高危人群（老年人、原有肾脏病患者等）给予相应保护措施，并密切追踪病程中尿量、血肌酐的动态变化，以早期诊断和治疗。

AKI 的治疗原则：

1. 液体管理　早期肾缺血患者应积极恢复有效循环血容量，少尿期应保持液体平衡，多尿期适当控制入液量。

2. 维持内环境稳定　调节钠、钾等电解质及酸碱平衡，严密监测，及时处理。

3. 控制感染　及时选用敏感抗生素。

4. 肾脏替代治疗　有效纠正水、电解质及酸碱平衡紊乱，及早清除毒素对机体各系统的损害，有利于损伤细胞的修复。

5. 积极治疗原发病，及早发现导致 AKI 的危险因素，并迅速祛除之，促进肾小管上皮细胞再生修复。

【健康教育与管理】

急性肾衰竭是由多种病因造成的结果，因此为避免患者疾病进一步的恶化，相关的健康宣教显得尤为重要，应使患者了解：①对于高危人群如老年人和孕妇尽量少使用肾毒性药物；②已经出现 AKI 的患者应注意自我液体的管理，准确记录出入量，遵循"量出为入"的原则，少尿期时，入量应为前一日尿量 +500ml；③饮食上进食低盐、优质蛋白、高维生素、低磷、低脂、易消化的食物，选用高生物价优质蛋白如鸡蛋、鱼、瘦肉、牛奶等，多进食蔬菜、水果等高维生素的食物等；④患者抵抗力较差，做好感染的预防，叮嘱家属加强手卫生，减少探视；⑤对于需血液透析治疗患者讲解相关透析管路的维护知识，避免管路脱出或感染的发生；⑥了解常用药物的作用、正确用量、用法、不良反应；⑦知道什么情况下应去医院就诊。

【预后】

本病预后与原发病、急性肾衰竭的严重程度、患者年龄、治疗时机及并发症等有关。患者直接死于急性肾衰竭的少见，多数死于原发病和并发症，尤其是多脏器功能衰竭。急性肾小管坏死存活的患者多数肾功能完全恢复正常，部分人可能会发展为慢性肾衰竭。

【护理】

急性肾衰竭的护理见表5-5-2。

表5-5-2 急性肾衰竭的护理

日期	项目	护理内容
入院当天	评估	1. 一般评估：神志，生命体征，发病过程、原因及诱因、用药史、目前主要症状、阳性体征、各项实验室检查结果、心理状态等 2. 专科评估：监测患者每日体重、出入量等，评估患者的血容量水平，有无液体超负荷；有透析管路患者评估患者管路是否固定良好、通畅、有无外出口的皮肤感染征象，以及有无全身感染征象、管路滑脱风险等
	治疗	根据病情吸氧、监测血压、心率、血氧、呼吸的变化，建立静脉通道

5

续表

日期	项目	护理内容
入院当天	检查	按医嘱做相关检查，如心、肺功能、X线胸片、B超、抽血、尿标本
	药物	按医嘱正确使用激素类、免疫抑制剂类等药物，并且注意用药后的观察
	活动	嘱患者卧床休息，病情严重者床上解二便，病情轻者可适当活动，如散步或在力所能及的情况下生活自理
	饮食	1. AKI时患者处于高分解代谢过程，因此蛋白的摄入量不需严格限制 2. 高血钾患者限制钾的摄入，禁食香蕉、橙子等高钾饮食 3. 水负荷重者，遵医嘱限制液体的入量
	护理	1. 病室温湿度适宜，床头摇高，呈半卧位，床单位干净、平整，根据病情准备气垫床、备急救车、监护仪等备用装置 2. 做好入院介绍，主管护士自我介绍 3. 制定相关的护理措施，如口腔护理，管道留置护理，皮肤、毛发、会阴、肛周护理措施 4. 根据病情做好各项监测记录

续表

日期	项目	护理内容
入院当天	护理	5. 观察并发症：如高血钾、急性肺水肿、心律失常等，配合做好抢救工作 6. 根据病情留陪员，打开（起）.床挡，确保安全
	健康宣教	向患者讲解疾病相关知识、安全知识、服药知识等，教会患者或家属准确记录出入量和体重，各种检查注意事项
第2天	评估	评估神志、生命体征、有管路者观察管路情况及患者的心理状态，对疾病相关知识的了解等情况
	治疗	按医嘱执行治疗
	检查	继续完善检查
	药物	密切观察各种药物作用和副作用
	活动	卧床休息，病症轻者可适当活动，注意安全
	饮食	同前
	护理	1. 基础护理、留置管道护理，皮肤、毛发、会阴等护理 2. 加强病情观察，重视巡视及患者的主诉，发现患者有高钾血症、急性左心衰竭等表现时，立即报告医生处理

5

续表

日期	项目	护理内容
第2天	护理	3. 严重水肿者，观察皮肤情况，保持床单位平整、无碎屑，避免压疮发生 4. 针对有透析管路的患者每日观察伤口有无渗血、渗液 5. 做好心理护理
	健康宣教	讲解疾病相关知识，透析管路的维护、药物的服用方法，准确记录出入量的重要性
第3~15天	活动	遵医嘱适当活动
	健康宣教	1. 需肾穿刺者，讲解肾穿刺术相关知识 2. 派发健康教育宣传单 3. 讲解并发症的预防知识
		其余同前
出院前1天	健康宣教	出院宣教： 1. 服药指导 2. 学会正确记录出入量 3. 注意保暖，防外感，保持乐观心态 4. 需长期透析者学会相关管路维护知识 5. 饮食指导 6. 定时专科门诊复诊
	出院随访	出院1周内电话随访第1次，3个月内随访第2次，6个月内随访第3次，以后1年随访1次

5

第六节 慢性肾衰竭

慢性肾脏病（chronic kidney disease，CKD）是指患者肾损害或肾小球滤过率（glomerular filtration rate，GFR）<60ml/（min·1.73m²）持续至少 3 个月。肾损害是指肾脏的结构或功能异常，表现为肾脏病理形态学异常或者血尿异常、影像学异常。2012 年发表的一篇关于中国慢性肾脏病患病率调查研究显示，我国成年人群中 CKD 的总患病率为 10.8%，患者数超过 1 亿。2012年美国肾脏病基金会（National Kidney Foundation，NKF）K/DOQI 专家组提出对 CKD 新的分期方法，将 CKD 分为5 期（表 5-6-1）。通常患者病情进展至 CKD5 期时即被称为终末期肾脏病（end stage renal disease，ESRD）。

表 5-6-1 CKD 分期

分期	特征	GFRml/（min·1.73m²）
G1	肾损害伴 GFR 正常或升高	≥90
G2	肾损害伴 GFR 轻度下降	60~89
G3A	GFR 轻度至中度下降	45~59
G3B	GFR 中度至重度下降	30~44
G4	GFR 重度下降	15~29
G5	肾衰竭	<15

注：适用于中国患者的 GFR 计算公式：

$$GFR（ml/min）= \frac{148.4 - 1.06 \times 年龄（岁）\times 体重（kg）\times 0.85（女性）}{72 \times 血肌酐（mg/dl）} + 23.75$$

【临床表现】

CKD 起病隐匿，1~2 期常无典型症状或明显症状，因肾脏代偿功能仅表现为基础疾病的症状，如尿液异常。当疾病发展到 3~5 期时，才会出现明显的临床症状。当患者的多个系统功能紊乱时其疾病即进展至终末期。

1. 水、电解质、酸碱平衡紊乱

（1）水钠代谢紊乱：此时易出现血压升高、左心功能不全和脑水肿。低血容量主要表现为低血压和脱水。低钠血症的原因，既可因缺钠引起（真性低钠血症），也可因水过多或其他因素所引起（假性低钠血症），以后者更为多见。

（2）钾代谢紊乱：临床上主要表现为高钾血症，有时患者因钾摄入不足、胃肠道丢失过多或过度应用排钾利尿剂时可出现低钾血症。

（3）钙磷代谢紊乱：主要表现低钙血症、高磷血症和继发性甲状旁腺功能亢进，少数有高钙血症。临床表现有神经肌肉应激性增加、手足搐搦、瘙痒、皮肤和皮下组织转移性钙化、骨营养不良（近端肌病、软组织钙化和骨病）。

（4）高镁血症：高镁可引起食欲不振、血压下降、腱反射减弱和肌无力、言语障碍、嗜睡、昏睡、心动过缓，严重者可致心搏骤停等。

（5）代谢性酸中毒：酸中毒最主要的危害是心血管系统和中枢神经系统功能障碍，可产生致死性室性心律失常、心肌收缩力降低以及儿茶酚胺反应性降低。部分轻中度 CKD 患者中可有高氯血症性代谢性酸中毒，患者可表现为食欲不振、呕吐、虚弱无力、呼吸深长等。

2. 糖、脂肪、蛋白质和氨基酸代谢障碍

（1）血糖紊乱：患者血糖升高主要因胰岛素抵抗、肝脏葡萄糖输出增加、胰岛素分泌异常、肾脏对胰岛素清除率下降等机制引起。亦可发生自发性低血糖，或因长期进食不足，严重营养不良引起低血糖。

（2）脂代谢紊乱：表现为高甘油三酯血症、高胆固醇血症。

（3）蛋白质和氨基酸代谢障碍：表现为蛋白质、氨基酸合成下降，如不纠正，儿童可出现生长发育迟缓，成人则表现为营养不良。

3. 各系统功能障碍

（1）消化系统：消化系统症状是 CKD3～5 期患者最早和最突出的表现。食欲减退是最常见的早期表现。ESRD 患者可出现口腔炎、口腔黏膜溃疡、口臭、呼出气体中有尿味和金属味，腮腺肿大，食管黏膜出血，胃或十二指肠溃疡甚至上消化道出血等。

（2）心血管系统：高血压、动脉粥样硬化、心肌病、心包炎、心功能不全表现。

（3）呼吸系统：咳嗽、痰中带血、胸闷、气短、呼吸困难、尿毒症性胸膜炎、胸腔积液、肺钙化等。

（4）神经系统

1）中枢神经系统表现：早期表现可有功能抑制，如疲乏、注意力不集中、失眠；之后患者可有行为异常、抑郁、记忆力减退，判断力、定向力和计算力障碍，同时可伴发神经肌肉兴奋症状，如肌肉颤动或痉挛、呃逆、抽搐等；晚期则表现为抑郁或躁狂、精神错乱、幻觉等，可出现肌阵挛、震颤和舞蹈病，甚至昏迷。

2）周围神经系统表现：常见下肢疼痛、灼痛和痛觉过敏，运动后消失，称之为下肢不安综合征，进一步发展则有机体无力、步态不稳、深腱反射减弱，最后则出现运动障碍。

3）自主神经功能障碍：部分患者可出现直立性低血压、发汗障碍、神经源性膀胱炎和早泄等。

（5）血液系统：贫血、出血倾向如鼻出血、皮肤瘀斑、月经量增多、术后伤口出血和牙龈出血等，严重者可有出血性心包炎，腹膜后、消化道甚至颅内出血。也可出现血栓倾向。

（6）运动系统：ESRD 患者可出现骨病如骨痛、自发性骨折、关节炎，还可出现肌病，表现为严重肌无力，常以近心端肌肉受累为主，可表现为举臂或起立困难、企鹅样步态等；儿童常有生长发育迟缓及佝偻病表现，成人亦可发生腰椎侧突或脊柱后突等骨骼畸形。

（7）皮肤变化：皮肤瘙痒、面色苍白或呈黄褐色，严重者皮肤有尿素霜。

（8）免疫系统：免疫力低下，常伴有感染。

（9）内分泌系统：性激素紊乱（闭经、不育等）、甲状腺功能低下、体温调节紊乱。

【并发症】

慢性肾衰竭是在各种慢性肾脏病基础上发展而成的，较常见的有高钾血症、高血压病、急性左心衰竭、消化道出血、DIC、多脏器功能衰竭等。

【治疗】

慢性肾衰竭治疗的原则和重点还是积极控制造成肾衰竭的各种原发病，如高血压、糖尿病、肾小球肾炎等。

1. 控制血糖　严格控制血糖，根据 2012 年 K/DIGO 指南及 2014 年中华医学会糖尿病学分会微血管并发症学组制定的《糖尿病肾病防治专家共识》，应使患者糖化血红蛋白 <7%，并降低尿蛋白量，或减轻微量白蛋白尿，可延缓肾功能进一步恶化，减少并发症，提高患者的生存率和生活质量。

2. 控制高血压　严格控制血压是干预 CKD 进展的最重要措施。CKD1～4 期患者血压控制靶目标 <130/80mmHg。针对 CKD5 期患者目前建议患者血压控制靶目标 <140/90mmHg。正确选择降压药、严格控制高血压是治疗的关键。ACEI、ARB、利尿剂、CCB 与 β 受体阻滞剂均可以作为一线降压药物。为有效控制高血压常需要多种降压药物联合使用，最多见的是 ACEI 和（或）ARB 与 CCB 以及利尿剂联合应用。

3. 饮食疗法　应在保护肾功能基础上纠正患者营养不良或平衡患者营养状况。CKD5 期患者必要时可加用必需氨基酸或 α-酮酸。

4. 纠正水、电解质紊乱和酸碱平衡失调。

5. 改善脂质代谢紊乱　CKD 患者常有脂质代谢异常表现，应用降脂药物如他汀类药物可以降低心血管疾病的发病和死亡风险。

6. 控制感染　CKD 患者免疫力低下，极易并发感染，特别是肺部和尿路感染，应及时使用合适的抗生素，禁用或慎用肾毒性药物。

7. 透析治疗　CKD患者应根据病情发展及临床透析指征适时透析治疗。

【健康教育与管理】

慢性肾脏疾病患者的健康教育是延缓疾病进展的最主要的措施之一，应使患者了解或掌握以下内容：①应知晓导致肾功能恶化的各种诱因如药物、容量不足、感染等。②学会正确记录出入量。③知晓常见并发症的临床表现，如有异常及时就医。④了解常用药物的作用、正确用量、用法、不良反应。⑤长期血液透析患者，学会如何维护管路，如何观察伤口情况、及常见并发症的表现。⑥腹膜透析患者，告知患者腹膜透析的并发症及护理知识，教会患者腹膜透析操作及外出口护理，指导患者观察每次腹透液的量、色、性状等，观察外出口皮肤及短管情况；⑦知道什么情况下应去医院就诊。

【预后】

慢性肾衰竭为不可逆病变，病程可长达数年，发展至尿毒症时死亡率较高，透析治疗或肾移植能显著延长患者的生存时间和生存质量。患者的预后受原发疾病治疗情况、是否存在加重肾损害的危险因素、血压控制情况、营养状况、并发症、替代治疗以及患者的经济条件等多种因素影响。

【护理】

慢性肾衰竭的护理见表5-6-2。

表5-6-2　慢性肾衰竭的护理

日期	项目	护理内容
入院当天	评估	1. 一般评估：神志，生命体征，发病过程、原因及诱因、用药史、目前主要症状、心理状态、阳性体征、各项实验室检查结果等

续表

日期	项目	护理内容
入院当天	评估	2. 专科评估：监测患者每日体重、出入量等，以评估患者的血容量水平，有无液体超负荷；有透析管路患者评估患者管路是否固定良好、通畅、有无外出口的皮肤感染征象，以及有无全身感染征象、管路滑脱风险等
	治疗	根据病情吸氧，并监测血压、心率、血氧、呼吸的变化，建立静脉通道
	检查	按医嘱做相关检查，如心功能、肺功能、X线胸片、B超、抽血、留尿标本等
	药物	按医嘱正确使用激素类、免疫抑制剂类等药物，并且注意用药后的观察
	活动	嘱患者卧床休息，病情严重者床上解二便，病情轻者可适当活动，如散步或在力所能及的情况下生活自理
	饮食	1. 应给予患者优质低蛋白、低磷、高钙饮食，适当限制钠盐和钾盐的摄入，蛋白质摄入根据肾功能而定 2. 高血钾患者限制钾的摄入，禁食香蕉、橙子等高钾饮食

5

续表

日期	项目	护理内容
入院当天	饮食	3. 水负荷重者，遵医嘱限制液体的入量 4. 供给患者足够热量，以减少体内蛋白质的消耗
	护理	1. 病室温湿度适宜，床头摇高，呈半卧位，床单位干净、平整，根据病情准备气垫床，备急救车、监护仪等备用装置 2. 做好入院介绍，主管护士自我介绍 3. 制定相关的护理措施，如口腔护理，管道留置护理，皮肤、毛发、会阴、肛周护理措施 4. 根据病情做好各项监测记录 5. 观察并发症：如高血钾、急性肺水肿、心律失常等，配合做好抢救工作 6. 根据病情留陪员，打起床挡，确保安全
	健康宣教	向患者讲解疾病相关知识、安全知识、服药知识等，教会患者或家属准确记录出入量和体重，各种检查注意事项
第2天	评估	神志、生命体征、有管路者观察管路情况及患者的心理状态，对疾病相关知识的了解等
	治疗	按医嘱执行治疗

5

续表

日期	项目	护理内容
第2天	检查	继续完善检查
	药物	密切观察各种药物作用和副作用
	活动	卧床休息，适当活动，注意安全
	饮食	同前
	护理	1. 基础护理、留置管道护理，皮肤、毛发、会阴等护理 2. 加强病情观察，重视巡视及患者的主诉，发现患者有高钾血症、急性左心衰竭等表现时，立即报告医生处理 3. 严重水肿者，观察皮肤情况，保持床单位平整、无碎屑，避免压疮发生 4. 针对有透析管路的患者每日观察伤口有无渗血、渗液 5. 做好心理护理
	健康宣教	讲解疾病相关知识，透析管路的维护、药物的服用方法，准确记录出入量的重要性
第3～15天	活动	遵医嘱适当活动
	健康宣教	1. 派发健康教育宣传单 2. 讲解并发症的预防知识 3. 有管路者传授相关管路维护的知识
		其余同前

5

续表

日期	项目	护理内容
出院前1天	健康宣教	出院宣教： 1. 服药指导 2. 学会正确记录出入量、体重 3. 注意保暖，防外感，保持乐观心态 4. 需长期透析者学会相关管路维护知识 5. 饮食指导 6. 讲解并发症的相关预防知识 7. 定时专科门诊复诊
	出院随访	出院1周内电话随访第1次，3个月内随访第2次，6个月内随访第3次，以后1年随访1次

5

第六章

血液系统疾病
病人的护理

第一节　血液系统疾病病人常见
症状体征的护理

一、出血

出血（bleeding，hemorrhage）是血小板数目减少及其功能异常、毛细血管脆性或通透性增加、血浆中凝血因子缺乏以及循环血液中抗凝物质增加，即止血、凝血功能障碍而引起的自发性出血或轻微损伤后出血不止的一种症状。出血部位可遍及全身，以皮肤、牙龈及鼻腔出血最为多见，此外，还可发生关节腔、肌肉和眼底出血，内脏出血多为重症，可表现为消化道出血（呕血、便血）、泌尿道出血（血尿）及女性生殖道出血（月经过多）等，最严重的是颅内出血而导致死亡。

【临床表现】

1. 皮肤、黏膜出血　皮肤黏膜出血表现为血液淤积于皮肤或黏膜下，形成红色或暗红色斑。压之不褪色，视出血面积大小可分为瘀点（亦称出血点，直径不超过2mm）、紫癜（直径 3～5mm）和瘀斑（直径大于5mm）。

2. 鼻出血　鼻出血由于原因不同其表现各异，多数鼻出血为单侧，亦可为双侧；可间歇反复出血，亦可呈持续性出血。出血量多少不一，轻者鼻涕中带血、数滴或数毫升，重者可达几十毫升甚至数百毫升以上，导致失血性休克。反复出血可引发贫血。少数少量出血可自止或自行压迫后停止。

3. 口腔、牙龈出血　是指牙龈自发性的或由于轻微刺激引起的少量流血。轻者表现为仅在吮吸、刷牙、咀嚼较硬食物时唾液中带有血丝，重者在牙龈受到轻微刺激时即出血较多甚至自发性出血。

4. 关节腔出血或深部组织出血　深部组织出血常见于较深皮下、肌肉、关节腔及浆膜腔等部位。血肿较大时可引起胀痛，压迫邻近组织器官引起疼痛及功能障碍等。关节出血常见于负重关节如膝、踝、肘、腕及髋关节等。早期可见关节肿胀、疼痛，关节穿刺可抽出不易凝固的陈旧性血液。反复关节出血可导致关节永久性畸形及严重功能障碍。浆膜腔出血主要见于腹腔、胸膜、心包及睾丸鞘膜出血。

5. 内脏出血　内脏出血临床可表现为咯血、呕血、便血、血尿、阴道出血、月经量过多或淋漓不尽，出血量较大时除相应器官、系统症状外，还可伴有失血引起的循环障碍，甚至休克等症状。

6. 眼底出血　突发视野缺损或视力下降。

7. 颅内出血　颅内出血是血液病患者死亡的主要原因之一。表现为突然出现头痛、视力模糊、呼吸急促、喷射性呕吐甚至昏迷，双侧瞳孔不等大、对光反射迟钝。

【病情观察与一般护理】

1. 病情观察

（1）注意观察病人出血的发生部位与范围、主要表现形式、发展或消退情况；

（2）及时发现新的出血、重症出血及其先兆，并应结合病人的基础疾病及相关实验室或其他　辅助检查结果，做出正确的临床判断，以利于及时护理与抢救配合。

（3）急性早幼粒细胞性白血病（M3）是出血倾向

最明显的一种白血病，注意监测血小板和凝血象，严重的患者可发生自发性出血。

高热、失眠、情绪波动等均可增加病人出血甚至颅内出血的危险。

2. 一般护理 若出血仅局限于皮肤黏膜，无须太多限制；

（1）血小板计数小于 $50 \times 10^9/L$，应减少活动，增加卧床休息的时间；

（2）严重出血或血小板计数小于 $20 \times 10^9/L$ 者，必须绝对卧床休息，协助生活护理；

（3）鼓励病人进食高蛋白、高维生素、易消化的软食或半流质，禁食过硬、粗糙的食物；

（4）保持大便通畅，勿用力排便，以免腹压骤增而诱发内脏出血，尤其是颅内出血，便秘者可使用开塞露或缓泻剂。

3. 输血或用药护理 出血明显者，遵医嘱输注新鲜全血、浓缩血小板、新鲜血浆或抗血友病球蛋白浓缩剂等，并合理使用各种止血药物。密切观察各种输液反应及药物副作用。

4. 心理护理 告知病人出血的原因、诱发和加重出血的因素、主要治疗和护理配合要求等。进行护理操作时，应沉着冷静、敏捷准确，以增加病人的安全感和信任感。出血时应及时清除血迹，消除不良刺激。嘱病人休息，保持安静，以利于止血。

【护理】

出血评估及各部位出血预防与护理见表6-1-1。

表 6-1-1 出血评估及各部位出血预防与护理

分类	项目	护理内容
评估	病史评估	1. 注意询问患者出血的主要表现形式，发生的缓急、主要部位与范围 2. 有无明确的原因或诱因

续表

分类	项目	护理内容
评估	病史评估	3. 有无内脏出血及其严重程度 4. 女性病人的月经情况，有无月经量过多或淋漓不尽 5. 有无诱发颅内出血的危险因素及颅内出血的早期表现 6. 出血的主要伴随症状与体征 7. 个人或家族中有无相关病史或类似病史 8. 出血后病人的心理反应
	身体评估	重点评估有无与出血相关的体征及特点，如： 1. 有无皮肤黏膜瘀点、瘀斑，其数目、大小及分布状况 2. 有无鼻腔黏膜与牙龈出血 3. 有无伤口渗血 4. 关节有无肿胀、压痛、畸形及其功能障碍等 5. 对于同时或突发主诉有头痛的病人，要注意检查瞳孔的形状、大小、对光反射是否存在，有无脑膜刺激征及其生命体征与意识形态的变化
	实验室及其他检查	有无血小板计数下降、凝血时间延长、束臂实验阳性、凝血因子缺乏等改变
皮肤出血	护理	1. 保持床单平整，被褥衣着轻软 2. 各项护理操作轻柔 3. 减少穿刺次数 4. 避免拍打或用力揉擦

6

续表

分类	项目	护理内容
皮肤出血	护理	5. 穿刺处拔针后需延长按压时间（5~10分钟），必要时加压包扎
	健康宣教	避免人为的损伤而导致或加重出血，如：避免肢体的碰撞或外伤、沐浴或清洗时避免水温过高或用力过猛、勤剪指甲，避免抓伤。高热病人禁用酒精擦浴
鼻出血	护理	1. 防止鼻黏膜干燥出血：保持室内相对湿度在50%~60%左右，秋冬季节可局部使用液状石蜡或抗生素眼膏 2. 少量出血时可用干棉球或明胶海绵填塞，无效者可用肾上腺素棉球或凝血酶棉球填塞，并局部冷敷 3. 出血严重时，可请五官科会诊，予凡士林纱条填塞，指导患者切勿私自拔除
	健康宣教	勿抠鼻或用力擤鼻，保持鼻腔湿润
口腔牙龈出血	护理	1. 尽量避免食用煎炸、带刺或含骨头的食物、带壳的坚果类食品以及质硬的水果 2. 牙龈渗血时，可用凝血酶或肾上腺素棉球、明胶海绵片贴敷或局部压迫止血

6

续表

分类	项目	护理内容
口腔牙龈出血	护理	3. 出血明显时也可使用去甲肾上腺素 8mg 加入 100ml 0.9% 生理盐水中含漱，同时遵医嘱使用止血药物 4. 注意口腔卫生，必要时进行口腔护理
	健康宣教	避免口腔黏膜或牙龈损伤，使用软毛牙刷刷牙，忌用牙签剔牙。进食软食，细嚼慢咽，避免口腔黏膜的损伤。注意口腔卫生，使用软毛牙刷刷牙，忌用牙签剔牙
眼底出血	护理	减少活动，尽量让病人卧床休息
	健康宣教	嘱病人勿揉眼睛，以免加重出血
关节腔出血或深部血肿	护理	1. 一旦发生出血，立即停止活动，卧床休息 2. 关节腔出血者宜抬高患肢并安置良肢位 3. 深部组织出血者测量血肿范围，局部冷敷，亦可同时局部压迫止血 4. 出血停止后，改为热敷，促进淤血消散
	健康宣教	避免剧烈运动
阴道出血	护理	1. 局部垫消毒的棉质卫生巾 2. 保持会阴部清洁，防止泌尿、生殖道逆行感染
颅内出血	护理	1. 预防 (1) 保证充足睡眠，避免情绪

6

续表

分类	项目	护理内容
颅内出血	护理	激动、剧烈咳嗽和屏气用力等 （2）伴有高热病人需及时有效地降温 （3）伴有高血压者需监测血压 （4）病人血小板低于 20×10^9/L，应绝对卧床休息，减少活动 2. 颅内出血先兆的观察　病人突然出现意识改变、头痛、视力模糊、呼吸急促、喷射性呕吐、颈项强直、双侧瞳孔不等大、对光反射迟钝等改变，提示有颅内出血 3. 急救与护理　及时与医生取得联系，积极配合抢救 （1）立即去枕平卧，头偏向一侧，保持呼吸道通畅，及时清理口腔内分泌物 （2）吸氧 3L/min； （3）迅速建立 2 条静脉通道，遵医嘱快速滴注 20% 甘露醇（30分钟内滴完），以降低颅内压 （4）遵医嘱输注止血、降压、利尿药物，必要时成分输血 （5）严密监测患者生命体征、意识状态以及瞳孔的变化，及时报告医生 （6）留置尿管，记录尿量 （7）做好病人及家属的心理护理
内脏出血	护理	呼吸道出血、消化道出血见本书有关章节

6

二、发热

发热（fever）是血液病病人的常见症状，具有持续时间长、热型不一、一般抗生素治疗效果不理想的特点。常见于再生障碍性贫血、白血病和淋巴瘤等。其主要原因是由于白细胞数量减少和功能缺陷、免疫抑制剂的应用以及贫血或营养不良等，导致机体抵抗力下降、继发各种感染所致。感染一般不易控制。感染部位常见于呼吸道、泌尿道、口腔黏膜及肛周皮肤，并可发生败血症。此外，肿瘤细胞所产生的内源性致热因子，如肿瘤坏死因子（TNF）、白细胞介素-1（IL-1）和白细胞介素-6（IL-6），也是导致恶性肿瘤病人持续发热的原因之一。

【护理】

发热的护理见表 6-1-2。

表 6-1-2　发热的护理

分类	项目	护理内容
评估	病史评估	1. 了解病人发热出现的急缓、热度及其热型特点 2. 有无感染的诱因，如过度疲劳、受凉、与感染性疾病病人的接触史（如感冒等）、皮肤黏膜损伤、肛裂、各种治疗与护理导管的放置（如导尿管、PICC 导管、留置针）等 3. 有无相关感染灶的临床表现（如咽部不适或咽痛、牙痛、咳嗽咳痰、胸痛、呼吸困难、尿路刺激征、腹痛、腹泻、肛周疼痛、局部皮肤红肿与疼痛、女性病人外阴瘙痒及异常分泌物等）

6

续表

分类	项目	护理内容
评估	身体评估	重点观察病人的生命体征，尤其是体温。同时评估： 1. 皮肤有无红肿、溃烂，局部有无脓性分泌物 2. 口腔黏膜有无溃疡，牙龈有无出血、溢脓 3. 咽部和扁桃体有无充血、肿大及其脓性分泌物 4. 肺部有无啰音 5. 腹部及输尿管部位有无压痛，肾区有无叩痛 6. 肛周皮肤有无红肿、触痛，局部有无波动感 7. 女性病人外阴情况等
	实验室及其他检查	血常规、尿常规及 X 线胸片检查有无异常；双份血培养加药物敏感试验结果；不同感染部位的分泌物、渗出物或排泄物的细菌涂片或培养加药敏试验结果等
高热	护理	1. 休息 卧床休息，采取舒适体位，减少机体的消耗，必要时吸氧。病室开窗通风，温度适宜（22～24℃），病人宜穿透气、棉质的衣服，有寒战时应给予保暖 2. 补充营养及水分 鼓励病人多饮水，进食高热量、高维生素、营养丰富的半流质或软食，

6

续表

分类	项目	护理内容
高热	护理	必要时遵医嘱静脉补充电解质和营养，若为严重贫血、并发心力衰竭的病人，则需要限制液体摄入量并严格控制补液速度，不超过15滴/分 3. 降温 高热（体温≥38.5℃）者可先给予物理降温（冰袋物理降温、温水擦浴），有出血倾向的患者禁用酒精擦拭，以防局部血管扩张而进一步加重出血。必要时遵医嘱给予药物降温，降温过程中注意监测体温的变化，观察病人降温后的反应，防止大量出汗引起虚脱 4. 病情观察与诊疗配合 定期监测体温并记录；同时还要注意观察感染灶的症状、体征及其变化情况；协助医生做好各种检验标本的采集及送检工作；遵医嘱正确配置和输注抗生素等药物，并注意其疗效与不良反应
	健康宣教	嘱病人多饮水、进食高热量、高维生素、营养丰富的半流质或软食。注意休息；注意个人卫生，出汗多时及时更换衣被，注意保暖。加强自我防护，避免感冒，谢绝探视，特别是有感染的人员

6

三、骨、关节痛

常见于恶性血液病，如白血病、多发性骨髓瘤和淋巴瘤等。主要与肿瘤细胞的过度增生或局部浸润，导致骨髓腔压力增高、局部瘤块形成及压迫、骨质疏松或溶骨性破坏、病理性骨折等有关。可表现为局部或全身关节疼痛以及压痛或叩击痛；发生骨折者，局部还可以出现畸形等临床表现。多发性骨髓瘤的病人多以骨痛为首发症状。

【护理】

骨、关节痛的护理见表 6-1-3。

表 6-1-3　骨、关节痛的护理

分类	项目	护理内容
评估	病史评估	1. 了解病人疼痛的部位、性质、程度、持续时间、有无伴随症状等 2. 了解过去有无疼痛经历，以往疼痛的规律及止痛剂的使用情况
	身体评估	1. 检查病人疼痛的部位，局部有无红肿、皮温有无增高 2. 有无疼痛的原因及诱因，如外伤等 3. 结合 X 线片检查，了解骨骼及关节有无改变
	疼痛评估工具	1. 数字评分法（numerical rating scale，NRS） 2. 面部表情图（face expressional，FES）
骨、关节疼痛	护理	1. 鼓励病人主动向医务人员描述疼痛的程度，并告知其忍痛是有害的

续表

分类	项目	护理内容
骨、关节疼痛	护理	2. 教会病人正确评估疼痛 3. 多数疼痛是可以通过药物治疗有效控制，应当在医生指导下正规治疗。目前临床上普遍采用 WHO 所推荐的三阶梯疗法，第一阶段选择非阿片类药物、解热镇痛药和抗炎类药，如阿司匹林、布洛芬、对乙酰氨基酚等，第二阶段选用弱阿片类药物，如氨酚待因、可待因、曲马多、布桂嗪等，第三阶段选用强阿片类药物，如吗啡、哌替啶、美沙酮等 4. 指导病人规律服药，密切观察有无不良反应并及时与医护人员沟通 5. 疼痛控制目标严格遵照 WHO 标准，即"333"原则：疼痛强度评分≤3 分，24 小时内暴发疼痛次数 <3 次，3 天内完成吗啡滴定原则 6. 帮助病人采取正确的姿势、提供舒适整洁的床单位，保持病室安静舒适 7. 多发性骨髓瘤患者减少搬动，避免引起疼痛加剧，同时避免自发性骨折发生
	健康宣教	教会病人分散注意力、减轻心理压力，有节律按摩、深呼吸、指导想象、听音乐等，嘱病人注意休息，保证睡眠质量

6

四、贫血

贫血（anemia）指单位容积外周血液中血红蛋白浓度（Hb）、红细胞计数（RBC）和血细胞比容（HCT）低于相同年龄、性别和地区正常值下限的一种常见的临床症状。贫血不是一种独立的疾病，各系统疾病均可引起贫血。贫血是血液病最常见的症状之一，常见于缺铁性贫血、再生障碍性贫血、溶血性贫血及各种恶性血液病等。详见本章第二节。

第二节 贫血病人的护理

一、概述

在贫血的诊断及其严重程度的判断中，因某些病理因素可引起红细胞的形态和体积异常，导致其数目的减少与血红蛋白浓度下降不成比例，由于红细胞容量测定较复杂，临床上常以血红蛋白浓度降低作为贫血的诊断及其严重程度的依据。一般认为在平原地区，成年人贫血的诊断标准见表 6-2-1。

6

表 6-2-1　贫血的诊断标准

性别	Hb（g/L）	RBC	HCT
男	<120	<4.5 × 10^{12}/L	0.42
女	<110	<4.0 × 10^{12}/L	0.37
妊娠期女性	<100	<3.5 × 10^{12}/L	0.30

【分类】

贫血有多种分类方法，综合了解与使用贫血的分类方法，有助于病因、病情及其预后的估计，从而指导临床预防、治疗与护理。

1. 根据临床特点分类　见表 6-2-2。

表 6-2-2　贫血分类

临床特点	分类
贫血进展速度	急性贫血、慢性贫血
红细胞形态	大细胞性贫血、正常细胞性贫血、小细胞低色素性贫血
血红蛋白浓度	轻度贫血、中度贫血、重度贫血、极重度贫血
按骨髓红系增生情况	增生性贫血（如溶血性贫血、缺铁性贫血、巨幼细胞贫血等）、增生低下性贫血（如再生障碍性贫血等）

2. 根据细胞类型分类　即根据平均红细胞容积（MCV）、平均红细胞血红蛋白浓度（MCHC）分类，见表 6-2-3。

表 6-2-3　贫血的细胞形态学分类

类型	MCV (fl)	MCHC (%)	常见疾病
大细胞性贫血	>100	32~35	巨幼细胞贫血
正常细胞性贫血	80~100	32~35	再生障碍性贫血、急性失血性贫血、溶血性贫血
小细胞低色素性贫血	<80	<32	缺铁性贫血、铁粒幼细胞性贫血、珠蛋白生成障碍性贫血

3. 根据病因、发病机制分类　分为红细胞减少性贫血、红细胞破坏过多性贫血及失血性贫血，各类常见疾病见图 6-2-1。

6

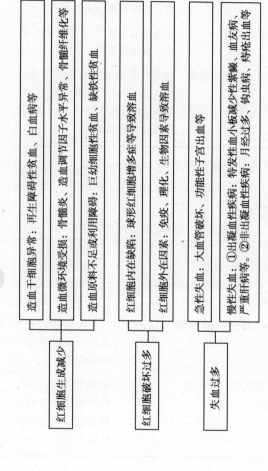

图 6-2-1 贫血的病因学分类及常见疾病

红细胞生成减少
- 造血干细胞异常：再生障碍性贫血、白血病等
- 造血微环境受损：骨髓炎、造血调节因子水平异常、骨髓纤维化等
- 造血原料不足或利用障碍：巨幼细胞性贫血、缺铁性贫血

红细胞破坏过多
- 红细胞内在缺陷：球形红细胞增多症等导致溶血
- 红细胞外在因素：免疫、理化、生物性因素导致溶血

失血过多
- 急性失血：大血管破坏、功能性子宫出血等
- 慢性失血：①出凝血性疾病：特发性血小板减少性紫癜、血友病、严重肝病等。②非出凝血性疾病：月经过多、钩虫病、痔疮出血等

4. 根据血红蛋白浓度分类　可将贫血划分为四个等级，见表6-2-4。

表6-2-4　贫血的严重程度划分标准

贫血严重程度	血红蛋白（g/L）	临床表现
轻度	>90	症状轻微
中度	60～90	活动后感心悸气促
重度	30～59	静息状态下仍感心悸气促
极重度	<30	常合并贫血性心脏病

【临床表现】

贫血的临床表现与贫血的严重程度、贫血发生发展的速度、个体的代偿能力及其对缺氧的耐受性有关。尽管贫血的病因及其机制各不相同，但都有着共同的临床表现，主要包括以下几个方面：

1. 一般表现　疲乏、困倦、软弱无力为贫血病人最常见和最早出现的症状，但对贫血的诊断缺乏特异性。皮肤黏膜苍白是贫血最突出的体征，是病人就诊的主要原因。以睑结膜、口唇与口腔黏膜、舌质、甲床及手掌等部位的检查结果较可靠，检查时应注意环境温度、人种肤色及人为因素（如化妆）等的影响。皮肤、黏膜可表现为粗糙、缺少光泽甚至形成溃疡，与贫血的原发病有关。溶血性贫血的病人可出现皮肤、黏膜黄染。此外，部分严重贫血的病人可出现低热、创口愈合较慢，容易并发各种感染。偶见眼底苍白及视网膜出血。

2. 神经系统　脑组织由于缺血、缺氧，无氧代谢增加，能量合成减少，病人可出现头晕、头痛、眼花、耳鸣、失眠、多梦、注意力不集中、记忆力下降等症状，严重贫血者可出现晕厥，老年人尚可出现神志模糊及精神异常的表现。

6

3. 呼吸系统 轻度贫血无明显表现，仅活动后出现呼吸深快，中度以上贫血的病人主要表现为呼吸频率加快及不同程度的呼吸困难。若合并心力衰竭导致肺淤血，病人呼吸困难会进一步加重并可出现咳嗽、咳痰等。

4. 心血管系统 心血管系统的主要表现为心悸、气促，活动后明显加重，症状轻重与贫血的严重程度和个体的活动量有关。轻度贫血者仅活动后有心悸。贫血越重、时间越长、活动量越大会导致贫血性心脏病，病人出现心率变化、心律失常、心脏扩大，甚至全心衰的表现。上述心脏形状和功能的改变多为可逆，贫血纠正后可消失。

5. 消化系统 如食欲减退、恶心、腹胀、便秘、腹泻等，与消化腺分泌减少甚至腺体萎缩有关。

6. 泌尿生殖内分泌系统 ①血管外溶血出现无胆红素的高尿胆原尿；②血管内溶血出现血红蛋白尿和含铁血黄素尿，严重时游离血红蛋白堵塞肾小管，引起急性肾衰竭；③男性特征减弱，与贫血影响睾酮分泌有关；④女性月经不调，与贫血影响女性激素分泌有关；⑤长期贫血影响各内分泌腺及肾脏激素分泌等。

【治疗】

治疗贫血以病因治疗为首要原则，积极寻找和去除病因是治疗贫血的关键环节。对症及支持治疗可短期内改善贫血，恢复血容量，缓解组织器官的缺氧状态、恢复其功能，其主要方法是输血。

【护理】

贫血的护理见表6-2-5。

表6-2-5 贫血的护理

分类	项目	护理内容
评估	病史评估	1. 评估病人发生贫血的时间及进展

分类	项目	护理内容
评估	病史评估	2. 评估引起贫血的原因：①疾病史：如消化性溃疡、痔疮、肿瘤等；②用药史：如抗肿瘤药物、氯霉素类抗生素、磺胺类药物等；③物理化学物质的接触史：如 X 线、核放射性元素、苯类等；④饮食习惯：如饮食结构不合理，特别是食物中缺乏铁、叶酸、维生素 B_{12} 等 3. 评估贫血的临床表现：贫血的一般表现及伴随症状与体征
	身体评估	1. 重点评估与贫血严重程度相关的体征，如皮肤黏膜苍白程度、心率与心律的变化、有无杂音及心力衰竭表现等 2. 有无各类贫血的特殊体征和原发病的体征，如缺铁性贫血的反甲、营养性巨幼红细胞性贫血的"镜面样舌"、溶血性贫血的黄疸、再生障碍性贫血的出血与感染、恶性血液病的肝、脾、淋巴结肿大等
	实验室及其他检查	血常规、尿常规、粪常规、肝肾功能、骨髓检查等结果，原发病相关的检查及重症病人心电图检查

6

续表

分类	项目	护理内容
贫血	护理	1. 休息与活动　指导病人合理休息与活动，减少机体耗氧量。轻度贫血者，无须太多限制，避免过度疲劳。中度贫血者，增加卧床休息时间，鼓励生活自理，并指导病人在活动中进行自我监控，若自测脉搏≥100 次/分或出现明显心悸、气促时，应停止活动。必要时，在病人活动时给予协助，防止跌倒。重度贫血患者应给予舒适体位（如半卧位）卧床休息，待病情好转后可逐渐增加活动量 2. 吸氧：严重贫血病人应给予氧气吸入，以改善组织缺氧 3. 饮食护理：给予高蛋白、高维生素、易消化饮食。针对各种贫血的具体护理措施详见各种贫血的护理 4. 成分输血护理：认真做好输血查对工作，控制输血速度，加强监测和观察，及时发现和处理输血反应 5. 预防感染和出血：重症病人，尤其是伴有白细胞和血小板减少者，应注意预防感染和出血

6

分类	项目	护理内容
贫血	健康宣教	1. 介绍疾病相关知识、自我保健、自我护理方法，指导病人注意自我防护。如由平卧到坐时动作要缓慢，站起或行走时若感头晕或心悸，要立即睡倒或蹲下 2. 注意平衡膳食，加强营养 3. 积极治疗原发疾病 4. 教会病人学会自我管理、监测病情 5. 心理护理：慢性贫血病人往往因贫血时间较长，而心理负担较重，要耐心开导、鼓励病人克服消极情绪，积极配合医生治疗；急性贫血病人往往因突然发病而过度紧张，缓解病人紧张情绪

6

【各种类型贫血特征比较】

各种类型贫血特征见表6-2-6。

二、缺铁性贫血

缺铁性贫血（iron deficiency anemia，IDA）是指体内贮存铁不足，导致血红蛋白合成减少而引起的一种小细胞低色素性贫血。机体铁的缺乏可分为三个阶段：即体内贮存铁耗尽，继之红细胞内铁缺乏，最终导致缺铁性贫血。缺铁性贫血是机体铁缺乏症的最终阶段，是最常见的一种贫血。缺铁和铁利用障碍影响血红素合成，因此有学者称之为血红素合成异常性贫血，以生长发育期的儿童和育龄妇女发病率较高。在多数发展中国家，约2/3的儿童和育龄期妇女缺铁，其中1/3患缺铁性贫

表6-2-6　各种类型贫血特征

项目	缺铁性贫血	巨幼细胞贫血	再生障碍性贫血	溶血性贫血
性质	小细胞低色素性贫血	大细胞贫血	正细胞贫血	正细胞贫血
病因	缺铁	缺叶酸、维生素 B_{12}	造血干细胞病变	红细胞破坏
表现	皮肤、黏膜、神经特异表现	消化、神经表现	出血、贫血、感染	贫血、黄疸、慢性者脾大
血象	小细胞低色素红细胞	大红细胞	三系减少	成熟红细胞减少，网织红细胞增加
骨髓象	骨髓增生活跃、细胞体积偏小、骨髓铁染色素红细胞外减少	骨髓增生活跃、细胞体积大	骨髓增生减低、脂肪滴增多、巨核细胞减少	骨髓幼红细胞高度增生
治疗	病因治疗、补充铁剂	补充叶酸、维生素 B_{12}	急性用 ATG、ALG、造血肝细胞移植，慢性首选雄激素治疗	避免诱因对症处理
护理	饮食护理、铁剂护理	饮食、用药护理	出血、贫血、感染护理、用药护理	病情观察、饮食、用药护理

6

血。在发达国家，亦有约20%的育龄妇女及40%的孕妇患缺铁性贫血，儿童的发病率高达50%，而成年男性为10%。

【临床表现】

本病多呈慢性经过，其临床表现包括原发病和贫血两个方面：

1. 缺铁原发病的表现　铁吸收不良性疾病：如消化性溃疡、慢性胃炎、溃疡性结肠炎、克罗恩病等；铁转运障碍性疾病：如无转铁蛋白血症、肝病；铁丢失过多性疾病：如功能性子宫出血、黏膜下子宫肌瘤、消化性溃疡、肿瘤、钩虫病、痔疮等疾病相应的临床表现。

2. 一般贫血共有的表现　常见症状及体征有面色苍白、乏力、易倦、头晕、头痛、眼花、耳鸣、心悸、气促、纳差等。

3. 缺铁性贫血的特殊表现

(1) 组织缺铁表现：如皮肤干燥、角化、萎缩、无光泽，毛发干枯易脱落，指（趾）甲扁平、不光整、脆薄易裂甚至出现反甲或匙状甲；黏膜损害多表现为口角炎、舌炎、舌乳头萎缩，可有食欲下降，严重者可发生吞咽困难。

(2) 神经、精神系统异常　儿童较明显，如过度兴奋、易激惹、好动、难以集中注意力、发育迟缓、体力及智力下降等。少数病人可有异食癖，约1/3病人可发生末梢神经炎或神经痛，严重者可出现智力发育障碍等。

【并发症】

贫血性心脏病。

【治疗】

治疗缺铁性贫血的原则：根除病因，补足贮铁。

1. 病因治疗　病因治疗是治疗缺铁性贫血的首要原则。对铁需求增多的青少年、婴幼儿或孕妇、哺乳妇女应改善饮食；月经过多引起者应调节月经；寄生虫感染

6

者应驱虫治疗；有慢性胃炎、肠炎等消化道疾病以及其他疾病应予相应治疗。

2. 补充铁剂 铁剂治疗很重要，口服铁剂是补充铁的主要方法。治疗性铁剂有无机铁和有机铁两类。无机铁以硫酸亚铁为代表，有机铁则包括右旋糖酐铁、琥珀酸亚铁和多糖肽复合物等。无机铁的不良反应较有机铁明显。口服铁剂有效的表现先是外周网织红细胞增多，高峰在开始服药后 5~10 天，2 周后血红蛋白浓度上升，一般 2 个月左右恢复正常。铁剂治疗应在血红蛋白恢复正常后至少持续 4~6 个月，或待血清铁蛋白正常（＞50μg/L）后停药。若口服铁剂不耐受或胃肠道正常解剖部位发生改变而影响铁的吸收，可用铁剂肌内注射。右旋糖酐铁是最常用的注射铁剂，首次给药需用 0.5ml 作为试验剂量，1 小时后无过敏反应可给足量治疗，注射用铁剂的总需量按公式计算：（需达到的血红蛋白浓度-患者的血红蛋白浓度）×0.33×患者体重（kg）。

【健康教育与管理】

1. 生活指导 保证充足休息，减少机体耗氧量。病情好转后逐渐增加活动量，活动量以不加重症状为度，若病人自测脉搏≥100 次/分或出现明显心慌、气促时应停止活动。

2. 疾病知识教育 向病人介绍缺铁性贫血的病因、临床表现、对机体的影响以及预防治疗措施，提高病人及家属对该疾病的认识以及遵医行为，积极配合治疗原发病。

3. 饮食指导 指导病人保持均衡饮食，纠正不良的饮食习惯，避免偏食或挑食；养成良好的进食习惯，定时、定量，细嚼慢咽，必要时可少量多餐；用铁锅炒菜、做饭，以增加铁的摄入量；指导妊娠期、哺乳期妇女和生长期的儿童平衡膳食、多食含铁丰富且易吸收的食物如动物肉类、肝脏、血、蛋黄、鱼、海带与黑木耳等。

4. 用药指导 口服铁剂时应注意指导以下内容：

（1）为了减轻口服铁剂引起的恶心、呕吐、胃部不适等胃肠道反应，指导病人餐中或餐后服药。

（2）避免铁剂与牛奶、浓茶或咖啡、抗酸药物及 H_2 受体拮抗剂同服，可同时服用维生素 C 或稀盐酸等酸性药物或食物以促进铁的吸收。

（3）口服液体铁剂须使用吸管，以免牙齿及舌质染黑。

（4）告知病人服药期间大便会变黑，以消除病人顾虑。

（5）强调要按时、按剂量、按疗程服药。

（6）定期复查血象，观察治疗效果，避免药物过量而引起中毒或相关病变的发生。

5. 病情监测　教会病人自我监测，包括自觉症状、静息状态下呼吸及心率、能否平卧、有无水肿及尿量等，一旦出现症状加重应立即就诊。

【预后】

缺铁性贫血的预后主要取决于其病因能否被去除或原发病能否得到彻底治疗。若能去除病因、根治原发病，通过饮食调理和补充铁剂，病人多能完全康复。

【护理】

缺铁性贫血的护理见表6-2-7。

6

表 6-2-7　缺铁性贫血的护理

日期	项目	护理内容
入院当天	评估	1. 一般评估：神志，生命体征、面色、毛发等 2. 专科评估：甲床、口唇有无苍白，指甲形状，皮肤有无干燥、角化、萎缩、水肿及光泽度等，口腔黏膜及舌部，呼吸频率及心率、心律等，精神行为有无异常

续表

日期	项目	护理内容
入院当天	评估	3. 评估疾病史及生活环境、饮食习惯 4. 评估女性患者的月经情况，是否妊娠、哺乳 5. 评估压疮、跌倒风险 6. 评估病人的心理状态
	治疗	根据病情及医嘱给予吸氧、建立静脉通道，必要时予成分输血，做好输血护理
	检查	遵医嘱行相关检查，如骨髓穿刺、血常规、血型、X 线胸片等，正确留取标本
	药物	遵医嘱给予治疗原发病的药物，合理使用铁剂，观察用药的不良反应。铁剂治疗护理： 1. 口服铁剂的护理 参见健康教育与管理中的用药指导 2. 注射铁剂的护理 为减少或避免局部疼痛与硬结形成，注射铁剂应采用深部肌内注射法，并经常更换注射部位。首次用药须用 0.5ml 的试验剂量进行深部肌内注射，同时备用肾上腺素，做好急救准备。若 1 小时后无过敏反应即可按医嘱给予常规剂量治疗
	活动	Hb < 60g/L 者嘱其卧床休息，床上大小便

6

续表

日期	项目	护理内容
入院当天	饮食	纠正不良饮食习惯，给予高蛋白富含铁剂且吸收率较高的食物
	护理	1. 取舒适卧位，根据病人身体状况及压疮风险使用气垫床 2. 做好入院宣教，介绍主管医生、责任护士及同病室病友 3. 根据病情给予吸氧 4. 病情观察：注意有无胸闷、心悸、头晕、头痛、晕厥等症状，必要时使用监护仪监测血压、心率、血氧、呼吸的变化 5. 做好病人清洁护理，预防感染 6. 根据病情留家属陪护，上床挡，以防意外
	健康宣教	向病人讲解病房环境、设施、陪护探视及作息制度、各种检查注意事项及配合方法、相关安全知识，如教会患者正确的起床方法及如厕注意事项，预防跌倒
第2天	评估	评估病人神志、生命体征、贫血症状及病人的心理状态，对前一日健康教育的知识了解情况等；仔细评估病人贫血的原因
	治疗	遵医嘱执行治疗
	检查	继续完善检查，并注意检查结果，有异常结果应及时通知医生

6

续表

日期	项目	护理内容
第2天	药物	遵医嘱给药,密切观察各种药物的作用和不良反应
	活动	卧床休息,注意安全
	饮食	同前
	护理	1. 基础护理、留置管道护理,皮肤、毛发、会阴、肛周护理 2. 病情观察,定时巡视,倾听病人的主诉 3. 加强心理护理
	健康宣教	介绍疾病相关知识,指导合理饮食,强化铁剂治疗的饮食要求及服药注意事项,告知有关检查结果
第3~7天	活动	根据病情适当下床活动
	健康宣教	指导合理饮食,强化铁剂治疗的饮食要求及服药注意事项,发放健康教育手册
	其余同前	
出院前1天	健康宣教	出院宣教: 1. 服药指导 2. 饮食指导 3. 预防教育 4. 定期专科门诊复诊
出院随访		出院1周内电话随访第1次,1个月随访第2次,3个月内随访第3次,6个月内随访第4次,以后每年随访1次

三、巨幼细胞贫血

巨幼细胞贫血（megaloblastic anemia，MA）指因叶酸、维生素 B_{12} 缺乏或某些药物影响核苷酸代谢导致细胞核脱氧核糖核酸（DNA）合成障碍所引起的贫血。其中90% 为叶酸、维生素 B_{12} 缺乏引起的营养性巨幼细胞贫血。该病多见于经济不发达地区或进食新鲜蔬菜、肉类较少的人群。在欧美国家，以维生素 B_{12} 缺乏或体内有内因子抗体所致的恶性贫血多见，在我国以叶酸缺乏导致的巨幼细胞贫血为主，山西、陕西、河南等地为高发区。

根据营养物质缺乏种类，可分为单纯叶酸缺乏性贫血、单纯维生素 B_{12} 缺乏缺乏性贫血以及叶酸和维生素 B_{12} 同时缺乏性贫血。引起该病的原因有：①叶酸和维生素 B_{12} 摄入不足；②胃肠道疾病、药物干扰及内因子抗体形成导致吸收不良；③肝病、某些抗肿瘤药物导致代谢异常；④孕期及哺乳期妇女的需要量增加；⑤嘌呤、嘧啶自身合成异常或化疗药物引起的利用障碍。

【临床表现】

1. 营养性巨幼细胞贫血　多数因叶酸缺乏而致。

（1）血液系统表现：起病缓慢，除贫血的一般表现外，严重者全细胞减少而出现反复感染和（或）出血。少数病人可出现轻度黄疸。

（2）消化系统表现：胃肠道黏膜萎缩可引起食欲不振、恶心、腹胀、腹泻或便秘。口腔黏膜、舌乳头萎缩，舌面光滑呈"镜面样舌"或舌质绛红呈"牛肉样舌"。部分病人可发生口角炎、舌炎而出现局部溃烂、疼痛。

（3）神经系统表现和精神症状：早期可有对称性远端肢体麻木，深感觉障碍，随着疾病进展科出现共济失调或步态不稳，锥体束征阳性、肌张力增加、腱反射亢进。叶酸缺乏者有易怒、妄想等精神症状。维生素 B_{12} 缺乏者可有抑郁、失眠、记忆力下降、幻觉、谵妄、妄想甚至精神错乱、人格变态等。

6

2. 恶性贫血 由于内因子缺乏导致维生素 B_{12} 吸收障碍，可能与自身免疫有关。好发于 50～70 岁。临床上除了营养性巨幼细胞贫血的表现外，较严重的神经精神症状是其主要特点。叶酸与维生素 B_{12} 缺乏性贫血的区别：见表 6-2-8。

表 6-2-8 叶酸与维生素 B_{12} 缺乏性贫血的区别

项目	缺乏叶酸	缺乏维生素 B_{12}
吸收部位	十二指肠和空肠	回肠末端
常见缺乏原因	摄入不足，使用影响叶酸利用的药物	吸收障碍，胃大部切除，内因子缺乏
常见表现	消化系统症状较多见	神经炎较多见，可有恶性贫血
试验性治疗	叶酸治疗 1 周左右网织红细胞计数可上升	维生素 B_{12} 治疗 1 周左右网织红细胞计数可上升

6

【治疗】

病因治疗是巨幼细胞贫血得以有效治疗或根治的关键，包括改变不合理的饮食结构或烹调方式、彻底治疗原发病、药物引起者酌情停药。同时给予补充性药物治疗如叶酸、维生素 B_{12}。若病人同时存在缺铁或治疗过程中出现缺铁的表现，应及时补充铁剂。

【健康教育与管理】

1. 生活指导 休息同缺铁性贫血；口腔炎或舌炎者，应保持口腔清洁，饭前、饭后漱口；末梢神经炎、四肢麻木无力者，应注意局部保暖、避免受伤；共济失调者，行走需有人陪伴，以防跌倒；加强个人卫生以减少感染风险。

2. 疾病知识教育 向病人及家属解释巨幼红细胞性

贫血的病因、临床表现、对机体的危害、相关检查的意义、治疗和护理，使其积极配合治疗。

3. 饮食指导

（1）改变不良的饮食习惯：指导进食富含叶酸和维生素 B_{12} 的食品，叶酸缺乏者多食绿叶蔬菜、水果、谷类和动物肉类；维生素 B_{12} 缺乏者多食动物肉类、肝、禽蛋以及海产品；婴幼儿和妊娠妇女要注意及时补充叶酸。对于长期素食、偏食、挑食和酗酒者，应劝导其纠正。

（2）减少食物中叶酸的破坏：烹饪时不宜温度过高或时间过长，且烹饪后不宜久置，提倡急火快炒、灼菜、凉拌或加工成蔬菜沙拉后直接食用。

（3）改善食欲：对于胃肠道症状明显或吸收不良的病人，建议其少量多餐、细嚼慢咽，进食清淡、温凉软食，增进食欲。

4. 用药指导 对高危人群或服用合成药物病人，说明坚持遵医嘱正规用药的重要性，叶酸、维生素 B_{12} 应坚持服用，直至血象完全正常。观察药物的疗效，定期复查血象。一般情况下，有效治疗后 1～2 天病人食欲开始好转，2～4 天后网织红细胞增加，1 周左右达高峰并开始出现血红蛋白上升，2 周内红细胞和血小板可恢复正常，4～6 周后血红蛋白恢复正常，6 个月～1 年病人的神经症状得到改善。注意药物的不良反应，尤其是老人、有心血管疾病者、进食量过少者，服药治疗期间易出现低血钾，应遵医嘱预防性补钾，一旦出现肢体无力、肠蠕动减弱等症状应立即就诊。

5. 病情监测 教会病人自我检查口腔，识别神经系统症状、低血钾表现等。

【预后】

营养性贫血预后良好，补充治疗或改善营养后，均可恢复。维生素 B_{12} 缺乏并发神经系统症状者通常难以完全恢复。恶性贫血需终身治疗。

【护理】

巨幼细胞贫血的护理见表 6-2-9。

6

表 6-2-9 巨幼细胞贫血的护理

日期	项目	护理内容
入院当天	评估	1. 一般评估：神志，生命体征、面色、毛发等 2. 专科评估：皮肤黏膜是否苍白、黄染、感染、出血等，口腔、舌面是否异常，是否有恶心、呕吐、便秘，四肢末端感觉等神经系统症状和体征，是否有行为异常等精神症状 3. 评估疾病史及生活环境、饮食习惯 4. 评估女性患者的月经情况，是否妊娠、哺乳 5. 评估压疮、跌倒风险 6. 评估病人的心理状态
	治疗	根据病情吸氧、建立静脉通道，必要时予成分输血，做好输血护理
	检查	遵医嘱做相关检查，如骨髓穿刺、血常规、血型、X线胸片等，正确留取标本
	药物	遵医嘱正确用药，注意药物疗效及不良反应的观察和预防： 1. 肌内注射维生素 B_{12} 偶有过敏反应，要密切观察并及时处理 2. 观察低血钾：在治疗过程中，由于大量血细胞生成，可使细胞外钾离子内移，导致血钾含量突然降低，需遵医嘱预防性补钾并加强观察

6

续表

日期	项目	护理内容
入院当天	药物	3. 加强观察病人用药后的自觉症状、血象的变化，以了解药物的疗效
	活动	Hb < 60g/L 者嘱其卧床休息，床上大小便；行为异常或行动不便者需专人陪伴，以免发生意外
	饮食	纠正不良饮食习惯，指导病人进食富含叶酸及维生素 B_{12} 较高的食物。有口腔炎或舌炎者给予温凉饮食
	护理	1. 取舒适卧位，根据病人身体状况及压疮风险使用气垫床 2. 做好入院宣教，介绍主管医生、责任护士及同病室病友 3. 根据病情给予吸氧 4. 病情观察：注意有无胸闷、心悸、头晕、口腔炎、舌炎、末梢神经炎等症状，必要时使用监护仪监测血压、心率、血氧、呼吸的变化 5. 做好病人清洁护理，预防感染，对于感觉障碍者防止烫伤 6. 做好口腔护理 7. 根据病情留家属陪护，上床挡，以防意外

6

续表

日期	项目	护理内容
入院当天	健康宣教	向病人讲解病房环境、设施、陪护探视及作息制度、各种检查注意事项及配合方法、相关安全知识，如教会患者正确的起床方法及如厕注意事项，预防跌倒和烫伤
第2天	评估	神志、生命体征、贫血症状及病人的心理状态，以及对疾病相关知识的了解等情况
	治疗	按医嘱执行治疗
	检查	继续完善检查
	药物	密切观察各种药物的作用和不良反应
	活动	卧床休息，注意安全
	饮食	同前
	护理	1. 基础护理、留置管道护理，口腔、皮肤、毛发、会阴、肛周护理 2. 加强病情观察，重视巡视及病人的主诉 3. 心理护理
	健康宣教	介绍疾病相关知识，指导合理饮食，补充叶酸、维生素 B_{12} 治疗的饮食要求及服药注意事项，告知有关检查结果

6

续表

日期	项目	护理内容
第3~7天	活动	根据病情适当下床活动
	健康宣教	指导合理饮食,治疗的饮食要求及服药注意事项,坚持用药及定期复诊的重要性,发放健康教育宣传手册
	其余同前	
出院前1天	健康宣教	出院宣教: 1. 服药指导 2. 饮食指导 3. 疾病预防教育 4. 定期专科门诊复诊
出院随访		出院1周内电话随访第1次,3个月内随访第2次,6个月内随访第3次,以后1年随访1次

6

四、再生障碍性贫血

再生障碍性贫血(aplastic anemia, AA)简称再障,指原发性骨髓造血功能衰竭综合征。临床主要表现为骨髓造血功能低下,全血细胞减少、进行性加重的贫血、出血和感染。再生障碍性贫血临床较常用的分类方法是根据病人的病情、血象、骨髓象及预后,分为重型再障(SAA)和非重型再障(NSAA)。有学者从重型中分出极重型(VSAA)。国内学者曾将再障分为急性型(AAA)和慢性型(CAA);1986年以后,又将AAA改称为重型再障Ⅰ型(SAA-Ⅰ),将CAA进展成的急性型称为重型再障Ⅱ型(SAA-Ⅱ)。再障的年发病率在我国为0.74/10万人,可发生于各年龄段,老年人发病率较高，男女发病率无明显差别。

再障的病因不明，可能与下列因素有关：①病毒感染：特别是肝炎病毒、微小病毒 B19 等；②药物及化学因素：其中氯霉素类抗生素、磺胺类药物及杀虫剂引起的再障与剂量关系不大，而与个人敏感有关，苯及其衍生物以及氮芥、环磷酰胺等抗肿瘤药物所致的再障与剂量有关；③电离辐射：如 X 线、放射性核素等。

【临床表现】

再障的临床表现主要为进行性贫血、出血及反复感染，病情轻重与全血细胞的减少的程度和发展速度有关，但肝、脾、淋巴结多无肿大。重型再障和非重型再障的鉴别如表 6-2-10。

表 6-2-10　重型再障与非重型再障的鉴别

判断指标	重型再障	非重型再障
首发症状	感染、出血	贫血为主，偶有出血
起病与病情进展	起病急，进展快，病情重	起病缓，进展慢，病情较轻
血象变化及标准[*]		
中性粒细胞绝对值	$<0.5 \times 10^9/L$	$>0.5 \times 10^9/L$
血小板	$<20 \times 10^9/L$	$>20 \times 10^9/L$
网织红细胞绝对值	$<15 \times 10^9/L$	$>15 \times 10^9/L$
骨髓	多部位增生极度低下	增生减低或活跃，可有增生灶
预后	不良，多于 6～12 个月内死亡	较好，经治疗多数可长期存活，少数死亡

注：[*] 3 项血象指标需有 2 项达标；中性粒细胞绝对值 $<0.2 \times 10^9/L$，称为超重型再障（VSAA）

1. 重型再障（SAA）　起病急，进展快，病情重；少数可由非重型再障进展而来。

（1）贫血：面色苍白、乏力、头昏、心悸和气短等症状进行性加重。

（2）出血：皮肤可见出血点或大片瘀斑，口腔黏膜有血泡，眼结膜出血、鼻出血、牙龈出血等。多有深部脏器出血，可见呕血、咯血、便血、血尿、阴道出血、眼底出血和颅内出血，后者常危及病人的生命。

（3）感染：多数病人有39℃以上的高热，个别病人自发病到死亡均处于难以控制的高热之中。以呼吸道感染最常见，其他依次为消化道、泌尿生殖道及皮肤、黏膜感染等。感染菌种以革兰阴性杆菌、金黄色葡萄球菌和真菌为主，常合并败血症。

2. 非重型再障（NSAA）　起病和进展较缓慢，病情轻，易控制。以贫血为主；出血倾向较轻，多为皮肤黏膜出血，但久治无效者可发生颅内出血；高热较重型少见。

【治疗】

治疗基本原则：

1. 支持疗法　预防及有效控制感染是治疗中的关键；控制出血，预防颅内出血；纠正贫血，酌情成分输血。

2. 分型治疗　重型再障以免疫抑制剂疗法（IST）或异基因造血干细胞移植为首选，可联合应用重组人粒细胞集落刺激因子（G-CSF），非重型再障以环孢素（CsA）联合雄激素治疗为主。

3. 早期诊断，早期治疗。

4. 联合、坚持用药，切不可缓解后立即停药。

【健康教育与管理】

1. 生活指导

（1）注意饮食、个人及环境卫生，SAA需保护性隔离，以预防感染。

（2）根据病情自我调节休息与活动，避免剧烈活动，防止外伤，以免出血。

（3）杜绝接触各类危险因素，包括接触油漆、橡胶、各类射线、对骨髓有损伤作用和抑制血小板功能的药物如氯霉素、磺胺药、安乃近、阿司匹林等。

（4）保持良好心理状态和情绪，积极配合治疗和护理。

2. 疾病知识教育　向病人及家属解释 AA 的病因、临床表现、相关检查的意义、治疗和护理，使其积极配合治疗。

3. 饮食指导　注意加强营养，增进食欲，避免对消化道黏膜有刺激性的食物。

4. 用药指导　交代病人必须在医生指导下按时、按量、按疗程用药，不可自行更改或停用药物，主要包括免疫抑制剂、雄激素类药物与抗生素的使用，并向病人说明可能出现的药物不良反应，并指导病人做好预防。向女性病人解释服用雄激素会导致身体男性化改变，待病情缓解后，随着药物剂量的减少，不良反应会消失。定期复查血象，了解红细胞、白细胞、血小板数量，尤其注意血红蛋白、网织红细胞、粒细胞情况。

5. 病情监测　指导病人和家属学会病情监测，主要是贫血、出血、感染的症状体征和药物的不良反应的监测。注意全身皮肤、黏膜有无出血，有无内脏出血或颅内出血，有无体温升高等感染征象，一旦出现贫血加重、出血或感染应及时就诊。

【预后】

再生障碍性贫血的预后取决于病人的年龄、临床分型、治疗是否及时有效。若治疗得当，非重型再障病人多数可缓解甚至痊愈，仅少数进展为重型再障。重型再障以往病死率极高（＞90%），近年来随着治疗方法的改进，预后明显改善，但仍约 1/3 的病人死于重症感染和颅内出血。其中中性粒细胞减少的严重程度和持续时间与病人预后密切相关。

【护理】

再生障碍性贫血的护理见表6-2-11。

表 6-2-11 再生障碍性贫血的护理

日期	项目	护理内容
入院当天	评估	1. 一般评估：神志，生命体征，尤其是测量体温 2. 专科评估：贫血、全身各系统出血和感染 3. 评估疾病史及生活环境 4. 评估物理化学因素接触史，用药史 5. 评估压疮、跌倒风险 6. 评估病人的心理状态，是否有悲伤、忧郁情绪
	治疗	重症者予以吸氧，建立静脉通道，输成分血
	检查	遵医嘱做相关检查，如骨髓穿刺、肝肾功能、X 线胸片、留取血、尿、便标本等
	药物	遵医嘱予止血抗感染等对症治疗，观察药物不良反应
	活动	根据病情适当调节好休息与活动，重症者卧床休息
	饮食	1. 高蛋白、高热量、富含维生素的清淡饮食 2. 病情严重者遵医嘱静脉补充营养素 3. 感染或发热者嘱病人多饮水，补充体内水分，加速细菌毒素排出

6

续表

日期	项目	护理内容
入院当天	护理	1. 取舒适卧位，床头可抬高30°，根据病人身体状况及压疮风险使用气垫床 2. 做好入院宣教，介绍主管医生、责任护士及同病室病友 3. 根据病情给予吸氧 4. 病情观察：观察全身皮肤情况，是否有发热及感染的征象，是否有气促、心悸、头痛、出血等，密切观察体温的变化，必要时使用监护仪监测血压、心率、血氧、呼吸的变化 5. 保持室内空气清新，物品表面及地面用消毒液擦拭消毒，做好病人清洁护理，限制探视，预防感染 6. 口腔护理：督促病人进餐前后、睡前、晨起用生理盐水、氯己定、复方硼砂含漱液交替漱口，有口腔感染者根据病原菌选择合适的口腔护理液 7. 肛周护理：睡前、便后用1：5000高锰酸钾溶液坐浴，每次15~20分钟。保持大便通畅，避免用力排便诱发肛裂，增加肛周感染的机会 8. 出血和发热护理：参见本章第一节

6

续表

日期	项目	护理内容
入院当天	护理	9. **心理护理**：观察病人的情绪反应和行为表现，鼓励病人说出内心关注的问题，并予有效的心理疏导 10. 根据病情留家属陪护，上床挡，以防意外
	健康宣教	向病人讲解病房环境、设施、陪护探视及作息制度、各种检查注意事项及配合方法、安全知识如教会患者正确的起床方法及如厕注意事项，预防跌倒损伤
第2天	评估	评估病人神志、生命体征、自觉症状的变化及病人的心理状态，以及对疾病相关知识的了解等情况
	治疗	遵医嘱执行治疗
	检查	继续完善检查
	药物	密切观察各种药物作用和不良反应
	活动	卧床休息，注意安全
	饮食	同前
	护理	1. 基础护理、留置管道护理，皮肤、毛发、口腔、会阴、肛周护理 2. 加强病情观察，重视巡视及病人的主诉，观察有无贫血加

6

日期	项目	护理内容
第2天	护理	重的表现及出血、感染等情况。一旦发现，立即汇报值班医生 3. 仔细询问病史，找出原因和诱因 4. 继续做好心理护理
	健康宣教	介绍疾病相关知识，指导服药注意事项，告知有关检查结果
第3～30天	药物	按医嘱正确给药，注意药物不良反应的监测： 1. 抗淋巴/胸腺细胞球蛋白（ALG/ATG）：均属异种蛋白，可出现过敏反应，用药前需做过敏试验，用药期间注意有无过敏现象，静脉滴注速度不宜过快，每日剂量应缓慢静滴12～16小时 2. 环孢素：用药期间要注意肝、肾功能损害等药物不良反应 3. 雄性激素：目前多为口服雄性激素。若注射雄性激素，应注意雄性激素针剂常为油剂，不易吸收，注射局部易形成硬结，甚至发生无菌性坏死，需深部缓慢分层注射，并注意轮换注射部位，注射后对注射局部进行干热敷，促进油剂吸收。用雄性激素期间应注意观察肝功能情况

6

续表

日期	项目	护理内容
第3~30天	活动	根据病情，轻中度贫血可适当下床活动，重度贫血和（或）血小板低于 20×10^9/L 需绝对卧床休息
	健康宣教	讲解药物的使用注意事项，疾病的监测指导知识，增强其战胜疾病的信心
	其余同前	
出院前1天	健康宣教	出院宣教： 1. 服药指导 2. 避免加重贫血的诱因 3. 生活指导：注意保暖及家庭和个人卫生，不到人多的公共场所，预防感冒 4. 定期专科门诊复诊
出院随访		出院1周内电话随访第1次，3个月内随访第2次，6个月内随访第3次，以后1年随访1次

6

五、溶血性贫血

溶血性贫血（hemolytic anemia，HA）指红细胞遭到破坏、寿命缩短，超过骨髓造血代偿能力所引起的贫血。临床主要表现为贫血、黄疸、脾大、网织红细胞增高及骨髓红系造血细胞代偿性增生。骨髓具有正常造血能力 6~8 倍的代偿潜力。而当骨髓造血能力足以代偿时，可不出现贫血，称为溶血性疾病。我国溶血性贫血的发病率约占贫血的 10%~15%，一些类型的溶血性贫血具有较强的民族或区域性分布的特点，在我国，红细胞葡萄糖-6-磷酸脱氢酶（G6PD）缺乏症多见于广西、海南、云南傣族和广东的客家人，地中海贫血以华南与西南地区较多见，特别是苗、瑶、黎、壮族最为多见。

溶血性贫血的分类：按发病和病情可分为急性溶血和慢性溶血；按溶血发生的场所可分为血管内和血管外溶血；按病因可分为红细胞自身异常和红细胞外部异常所致的溶血性贫血。

【临床表现】

尽管溶血性贫血的种类繁多，然而其具有某些共同特征。临床表现主要与溶血过程持续时间和溶血的严重程度有关。

1. 急性溶血　起病急骤，突发寒战，继之出现高热、腰背与四肢酸痛、头痛、呕吐、酱油样尿（血红蛋白尿）和黄疸等。是由于短期内大量血管内溶血，其分解代谢产物对机体的毒性作用所致。严重者还可发生周围循环衰竭、急性肾衰竭。

2. 慢性溶血　多为血管外溶血，发病缓慢，表现为贫血、黄疸和脾大三大特征。因病程较长，患者呼吸和循环系统往往对贫血有良好的代偿，症状较轻。由于长期的高胆红素血症，患者可并发胆石症和肝功能损害。在慢性溶血过程中，某些诱因如病毒性感染，患者可发生暂时性红系造血停滞，持续一周左右，称为再生障碍性危象。

急性和慢性溶血性贫血的比较见表6-2-12。

表6-2-12　急性和慢性溶血性贫血比较

项目	急性溶血性贫血	慢性溶血性贫血
起病	急	缓
溶血场所	血管内溶血（在血液循环中）	血管外溶血（在单核-巨噬系统中，主要是脾）

续表

项目	急性溶血性贫血	慢性溶血性贫血
全身表现	严重	较轻
	腰背及四肢酸痛，伴头痛、恶心、呕吐、腹痛、腹泻、寒战、高热，周围循环衰竭、急性肾衰竭	伴高胆红素血症、胆石症、肝功能损害
贫血、黄疸	明显	程度不同
脾脏肿大	不明显	明显
尿液	血红蛋白尿，小便呈酱油色	深黄色
常见病	血型不合输血后溶血、输注低渗溶液、化学毒物及感染等所致急性溶血、阵发性睡眠性血红蛋白尿等	遗传性环形细胞增多症、G6PD缺乏症等

6

【治疗】

1. 病因治疗　积极治疗原发病，尽快去除诱因和病因。针对溶血性贫血发病机制的治疗，如药物诱发的溶血性贫血，应立即停药并避免再次用药；自身免疫性溶血性贫血采用糖皮质激素或脾切除术治疗等。

2. 对症治疗　针对贫血及溶血性贫血并发症的治疗，如输注红细胞，纠正急性肾损伤、休克、水、电解质、酸碱失衡，抗血栓形成，补充造血原料等。

【健康教育与管理】

1. 生活指导

（1）保证充足的休息和睡眠，适宜的体育锻炼，活动量以不觉疲劳为度。溶血发作期间应减少活动或卧床休息。

（2）注意保暖，避免受凉。

（3）多饮水、勤排尿。

（4）地方性及遗传性溶血性贫血的预防：对相关疾病的高发区或好发人群、有相关遗传性疾病家族史者，男女双方婚前均应进行相关筛查性检查。有遗传性溶血性贫血或发病倾向者在婚前、婚后应进行遗传学相关的婚育咨询，以避免或减少死胎及溶血性疾病患儿的出生。对蚕豆病高发区，应广泛开展健康指导，做好预防工作。

2. 疾病知识教育

（1）向病人及家属解释溶血性贫血的病因、主要表现、治疗与预防的方法、相关检查的意义以及护理，使其积极配合治疗。

（2）告知病人及家属部分溶血性贫血病因、发病机制不明，目前尚无根治的方法，因此预防发病很重要。如已明确为化学毒物或药物引起的溶血，应避免再次接触或服用。

（3）避免精神紧张、感染、过劳、妊娠、输血及外科手术等诱发因素。

（4）对伴有脾功能亢进和白细胞减少者，应注意个人卫生，预防各种感染。

3. 饮食指导　高蛋白、高维生素饮食，阵发性睡眠性血红蛋白尿病人忌食酸性食物，G6PD 缺乏者禁食蚕豆及其制品。

4. 用药指导　本病主要是病因和对症治疗用药，遵医嘱按时、按量用药。阵发性睡眠性血红蛋白尿病人忌用酸性药物，如维生素 C、阿司匹林、苯巴比妥、磺胺类药等，G6PD 缺乏者忌用氧化性药物，如伯氨喹、奎宁、磺胺药、呋喃类、氯霉素、维生素 K 等。应用糖皮质激素应注意预防感染。

5. 病情监测　教会病人自我监测是贫血、溶血及其相关症状或体征及药物不良反应等，包括头晕、头痛、心悸、气促、腰背部酸痛等症状，皮肤黏膜苍白与黄染，尿量减少、浓茶样或酱油样尿。一旦发生上述情况，提示有溶血发生或加重的可能，留取尿液标本，及时就诊。

【预后】

部分类型溶血性贫血预后良好，然而部分溶血性贫血的病因未明或发病机制不清，目前尚无根治的方法。其预后取决于溶血发生的速度及其严重程度、救治是否及时有效、有无并发症、疾病类型以及能否做到有效预防等。

【护理】

溶血性贫血的护理见表6-2-13。

表6-2-13　溶血性贫血的护理

日期	项目	护理内容
入院当天	评估	1. 一般评估：神志，生命体征，皮肤等 2. 专科评估：贫血、黄疸、脾肿大、尿量、尿色有无改变、实验室检查结果（如血红蛋白浓度、网织红细胞计数、血清胆红素浓度等） 3. 评估疾病史及生活环境 4. 评估家族及遗传病史 5. 评估压疮、跌倒风险 6. 评估病人的心理状态
	治疗	吸氧，建立静脉通道，补液、输血及造血物质的补充，必要时准备行脾切除手术

6

续表

日期	项目	护理内容
入院当天	检查	遵医嘱行相关检查，如肺功能、X线胸片、B超、留取血、尿标本
	药物	遵医嘱给予糖皮质激素及免疫抑制剂，注意用药后的不良反应的观察。停用导致或加重溶血的药物
	活动	轻度贫血、慢性溶血性贫血可适当活动，急性贫血则卧床休息床上解大、小便
	饮食	1. 高蛋白、高维生素饮食，根据溶血性贫血的类型选择合适的食物 2. 避免进食一切可能加重溶血的食物 3. 嘱多饮水
	护理	1. 取平卧位，床头可抬高30°，根据病人身体状况及压疮风险使用气垫床 2. 做好入院宣教，介绍主管医生、责任护士及同病室病友 3. 病情观察：倾听病人主诉，观察生命体征、贫血、黄疸、24小时出入量、尿液颜色等，观察糖皮质激素及免疫抑制剂使用后副作用，注意有无便血情况，有无感染征象。发现异常情况及时报告医生

6

日期	项目	护理内容
入院当天	护理	4. 做好各项监测记录 5. 根据病情留家属陪护，上床挡，确保安全 6. 做好心理护理：向病人介绍本病的基本知识，耐心解释，消除紧张心理，鼓励病人积极主动配合治疗
	健康宣教	向病人讲解病房环境、设施、陪护探视及作息制度、各种检查注意事项及配合方法、安全知识如教会患者正确的起床方法及如厕注意事项，预防跌倒损伤。教会病人记录尿量和观察尿液颜色
第2天	评估	评估病人神志、生命体征、自觉症状的变化及心理状态，尿量、尿色的变化，以及对疾病相关知识的了解等情况
	治疗	遵医嘱执行治疗
	检查	继续完善检查
	药物	密切观察各种药物作用和不良反应，尤其是使用糖皮质激素、免疫抑制剂后症状缓解情况
	活动	同前
	饮食	同前

6

续表

日期	项目	护理内容
第2天	护理	1. 基础护理、留置管道护理 2. 加强病情观察，倾听病人主诉，有无胸闷、黄疸、贫血加重的表现，一旦发现异常，立即报告医生 3. 仔细询问病史，找出病因和诱因 4. 做好心理护理 5. 记录24小时出入量
	健康宣教	讲解溶血的预防及疾病知识指导
第3~10天	活动	适当下床活动
	健康宣教	讲解药物使用的注意事项，疾病的监测指导知识，增强其战胜疾病的信心
	其余同前	
出院前1天	健康宣教	出院宣教： 1. 用药指导 2. 避免加重溶血的原因和诱因 3. 注意保暖，预防感冒 4. 定期专科门诊复诊
出院随访		出院1周内电话随访第1次，3个月内随访第2次，6个月内随访第3次，以后1年随访1次

6

第三节　出血性疾病病人的护理

一、概述

出血性疾病指由于正常的止血机制发生障碍，引起机体自发性出血或轻微损伤后出血不止的一组疾病。

【正常止血、凝血、抗凝与纤维蛋白溶解机制】

1. 止血机制　正常人体局部小血管受损后引起出血，几分钟内可自然停止的现象，称为生理性止血。生理性止血是机体重要的保护机制，其过程可分为血管收缩、血小板黏附及血栓形成、血液凝固三个环节。任何原因造成的血管壁的通透性增加、血小板数目减少及其功能异常和凝血功能障碍，均可能导致出血。

2. 凝血机制　血液凝固指各种无活性的凝血因子按一定顺序相继被激活而生成凝血酶，最终使纤维蛋白原转变为纤维蛋白，以致血液由流动的液体状态转变为不能流动的凝胶状态的过程，这是一个系列性且具有明显放大效应的酶促反应过程。目前已知参与人凝血过程的凝血因子有 12 种。各种原因导致凝血因子的缺乏是引起出血性疾病的重要原因，如血友病、严重肝病等。

3. 抗凝与纤维蛋白溶解机制　正常情况下，循环血液内凝血系统和抗凝血系统维持动态平衡，以保持血液在血管内呈流动状态。

4. 机体止、凝血功能的正常发挥，是多种因素相互协调与联合作用的结果。健全的血管、血小板数目与功能正常、凝血因子数目及其活性正常以及运作良好的纤维蛋白溶解系统是重要的前提与保障。

【分类】

1. 血管壁异常

（1）遗传性：如遗传性出血性毛细血管扩张症，家族性单纯性紫癜，先天性结缔组织病等。

（2）获得性：重症感染，如败血症；化学物质与药物作用，如药物性紫癜；营养缺乏，如维生素 C 及维生素 PP 缺乏症；内分泌代谢障碍，如糖尿病、库欣综合征；过敏，如过敏性紫癜；其他，如动脉硬化、结缔组织病、机械性紫癜和体位性紫癜等。

2. 血小板异常

（1）血小板数量减少：血小板生成减少，如再生障碍性贫血、白血病、化疗及放疗后和骨髓抑制等；血小板破坏过多，如特发性血小板减少性紫癜；血小板消耗过多，如血栓性血小板减少性紫癜、弥散性血管内凝血。

（2）血小板增多：原发性，如原发性血小板增多症；继发性，如脾切除术后。

（3）血小板功能异常：遗传性，如血小板无力症、巨大血小板综合征、血小板颗粒性疾病；获得性，如抗血小板药物作用、重症感染、尿毒症等，在临床上极为常见。

3. 凝血异常

（1）遗传性：如各型血友病、遗传性凝血酶原缺乏症、遗传性纤维蛋白原缺乏症等。

（2）获得性：如严重肝病、尿毒症、维生素 K 缺乏症及抗凝血因子Ⅷ、Ⅸ抗体的形成等。

4. 抗凝及纤维蛋白溶解异常　主要为获得性疾病，如肝素及双香豆素类药物过量、蛇咬伤等。

5. 复合性止血机制异常　包括遗传性，如血管性血友病；获得性，如弥散性血管内凝血。

【临床表现】

根据出血性疾病的临床表现及相关实验室检查，大致可将出血性疾病分为血管性疾病、血小板性疾病与凝血障碍性疾病。不同类型出血性疾病的临床特征见表 6-3-1。

表 6-3-1 不同类型出血性疾病的临床特征

临床特征	血管性疾病	血小板性疾病	凝血障碍性疾病
性别	多见于女性	多见于女性	多见于男性
阳性家族史	少见	罕见	多见
出血部位	皮肤黏膜为主，偶有内脏出血	皮肤黏膜为主，重症常有内脏出血	深部组织和内脏出血为主
出血表现			
皮肤黏膜	皮肤瘀点、紫癜	牙龈出血、皮肤瘀点、紫癜，常见大片瘀斑	罕见瘀点、紫癜，可见大片瘀斑
血肿	罕见	可见	常见
关节腔出血	罕见	罕见	多见
内脏出血	偶见	常见	常见
月经过多	少见	多见	少见
手术或外伤后出血不止	少见	可见	多见
病程与预后	短暂，预后较好	迁延，预后一般	常为终生性，预后不定

【治疗】

1. 病因防治　主要针对获得性出血性疾病病人而进行。

（1）有效预防与治疗原发病，如各种严重的肝病、慢性肾病和尿毒症、结缔组织病和重症感染等。

（2）避免使用和接触可加重出血的物质及药物，如阿司匹林、吲哚美辛等。血友病病人应慎用华法林、肝素等抗凝药物。过敏性紫癜病人应避免再次接触致敏物质。

2. 止血措施

（1）补充凝血因子或血小板。

（2）止血药物如维生素 C、卡巴克络、芦丁、糖皮质激素、维生素 K、氨基己酸氨甲苯酸等。局部止血药主要有凝血酶及明胶海绵等。

（3）局部处理肌肉、关节腔明显出血可用弹力绷带压迫止血，必要时行关节固定以限制活动。

3. 其他治疗包括血浆置换，脾切除，关节成形与置换术，基因治疗和中医中药等。

【护理】

参见本章第一节。

二、特发性血小板减少性紫癜

特发性血小板减少性紫癜（idiopathic thrombocytopenic purpura, ITP）又称自身免疫性血小板减少性紫癜，是最常见的一种血小板减少性疾病。主要由于血小板受到免疫性破坏，导致外周血中血小板数目减少，$< 100 \times 10^9/L$。临床上以自发性皮肤，黏膜及内脏出血，血小板计数减少，生存时间缩短和抗血小板特异性自身抗体形成，骨髓巨核细胞发育，成熟障碍等为特征。发病率约为1/万。临床上分为急性型与慢性型，也有根据持续时间分为新诊断、持续性（持续时间在 3~12 个月）及慢性（持续时间大于或等于 12 个月）。急性型多见于儿童，一般为自限性，约80%的患儿在 6 个月内自发缓解。慢性型多见于育龄女性，男女之比约为 1:4，65 岁以上老年人发病率有增加趋势。

【临床表现】

1. 急性型 多见于儿童。病程多为自限性，常在数周内恢复，少数病程超过半年可转为慢性。

（1）起病形式：80%以上病人起病前1~2周有呼吸道感染史，特别是病毒感染史，起病急，常有畏寒、发热。

（2）出血表现：全身皮肤瘀点、紫癜及大小不等的瘀斑，常先出现于四肢，尤以下肢为多，瘀斑更多见于损伤或注射部位，严重者出现皮下血肿；鼻腔、牙龈及口腔黏膜下出血也较常见，严重者可伴有口腔黏膜局部血泡形成。当血小板低于20×10^9/L时可发生内脏出血，如呕血、黑便、咯血、血尿、阴道出血等。颅内出血是本病致死的主要原因，表现为剧烈头痛、意识障碍、抽搐，双侧瞳孔不等大、对光反射迟钝及消失等。

（3）其他：若出血量过大或范围过广，可出现不同程度的贫血，血压下降或失血性休克。

2. 慢性型　常见于40岁以下的成年女性。常可反复发作，持续数周、数月或数年不等。少有自行缓解。

（1）起病形式：起病隐匿或缓慢。

（2）出血表现：出血相对较轻，主要表现为反复出现四肢皮肤散在的瘀点、瘀斑，牙龈出血或鼻腔出血，女性病人月经过多较为常见，甚至是唯一症状。部分病人可因感染而致病情突然加重而出现广泛、严重的内脏出血，也可因高热、情绪激动，高血压等诱发颅内出血。

（3）其他：长期月经量过多可出现与出血程度一致贫血，反复发作者可有轻度脾大。

3. 难治性ITP　指常规使用糖皮质激素、静脉输入免疫球蛋白和脾切除无效（包括不适合或拒绝脾切除的病人），或需较大剂量泼尼松才能维持血小板安全值的病人。

附：**血小板计数安全值**　得到国内外专家广泛认同的下列临床过程中血小板计数的安全值分别为：口腔科：常规口腔检查$\geq 10 \times 10^9$/L，拔牙或补牙$\geq 30 \times 10^9$/L；手术：小手术$\geq 50 \times 10^9$/L，大手术$\geq 80 \times 10^9$/L；产科：正常阴道分娩$\geq 50 \times 10^9$/L，剖宫产$\geq 80 \times 10^9$/L，其他：对必须服用阿司匹林等非甾体类抗炎药、华法林等抗凝药物者，应维持在 $50 \times 10^9/L$。

【潜在并发症】

贫血，颅内出血。

【治疗】

ITP 的治疗应个体化。一般说来血小板计数大于 $50 \times 10^9/L$，无出血倾向者可予观察并定期检查；血小板计数介于 $(20 \sim 50) \times 10^9/L$ 之间，则要视病人临床表现、出血程度及风险而定；血小板小于 $20 \times 10^9/L$ 者通常应予治疗。该病治疗的目的是控制出血症状，减少血小板的破坏，但不强调将血小板计数提高至正常，以确保患者不因出血发生危险，又不因过度治疗而引起严重不良反应。

1. 首次诊断 ITP 的一线治疗

（1）糖皮质激素：为首选治疗，近期有效率约为 80%。

（2）静脉输注大剂量丙种球蛋白：主要用于 ITP 急症处理，不能耐受糖皮质激素或者脾脏切除前准备，合并妊娠或分娩前。

（3）国外可使用抗 Rh（D）免疫球蛋白。

2. ITP 的二线治疗

（1）脾切除：有效率约为 70% ~ 90%，长期有效率 40% ~ 50%。但 18 岁以下病人一般暂不切脾。

（2）药物治疗：包括抗 CD20 单克隆抗体、长春新碱、环孢素 A、达那唑、吗替麦考酚酯胶囊等。一般不作为首选，用于以上治疗无效或疗效差者，可与糖皮质激素合用提高疗效及减少激素的用量。

3. 急症处理

（1）输注血小板适用于病人有严重黏膜出血或有颅内出血危及生命时。

（2）静脉输注大剂量丙种球蛋白　是目前紧急救治最有效的方法之一。

（3）症状严重者可用氢化可的松或甲泼尼龙（甲基强的松龙）短期静脉滴注。

【健康教育和管理】

1. 生活指导

(1) 休息与活动：血小板高于 $30 \times 10^9/L$ 者，且出血不重，可适当活动，避免劳累。血小板低于 $30 \times 10^9/L$ 者，以卧床休息为主，保持心情平静。

(2) 避免诱发和加重出血的因素：保持皮肤清洁，穿棉质宽松衣裤，避免人为损伤，沐浴或清洗时避免水温过高、用力擦洗皮肤，勿抠挖鼻腔，用软毛牙刷刷牙，禁用牙签剔牙。

(3) 建立良好的生活习惯：保持充足的睡眠，保持大小便通畅，稳定情绪等是避免颅内出血的有效措施。

2. 疾病知识教育

(1) 向病人介绍本病基本知识，说明本病原因及发病机制尚不完全清楚，儿童可能与病毒感染有关。使其了解疾病主要表现及治疗方法，以及如何配合治疗与护理。

(2) 高度重视本病，但又不能过分紧张。使病人了解疾病预后，以积极的心态对待疾病。

3. 饮食指导　进食高维生素、高蛋白、高热量的软食。若有牙龈出血，食物的温度不宜过高。多吃水果蔬菜，防止便秘。忌食坚硬、多刺、辛辣食物。

4. 用药指导

(1) 长期用糖皮质激素者告知其必须遵医嘱、按时、按量，按疗程用药，不可自行减量或者突然停药，以免加重病情。解释该药可引起的不良反应：医源性库欣综合征、高血压、高血糖、诱发或者加重感染，但在药物减量、停药后上述情况可以逐渐消失。

(2) 用药期间定期复诊检查血压、血糖、尿糖、白细胞分类计数、肝肾功能等，定期复查血象，了解血小板数目的变化，指导疗效的判断和治疗方案的调整。

(3) 谨慎用药，避免使用可能引起血小板减少或者抑制其功能的药物，如阿司匹林、双嘧达莫（潘生丁）、吲哚美辛（消炎痛）、保泰松、塞氯匹定等。

5. 病情监测　教会病人及其家属自我监测病情，学

6

会观察皮肤黏膜出血，如瘀点、瘀斑、牙龈出血等，内脏出血的表现，如月经量增多、呕血或黑便、咯血、血尿、头痛等。一旦发现出血或出血加重，应及时就医。

【预后】

多数病人预后良好，部分易于复发。约5%死于慢性、难治性ITP。主要死因除颅内出血外，多见于治疗相关并发症，尤其是感染。

【护理】

特发性血小板减少性紫癜的护理见表6-3-2。

表6-3-2 特发性血小板减少性紫癜的护理

日期	项目	护理内容
入院当天	评估	1. 一般评估：神志，生命体征，皮肤，面色等 2. 专科评估：出血情况，包括出血部位、范围和出血量，病人自觉症状，血小板计数等 3. 评估疾病史 4. 评估女性病人的月经情况 5. 评估压疮、跌倒风险 6. 评估病人的心理状态
	治疗	1. 根据病情建立静脉通道，输注丙种球蛋白、血小板。血小板取回后尽快输注，避免冷藏冷冻；输注前认真核对，配制时避免用力震荡；观察血小板输注不良反应，如畏寒、发热等 2. 鼻腔出血，可用棉球填塞，无效者可用明胶海绵或肾上腺素棉球填塞，并局部冷敷，出血严重时可用凡士林纱条填塞。牙龈出血时可用肾上腺素棉球压迫止血等

6

续表

日期	项目	护理内容
入院当天	检查	遵医嘱做相关检查，如血常规、尿常规，大便常规＋隐血等，肝肾功能、电解质、凝血功能、输血前检查、血沉、血涂片、血型、自身免疫系统疾病筛查、X线胸片、心电图、腹部B超等。避免在出血点或瘀斑部位采集血标本，穿刺后延长按压时间
	药物	1. 遵医嘱正确使用糖皮质激素、免疫抑制剂等 2. 观察免疫抑制剂的不良反应：如长春新碱可引起骨髓造血功能抑制、末梢神经炎，环磷酰胺可导致出血性膀胱炎等 3. 保护局部血管，防止药液外渗，并密切观察局部情况，一旦发生静脉炎及时处理
	活动	活动时防止肢体碰撞或外伤，具体情况视血小板计数而定，当血小板计数：$\geqslant 30 \times 10^9/\text{L}$ 者可适当活动，$< 30 \times 10^9/\text{L}$ 者需卧床休息，$< 20 \times 10^9/\text{L}$ 者或出血严重者应绝对卧床休息
	饮食	1. 给予高维生素、高蛋白、高热量的温凉软食或半流质 2. 鼓励病人多吃水果蔬菜，多饮水，防止便秘

6

日期	项目	护理内容
入院当天	护理	1. 取舒适体位，根据病人身体状况及压疮风险使用气垫床 2. 做好入院宣教，介绍主管医生、责任护士及同病室病友 3. 病情观察 （1）倾听病人主诉，观察出血部位、范围、出血量及出血是否停止 （2）严密观察病人生命体征及神志变化，血小板低于 $20 \times 10^9/L$ 时要警惕颅内出血、消化道出血、肾出血、失血性休克等，避免用力、屏气、剧烈咳嗽、打喷嚏等脑出血的诱因，必要时酌情给予开塞露、镇咳剂等药物对症处理，配合做好抢救工作 （3）观察是否有颅内出血先兆症状，如突发剧烈的头痛、意识障碍、抽搐、双侧瞳孔不等大、对光反射迟钝或消失等 （4）监测血小板计数、出凝血时间，发现异常情况及时报告医生 4. 做好各项监测记录 5. 高热病人禁用酒精擦浴 6. 尽量减少穿刺次数，止血带不宜时间过长，注射后延长按压时间 7. 根据病情留家属陪护，上床挡，确保安全

续表

日期	项目	护理内容
入院当天	护理	8. 做好心理护理：鼓励病人表达自己的感受，对病人表示理解，安慰病人，耐心解答病人提出的各种问题，增加病人的安全感和信任感，消除焦虑情绪
	健康宣教	向病人讲解病房环境、设施、陪护探视及作息制度、各种检查注意事项及配合方法、安全知识如教会病人正确的起床方法及如厕注意事项，预防跌倒损伤。介绍卧床休息的重要性，输血治疗的注意事项及用药相关知识等
第2天	评估	评估病人的神志、生命体征、出血情况及心理状态，以及对疾病相关知识的了解等情况
	治疗	遵医嘱执行治疗，如成分输血等
	检查	继续完善检查
	药物	密切观察各种药物的作用和不良反应，尤其是糖皮质激素、免疫抑制剂等药物使用后的缓解情况
	活动	同前
	饮食	同前

6

续表

日期	项目	护理内容
第 2 天	护理	1. 基础护理、留置静脉管道护理 2. 加强病情观察，倾听病人的主诉，观察出血情况，当出现颅内出血的先兆症状时，立即报告医生处理 3. 输注血小板者，观察不良反应 4. 询问病史，预防感染，避免加重病情 5. 保持大便通畅 6. 做好心理护理
	健康宣教	同前
第 3～14 天	活动	血小板高于 $30 \times 10^9/L$ 者，且出血不重，可适当活动，避免劳累
	健康宣教	讲解预防出血的重要性
	其余同前	
出院前 1 天	健康宣教	出院宣教： 1. 服药指导 2. 饮食指导 3. 自我病情监测指导 4. 定期专科门诊复诊
	出院随访	出院 1 周内电话随访第 1 次，3 个月内随访第 2 次，6 个月内随访第 3 次，以后 1 年随访 1 次

6

三、过敏性紫癜

过敏性紫癜（anaphylactoid purpura）又称亨-舒紫癜（Henoch-Schonlein purpura），是一种侵犯皮肤和其他器官细小动脉和毛细血管的过敏性血管炎，是常见的血管变态反应性出血性疾病。其发生机制是由于抗原与抗体结合形成免疫复合物在血管壁沉积，激活补体，导致毛细血管和小血管壁及其周围产生炎症，使血管壁通透性增高，从而产生各种临床表现。主要表现为非血小板减少性皮肤瘀点或紫癜，可伴有腹痛、便血、关节痛、血尿及血管神经性水肿和荨麻疹等过敏表现。多为自限性。约30%的病人有复发倾向，本病多见于儿童及青少年，男性发病略多于女性（约1.4:1~2:1），好发于春秋季。近年来过敏性紫癜的患病率有上升趋势。

【临床表现】

多为急性起病，发病前1~3周常有低热、咽痛、上呼吸道感染及全身不适等症状，随之出现典型临床表现。

1. 单纯型（紫癜型）　为最常见的类型。主要表现为皮肤紫癜，局限于四肢，尤其是下肢及臀部，面部、躯干、掌心、足底极少累及。紫癜常成批反复发生、对称分布，可同时伴发皮肤水肿、荨麻疹。紫癜大小不等，初呈深红色，按之不褪色，可融合成片形成瘀斑，数日内渐变成紫色、黄褐色、淡黄色，经7~14日逐渐消退。

2. 腹型（Henoch型）　为最具有潜在危险和最易误诊的临床类型。除皮肤紫癜外，因消化道黏膜及腹膜脏层毛细血管受累而产生一系列消化道症状及体征，如恶心、呕吐、呕血、腹泻及黏液便、便血等。其中腹痛最为常见，常为阵发性绞痛，多位于脐周、下腹或全腹，发作时可因腹肌紧张及明显压痛、肠鸣音亢进而误诊为外科急腹症。在幼儿可因肠壁水肿、蠕动增强等而致肠套叠。腹部症状、体征多与皮肤紫癜同时出现，偶可发生于紫癜之前。

3. 关节型（Schonlein型）　除皮肤紫癜外，因关节

6

部位血管受累出现关节肿胀、疼痛、压痛及功能障碍等表现。多发生于膝、踝、肘、腕等大关节，疼痛有时呈游走性、反复性发作，经数日而愈，不遗留关节畸形。

4. **肾型**　是最为严重且预后相对较差的一种临床类型。多见于成年病人，发生率 12% ~ 40%。在皮肤紫癜的基础上，因肾小球毛细血管袢炎症反应而出现血尿、蛋白尿及管型尿，少数病人可出现水肿、高血压及肾衰竭等表现。肾损害多发生于紫癜出现后 1 周，亦可延迟出现。多在 3 ~ 4 周内恢复，少数病例因反复发作而演变为慢性肾炎或肾病综合征，甚至尿毒症。

5. **混合型**　具备两种以上类型的特点，称为混合型。

6. **其他**　少数本病病人还可因病变累及眼部、脑及脑膜血管而出现视神经萎缩、虹膜炎、视网膜出血及水肿、中枢神经系统相关症状、体征。

【潜在并发症】

慢性肾炎，肾病综合征，慢性肾衰竭。

【治疗】

1. **病因治疗**　积极寻找、治疗可能的病因。本病的发生可能与链球菌感染、病毒感染、药物、食物、虫咬等有关。

2. **药物治疗**

（1）一般性药物治疗：有感染者适当应用抗生素；应用抗组胺类药物，如盐酸异丙嗪、氯苯那敏、钙剂等；应用改善血管通透性药物，如维生素 C、曲克芦丁等。

（2）糖皮质激素：适用于严重皮肤损害或关节型、腹型、肾型紫癜，可抑制抗原 – 抗体反应，改善毛细血管通透性。

（3）免疫抑制剂：上述治疗效果不佳者或近期内反复发作者，顽固的慢性肾炎病人，可选用环磷酰胺或硫唑嘌呤，可与糖皮质激素联合应用。

（4）对症治疗：腹痛较重者可予阿托品或山莨菪碱（654-2）口服或皮下注射，关节痛可酌情用止痛药，发生上消化道出血者按上消化道出血的常规进行处理。抗凝疗法也适用于肾型病人。

3. 血浆置换　能有效清除血循环中的免疫复合物，从而防止血管阻塞和梗死。适用于血浆中存在大量免疫复合物的腹型、肾型病人。

【健康教育和管理】

1. 生活指导

（1）预防过敏性紫癜的重要措施是养成良好的个人卫生习惯，饭前便后洗手，避免食用不洁食物，预防寄生虫感染。

（2）注意休息，适当运动，增强体质，预防上呼吸道感染。

（3）生活环境清洁，避免放置花草、动物及其皮毛制品等。

（4）保持皮肤清洁，清洁时切忌用力摩擦，避免使用碱性肥皂。穿宽松柔软的棉质衣服，使用棉质床上用品，并经常换洗。

（5）生活中避免碰伤、撞伤、抓伤，如有破溃及时处理，防止出血和感染。

2. 疾病知识教育

（1）向病人介绍本病的性质、原因、临床表现及主要的治疗方法。

（2）说明本病为过敏性疾病，避免接触与发病有关的物质。积极寻找过敏原，药物有：常用的抗生素（青、链、氯、红霉素）、各种磺胺类及头孢菌素类，解热镇痛药（水杨酸类、氨基比林、保泰松、安乃近），镇静剂（苯巴比妥、水合氯醛、地西泮），其他如洋地黄、奎尼丁、阿托品、异烟肼）等；食物有鱼、虾、蟹、蛋、奶等动物性食物，以及蚕豆、菠萝、花粉等植物性食物；感染主要为 β 溶血性链球菌，以呼吸道感染最为多见，病毒感染，如麻疹、水痘、风疹等，寄生虫感染；其他，如寒冷、外伤、昆虫叮咬、花粉、接种等。

3. 饮食指导　清淡易消化饮食；应设法找出过敏的

食物并禁用，也不可使用与该种食品接触过的炊具及餐具。

4. 用药指导

（1）禁用已知过敏的药物，并在每次就诊时主动告知医务人员。

（2）遵医嘱按时、按量服药，不可擅自减量或停药。

（3）使用糖皮质激素，应向病人及家属说明可能出现的不良反应，应加强观察，预防感染。使用环磷酰胺时，嘱病人多饮水，注意观察尿路刺激征。

5. 病情监测 教会病人对出血情况及伴随症状或体征的自我监测。发现新发大量瘀点或紫癜、明显腹痛或便血、关节肿痛、血肿、水肿、尿少等，多提示病情复发或加重，应及时就医。

【预后】

本病多数预后良好。一般病程 2 周左右。40% 的病人有反复发作的可能，但每次复发的病情较初发时均有逐渐减轻的趋势。少数肾型病人可转为慢性肾炎或肾病综合征，预后相对较差。

【护理】

过敏性紫癜的护理见表 6-3-3。

表 6-3-3 过敏性紫癜的护理

日期	项目	护理内容
入院当天	评估	1. 一般评估：神志，生命体征，皮肤等 2. 专科评估：皮肤紫癜、腹痛、关节肿胀、疼痛、压痛及功能障碍及血尿、蛋白尿等 3. 评估过敏原：疾病史、用药史、动植物接触史及饮食情况 4. 评估压疮、跌倒风险 5. 评估病人的心理状态

续表

日期	项目	护理内容
入院当天	治疗	根据病情吸氧，建立静脉通道，必要时准备做血浆置换
	检查	按医嘱行相关检查，如血常规、尿常规、大便常规、生化、凝血象、X线胸片、关节摄片、腹部B超等
	药物	遵医嘱正确使用抗组胺类药物、糖皮质激素、免疫抑制剂等，注意用药后的观察
	活动	关节型者、腹痛以及病情危重症者卧床休息，避免过早或过多的行走活动
	饮食	1. 禁止进食已知过敏或可能引起过敏的食物，如鱼、虾、蟹、蛋、牛奶等 2. 发作期选择清淡、少刺激、易消化的软食或半流质饮食 3. 避免过热食物 4. 腹痛者应给予无动物蛋白、无渣的流质饮食，有消化道出血者禁食，必要时静脉补充营养，肾炎者给予低盐饮食 5. 多饮水
	护理	1. 取舒适体位，关节肿痛者保持患肢功能位，根据病人身体状况及压疮风险使用气垫床 2. 做好入院宣教，介绍主管医生、责任护士及同病室病友

6

日期	项目	护理内容
入院当天	护理	3. 病情观察 （1）观察病人发病前有无低热、咽痛等上呼吸道感染及全身不适等症状 （2）观察皮疹情况，如形态、颜色、数量、分布等，每日记录皮疹变化情况 （3）观察有无恶心、呕吐、腹泻、便血、肠鸣音亢进等消化道出血症状 （4）观察四肢关节有无肿痛和压痛及肿胀情况 （5）观察有无血尿、水肿和体重的变化，记录 24 小时尿量；观察血压的变化，并注意神志、瞳孔以及有无头痛、呕吐、复视、惊厥等高血压脑病的表现 （6）必要时床边监测血压、心率、血氧、呼吸的变化，并做好各项监测记录 4. 做好皮肤护理、管道护理 5. 不同类型紫癜的护理措施 （1）关节肿痛的护理：避免在患肢进行静脉输液，教会放松和分散注意力减轻疼痛的方法 （2）腹痛护理：禁止热敷，以防肠出血 （3）紫癜性肾炎的护理：有水肿的病人皮肤避免受压

续表

日期	项目	护理内容
入院当天	护理	6. 病室避免放置花草、皮毛等，减少病人不良刺激 7. 根据病情留家属陪护，上床挡，确保安全 8. 做好心理护理：应根据具体情况结合相关实例解释疾病相关知识，使病人及家属消除恐惧心理，减轻心理负担，保持乐观情绪，使其积极配合治疗，积极树立战胜疾病的信心
	健康宣教	向病人讲解病房环境、设施、陪护探视及作息制度、各种检查注意事项及配合方法、相关安全知识，如教会病人正确的起床方法及如厕注意事项，预防跌倒损伤。介绍血浆置换治疗的注意事项及用药相关知识等
第2天	评估	评估病人的神志、生命体征、皮肤紫癜、腹痛、关节肿痛、水肿、血尿及心理状态，以及对疾病相关知识的了解等情况
	治疗	按医嘱执行治疗
	检查	继续完善检查
	药物	密切观察各种药物的作用和不良反应，尤其是用药后症状缓解情况
	活动	同前

6

续表

日期	项目	护理内容
第2天	饮食	同前
	护理	1. 基础护理、留置管道护理、皮肤护理 2. 继续病情观察，加强巡视，倾听病人的主诉 3. 仔细询问病史，找出过敏的原因，通过避免接触过敏原，治疗或脱敏等治疗方法以祛除诱因，减少发作 4. 保持呼吸道通畅 5. 做好心理护理
	健康宣教	讲解疾病相关知识、药物作用、饮食重要性，告知检查结果
第3~10天	活动	根据病情适当下床活动
	健康宣教	发放健康教育手册
	其余同前	
出院前1天	健康宣教	出院宣教： 1. 服药指导，遵医嘱正确服药 2. 避免接触过敏原 3. 教会自我监测病情 4. 定期专科门诊复诊
出院随访		出院1周内电话随访第1次，3个月内随访第2次，6个月内随访第3次，以后1年随访1次

6

四、血友病

血友病（hemophilia）是因遗传性凝血因子缺乏而引起的一组出血性疾病，包括：血友病 A、血友病 B 和遗传性 FXI 缺乏症（又称 Rosenthal 综合征），其中血友病 A 最为常见，国内血友病 A 的病人约占的 85%，血友病 B 约占 12%，遗传性 FXI 缺乏症极少见。按 FⅧ：C 的活性，可将血友病 A 分为 3 型：重型血浆中 FⅧ活性 <1%，中间型 FⅧ活性为 1%～5%，轻型 FⅧ活性为 6%～30%。血友病的社会人群发病率为 5/10 万～10/10 万，婴儿发病率约 1/5000。其共同特点为幼年起病，自发性或轻微创伤后出血不止、血肿形成、关节腔出血以及凝血活酶生成障碍而出现凝血时间延长等实验室检查的异常。

【临床表现】

1. 出血　为本病主要的临床表现。出血的轻重与血友病类型及相关因子缺乏程度有关。血友病 A 出血最为严重，血友病 B 次之，遗传性 FXI 缺乏症最轻。

血友病的出血多为自发性或轻度外伤（碰撞、运动扭伤等）、小手术后（如拔牙、扁桃体切除）出血不止，出血具备下列特征：①与生俱来，伴随终身，但罕有出生时脐带出血；②常表现为软组织或深部肌肉内血肿；③负重关节如膝、踝关节等反复出血甚为突出，最终可致关节肿胀、僵硬、畸形，可伴骨质疏松、关节骨化及相应肌肉萎缩（血友病关节）。重症患者可发生呕血、咯血，甚至颅内出血，颅内出血是病人死亡的主要原因。

2. 血肿压迫症状及体征　血肿压迫周围神经可致局部疼痛、麻木及肌肉萎缩；压迫血管可致相应供血部位缺血性坏死或淤血、水肿；口腔底部、咽后壁、喉及颈部出血可致呼吸困难甚至窒息；压迫输尿管致排尿障碍；腹膜后出血可致麻痹性肠梗阻。

【潜在并发症】

颅内出血

【治疗】

目前无根治方法，需终生治疗，最有效的治疗方法是替代治疗，最好的治疗方式是预防性治疗。

1. 局部出血处理　①皮肤表面的出血可采取压迫止血法；②鼻黏膜出血可用凝血酶等药物加压或堵塞止血；③出血较多的伤口或拔牙后出血不止者，可采用含相关凝血因子的粘贴物覆盖伤口或创面；④局部深层组织血肿和关节腔出血，早期采用冷敷或绷带加压止血，抬高患肢固定、制动。

2. 替代治疗　目前血友病的治疗仍以替代疗法为主，即补充凝血因子，它是防治血友病出血最主要的措施。主要有基因重组的纯化FⅧ、FⅧ浓缩制剂、新鲜冰冻血浆、冷沉淀物（FⅧ较血浆高 5～10 倍）、凝血酶原复合物（FⅨ、Ⅹ、Ⅶ、Ⅱ）等。

3. 药物治疗　去氨加压素可用于轻症血友病 A 病人，对血友病 B 病人无效；达那唑对轻中型血友病 A 病人效果较好；抗纤溶药物如氨甲环酸、氨基己酸等。

4. 家庭治疗　血友病患者的家庭治疗在国外已广泛应用，但除外小于 3 岁、有抗FⅧ：C 抗体、病情不稳定的病人。在我国还没有普遍应用，因为家庭治疗需要病人和家属具备血友病专业知识，并在开始阶段需要专业医护人员的指导。

5. 基因治疗

6. 手术治疗　对于关节强直、畸形的病人行关节成形或人工关节置换术。

【健康教育和管理】

本病无根治方法，预防损伤是防止出血的重要措施。

1. 生活指导

（1）告诉病人不要过度负重或进行剧烈的接触性运动（拳击、足球、篮球）；

（2）不穿硬底鞋或赤脚走路；

（3）使用刀、剪、锯等工具时，应小心操作，必要时戴防护性手套；

（4）日常适度运动（游泳、散步、骑自行车等）能锻炼肌肉，防止关节出血，但勿过度劳累。有活动性出血者要限制运动；

（5）居家环境中应使用圆角家具，以免碰伤；

（6）注意口腔卫生，防止龋齿，避免拔牙；

（7）指导优生优育：按照我国法律，患血友病的病人是可以结婚生子的。但从优生优育和家庭和谐的角度出发，应注意：结婚男女婚前最好到医院做血友病基因的检查，确定出生的后代是否有患血友病的可能；若产前羊膜穿刺确诊为血友病，应终止妊娠，以减少血友病的出生率。

2. 疾病知识教育

（1）介绍本病的病因、导致出血的诱因，并使其尽量注意避免；

（2）教会病人及其家属出血时的急救方法，并及时就医。外出远行，随身携带血友病的病历卡，以备发生意外时能及时正确处理；

（3）尽量避免不必要的穿刺及注射，注射完毕至少压迫注射部位 5 分钟；

（4）尽量避免手术治疗，必须手术时，术前补充足量的凝血因子；

（5）关节康复训练针对病变关节进行科学合理的康复训练，是预防关节失用的重要措施。急性期应局部制动并保持关节功能位；在肿胀未完全消退、肌肉力量未恢复之前，切勿使患肢负重，适当增加卧床时间，避免过早行走，指导病人进行股四头肌收缩功能训练；在关节腔出血控制后，指导病人循序渐进地进行受累关节的被动或主动活动，可给予理疗以促进受累关节功能的康复。

附：急救措施　可以减缓出血，在关节、软组织或肌肉发生轻度出血时可以使用，这种减缓出血的急救措施被称为 RICE，即：

R（rest）：休息当关节出血时，它就应该得到休息；

I（ice）：冰敷在受伤部位采用冰敷可以控制肿胀和减轻疼痛，发炎、出血、痉挛，可以用冰袋、凝胶袋、化学低温袋、冰杯，注意的是不要在开放的伤口或擦伤处使用冰敷，不要在血液循环差或感觉很差的地方使用冰敷，确认本人能够耐受，冷敷时间不宜过长，每次不超过15分钟，每2小时一次就足够；

C（compression）：压迫可用弹性绷带或弹性袜包扎关节，轻柔的压力有助于限制出血和保护关节。对于肌肉出血，如果怀疑有神经受损，则慎用压迫法；

E（elevation）：抬高把出血部位抬高至心脏高度以上，这样就减低了出血部位血管的压力，可以减缓出血。

3. 饮食指导　指导病人进食高热量、高蛋白、高维生素易消化营养丰富的食物；避免带骨、刺的食物，以免刺伤消化道黏膜引起出血；避免暴饮暴食。

4. 用药指导

（1）遵医嘱正确用药。

（2）避免使用阿司匹林、双嘧达莫等抑制血小板聚集或使血小板减少的药物，以防加重出血。

（3）家庭治疗：用药前对病人及家属进行有关血友病的病理、生理、诊断及治疗知识的教育，告知血液病学、矫形外科、精神、心理学以及艾滋病、病毒性肝炎的预防知识等，家庭治疗最初应在专业医生指导下进行，教会病人及家属静脉注射方法，药物必须保存在冰箱内。

5. 病情监测　教会病人及家属监测出血表现，关节有无红、肿、热、痛，活动受限等。一旦出现出血加重应立即就医。

【护理】

血友病的护理见表6-3-4。

表6-3-4　血友病的护理

日期	项目	护理内容
入院当天	评估	1. 一般评估：神志，生命体征、皮肤等

续表

日期	项目	护理内容
入院当天	评估	2. 专科评估：出血（时间、部位、量）、关节情况、血肿压迫症状及体征 3. 评估遗传病史 4. 评估病人活动情况 5. 评估压疮、跌倒风险 6. 评估病人的心理状态
	治疗	根据病情吸氧，出血局部冰敷，建立静脉通道
	检查	按医嘱做相关检查，如血常规、尿常规、大便常规、凝血象、FⅧ活性测定、B超、产前基因分析
	药物	遵医嘱正确使用药物，注意用药后的观察。 1. 输注凝血因子注意事项：①应在取回凝血因子后立即输注；②使用冷沉淀物时，应在37℃温水中融化10分钟，并尽快输入；③FⅧ：C半衰期为8~12小时，补充FⅧ需连续静脉滴注或每日2次。FⅨ的半衰期为18~30小时，补充FⅨ每日1次； 2. 观察用药不良反应：输注凝血因子过程中注意观察有无输血反应，过量补充凝血因子有增加血栓形成的副作用，故需

6

续表

日期	项目	护理内容
入院当天	药物	根据公式计算补充凝血因子的量。反复输注血液制品后有10%的病人会产生FⅧ或FⅨ抑制物 3. 泌尿系出血和休克、肾功能不全时慎用或禁用抗纤溶药物 4. 发现出血，立即输凝血因子，效果好，用量少
	活动	活动性出血期间卧床休息
	饮食	1. 给予易消化温凉营养丰富的食物，进餐前剔除食物中的骨、刺 2. 多饮水
	护理	1. 取舒适卧位，抬高患肢，保持功能位 2. 做好入院宣教，介绍主管医生、责任护士及同病室病友 3. 根据病情准备急救车、吸痰、监护仪等备用装置 4. 根据病情给予口腔护理，皮肤、关节出血、肌肉出血护理措施 5. 病情观察 （1）观察出血的部位：负重关节、深部组织出血情况，测量血肿范围、带血敷料重量，以估计出血量等。注意有无呕血、咯血等内脏出血征象，注意有无颅内出血的表现，一旦发现及时通知医生，配合紧急处理

6

日期	项目	护理内容
入院当天	护理	（2）观察关节活动的情况：关节有无红、肿、热、痛，活动受限，受损关节是否处于功能位等 （3）必要时使用监护仪监测血压、心率、血氧、呼吸的变化 6. 对症护理 （1）有踝、髋、腕、肘及肩关节腔或深部组织血肿，应立即停止活动，抬高患肢，给予冰袋冷敷或采取绷带压迫止血 （2）鼻出血时可冷敷局部或采用指压动脉法，无效时可填塞凡士林油纱条 （3）咽喉部损伤者应保持呼吸道畅通，侧卧或头偏向一侧，必要时用吸引器将血吸出，避免血肿压迫呼吸道引起窒息，并准备好气管插管或切开的急救处理 （4）肌肉出血多为自限性，禁忌血肿部位穿刺，以防感染 （5）关节腔出血控制、肿胀消退后，应帮助病人进行主动或被动全范围的关节活动。向病人及家属说明功能锻炼的目的是防止关节挛缩、强直、肌肉萎缩和功能丧失，鼓励病人主动配合锻炼 7. 避免使用静脉留置针，以免穿刺点出血

6

日期	项目	护理内容
入院当天	护理	8. 心理护理：精神刺激、情绪波动过大均可诱发出血，应予避免。说明本病为遗传性疾病，需终身治疗，使病人能正确认识疾病，消除恐惧心理。为病人提供有关血友病社会团体组织的信息，鼓励病人参加，通过病人间互通信息，相互支持来共同应对血友病给病人带来的困难与烦恼； 9. 根据病情留家属陪护，上床挡，以防意外
	健康宣教	向病人讲解病房环境、设施、陪护探视及作息制度、各种检查注意事项及配合方法、相关安全知识，如教会患者正确的起床方法及如厕注意事项，预防碰伤和跌倒
第2天	评估	评估病人的神志、生命体征、出血情况及心理状态，以及对疾病相关知识的了解等情况
	治疗	按医嘱执行治疗
	检查	继续完善检查
	药物	密切观察各种药物的作用和不良反应，尤其是使用凝血因子后症状缓解情况
	活动	同前
	饮食	同前

6

续表

日期	项目	护理内容
第2天	护理	1. 基础护理、留置管道护理，出血部位护理 2. 加强病情观察，重视巡视及病人的主诉，发现颅内出血先兆症状时，立即报告医生处理 3. 保持呼吸道通畅 4. 仔细询问病史 5. 加强预防护理，减少关节、肌肉出血的发生 6. 做好心理护理
	健康宣教	宣教疾病相关知识、优生优育、关节康复训练知识
第3~5天	活动	适当下床活动
	健康宣教	讲解坚持正确使用凝血因子对疾病的重要性，家庭治疗者教会其居家治疗的方法，发放健康教育宣传单
	其余同前	
出院前1天	健康宣教	1. 出院宣教 2. 定期专科门诊复诊
出院随访		出院1周内电话随访第1次，3个月内随访第2次，6个月内随访第3次，以后1年随访1次

注：凝血因子补充计算公式：

FⅧ剂量（IU）＝体重（kg）×所需提高的活性水平（%）÷2

五、弥散性血管内凝血

弥散性血管内凝血（disseminated or diffuse intravascular coagulation，DIC）是不同原因所致局限性的血管内凝血系统激活为特征的获得性综合征，可以来自或引起微血管体系损伤，如损伤严重可导致多器官功能衰竭（MODS）。是临床急危重症之一，多起病急，进展快，死亡率高。

【临床表现】

存在易引起 DIC 的基础疾病表现，常见的 DIC 的临床表现是出血、休克、栓塞与溶血及器官衰竭，不同的原发病及 DIC 不同阶段的表现差异较大。

1. 出血　发生率为 84% ~95%，是 DIC 最常见的临床表现之一。多突然发生，主要表现为广泛性、多发性、部位可遍及全身，以皮肤黏膜、伤口及穿刺部位或注射部位渗血多见。表现为出血点、紫癜、血泡、外科伤口出血、动静脉渗血、皮下血肿、暴发性坏疽等。多部位出血常预示急性 DIC。

2. 低血压或休克/微循环衰竭　发生率为 30% ~80%。为一过性或持续性血压下降，早期即出现单个或多个重要脏器功能不全，表现为肢体湿冷，少尿，呼吸困难，发绀及神志改变等。休克可进一步加剧组织的缺血缺氧与坏死，从而促进 DIC 的发生与发展，形成恶性循环。休克程度与出血量不呈比例。顽固性休克是 DIC 病情严重及预后不良的症状及体征。

3. 栓塞　发生率为 40% ~70%。广泛性栓塞，可发生在浅层的皮肤、消化道黏膜的微血管，但临床上很少出现局部坏死及溃疡，临床上更常见发生在深部器官微血栓栓塞导致的器官衰竭，可表现为顽固性休克、呼吸衰竭、意识障碍、颅内高压和肾衰竭等。

4. 溶血　发生率约 25%。溶血一般较轻，早期不易察觉。表现为进行性贫血，贫血程度与出血量不呈比例，大量溶血时开可以出现黄疸，血红蛋白尿。

5. 实验室检查指标异常 ①血小板$<100\times10^9$/L 或进行性下降；②血浆纤维蛋白原含量<1.5g/L 或进行性下降，或>4g/L；③3P 试验阳性或血浆 FDP>20mg/L，或 D-二聚体水平升高或阳性；④PT 缩短或延长 3 秒以上，或 APP 缩短或延长 10 秒以上。

【潜在并发症】

休克，多发性微血管栓塞。

【治疗】

DIC 的治疗原则是及时性、序贯性、个体性及动态性。

1. 治疗基础疾病及消除诱因 是终止 DIC 病理过程的最为关键和根本的治疗措施。严重感染、恶性肿瘤等基础疾病是诱发 DIC 的主要原因，其他有病理产科、手术创伤、中毒及免疫反应等。针对以上情况进行治疗，包括控制感染，治疗肿瘤，产科及外伤，纠正缺氧、缺血及酸中毒等。

2. 抗凝治疗 是终止 DIC 病理过程，减轻器官损伤，重建凝血-抗凝平衡的重要措施。一般认为，DIC 的抗凝治疗应在处理基础疾病的前提下，与凝血因子补充同步进行。临床上常用的抗凝药物为肝素，主要包括普通肝素和低分子量肝素。

3. 替代疗法 适用于有明显的血小板或凝血因子证据，已进行病因及抗凝治疗，DIC 未能得到良好控制，有明显出血表现者。新鲜冰冻血浆等血液制品、血小板悬液、纤维蛋白原、FⅧ及凝血酶原复合物等。

4. 抗纤溶药物 一般慎用。适用于继发性纤溶亢进为主的 DIC 晚期，且应在已进行有效的原发病治疗，抗凝治疗及补充凝血因子的基础上应用。常用药有氨甲苯酸、氨基己酸。

5. 溶栓疗法 由于 DIC 主要形成微血管血栓，并多发有纤溶亢进，因此原则上不使用溶栓剂。

6. 中医中药 常用的为活血化瘀的中药有复方丹参、川芎嗪、参附注射液及刺参酸性粘多糖等，对治疗

DIC 中有一定疗效。

【健康教育和管理】

向清醒病人及其家属，尤其是家属解释疾病的可能成因、主要表现、临床诊断和治疗配合、预后等。特别要解释反复进行实验室检查的重要性和必要性，特殊治疗的目的意义及不良反应。劝导家属多关怀和支持病人，以利缓解病人的不良情绪，提高战胜疾病的信心，主动配合治疗。保证充足的休息和睡眠，根据病人的饮食习惯，提供可口、易消化、易吸收、富含营养的食物，少量多餐。循序渐进地增加运动，促进身体的康复。

【预后】

DIC 的病死率高达 20%~40%，最主要死因为多器官功能衰竭。病因、诱因未能消除、诊断不及时或治疗不恰当是影响 DIC 预后的主要因素。

【护理】

弥散性血管内凝血的护理见表 6-3-5。

表 6-3-5 弥散性血管内凝血的护理

日期	项目	护理内容
入院当天	评估	1. 一般评估：神志，生命体征、皮肤等 2. 专科评估：出血（时间、部位、量）、低血压、休克、栓塞的症状及体征以及全身各系统评估 3. 评估基础疾病病史 4. 评估病人活动情况 5. 评估压疮、跌倒风险
	治疗	吸氧，建立 2 条静脉通道，补液，根据病情给予对症治疗，如手术、呼吸支持、血液净化等

续表

日期	项目	护理内容
入院当天	检查	1. 按医嘱做相关检查，如血常规、尿常规、大便常规、生化、凝血象、DIC全套、X线胸片、B超等 2. 正确、及时采集和送检各类标本，关注检查结果，及时报告医生
	药物	1. 熟悉DIC抢救治过程中常用药物的名称、给药方法、主要不良反应及其预防和处理 2. 遵医嘱正确使用药物，注意用药后的观察，尤其是应用普通肝素时应监测活化部分凝血活酶时间（APTT），普通肝素治疗使其延长为正常值的1.5～2.0倍时即为合适剂量，低分子肝素常规剂量下无须严格血液学监测 3. 应用普通肝素时准备好鱼精蛋白，因肝素过量可用鱼精蛋白中和，鱼精蛋白1mg可中和肝素100U 4. 肝素的主要不良反应是出血，在治疗过程中，注意观察病人的出血状况
	活动	卧床休息，床上解大小便
	饮食	流质或半流质饮食，必要时禁食

6

续表

日期	项目	护理内容
入院当天	护理	1. 卧床休息，根据病情采取合适的体位，如休克病人取中凹位，呼吸困难严重者可取半卧位 2. 根据病情准备抢救车、吸痰器、监护仪等备用装置 3. 遵医嘱给予急救措施 4. 注意保暖 5. 加强皮肤护理，预防压疮 6. 协助排便，必要时保留尿管，做好会阴护理 7. 严密观察病情变化 （1）床边监护仪连续监测、血压、心率、血氧、呼吸的变化，观察体温 （2）观察尿量变化，记录24小时出入量，观察皮肤的颜色与温、湿度，及时发现休克 （3）观察意识状态、头痛、抽搐、昏迷等，及时发现脑栓塞 （4）观察肺栓塞表现，如突然胸痛、呼吸困难、咯血 （5）观察肾栓塞表现，如腰痛、血尿、少尿或无尿，甚至发生急性肾衰竭 （6）观察是否有胃肠黏膜出血、坏死引起消化道出血 （7）观察皮肤栓塞表现，如出现手指、足趾、鼻、颈、耳部发绀，甚至引起皮肤干性坏死等

续表

日期	项目	护理内容
入院当天	护理	（8）观察出血表现，注意出血部位、范围及其严重度 8. 向清醒病人及家属做好入院宣教，介绍主管医生、责任护士 9. 做好心理护理，消除病人的恐惧感 10. 留家属陪伴（重症监护病房除外），上床挡，确保安全
	健康宣教	向病人家属介绍病房环境、设施、陪护探视及作息制度，讲解疾病相关知识，治疗配合及各种检查注意事项
第2天	评估	评估病人的神志、生命体征、呼吸困难、出血情况及心理状态，以及对疾病相关知识的了解情况等
	治疗	遵医嘱执行治疗
	检查	继续完善检查
	药物	密切观察各种药物的作用和不良反应，尤其是使用后症状缓解情况
	活动	卧床休息，注意安全
	饮食	同前
	护理	同前
	健康宣教	及时告知检查结果以及疾病相关知识

6

续表

日期	项目	护理内容
第 3～30 天	活动	卧床休息，病情好转后逐渐活动
	健康宣教	视具体情况而定
	其余同前	
出院前 1 天	健康宣教	1. 出院宣教 2. 用药指导 3. 基础疾病知识及预防教育 4. 发放相关健康教育手册 5. 定期专科门诊复诊
出院随访		出院 1 周内电话随访第 1 次，3 个月内随访第 2 次，6 个月内随访第 3 次，以后 1 年随访 1 次

第四节　白血病病人的护理

一、概述

白血病（leukemia）是一类造血干细胞的恶性克隆性疾病。克隆中的白血病细胞增殖失控、分化障碍、凋亡受阻，而停滞在细胞发育的不同阶段。在骨髓和其他造血组织中，白血病细胞大量增生累积，并浸润其他器官和组织，抑制正常造血功能。

白血病约占癌症总发病率的 5%。在我国白血病发病率为 3/10 万～4/10 万，接近于亚洲国家，低于欧美，以急性白血病多见，男性发病率略高于女性，各年龄组均可发病。在恶性肿瘤所致的死亡率中，白血病居第六位（男性）和第七位（女性），但在儿童及 35 岁以下成人中则居第一位。

【分类】

1. 根据白血病细胞分化成熟程度和白血病自然病程，可分为急性白血病和慢性白血病两类。

（1）急性白血病（acute leukemia）：起病急，进展快，病程短，仅为数月。细胞分化停滞在较早阶段，骨髓和外周血中以原始和早期幼稚细胞为主。

（2）慢性白血病（chronic leukemia）：起病缓，进展慢，病程长，可达数年。细胞分化停滞在较晚阶段，骨髓和外周血中多为较成熟的幼稚细胞和成熟细胞。

白血病的分类见图6-4-1。

2. 根据白细胞计数分类　多数病人白细胞计数增高，超过 10×10^9/L，称为白细胞增多性白血病；若超过 100×10^9/L，称为高白细胞性白血病；部分病人白细胞计数在正常水平或减少，称为白细胞不增多性白血病。

【临床表现】

临床上以进行性贫血、持续发热或反复感染、出血和组织器官的浸润等为主要表现，以外周血中出现形态各异、数目不等的幼稚细胞为特征，多数病人表现为骨髓及外周血中白血病细胞异常增多。

二、急性白血病

急性白血病是造血干细胞的恶性克隆性疾病，发病时骨髓中异常的原始细胞及幼稚细胞（白血病细胞）大量增殖并抑制正常造血，可广泛浸润肝、脾、淋巴结等各种脏器，表现为贫血、出血、感染和浸润等征象。

【分类】

根据细胞形态和细胞化学分类，目前国际通用的是FAB（法、美、英白血病协作组，简称FAB）分类法，将急性白血病分为急性淋巴细胞白血病（acute lymphoblastic leukemia，ALL，简称急淋白血病或急淋）、急性非淋巴细胞白血病（acute nonlymphoblastic leukemia，ANLLL，简称急非淋）或急性髓系白血病（acute myelogenous leukemia，AML）。急淋、急粒的亚型分类见表6-4-1。

6

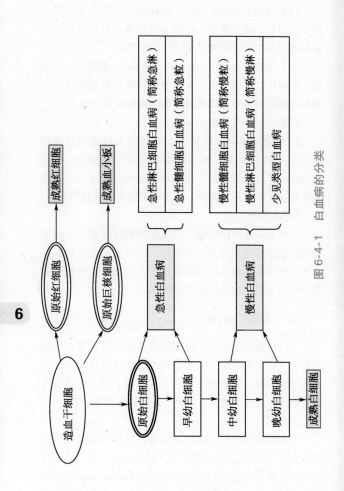

图 6-4-1 白血病的分类

表 6-4-1　急性白血病的分型

急性淋巴细胞白血病	
L_1 型：原始和幼淋巴细胞以小细胞为主（直径 ≤12μm）	
L_2 型：原始和幼淋巴细胞以大细胞为主（直径 >12μm）	
L_3 型：同 L_2 型，细胞大小较一致，细胞内有明显空泡，胞质嗜碱性，染色深	
急性髓系白血病	
M_0：急性髓细胞白血病微分化型	M_1：急性粒细胞白血病未分化型
M_2：急性粒细胞白血病部分分化型	M_3：急性早幼粒细胞白血病（APL）
M_4：急性粒-单核细胞白血病	M_5：急性单核细胞白血病
M_6：急性红白血病	M_7：急性巨核细胞白血病

FAB 分类法虽已被国际普遍采用，但存在一定的局限性，因此，在此基础上又提出了 MICM 分型，即综合应用了形态学、细胞化学、免疫学、细胞遗传学及分子生物学检查。2001 年 WHO 提出髓系和淋巴系肿瘤分类法，综合了 FAB 分类法、欧美淋巴瘤分型修订方案的优点。

【临床表现】

起病急缓不一，急者多为高热或严重出血，缓者多为面色苍白、疲乏或轻度出血。部分病人因月经过多或拔牙后出血不止而就医被发现。本病主要有四大临床表现：发热、出血、贫血、白血病细胞浸润表现。

1. 正常骨髓造血功能受抑制表现

（1）贫血：常为首发症状，并随病情发展而进行性加重，贫血的主要原因是：①骨髓中原始白细胞和（或）幼稚白细胞过度增生影响，正常红细胞生成减少；②无效红细胞增多、溶血、出血以及某些阻碍 DNA 代谢的抗白血病药物，如阿糖胞苷、甲氨蝶呤的应用也是影响因素之一。

（2）发热：半数患者以发热为早期表现，可低热，亦可高达39~40℃，伴有畏寒、出汗等。白血病本身也能引起发热，即肿瘤性发热，与白血病细胞的高代谢状态及其内源性致热源物质的产生有关。但大多数发热由继发性感染所致，是导致急性白血病病人死亡最常见的原因之一。

感染主要与以下因素有关：①正常粒细胞缺乏或功能缺陷；②化疗药物及糖皮质激素的应用，使机体免疫功能进一步下降；③白血病细胞浸润以及化疗药物的应用，易造成消化道与呼吸道黏膜屏障受损；④各种穿刺或插管留置时间过长，继发感染。

感染可以发生于机体的任何部位，以口腔黏膜、牙龈、咽峡最常见，其次是呼吸道及肛周皮肤等。局部表现为炎症、溃疡、坏死或脓肿形成，严重时可致败血症或脓毒血症。最常见致病菌是革兰阴性杆菌，如肺炎克雷伯杆菌、铜绿假单胞菌、大肠埃希菌和产气杆菌（产气荚膜梭菌）等；近年来革兰阳性球菌感染的发生率有所上升，包括金黄色葡萄球菌、表皮葡萄球菌和粪链球菌等；部分病人还可发生病毒及原虫感染；长期应用抗生素者，还可导致真菌感染。

（3）出血：最主要的原因是血小板减少。此外，血小板功能异常、凝血因子减少，以及大量白血病细胞在血管中淤滞、浸润和感染细菌毒素对血管的损伤等也都是出血的原因。几乎所有急性白血病病人在病程中都有不同程度的出血，明显的出血倾向也是导致病人就医的主要原因之一。①出血部位可遍及全身任何部位，以皮肤瘀点、瘀斑、鼻出血、齿龈出血、口腔血肿、女性病人月经过多或持续阴道出血较为常见。眼底出血可致视力障碍，甚至是颅内出血的先兆。②颅内出血是最为严重的临床表现，是导致急性白血病病人死亡的重要原因之一。血小板少于20×10^9/L时随时有颅内出血的危险。③急性早幼粒细胞白血病易并发DIC而出现全身广泛性出血，是急性白血病亚型中出血倾向最明显的一种。具体表现参见本章第 1 节"血液系统基础知识"相关内容。

2. 器官和组织浸润表现　白血病细胞在血液系统中大量积聚、淤滞，不仅影响循环功能，还可导致不同部位出现肿大、结节，受累脏器功能失调等一系列临床表现。

（1）肝、脾及淋巴结：急性白血病可有轻中度肝、脾肿大，表面光滑，偶伴轻度压痛，但并非普遍存在。主要与白血病细胞的浸润及新陈代谢增高有关。约 50%病人在就诊时伴有淋巴结肿大（包括浅表淋巴结和纵隔、腹膜后等深部淋巴结），多见于急淋病人。

（2）骨骼和关节：骨骼、关节疼痛是白血病常见的症状。胸骨下端局部压痛对白血病的诊断有一定的价值，四肢关节痛和骨痛常见于儿童。急性粒细胞白血病病人由于骨膜受累，还可在眼眶、肋骨及其他扁平骨的骨面形成粒细胞肉瘤（绿色瘤，chloroma），其中以眼眶部位最常见，可引起眼球突出、复视或失明等。

（3）中枢神经系统白血病（central nervous system leukemia，CNSL）：又称脑白。近年来，化学治疗使白血病缓解率提高，生存期明显延长，但由于化疗药物难以通过血-脑屏障，隐藏在中枢神经系统的白血病细胞不能被有效杀灭，因而引起 CNSL，成为白血病髓外复发的主要根源。CNSL 是最常见的髓外白血病，以急淋尤为突出。CNSL 可发生在疾病的各个时期，其中疾病缓解期最常见，儿童病人尤甚，其次为急非淋 M4、M5、和 M2。轻者表现为头痛、头晕，重者可有脑脊液压力增高、呕吐、视乳头水肿、视力模糊、颈项强直、意识障碍、抽搐、昏迷等。若有神经根浸润还可产生各种麻痹症状。

（4）皮肤、黏膜：可有牙龈增生、肿胀；皮肤出现蓝灰色斑丘疹（局部皮肤隆起、变硬、呈紫蓝色结节状）、皮下结节、多形红斑、结节性红斑等，多见于急非淋 M4 和 M5。

（5）睾丸：多为一侧睾丸无痛性肿大，另一侧虽无肿大，但在活检时往往也发现有白血病细胞浸润。睾丸白血病多见于急性淋巴细胞白血病化疗缓解后的幼儿和

6

青年，是仅次于 CNSL 的白血病髓外复发的根源。

（6）其他：白血病还可浸润其他组织器官，如肺、心、消化道、泌尿生殖系统等。

（7）高白细胞血症：高白细胞血症是急性白血病的一种特殊综合征，其外周血白细胞大于等于 $100 \times 10^9/$L。因白细胞淤滞，病人有呼吸困难、低氧血症、呼吸窘迫、反应迟钝、语言不清、颅内出血等表现。病理学显示白血病栓栓塞与出血并存。高白细胞血症大大增加了病人死亡率、髓外白血病发病率及白血病复发率。

【并发症】

疾病发作时可并发高热、出血及严重的贫血等，反复肺部感染甚至肺部真菌感染导致呼吸衰竭；严重出血导致各脏器出血甚至脑出血；高白细胞引起高钾血症、白细胞淤滞症；反复化疗导致静脉闭锁、药物外渗及心、肺、肾等多脏器损害。

【治疗】

1. 对症支持治疗

（1）高白细胞血症的紧急处理：高白细胞血症（ $>100 \times 10^9/$L）不仅会增加病人的早期死亡率，而且也会增加髓外白血病的发病率和复发率。当循环血液中白细胞极度增高（ $>200 \times 10^9/$L）时，还可发生白细胞淤滞症（leukostasis），表现为呼吸窘迫、低氧血症、头晕、言语不清、反应迟钝、中枢神经系统出血和阴茎异常勃起等。一旦出现可使用血细胞分离机，单采清除过高的白细胞，同时给予化疗药物和碱化尿液，应预防高尿酸血症、酸中毒、电解质紊乱和凝血异常等并发症。

（2）防治感染：严重感染是白血病病人主要死亡原因。防治感染是保证急性白血病病人争取有效化疗或骨髓移植，降低死亡率的关键措施之一。病人如出现发热，应及时查明感染部位及查找病原菌，使用有效抗生素。

（3）控制出血：血小板计数 $<20 \times 10^9/$L 且出血严重者，应输浓缩血小板悬液或新鲜血，轻度出血可使用各种止血药。并发 DIC 时，则应做出相应处理。

（4）改善贫血：严重贫血可吸氧，输浓缩红细胞，维持 Hb > 80g/L。但白细胞淤滞症时不宜立即输红细胞，以免进一步加重血液黏稠度。纠正贫血最有效的方法是通过化疗争取达到完全缓解。

（5）预防尿酸性肾病：由于白血病细胞大量破坏，尤其是化疗期间，可使血清及尿液中尿酸水平明显升高，尿酸结晶的析出可积聚于肾小管，导致少尿甚至急性肾衰竭。因此，应嘱病人多饮水或给予静脉补液，以保证足够尿量，同时碱化尿液和口服别嘌醇以抑制尿酸的合成。

（6）纠正水、电解质及酸碱平衡失调：化疗前及化疗期间均应定期监测水、电解质和酸碱平衡，及时发现异常并加以纠正，保证机体内环境的相对稳定和药物疗效的正常发挥。

2. 化学治疗 是目前急性白血病最主要的治疗方法，也是造血干细胞移植的基础。

（1）化疗原则：早期、足量、联合、间歇、阶段、个体化。白血病化疗越早，化疗效果越明显，预后越好。充足的药量、充分的化疗时间是白血病病人得到完全缓解的基础，但高白细胞患者早期需要预化疗，防止肿瘤溶解综合征。

（2）化疗药物：急性白血病常用化疗药见表6-4-2。

（3）治疗阶段：急性白血病治疗主要分为诱导缓解和缓解后治疗两个阶段。

1）诱导缓解：是指从化疗开始到完全缓解的阶段。①治疗目的：通过联合化疗，迅速、大量地杀灭白血病细胞，恢复机体正常造血，使病人尽可能在较短的时间内达到完全缓解（complete remission，CR）：即白血病的症状、体征消失，无器官浸润现象；外周血象的白细胞分类中无幼稚细胞；骨髓象中相关系列的原始细胞与幼稚细胞之和≤5%，无 Auer 小体。②病人是否能获得完全缓解，是急性白血病治疗成败的关键。若1个疗程即获完全缓解，无病生存时间将较长。若达完全缓解所用时间越长，无病生存时间将越短。

表 6-4-2 急性白血病常用化疗药

分类	药名及英文缩写	药理作用	主要不良反应
生物碱类	长春新碱（VCR）	抑制有丝分裂	末梢神经炎、腹痛、脱发
	三尖杉酯碱（HHT）	同上	骨髓抑制、消化道反应、心脏损害
	依托泊苷（VP-16）	干扰 DNA、RNA 合成	骨髓抑制、消化道反应、脱发
抗叶酸代谢药	甲氨蝶呤（MTX）	干扰 DNA 合成	口腔及胃肠道黏膜溃疡、肝损害、骨髓抑制
抗嘌呤代谢药	6-巯嘌呤（6MP）	阻碍 DNA 合成	骨髓抑制、胃肠反应、肝损害
	氟达拉滨（FLU）	同上	神经毒性、骨髓抑制、自身免疫现象
抗嘧啶代谢药	阿糖胞苷（Ara-c）	阻碍 DNA 合成	消化道反应、肝功能异常、骨髓抑制
	环胞苷（Cy）	同上	骨髓抑制、唾液腺肿大
抗嘧啶、嘌呤代谢	羟基脲（HU）	阻碍 DNA 合成	消化道反应、骨髓抑制
烷化剂	环磷酰胺（CTX）	破坏 DNA 合成	骨髓抑制、出血性膀胱炎、恶心呕吐、脱发

6

续表

分类	药名及英文缩写	药理作用	主要不良反应
烷化剂	苯丁酸氮芥（CLB）	同上	骨髓抑制、胃肠反应
	白消安（BUS）	同上	皮肤色素沉着、精液缺乏、停经、肺纤维化
抗生素类	柔红霉素（DNR）	抑制 DNA、RNA 合成	骨髓抑制、心脏损害、消化道反应
	去甲氧柔红霉素（IDR）	同上	同上
	多柔比星（ADM）	抑制 DNA、RNA 合成	同上
酶类	左旋门冬酰胺酶（L-ASP）	影响肿瘤细胞蛋白质合成	肝损害、过敏反应、高尿酸血症、胰腺炎、氮质血症、高血糖
激素类	泼尼松（P）	破坏淋巴细胞	感染、高血压、高血糖或糖尿病、库欣综合征
肿瘤细胞诱导分化剂	维 A 酸（全反式维 A 酸）（ATRA）	使白血病细胞分化为具有正常表型功能的血细胞	皮肤、黏膜干燥、胃肠反应、肝损害、头晕、关节痛

6

2）缓解后治疗：是 CR 后病人治疗的延续阶段。由于急性白血病人达到完全缓解后，体内仍有 $10^8 \sim 10^9$ 左右的白血病细胞，且在髓外某个部位仍有白血病细胞浸润，是疾病复发的根源，所以要尽早进行缓解后治疗，防止病情复发，延长缓解期和无病生存时间，争取治愈。缓解后治疗主要是通过进一步的巩固与强化治疗，彻底消灭残存的白血病细胞。一般缓解后治疗在诱导缓解结束 2 周后进行，常选用原诱导缓解方案或轮换使用多种药物强化治疗。一般缓解后治疗需要 3 年左右时间。

（4）治疗方案：根据白血病细胞动力学原理，选择作用于细胞增殖不同阶段的药物，制定联合化疗方案，可提高疗效及延长抗药性的发生。常用联合化疗方案见表 6-4-3。

表 6-4-3　白血病常用联合化疗方案

ALL 诱导缓解治疗	DVLP 方案： DNR + VCR + L- ASP + P
ALL 缓解后治疗	HD Ara- C 或 HD MTX
AML 诱导缓解	DA（"标准"方案）：DNR + Ara- C
	HA 方案：H + Ara- C
	DAE 方案：DNR + Ara- C + VP-16
M3 诱导缓解	ATRA
AML 缓解后治疗	HD Ara- C；可单用或与 DNR、IDR 等联合使用

备注：HD 为高剂量

3. 中枢神经系统白血病治疗

（1）治疗目的：防治 CNSL 是减少急性白血病复发的关键。

（2）常用方法：常用鞘内注射和头颅照射两种方法。①通常急淋病人，若诊断时脑脊液正常，也需预防性、治疗性鞘内注射甲氨蝶呤。甲氨蝶呤鞘内注射可引起急性化学性蛛网膜炎，病人有发热、头痛及脑膜刺激征等不良反应。因此，甲氨蝶呤鞘内注射时宜加地塞米松，减少不良反应。②若甲氨蝶呤疗效欠佳，可改用阿糖胞苷鞘内注射。③头颅照射方法常采用全脑放射治疗，射野包括颅底线以上的脑部和第4颈椎下缘以上的脊椎部，2～3周内分次照射，一般15次左右。

4. **睾丸白血病治疗**　药物对睾丸白血病疗效不佳，必须放射治疗，即使单侧睾丸白血病，也必须采用两侧放射治疗和全身化疗，同时行腰穿＋鞘内注射防治 CNSL。

5. **造血干细胞移植**　造血干细胞移植是治疗白血病重要的、有效的治疗方法。目前主张在 45 岁以下急性白血病病人（除儿童外）第一次完全缓解时进行。造血干细胞移植是先用全身放疗和强烈的免疫抑制剂尽量将病人体内白血病细胞最大可能全部杀灭，并充分抑制病人免疫功能，然后植入正常人的骨髓或外周血干细胞，使病人恢复正常造血功能。据统计，骨髓或外周血干细胞移植 5 年生存率为 50% 以上，移植病人无病生存最长的已超过 30 年。但由于费用昂贵，风险大或 HLA 相同的供体不足，该治疗方法在我国推广使用尚有困难。骨髓最佳捐赠者为同卵双胞胎，其次为同胞兄弟姐妹，再次为亲生父母。适合行异基因造血干细胞移植者应抽血做 HLA 配型等相关检查。

6. **细胞因子治疗**　具有促进造血细胞增殖的作用。粒细胞集落刺激因子（G-CSF）和粒细胞-巨噬细胞集落刺激因子（GM-CSF）与化疗同时应用或化疗后应用，可以减轻化疗所致粒细胞缺乏，缩短粒细胞恢复时间，提高病人对化疗的耐受性。

7. **老年急性白血病的治疗**　60 岁以上的急性白血病病人常由骨髓增生异常综合征转化而来或继发于某些理化因素，合并症多，耐药、并发重要脏器功能不全、不良核型者较多见，更应强调个体化治疗。多数病人化疗需减量用药，以降低治疗相关死亡率，少数体质好又有

6

支持条件的病人，可采用中年病人的化疗方案进行治疗，临床上老年白血病患者常采用小剂量阿糖胞苷皮下注射或三尖杉碱静脉滴注治疗。

【健康教育与管理】

1. 生活指导

（1）急性白血病的病人要注意保暖、避免受凉。

（2）讲究个人卫生，少去人群拥挤的地方。

（3）经常检查口腔、咽部有无感染，学会自测体温。

（4）勿用牙签剔牙，刷牙用软毛牙刷。

（5）勿用手挖鼻孔。

（6）避免创伤。

（7）保证充足的休息和睡眠，适当活动。

（8）沐浴时水温以 37～40℃ 为宜，以防水温过高促进血管扩张，加重皮肤出血。

（9）化疗间歇期，病人可做力所能及的家务，以增强自信心。

（10）说明化疗可能导致脱发现象，但脱发是可逆性的。指导脱发患者戴帽子或佩戴假发，鼓励病人参与正常的社交活动。

2. 疾病知识指导　指导病人要学会自我管理，学会监测病情。应为每个初诊急性白血病患者制定防治计划，使他们了解或掌握以下内容：①相信长期、按时、充分的治疗，可以在一定程度上控制急性白血病的发展。②了解急性白血病的诱发因素，加强防护，避免接触对骨髓造血系统有损害的理化因素，如电离辐射，亚硝胺类物质，染发剂、油漆等含苯物质，保泰松、氯霉素等药物。③简单了解急性白血病的本质和发病机制。④能进行自我检测，熟悉急性白血病的常见症状及处理方法。⑤知道什么时间再次去医院治疗。⑥使病人高度重视本病，但又不过分紧张。⑦对本病预后有所了解，以积极的心态对待疾病。

3. 饮食指导　指导病人饮食宜富含高蛋白、高热量、高维生素，清淡、易消化少渣饮食，避免辛辣刺激，防止口腔黏膜损伤。多饮水，多食蔬菜、水果，以保持大便通畅。

4. 用药指导　向病人说明急性白血病缓解后仍应坚持定期巩固强化治疗，以延长疾病的缓解期和生存期，使其了解常用药物的作用、剂量、用法和不良反应。

5. 病情监测　病人须定期复查血象，学会自我监测出血、发热、贫血加重及骨、关节疼痛，一旦出现应及时就医。

【预后】

急性白血病发病凶险，甚至在诊断数天内死亡，未经特殊治疗者平均生存期仅 3 个月左右。随着治疗的进展，急性白血病的缓解率和生存率大大提高。急淋年龄在 $1 \sim 9$ 岁且白细胞 $< 50 \times 10^9/L$ 的病人预后最好，完全缓解后经过巩固与维持治疗，$50\% \sim 70\%$ 的病人能够长期存活至治愈。女性急淋的预后好于男性。年龄较大与白细胞计数较高的急性白血病病人，预后不良。急非淋亚型 M3 若能避免早期死亡则预后良好，多可治愈。

【护理】

急性白血病的护理见表 6-4-4。

6

表 6-4-4　急性白血病的护理

日期	项目	护理内容
入院当天	评估	1. 病史评估：职业、生活工作环境、既往疾病史、家族史等
		2. 一般评估：神志，生命体征，自理能力，营养状况，护理风险等
		3. 专科评估：贫血、出血、感染及肝、脾、淋巴结及其他肿瘤细胞浸润的体征
		4. 评估压疮、跌倒风险
		5. 评估病人的心理状态

续表

日期	项目	护理内容
入院当天	治疗	根据病情吸氧,建立静脉通道。严重贫血及血小板低下、有出血倾向者予成分输血,做好输血护理
	检查	遵医嘱做相关检查,如血培养、血常规及分类、血生化、凝血象、骨髓象、细胞学、免疫学、染色体及基因检查、影像学检查等
	药物	遵医嘱正确使用抗炎、止血等对症支持治疗,高白细胞患者给予降细胞、水化、碱化处理,观察药物疗效、不良反应以及应用并发症。一些化疗药物对组织刺激性大,多次注射常会引起静脉周围组织炎症,如注射的血管出现条索状红斑、触之温度较高、有硬结或压痛,炎症消退后,注射的血管因内膜增生而狭窄,严重的可有血管闭锁。发疱性化疗药物渗漏可引起局部组织坏死。鞘内注射推注化疗药速度宜慢,注射完毕后应去枕平卧 4~6 小时,注意观察有无头痛、呕吐、发热等化学性脑膜炎及其他神经系统的损害症状
	活动	高热、严重贫血及血小板低下者,嘱患者卧床休息,床上解大小便

日期	项目	护理内容
入院当天	饮食	1. 指导病人进食新鲜、富营养、富维生素的清淡食物 2. 多饮水
	护理	1. 准备床单位，根据病情准备吸氧、监护仪等备用装置，不能自行翻身者准备气垫床 2. 护送病人入病床，协助取舒适体位，根据病情需要连接相应设备 3. 做好入院宣教，介绍主管医生、责任护士及同病室病友 4. 根据病情及治疗给予以下护理措施 （1）出血、疼痛护理　参见本章第一节 （2）感染预防与处理　预防：①化疗期间病人很容易发生感染，尤其是化疗 7～14 天，要特别注意严防感染。②对于粒细胞缺乏（成熟粒细胞绝对值 $\leqslant 0.5 \times 10^9/L$）的病人，应采取保护性隔离，有条件者住无菌层流病房或消毒隔离病房，或使用层流床、层流帐，无条件者应置于单人病房。③酌情开窗通风，保持室内空气新鲜。进行空气和地面消毒，如使用空气过滤器、紫外线照射、电子灭菌灯照射、1‰过氧乙酸喷雾消毒以及 1% 84 溶

6

续表

日期	项目	护理内容
入院当天	护理	液擦洗家具、拖地。④谢绝探视，避免交叉感染。⑤加强口腔、皮肤、肛门及外阴的清洁卫生。⑥工作人员及家属接触病人时一律戴口罩、穿工作衣。处理：若病人出现出血、感染征象，应协助医生做血液、咽部、尿液、粪便或伤口分泌物的培养，并遵医嘱应用抗生素 （3）静脉炎预防与处理　预防：①合理使用静脉：首选中心静脉置管，如外周穿刺中心静脉导管、植入式静脉输液港。如果应用外周浅表静脉，尽量选择粗直的静脉。②静脉注射时先用生理盐水冲洗，确定注射针头在静脉内方可注入药物，推注速度要慢，边推边抽回血，确保药物在血管内，药物输注完毕再用生理盐水10~20ml冲洗后拔针，以减少药物对局部血管的刺激。③联合化疗时，先输注对血管刺激性小的药物，再输注刺激性大的发疱性药物。处理：静脉炎表现为局部静脉硬、疼痛、红肿、阻力大、有回血，发生静脉炎的局部血管禁止静脉注射，患处勿受压，尽量避免患侧卧位

6

续表

日期	项目	护理内容
入院当天	护理	（4）发疱性化疗药物外渗的紧急处理：①立即停止药物注入。②尽量回抽渗入皮下的药液。③评估并记录外渗的穿刺部位、面积、外渗药液、皮肤的颜色、温度、疼痛性质等。④0.2% 利多卡因局部封闭，由疼痛或肿胀区域多点注射，环形封闭，封闭范围大于渗漏区域。48 小时内局部间断封闭 2~3 次。⑤亦可局部滴入解毒剂。⑥外渗区域 24 小时内根据药物性质选择冷、热敷（每日 4 次，每次 30 分钟），蒽环类药物应冷敷，植物碱类药物可用热敷。⑦药液外渗 48 小时内，应抬高受累部位，促进局部循环。⑧可用 50% 硫酸镁、中药"六合丹"、喜辽妥软膏或赛肤润液体敷料等直接涂在患处； （5）根据情况给予或指导口腔护理，四氢叶酸钙的口服与含漱对大剂量甲氨蝶呤化疗引起的口腔溃疡效果显著； （6）消化道反应的护理 恶心、呕吐、纳差等消化道反应出现的时间及反应程度除与化疗药物的种类有关，还存在较大的个体差异。故化疗期间建议患者选择胃肠道症状最轻的

6

续表

日期	项目	护理内容
入院当天	护理	时间进餐，避免在治疗前后2小时内进食，少食多餐等； 5. 密切观察病情 监测体温、血压、心率、心律、血氧、呼吸的变化，观察出血、贫血、感染征象，观察各种化疗并发症及骨髓象检查结果等； 6. 做好心理护理，缓解病人悲伤情绪； 7. 根据病情留家属陪护，确保安全。
	健康宣教	向病人讲解病房环境、设施、陪护探视及作息制度、各种检查注意事项及配合方法、安全知识、服药知识等，教会患者正确的起床方法及如厕注意事项，预防跌倒
第2天	评估	评估病人的神志、生命体征、出血、贫血及细胞浸润的症状及心理状态，评估用药后的反应及其对疾病相关知识的了解等情况，家庭经济情况及支持系统
	治疗	按医嘱执行治疗
	检查	继续完善骨髓穿刺、X线胸片、B超等检查
	药物	密切观察各种药物作用和不良反应

6

续表

日期	项目	护理内容
第2天	活动	卧床休息，注意安全
	饮食	同前
	护理	1. 基础护理、静脉留置管道护理，口腔、皮肤、毛发、会阴、肛周护理 2. 加强病情观察，重视巡视及病人的主诉 3. 心理护理 4. 其余同前
	健康宣教	讲解疾病相关知识，指导合理饮食，宣教预防感染及出血的措施，宣教药物常见不良反应及注意事项
第3~30天	活动	根据病情合理休息与活动
	护理	措施同前，但应密切观察骨髓抑制情况，骨髓抑制是多种化疗药物共有的不良反应，化疗后骨髓抑制存在个体差异，但多数化疗药物骨髓抑制作用最强的时间为化疗后第7~14天，恢复时间多为之后的5~10天。化疗期间要密切监测血常规，化疗结束后定期复查骨髓象，了解化疗效果和骨髓抑制的程度
	健康宣教	指导合理饮食，宣教急性白血病相关知识，解释化疗过程及常见不良反应，告知静脉输液工具的优缺点，发放健康教育宣传单

6

续表

日期	项目	护理内容
第3~30天	其余同前	
出院前1天	健康宣教	出院宣教： 1. 出院流程 2. 避免诱因 3. 服药指导 4. 饮食指导 5. 预防感染及出血的措施。 6. PICC导管或输液港的维护及带管期间注意事项（见有关章节） 7. 门诊复诊时间及流程 8. 按期治疗的目的及预约流程
出院随访		出院1周内电话随访第1次，第2周内随访第2次，第4周内随访第3次，初次确诊患者前3个月每月随访

三、慢性白血病

慢性白血病病情发展缓慢，病程相对较长，骨髓及外周血中以中幼和（或）晚幼白细胞或异常的成熟细胞为主，骨髓原始白细胞常不超过 10%~50%。

（一）慢性髓系白血病

慢性髓系白血病（chronic myelocytic leukemia, CML，简称慢粒白血病或慢粒）是一种发生在多能造血干细胞的恶性骨髓增生性肿瘤（获得性造血干细胞恶性克隆性疾病），主要涉及髓系。是我国最常见的慢性白血病。外周血粒细胞显著增多并有不成熟性。临床主要表现为脾脏明显肿大，外周血粒细胞显著增多，以中性中、晚幼粒细胞增高为主。病程较缓慢，往往经历慢性期（chronic phase，CP）、加速期（accelerated phase，

AP）、急变期（blastic phase or blast crisis，BP/BC），常因慢粒急性变而死亡。慢粒经化疗后50%存活期为3～4年，5年存活率25%～50%，个别可生存10～20年。本病各年龄组均可发病，以中年最多见，男性多于女性。

【临床表现】

1. 慢性期

（1）起病缓慢，早期常无自觉症状。

（2）脾脏肿大是最突出的体征，可达脐平面，甚至可深入盆腔，质地坚实，表面平滑，无压痛，可引起左上、中腹明显的坠胀感。经治疗病情缓解后脾往往缩小。

（3）大多数病人可有胸骨中下段压痛。

（4）随着病情的发展，可出现低热、乏力、多汗或盗汗、消瘦等代谢亢进的表现。

（5）骨髓增生明显至极度活跃，以粒细胞为主，其中中、晚幼中性粒细胞明显增多，原始细胞 <10%。嗜酸、嗜碱性粒细胞也增多。外周血中白细胞升高，白细胞数常超过 $20 \times 10^9/L$，当白细胞极度增高超过 $100 \times 10^9/L$ 时可发生"白细胞淤滞症"，表现为呼吸窘迫、言语不清、头晕、神经精神症状和血栓形成等。

（6）病程一般持续 1～4 年。

2. 加速期　病情加重，主要表现为高热、虚弱、体重下降、脾脏持续肿大，骨、关节疼痛以及逐渐出现贫血、出血。原来对白血病细胞有效的药物发生耐药。外周血或骨髓原始细胞≥10%，不明原因的血小板进行性减少或增加，除 Ph 染色体以外又出现其他染色体异常，骨髓活检显示胶原纤维显著增生等。病程一般几个月到数年。

3. 急变期　为 CML 的终末期，临床表现与急性白血病相似。外周血中原粒＋早幼粒细胞 >30%，出现髓外原始细胞浸润。骨髓中原始细胞或原淋＋幼淋或原单＋幼单 >20%，原粒＋早幼粒细胞 >50%。慢粒病程后期约70%病人发生慢粒急性变，急性变后疗效差，几

6

乎无生还可能，多数病人于几周或几个月内死亡。

【并发症】

加速期或急变期迅速转为急性白血病，可并发高白细胞淤滞症、呼吸衰竭、高钾血症、脾破裂、脑出血等。

【治疗】

早期治疗是关键，一旦进入加速期或急变期则预后很差。

1. 细胞淤滞症紧急处理　同急性白血病治疗要点。

2. 化学治疗　目的是抑制白血病细胞生成。常用药物有：

羟基脲：能特异性抑制 DNA 的合成。是目前治疗慢粒的首选化疗药物。起效快，但持续时间短，用药后 2～3 天白细胞数下降，停药后很快回升。偶有血管溃疡或者坏死。

白消安（马利兰）：作用于骨髓早期祖细胞。起效较羟基脲慢，但作用时间长，用药 2～3 周后外周血白细胞才开始减少，停药后白细胞减少可持续 2～4 周。用药过量常致严重骨髓抑制。

其他药物：高三尖杉酯碱、阿糖胞苷、环磷酰胺等。

3. 分子靶向治疗　8 年无事件生存率达 81%，总体生存率可达 85%。

4. α-干扰素　是分子靶向药物出现之前的首选药物。该药与羟基脲或小剂量阿糖胞苷联合应用，可提高疗效。

5. 异基因造血干细胞移植　是根治性治疗方法，宜在慢性期血象和体征控制后尽早进行。

6. 慢粒急性变治疗　与急性白血病的治疗方法相似。

7. 脾放射治疗　用于明显脾大伴压迫症状者。

【健康教育与管理】

慢性粒细胞白血病的教育与管理是提高生存质量，控制疾病发展的重要措施。为每个初诊慢粒白血病病人制定防治计划，使其了解或掌握以下内容：

1. 生活指导

（1）帮助建立良好的生活方式，如缓解后可以工作或学习，但不可过劳，生活环境要安静、舒适，便于安排好休息、锻炼、睡眠。

（2）脾大者尽量卧床休息，减少活动，并取左侧卧位，以免因牵拉巨脾所造成的不适。尽量避免弯腰和碰撞腹部，避免脾破裂。

（3）预防感染：注意皮肤、口腔卫生，少去人多拥挤处，保持房间空气新鲜，避免受凉。

2. 疾病知识教育　向病人介绍慢粒、慢粒急变的临床表现及护理，讲解门诊复查的时间及意义。

3. 饮食指导　指导病人进食高蛋白、高维生素、易消化食物，鼓励病人多饮水，化疗期间每日饮水量3000ml以上。鼓励脾大病人少量多次进餐、进水以减轻腹胀。

4. 用药指导　讲解常用药物的作用、剂量、用法和不良反应。

5. 病情监测　病人要学会自我管理，自我监测病情，如有无发热、脾区不适或疼痛、体重改变等，若出现明显不适或突感脾区疼痛、发热、多汗甚至休克，脾区有明显触痛、拒按、脾脏进行性肿大、甚至出现血性腹水，提示有脾栓塞或脾破裂的发生，应立即就诊。

【预后】

慢性粒细胞白血病经化疗后中位生存期约为39～47个月，5年生存率25%～35%，8年存活率为8%～17%，个别可生存10～20年。病程后期约70%病人发生急变，急变疗效差，多数病人于几周或几个月内死亡。

【护理】

慢性髓系白血病的护理见表6-4-5。

表6-4-5 慢性髓系白血病的护理

日期	项目	护理内容
入院当天	评估	1. 病史评估：职业、生活工作环境、既往疾病史、家族史等 2. 一般评估：神志，生命体征，自理能力，营养状况，护理风险等 3. 专科评估：脾脏大小、质地，胸骨压痛，贫血、出血、感染等体征 4. 实验室及其他检查结果评估：外周血血常规、血分类、骨髓报告单、影像学检查及既往做过的检查 5. 评估压疮、跌倒风险 6. 评估病人的心理状态
	治疗	根据病情吸氧，建立静脉通道。严重贫血及血小板低下、有出血倾向者予成分输血，做好输血护理。脾大者遵医嘱协助病人作脾放射治疗，以减轻脾胀痛
	检查	按医嘱做相关检查，如血常规及分类、尿常规、大便常规、生化、凝血象等，正确留取标本
	药物	1. 遵医嘱给予降细胞、水化、碱化处理，伴有发热或出血者予抗炎、止血处理，观察药物疗效及不良反应，警惕细胞溶解后高钾血症的发生

6

续表

日期	项目	护理内容
入院当天	药物	2. 用药期间要密切注意监测血象，预防感染和出血 3. 在化疗前后，遵医嘱使用利尿剂，及时稀释并排泄降解的药物 4. 使用干扰素后有发热、食欲不振等不良反应，给予对症护理 5. 化疗过程中会出现血清及尿中尿酸浓度增高，与化疗后大量白细胞破坏有关
	活动	高白细胞、高热、严重贫血及血小板低下者，嘱其卧床休息，床上解大小便。脾大者减少活动，避免碰撞腹部
	饮食	1. 指导病人进食高热量、高蛋白、高维生素的食物 2. 多饮水，每日 3000ml 以上
	护理	1. 准备床单位，根据病情准备吸氧、监护仪等备用装置，不能自行翻身者准备气垫床 2. 护送病人入病床，协助取舒适体位，根据病情需要连接相应设备 3. 做好入院宣教，介绍主管医生、责任护士及同病室病友 4. 病情观察　监测呼吸、血压、心率、血氧、体温的变化，注意有无胸闷、心悸、头

6

续表

日期	项目	护理内容
入院当天	护理	晕、头痛、晕厥等症状，每日测量脾脏大小、质地、有无压痛，并做好记录 5. 制定并实施相关的护理措施，如巨脾护理、发热护理、出血护理、疼痛护理及其他基础护理等措施 6. 心理护理 保持病人情绪稳定，鼓励病人配合治疗，树立战胜疾病的信心。指导家属给予病人精神、物质等多方面支持 7. 病情危重或自理困难者留家属陪护，确保安全
	健康宣教	向病人讲解病房环境、设施、陪护探视及作息制度、各种检查注意事项及配合方法、服药知识、相关安全知识，如教会病人正确的起床方法及如厕注意事项，预防碰伤腹部及跌倒损伤，脾大患者取左侧卧位
第2天	评估	评估病人的神志、生命体征、出血、贫血及呼吸系统等症状及心理状态，以及对疾病相关知识的了解等情况，家庭经济情况及支持系统
	治疗	遵医嘱执行治疗
	检查	继续完善骨髓穿刺、X线胸片、B超等检查

续表

日期	项目	护理内容
第2天	药物	遵医嘱准确用药，密切观察各种药物作用和不良反应
	活动	卧床休息，注意安全
	饮食	同前
	护理	1. 基础护理、留置管道护理，皮肤、毛发、会阴、肛周护理。2. 继续病情观察，重视巡视及病人的主诉 3. 心理护理
	健康宣教	向病人讲解疾病相关知识，指导合理饮食，讲解骨髓检查后的注意事项，宣教所用药物知识，告知检查结果
第3~30天	活动	根据病情合理休息与活动
	健康宣教	指导合理饮食，宣教慢性粒细胞白血病相关知识，介绍用药知识及治疗方案，发放健康教育手册
	其余同前	
出院前1天	健康宣教	出院宣教：1. 出院流程 2. 避免诱因 3. 服药指导 4. 饮食指导 5. 疾病自我检测 6. 门诊复诊时间及流程
出院随访		出院1周内电话随访第1次，第2周内随访第2次，第4周内随访第3次，初次确诊患者前3个月每月随访1次

6

（二）慢性淋巴细胞白血病

慢性淋巴细胞白血病（chronic lymphoblastic leukemia，CLL，简称慢淋白血病或慢淋），是一种进展缓慢的 B 淋巴细胞增殖性肿瘤，以类似成熟的小淋巴细胞在外周血、骨髓、淋巴结和脾中积聚为特征。这类细胞在形态上类似成熟的细胞，但在免疫学上是一种不成熟的、功能不全的细胞。CLL 基本起源于 B 细胞，T 细胞型极少，病因和发病机制尚未明确。慢淋在欧美各国较常见，我国较少见，90% 的病人于 50 岁以后发病，30 岁以下发病者罕见。

【临床表现】

起病十分缓慢，多无自觉症状，淋巴结肿大常为就诊的首发症状。肿大的淋巴结较坚实、无压痛、可移动。以颈部、锁骨上、腋下、腹股沟淋巴结为主。50% ~ 70% 病人有肝、脾轻至中等度肿大。早期有疲乏无力，随后可出现食欲减退、消瘦、低热和盗汗等，晚期免疫功能减退，易发生贫血、出血和感染，尤以呼吸道感染多见。

慢淋国际上多采用 Binet 分期：

A 期：血和骨髓中淋巴细胞增多，<3 个区域的淋巴组织肿大，中位生存期 >10 年；

B 期：血和骨髓中淋巴细胞增多，≥3 个区域的淋巴组织肿大，中位生存期 7 年；

C 期：除与 B 期相同外，尚有贫血（Hb：男性 <110g/L，女性 <100g/L）或血小板减少，中位生存期 2 年。

区域划分为：颈、腋、腹股沟淋巴结各为一个区域，肝、脾各为一个区域，共 5 个区域。

实验室检查：淋巴细胞持续增多，白细胞 >10 × 10^9/L，淋巴细胞占 50% 以上，晚期可达 90%，以类似成熟的小淋巴细胞增多为主。骨髓有核细胞增生明显活跃，淋巴细胞显著增多占 40% 以上，以成熟淋巴细胞为主。淋巴细胞具有单克隆性，呈现 B 细胞免疫表型特征。多种免疫学表面标志阳性，60%有低γ球蛋白血症，20%抗人球蛋白试验阳性。约50%～80%的病人出现染色体异常。部分病人出现基因突变和缺失。

【并发症】

疾病晚期常并发严重感染（尤其是呼吸道感染），自身免疫性溶血性贫血，出血及全身多处淋巴结压迫症候群。

【治疗】

既往CLL治疗多为姑息性，以减轻肿瘤负荷，改善症状为主要目的。近年发现，治疗后获得完全缓解（CR）的患者生存期较部分缓解和无效者长，因此治疗应致力于提高CR率，并尽可能清除微小残留病。

1. 化学治疗　一般A期病人无须治疗，定期复查即可。B、C期病人应予以化疗。慢淋细胞绝大多数处于G_0期，因此选用细胞周期非特异性化疗药为佳。苯丁酸氮芥（瘤可宁）为首选药物，氟达拉滨（Flu）干扰腺苷代谢，对慢淋有特效。

2. 免疫治疗　α-干扰素、单克隆抗体如利妥昔单抗（rituximab）。

3. 化学免疫治疗　利妥昔单抗（rituximab）可以增强嘌呤类似物的抗肿瘤活性，其联合Flu的CR率和生存率高于单用Flu，疗效比较满意。

4. 并发症防治　①积极抗感染，反复感染者可注射丙种球蛋白。②对于自身免疫性溶血性贫血或血小板减少性紫癜，可用较大剂量肾上腺糖皮质激素治疗，疗效不佳，且脾大明显时可行脾切除。

5. 造血干细胞移植　在缓解期采用自体干细胞移植治疗，可获得较理想的效果。

【健康教育与管理】

慢性淋巴细胞白血病的教育与管理是提高生存质量，控制疾病发展的重要措施。应为每个初诊慢淋白血病病人制定防治计划，使其了解或掌握以下内容：

1. 生活指导

6

（1）帮助建立良好的生活方式，劳逸结合，缓解期的病人可以从事较轻松的工作和日常家务。

（2）预防感染：注意皮肤、口腔卫生，少去人多拥挤处，保持房间空气新鲜，避免受凉。

2. 疾病知识教育　向病人介绍慢淋临床表现、临床分期及护理，教会病人自检淋巴结，讲解门诊复查的时间及意义。

3. 饮食指导　指导病人进食高蛋白、高维生素、易消化食物，鼓励病人多饮水，化疗期间每日饮水量3000ml 以上。

4. 用药指导　讲解常用药物的作用、剂量、用法和不良反应。

5. 病情监测　病人要学会自我管理，自我监测病情，如有无肿大淋巴结数量增多、贫血、出血及感染征象。若出现明显不适或病情加重应立即就诊。

【预后】

病程长短不一，长者存活 10 余年，平均 3 ~ 4 年。主要死亡原因为骨髓功能衰竭引起的严重感染、贫血及出血。

【护理】

慢性淋巴细胞白血病的护理见表 6-4-6。

表 6-4-6　慢性淋巴细胞白血病的护理

日期	项目	护理内容
入院当天	评估	1. 病史评估：职业、生活工作环境、既往疾病史、家族史等 2. 一般评估：神志，生命体征，自理能力，营养状况，护理风险等 3. 专科评估：肝、脾及浅表淋巴结大小、质地，贫血、出血及感染等体征

续表

日期	项目	护理内容
入院当天	评估	4. 实验室及其他检查结果评估：外周血血常规、血分类、骨髓报告单、影像学检查及既往做过的检查 5. 评估压疮、跌倒风险 6. 评估病人的心理状态
	治疗	根据病情吸氧，建立静脉通道。严重贫血及血小板低下、有出血倾向者予成分输血，做好输血护理。高热者予以物理降温
	检查	遵医嘱行相关检查，如血常规、尿常规、大便常规、生化、凝血象等，正确留取标本
	用药	遵医嘱给予抗炎、止血等对症处理，B、C 期病人遵医嘱给予化疗药，观察药物疗效及不良反应
	活动	严重贫血、极度虚弱及血小板低下者，嘱其卧床休息，床上解大小便
	饮食	1. 指导病人进食高热量、高蛋白、高维生素的食物 2. 多饮水
	护理	1. 准备床单位，根据病情准备吸氧、监护仪等备用装置，不能自行翻身者准备气垫床

6

续表

日期	项目	护理内容
入院当天	护理	2. 护送病人入病床，协助取舒适体位，根据病情需要连接相应设备 3. 做好入院宣教，介绍主管医生、责任护士及同病室病友 4. 病情观察　监测呼吸、血压、心率、血氧、体温的变化，注意有无胸闷、心悸、头晕、头痛、晕厥等症状，体检淋巴结大小、质地、活动度，并做好记录 5. 制定并实施相关的护理措施，如发热护理、出血护理、贫血护理及其他基础护理等措施 6. 做好病人的心理护理 7. 病情危重或自理困难者留家属陪护，确保安全
	健康宣教	向病人讲解病房环境、设施、陪护探视及作息制度、各种检查注意事项及配合方法、服药知识、相关安全知识，如教会病人正确的起床方法及如厕注意事项，预防跌倒损伤
第2天	评估	评估病人的神志、生命体征、出血、贫血、呼吸系统等症状及心理状态，以及其对疾病相关知识的了解等情况，家庭经济情况及支持系统
	治疗	遵医嘱执行治疗
	检查	继续完善骨髓穿刺、淋巴结活检、X线胸片、B超等检查

6

日期	项目	护理内容
第 2 天	药物	遵医嘱用药，密切观察各种药物作用和不良反应
	活动	卧床休息，注意安全
	饮食	同前
	护理	1. 基础护理、留置管道护理，皮肤、毛发、会阴、肛周护理 2. 加强病情观察，重视巡视及病人的主诉 3. 给予心理护理
	健康宣教	教育疾病相关知识，指导合理饮食，讲解骨髓检查后的注意事项，宣教所用药物知识
第 3~30 天	活动	根据病情合理休息与活动
	健康宣教	指导合理饮食，宣教慢性粒细胞白血病相关知识，介绍用药知识及治疗方案，发放健康教育手册
	治疗	选择合适的化疗方案，对症处理
	其余同前	
出院前 1 天	健康宣教	出院宣教： 1. 出院流程 2. 避免感染 3. 服药指导 4. 饮食指导 5. 门诊复诊时间及流程
	出院随访	出院 1 周内电话随访第 1 次，第 2 周内随访第 2 次，第 4 周内随访第 3 次，初次确诊患者前 3 个月每月随访

6

第七章

内分泌与代谢性疾病病人的护理

第一节　内分泌与代谢性疾病病人常见症状体征的护理

由于垂体、甲状腺、甲状旁腺、肾上腺疾病等内分泌器官疾病或代谢性疾病，引起体内激素分泌和作用异常，导致复杂的症状和体征。

一、身材过高或矮小

【临床表现】

身材过高指身高高于正常同龄人身高范围，或成年后出现肢端肥大、面部特征性改变等，见于肢端肥大症、巨人症病人；身材矮小指身高低于正常同龄人身高范围，见于侏儒症、呆小症病人。

【病情观察及一般护理】

1. 按标准方法测量患者的净身高。

2. 测量过程中注意保暖，避免因脱鞋脱袜等导致病人不适或着凉。

3. 心理护理　注意评估病人是否存在自我形象紊乱，告知病人发生身高异常的原因和系统治疗后可能收到的效果，与病人及主要照顾者探讨合适的装束和自我修饰。通过倾听、关注、同情等手段增加病人的安全感和信任感。

【护理】

身材过高或矮小病人的护理见表7-1-1。

表7-1-1　身材过高或矮小病人的护理

分类	项目	护理内容
评估	病史评估	1. 了解生长发育过程，身高的增长过程和变化趋势 2. 了解身高/肢端肥大开始出现的时间和演变过程 3. 了解家族中有无类似或相关病史 4. 评估病人的心理反应：有无焦虑、抑郁等心理变化，是否影响人际交往和社交活动等。必要时采用焦虑、抑郁量表进行量化评估
	身体评估	1. 病人净身高 2. 肢端肥大表现 3. 有无动作异常，如动作缓慢、笨拙等 4. 有无面色苍白或蜡黄，鼻短上翘，鼻梁塌陷等
	实验室及其他检查	1. 生长激素、甲状腺激素等实验室检查结果，并与正常范围进行对比，了解是否存在异常及升高或降低的程度 2. 了解影像学检查结果，注意评估患者是否存在骨质疏松

7

续表

分类	项目	护理内容
护理	护理	1. 安全护理：调整床头板或床尾板位置，帮助病人取舒适卧姿，使用床挡，教会病人及主要照顾者如何防止跌倒和坠床 2. 心理护理：针对自我形象紊乱，帮助病人接受身体外形改变，积极配合治疗
健康宣教	健康宣教	1. 进行安全指导：避免跌倒、坠床；避免剧烈运动导致的骨折、外伤等 2. 饮食指导：根据原发病进行针对性的饮食指导，具体告知病人饮食中热量及各种营养素和微量元素、矿物质含量，指导具体用量和搭配 3. 鼓励病人参加各种形式的社交活动，探讨合适的装束和修饰，促进心理健康 4. 告知病人严格按医嘱服药，观察用药效果和不良反应

二、肥胖与消瘦

多种内分泌代谢性疾病病人可有进食或营养异常，表现为食欲亢进或减退、消瘦或肥胖。如糖尿病病人烦渴多饮，易饥多食，多数新发病人体重减轻；甲状腺功能亢进症病人食欲亢进，体重减轻；神经性厌食的病人对进食有恐惧感，逐渐出现食欲减退、饱胀感，最后导致极低体重。

【临床表现】

1. 肥胖指实际体重超过标准体重的 20% 或体质指数（body mass index BMI，具体计算方法是体重/身高^2）≥25。分为单纯性肥胖和继发性肥胖。继发性肥胖多见于下丘脑疾病、肾上腺皮质功能亢进导致的库欣综合征、胰岛素瘤、2 型糖尿病（肥胖型）、性功能减退症、甲状腺功能减退症、代谢综合征等。

2. 消瘦指实际体重低于标准体重的 20% 或 BMI ≤ 18.5。常见于甲状腺功能亢进症、1 型与 2 型糖尿病（非肥胖型）、肾上腺皮质功能减退症、席汉综合征、嗜铬细胞瘤、内分泌腺的恶性肿瘤、神经性厌食等。

【病情观察及一般护理】

1. 规范测量病人的净体重。

2. 测量过程中注意保暖和保护病人隐私，避免着凉或引起病人紧张、恐惧、不满等。

3. 心理护理　注意评估病人是否存在自我形象紊乱，告知病人发生肥胖或消瘦的原因和治疗后可能收到的效果，告知病人如何配合治疗方案，监测体重变化，与病人及主要照顾者探讨合适的装束和自我修饰。通过倾听、关注、同情等手段增加病人的安全感和信任感。

【护理】

肥胖与消瘦病人的护理见表 7-1-2。

7

表 7-1-2　肥胖与消瘦病人的护理

分类	项目	护理内容
评估	病史评估	1. 了解 BMI 变化过程，体重变化过程和可能的趋势 2. 了解家族中有无类似或相关病史

续表

分类	项目	护理内容
评估	病史评估	3. 病人的心理反应：有无焦虑、抑郁等心理变化，是否影响人际交往和社交活动等。必要时采用焦虑、抑郁量表进行量化评估 4. 了解日常饮食和活动规律，有无厌食、食欲减退、特殊嗜好等
	身体评估	1. 病人净体重和 BMI 计算结果及腰围等 2. 有无动作异常，如动作缓慢、笨拙等 3. 血压评估等
	实验室及其他检查	1. 了解垂体功能、甲状腺功能、甲状旁腺功能和肾上腺皮质功能及胰岛素水平等 2. 了解血常规、尿常规检查结果 3. 了解甲状腺免疫球蛋白等免疫检查结果 4. 了解影像学检查结果等
	日常生活和自理能力	进行日常活动能力（ADL）评估。了解自理能力和状况、日常工作、学习和生活中能否自理，如厕、修饰、洗漱过程是否需要他人照顾等
护理	护理	1. 提供心理支持： （1）多与病人沟通和交流，鼓励病人表达内心感受，引导病人主动关心自身健康、疾病治疗及预后等有关问题

7

分类	项目	护理内容
护理	护理	（2）交谈时语言要温和，并充分运用沟通中的倾听技巧 （3）根据病人的需要，讲解疾病的有关知识，向病人提供有关疾病知识的图文资料，告知病人身体外形的改变是疾病发生、发展过程中的暂时现象，如能积极配合检查和治疗，部分改变可恢复正常，澄清病人对自身疾病的误解 （4）可通过"病友会"、"联谊会"等形式，组织病友交流，通过积极暗示帮助病人恢复自信 （5）关注病人情绪状态和相关行为，必要时通过转介，请心理医生给予心理疏导 2. 恰当修饰：恰当的修饰可增强病人自信心，减轻或消除社交退缩等行为。指导病人选择合适的衣服和装饰 3. 建立良好的家庭互动关系：鼓励家庭成员主动与病人沟通，主动参与对病人的护理，促进病人与家人之间的互动关系，以减轻病人内心的抑郁感 4. 促进病人社会交往：鼓励病人参加社交活动，利用各种机会教育周围人群勿歧视病人，避免伤害其自尊

7

续表

分类	项目	护理内容
健康宣教	健康宣教	1. 帮助病人掌握发生肥胖或消瘦的原因 2. 帮助病人建立良好的饮食、活动规律 3. 帮助病人了解常用食物的营养素种类和含量，制定合适的食谱 4. 动态监测身体指标和实验室指标

三、毛发改变

全身性多毛见于先天性肾上腺皮质增生、库欣综合征等。毛发脱落则因睾丸功能减退、肾上腺皮质和卵巢功能减退、甲状腺功能减退等引起。

四、面容的变化

甲状腺功能亢进的病人可表现为眼球突出、颈部增粗；库欣综合征病人常有满月脸、痤疮和多血质貌。

五、皮肤的变化

【临床表现】

1. 皮肤黏膜色素沉着　色素沉着指皮肤色泽加深。多见于肾上腺皮质疾病病人尤以摩擦处、掌纹、乳晕、瘢痕处明显。伴全身性色素沉着的内分泌疾病有原发性肾上腺皮质功能减退症、先天性肾上腺皮质增生症、异位 ACTH 综合征和 ACTH 依赖性库欣综合征。

2. 皮肤紫纹和痤疮　紫纹是库欣综合征的特征之一。病理性痤疮见于库欣综合征、先天性肾上腺皮质增生症等。

六、便秘与腹泻

内分泌系统功能改变可影响排泄型态，如多尿是糖尿病的典型症状之一，多汗、排便次数增多、排稀软便可见于甲状腺功能亢进症，便秘则多见于甲状腺功能减退症病人。

第二节 甲状腺疾病

一、单纯性甲状腺肿

单纯性甲状腺肿，也称非毒性甲状腺肿，指非炎症、非肿瘤原因导致的、不伴有甲状腺功能异常的甲状腺肿。本病可呈地方性分布或散发性分布，其中地方性分布称为地方性甲状腺肿。女性发病率高于男性，二者比例为3:1~5:1。

【临床表现】

主要表现为甲状腺肿大，早期呈轻度或中度弥漫性肿大，表面光滑、质地较软、无压痛。随着病情缓慢发展，常形成多发性结节。显著肿大时可引起压迫症状，压迫气管导致呼吸困难，压迫食管导致吞咽困难，压迫喉返神经引起声音嘶哑等。胸骨后甲状腺肿可引起上腔静脉回流受阻，出现上腔静脉阻塞综合征，包括面部青紫、肿胀、颈胸部浅静脉扩张等。

在地方性甲状腺肿流行地区，如严重缺碘，可出现地方性呆小症。

【并发症】

随着病程延长，甲状腺内形成的结节可有自主 TH 分泌功能，出现甲状腺功能亢进。

【治疗】

主要针对病因治疗，其治疗措施如下：

1. 碘剂治疗 因碘缺乏所致的单纯性甲状腺肿，应补充碘剂。地方性甲状腺肿可采用碘化盐进行防治。成

7

年人，特别是结节性甲状腺肿病人，应避免大剂量碘治疗，以免诱发碘甲亢。

2. 甲状腺制剂治疗　无明显原因的单纯性甲状腺肿病人，可采用甲状腺制剂治疗如左甲状腺素（$L\text{-}T_4$）或甲状腺干粉片口服。

3. 手术治疗　单纯性甲状腺肿一般不主张手术治疗。但当出现压迫症状、药物治疗不能好转者，或疑有甲状腺结节癌变时，应手术治疗，术后需长期用 TH 替代治疗。

【健康教育与管理】

1. 疾病预防指导　我国于 1979 年立法在碘缺乏地区推行加碘食盐，使碘缺乏性甲状腺肿得到有效控制。2002 年修改国家标准，将食盐加碘浓度从原来的不低于 40mg/kg 修改为（35 ± 15）mg/kg。

食盐加碘量应参考各地卫生行政管理部门公布的饮水含碘量测定结果，并在使用过程中密切观察碘缺乏的纠正情况，并定期监测居民的尿碘水平，避免因碘摄入过多引起甲亢发病率增高。

碘充足和碘过量地区应使用无碘食盐，具有甲状腺疾病遗传背景或潜在甲状腺疾病的个体不宜食用碘盐。

此外，妊娠、哺乳、青春发育期等人群应增加碘的摄入，以预防本病的发生。

2. 饮食指导　指导病人进食含碘丰富的食物，如海带、紫菜等海产品，食用碘化盐，预防缺碘所致地方性甲状腺肿。

避免大量摄入阻碍 TH 合成的食物，如卷心菜、核桃、栗子、萝卜等。

3. 用药指导与病情监测　嘱病人按医嘱长期服药，以免停药后复发。避免服用硫氰酸盐、保泰松、碳酸锂等阻碍 TH 合成的药物。

教会病人观察药物疗效及不良反应，密切关注有无心动过速、呼吸急促、食欲亢进、怕热多汗、排便次数增多等甲状腺功能亢进症表现，一旦出现上述症状，应及时就诊。

【预后】

本病经治疗后甲状腺肿可缩小或消失，症状和体征达到改善或缓解，预后较好。病史较长的多发性结节性甲状腺肿，尤其是 50 岁以上的病人，若摄入大量碘之后，可演变为毒性甲状腺肿。

【护理】

单纯性甲状腺肿的护理见表 7-2-1。

表 7-2-1　单纯性甲状腺肿的护理

时间	项目	护理内容
入院当天	评估	1. 病史评估 （1）评估病人起病时间、甲状腺肿大的程度、质地以及颈部增粗的进展情况，有无结节及压痛，有无短期内结节迅速增大等。了解是否有压迫症状，如吞咽困难、呼吸费力、声音嘶哑、面部青紫、肿胀、上胸浅静脉扩张等。了解病人是否有怕热多汗、多食、短时间内体重减轻、易激动、大便次数增多等情况 （2）生活习惯、饮食结构：评估病人的生活习惯和饮食结构，结合当地卫生行政部门提供的水资源调查结果，了解其饮食饮水中碘摄入是否充足 2. 心理-社会评估：了解病人发病后的心理变化过程和对疾病知识掌握情况，有无精神紧张、焦虑等心理反应。了解病人的家庭、社会支持情况，能否帮助病人有效控制疾病和面对疾病压力等

7

时间	项目	护理内容
入院当天	检查	遵医嘱通知病人须完善的各项检查，包括甲状腺功能检查、血清甲状腺球蛋白（Tg）测定、甲状腺摄^{131}I率、T_3抑制试验及甲状腺超声扫描等，进行检查预约，告知病人各项检查的注意事项
	治疗	1. 遵医嘱实施氧气吸入、雾化吸入等治疗 2. 拟手术治疗者做好相应准备和治疗（见外科护理学相关内容）
	药物	对已开始药物治疗病人，告知药物名称、作用机制、用药途径和方法、常见不良反应等
	饮食	1. 指导病人进食含碘丰富的食物，如海带、紫菜等海产品 2. 食用碘化盐，预防缺碘所致地方性甲状腺肿 3. 避免摄入大量阻碍 TH 合成的食物，如卷心菜、核桃、栗子、萝卜等
	活动	无巨大甲状腺肿引起压迫症状、心肺功能良好、合并运动系统功能异常的病人能正常活动，出现上述系统器官功能改变者相应降低活动量，一般以不引起心慌、胸闷、气喘为度

7

时间	项目	护理内容
入院当天	护理	1. 由于颈部增粗，外观的改变引起病人自我形象紊乱，护理措施包括教会病人适当装束、正确认识疾病发生、发展和转归规律，通过及时调整饮食和用药控制疾病进展和促进康复，鼓励病人参加各种形式的社交活动，利用心理学手段帮助病人调整情绪，及时向病人反馈治疗效果和有效信息，帮助病人以积极乐观的态度完成治疗 2. 针对潜在的并发症：呼吸困难、声音嘶哑、吞咽困难等进行观察和护理，一旦出现上述症状，病人能得到及时处理 3. 针对知识缺乏：缺乏用药及正确的饮食治疗等知识，通过评估病人的疾病知识掌握情况，进行针对性的健康教育
第2天	评估	进一步完善专科资料和心理社会评估
	治疗	遵医嘱继续氧气吸入、雾化吸入等各项治疗
	检查	采集血、尿、便标本送检，并根据预约和准备，进行其他相关实验室检查和辅助检查

7

续表

时间	项目	护理内容
第2天	药物	详细介绍各种药物名称、药理作用、用法和用量,介绍药物可能的不良反应并密切观察病人服药情况,观察用药后的反应
	活动	无禁忌者鼓励病人进行适当的活动,观察病人活动后的反应,是否出现心慌、胸闷等不适
	饮食	继续使用含碘丰富的饮食,可教会病人说出当地能获得的含碘丰富的食物种类
	护理	根据第1天的护患沟通和交流情况,继续针对病人的护理诊断采取针对性的护理措施,帮助病人熟悉和适应环境,建立护患之间的信任感
	健康教育	进行单纯性甲状腺肿的饮食、用药、活动等健康教育,帮助病人了解疾病发生、发展和转归、治疗等知识
第3~7天	检查	完成甲状腺摄^{131}I率等专科检查
	治疗	按需完成各项治疗
	护理	针对自我形象改变、潜在的并发症、活动耐力下降等护理诊断实施针对性的护理措施

7

时间	项目	护理内容
第3~7天	健康教育	根据评估情况，进行关于疾病知识、用药、护理、预后等相关内容的健康教育
出院前1天	出院指导	进行饮食、用药、活动、治疗等指导
出院随访		出院1周内电话随访第1次，3个月内电话随访第2次，6个月内第3次，此后每年随访1次，至痊愈

二、甲状腺功能亢进症

甲状腺功能亢进症简称甲亢，是指甲状腺腺体产生 TH 过多而引起的甲状腺毒症。各种原因引起的甲亢中，以 Graves 病最多见。Graves 病（GD）又称弥漫性毒性甲状腺肿，约占全部甲亢的 80%~85%。我国报告的患病率为 1.2%，女性高发，是男性的 4~6 倍，高发年龄为 20~50 岁。本部分主要介绍 Graves 病。

【临床表现】

本病起病缓慢，少数在感染或精神创伤等应激后急性起病。典型表现包括 TH 分泌过多所致的甲状腺毒症、甲状腺肿及眼征。老年和小儿病人表现多不典型。

1. 甲状腺毒症　甲状腺腺体分泌过多的 TH 使多系统器官受到影响，产生复杂的临床表现。

（1）高代谢综合征：表现为疲乏无力、怕热多汗、皮肤潮湿、多食善饥及体重显著下降等。

（2）精神神经系统：表现为神经过敏、多言好动、紧张、焦躁易怒、不安、失眠、注意力不集中、记忆力减退、双手和眼睑出现震颤及腱反射亢进等。

（3）心血管系统：表现为心悸、胸闷、气短、收缩

7

压增高、舒张压下降及脉压增大等。

（4）消化系统：表现为排便次数增多。病情严重者可有肝大、肝功能异常，偶有黄疸。

（5）肌肉与骨骼系统：主要表现为甲状腺毒性周期性瘫痪，多见于青年男性，剧烈运动、高碳水化合物饮食、注射胰岛素等情况诱发，主要累及下肢，伴有低钾血症。少数病人发生甲亢性肌病，也可伴发重症肌无力。还可发生骨质疏松，指端粗厚，外形似杵状指。

（6）生殖系统：女性常有月经减少或闭经。男性有勃起功能障碍，偶有乳腺发育。

（7）造血系统：外周血白细胞总数减低，淋巴细胞和单核细胞比例增加。血小板寿命缩短，可伴发血小板减少性紫癜。

2. 甲状腺肿　常为弥漫性、对称性肿大，质地不等、无压痛。甲状腺肿大程度与病情轻重无明显关系。甲状腺上下极可触及震颤，闻及血管杂音。

3. 眼征　眼部表现分为单纯性突眼和浸润性突眼，其中浸润性突眼也称 Graves 眼病。单纯性突眼表现包括：①轻度突眼：突眼度 19～20mm；②Stellwag 征：瞬目减少，眼神炯炯发亮；③上眼睑挛缩，睑裂增宽；④von Grafe 征：双眼向下看时，由于上眼睑不能随眼球下落，显现白色巩膜；⑤Joffroy 征：眼球向上看时，前额皮肤不能皱起；⑥Mobius 征：两眼看近物时，眼球辐辏不良。

4. 甲亢的特殊类型包括 T_3 型甲亢、淡漠型甲亢、亚临床甲亢、妊娠甲亢、胫前黏液性水肿、Graves 眼病（GO）等。

【并发症】

1. 甲状腺危象　可能与短时间内大量 T_3、T_4 释放入血有关，多发生于较重甲亢未治疗或治疗不充分的病人。甲状腺危象往往有明确的诱因和特殊的临床表现。

（1）主要诱因：①应激状态，如感染、手术、放射性碘治疗等；②严重躯体疾病，如心力衰竭、低血糖症、

7

败血症、脑卒中、急腹症或严重创伤等；③口服 TH 制剂过量；④严重精神创伤；⑤手术中过度挤压甲状腺。

（2）临床表现：早期表现为甲亢症状加重，并出现高热、大汗、心动过速（140 次/分以上）、烦躁不安、谵妄、呼吸急促、恶心、呕吐、腹泻，严重者可有心衰、休克及昏迷等。

2. 甲亢性心脏病　表现为心动过速、心律失常、心脏增大和心力衰竭，常以心房颤动等房性心律失常多见，偶见房室传导阻滞。

【治疗】

1. 甲亢的治疗　目前尚不能对 GD 进行病因治疗。甲亢的治疗主要包括抗甲状腺药物（ATD）、^{131}I 及手术治疗 3 种。其中抗甲状腺药物适用于病情轻、中度病人，甲状腺轻、中度肿大者，年龄在 20 岁以下或孕妇，高龄，及由于其他严重疾病不宜手术者及手术前或 ^{131}I 治疗前的准备，手术后复发而不宜进行 ^{131}I 治疗者。另有复方碘口服溶液用于术前准备和甲状腺危象治疗，β 受体阻滞剂用于 ATD 治疗初期，能较快控制临床症状。

2. 甲状腺危象的防治　避免和去除诱因及积极治疗甲亢是预防甲状腺危象的关键，尤其是防治感染和做好充分的术前准备。一旦发生甲状腺危象，需积极抢救。抢救措施包括抑制 TH 的合成和释放、使用 β 受体阻滞剂如普萘洛尔、应用糖皮质激素如氢化可的松、降低和清除血浆中的 TH 及针对诱因和对症支持治疗包括监护心、脑、肾功能、纠正水、电解质和酸碱平衡紊乱、降温、给氧、防治感染以及积极治疗各种并发症等。

3. Graves 眼病的治疗　治疗方法依病情程度而异，有效控制甲亢是治疗 GO 的关键。轻度 GO 一般呈自限性，不需强化治疗，以控制甲亢和局部治疗为主。中度和重度 GO 在上述治疗基础上进行强化治疗，包括糖皮质激素、眶放射治疗及眶减压手术等。

4. 甲亢性心脏病的治疗包括 ATD 治疗、^{131}I 治疗及使用 β 受体阻滞剂等。

7

【健康教育和管理】

1. 疾病知识指导和心理干预　详细介绍疾病发生、发展和转归的知识，教会病人掌握自我管理技能，包括加强自我保护，避免感染，上衣衣领宽松，严禁用手挤压甲状腺以免病情加重，甚至诱发甲亢危象。鼓励病人保持身心愉快，避免精神刺激或过度劳累，建立和谐的人际关系和良好的社会支持系统，鼓励家属和主要照顾者主动关心病人并理解病人，促进病人与家属之间的良性互动，促进病人的康复。

2. 用药指导与病情监测　甲亢治疗周期较长，治疗手段多而复杂，护士可帮助病人建立治疗记录单，指导病人遵医嘱按剂量、按疗程服药，不可随意减量和停药。告知病人 ATD 的不良反应包括药疹、粒细胞减少、毒性反应等，开始服用 ATD 的前 3 个月，每周查血常规，每 1～2 个月做甲状腺功能测定。一旦出现白细胞数量减少、肝功能损害等，要及时就诊，根据医生建议调整用药甚至更换治疗手段。教会病人每天自测脉搏，每周测量体重。脉搏减慢、体重增加是治疗有效的标志。若出现高热、恶心、呕吐、不明原因腹泻、突眼加重等，警惕甲状腺危象可能，应及时就诊。

3. 生育指导　有生育需要的女性病人宜在治愈后妊娠。对妊娠期甲亢病人，应指导其避免各种对母亲及胎儿造成影响的因素，宜选用 ATD 治疗，禁用^{131}I 治疗，慎用普萘洛尔，加强胎儿监测。产后如需继续服药，则不宜哺乳。

4. 社会-家庭支持　指导病人出院后到社区卫生服务中心建档，充分利用社区卫生资源，接受延续性护理服务。医院护士与社区护士要有良好的对接。社区护士定期对病人进行家访，家访内容包括病人的日常生活方式、病情、服药依从性、情绪状态、人际关系等。

【预后】

本病病程较长，经积极治疗预后较好，少数病人可自行缓解。单纯 ATD 治疗的病人，复发率较高。^{131}I 治疗、手术治疗所致甲减者需 TH 终身替代治疗。60% 以上的病人 GO 症状可自行减轻。

【护理】

甲状腺功能亢进的护理见表 7-2-2。

表 7-2-2　甲状腺功能亢进的护理

时间	项目	护理内容
入院当天	评估	1. 病史评估 （1）患病经过：包括患病的起始时间、主要症状及其特点，询问有无甲亢危象表现，如高热、大汗、心动过速、烦躁不安、呼吸急促、恶心、呕吐、腹泻等。了解有无感染、口服过量 TH 制剂、严重精神创伤等诱发因素 （2）检查和治疗经过：进行过的检查及结果，目前用药情况和病情控制情况等。育龄妇女的月经、生育情况 （3）心理-社会状况：评估疾病对病人日常生活的影响，是否有睡眠型态紊乱及活动耐力的改变。了解神志精神状态如有无烦躁易怒、失眠及有无焦虑、恐惧等心理变化，是否有人际关系紧张、社会活动减少等。评估病人及家属对疾病知识的了解程度和所在社区的医疗保健服务情况 2. 身体评估 （1）一般状态：观察生命体征包括有无体温升高、脉搏增快、

7

时间	项目	护理内容
入院当天	评估	脉压增大等表现；评估营养状态如有无消瘦、体重下降、贫血等 (2) 皮肤黏膜：评估病人是否有皮肤湿润、紫癜，胫骨前皮肤有无增厚、变粗及斑块和结节等 (3) 眼征：评估有无眼球突出、眼裂增宽，有无视物疲劳、畏光、复视、视力减退、视野变小，有无角膜溃疡等 (4) 甲状腺：了解甲状腺肿大程度，是否呈弥漫性、对称性肿大，有无震颤和血管杂音 (5) 心脏、血管：有无心率增快、心尖部收缩期杂音、心律失常等 (6) 消化系统：有无稀便、排便次数增加等 (7) 肌肉骨骼系统：有无肌无力、肌萎缩和杵状指等。观察病人手指震颤情况
	治疗	1. 根据评估结果，结合病人的自身情况，选择合适的治疗。向病人做细致的解释，帮助病人接受最适合的治疗方式 2. 体位：轻症者取自由体位，突眼者取高枕卧位。甲亢危象者根据病情选择合适的卧位

7

时间	项目	护理内容
入院当天	治疗	3. 发生甲亢危象等紧急情况时尽快建立有效的静脉通路，给予氧气吸入、心电监护等，床边监测病人的心律、心率、脉搏、血压、体温、呼吸的变化，完善护理记录
	检查	1. 包括实验室及其他检查等 2. 实验室检查内容包括血清 TH 水平有无升高、血中 TRAb、TSAb 及其他自身抗体是否阳性、甲状腺摄^{131}I 率是否增高、T_3 抑制试验结果等 3. 其他检查包括心电图和 24 小时动态心电监测、血压监测等。 4. 根据医嘱和病情，通知病人做好检查前的准备如空腹、保持良好的休息和睡眠等
	药物	1. 按医嘱正确按时、按量、按疗程服用抗甲状腺药物，^{131}I，复方碘溶液，β 受体阻滞剂等药物 2. 对初次服用抗甲状腺药物等药物治疗的病人，详细介绍药物名称、药理作用、使用方法和注意事项，观察用药效果和药物不良反应
	活动	1. 嘱病人注意休息，保证充足的睡眠 2. 心力衰竭、严重感染者绝对卧床休息

7

续表

时间	项目	护理内容
入院当天	饮食	1. 避免进食含碘丰富的食物,食用无碘盐,忌食海带、紫菜等海产品,慎食卷心菜、甘蓝等易致甲状腺肿的食物 2. 给予高热量、高蛋白、丰富维生素和矿物质的饮食,减少食物中膳食纤维的含量 3. 禁止摄入浓茶、咖啡等刺激性食物和饮料 4. 主食应充足,增加奶类、蛋类、瘦肉等富含优质蛋白的食物,增加水溶性维生素的摄入 5. 鼓励病人多饮水,每天饮水量2000~3000ml,并发心脏疾病的病人应避免大量饮水
	护理	1. 一般护理:保持环境安静、避免嘈杂、限制探视时间,安排相对集中时间进行治疗与护理。环境通风良好,使用空调,保持空气温湿度适宜。突眼者外出时戴有色眼镜、使用人工泪液、夜间结膜遮盖、抬高床头并强制性戒烟 2. 甲亢病人常见护理诊断包括:①营养失调:低于机体需要量与代谢率增高有关。②活动无耐力:与蛋白质分解增加、甲亢性心脏病、肌无力等有关。③个人应对无效:与情绪异常及性格改变有关。④有组织完整性受损的危险:与突眼有关

7

时间	项目	护理内容
入院当天	护理	3. 护理措施 (1) 经常测量体重，根据病人体重变化情况调整饮食计划 (2) 按上述规范实施饮食护理，教会病人及主要照顾者饮食中各种营养素的含量和饮食选择、搭配等 (3) 生活护理：协助病人完成日常的生活自理，如洗漱、进餐、如厕等。对大量出汗的病人加强皮肤护理，随时更换浸湿的衣服及床单 (4) 心理护理：提高病人对疾病的认知水平，告知病人和家属，病人的情绪、性格改变是暂时的，可随着治疗而改善；理解和同情病人，取得病人的信任，鼓励病人表达内心感受；与病人共同探讨控制情绪和减轻压力的方法，指导和帮助病人正确处理生活中的突发事件 (5) 家庭和社会支持：为病人提供有利于改善情绪的环境。保持居室安静和轻松的氛围，鼓励病人表达内心感受、情绪体验和需求。鼓励家属和主要照顾者探视和陪伴 (6) 突眼的护理：采取保护措施，避免强烈光线刺激。外出戴有色眼镜，减少光线、灰尘

7

续表

时间	项目	护理内容
入院当天	护理	和异物的侵害。经常以眼药水浸润眼睛，避免过度干燥。睡前涂抗生素眼膏，眼睑不能闭合者用无菌纱布或眼罩覆盖双眼。指导病人勿用手直接揉眼睛。睡觉或卧床时抬高头部，取高枕卧位。限制钠盐摄入，予低盐饮食。遵医嘱适当使用利尿剂。定期眼科角膜检查 4. 其他护理诊断/问题 （1）知识缺乏：缺乏药物治疗知识和自我护理知识 （2）体液不足：与多汗、呕吐、腹泻有关 （3）自我形象紊乱：与突眼、甲状腺肿有关
	甲亢危象的预防、急救和护理	1. 避免诱因：避免感染、严重精神刺激、创伤等诱发因素 2. 绝对卧床休息，做好安全防护。保持安静，呼吸困难时取半卧位，立即给予吸氧，建立有效的静脉通道 3. 病情监测：观察生命体征和神志变化，包括发热、严重乏力、烦躁、多汗、心悸、心率＞140 次/分、食欲减退、恶心、呕吐、腹泻、脱水等。准确记录 24 小时出入量 4. 紧急处理配合 （1）及时准确给药：按医嘱使

7

续表

时间	项目	护理内容
入院当天	甲亢危象的预防、急救和护理	用PTU、复方碘溶液、β受体阻滞剂、氢化可的松等药物。严格掌握用药量，注意观察中毒或过敏反应。准备好镇静剂、血管活性药物、强心剂等 （2）对症护理：体温过高者给予冰敷或酒精擦浴降温；躁动不安者使用床挡保护并使用约束带；昏迷者加强皮肤、口腔护理，定时翻身，防止压疮、肺炎的发生；严重腹泻者注意肛周护理，预防失禁性皮炎 （3）完整记录护理过程和效果
第2天	评估	了解病人基础代谢率的改变和其他专科指征，完善病人的心理社会评估
	治疗	根据病情和医嘱实施氧气吸入、雾化吸入等治疗，保持呼吸道通畅，实施针对性的监测手段等
	检查	采集血、尿、便标本送检并逐步完善其他相关的实验室和辅助检查。测定患者的基础代谢率和甲状腺摄碘率
	药物	遵医嘱使用各种药物治疗 1. ATD常见的不良反应及处理措施

7

续表

时间	项目	护理内容
第2天	药物	(1) 粒细胞减少症：多发生在用药后2~3个月内，严重者可导致粒细胞缺乏。如外周血白细胞低于3×10^9/L或中性粒细胞低于1.5×10^9/L，病人多有头昏、纳差、乏力，部分有感染症状，应立即停药并遵医嘱给予促进白细胞增生的药物 (2) 药疹：较常见，可用抗组胺药物控制，不必停药。如出现皮肤瘙痒、团块状皮疹则应立即停药，以免发生剥脱性皮炎 (3) 其他：一旦发生中毒性肝炎、肝坏死、精神病、胆汁淤滞综合征、狼疮样综合征、味觉丧失等，应立即停药治疗 2. ^{131}I治疗后不良反应包括甲状腺功能减退、放射性甲状腺炎、诱发甲状腺危象及加重浸润性突眼等
	活动	根据病人体力及日常生活习惯，与病人及家属、主要照顾者共同制定个体化的活动计划，活动量适宜，并逐渐增加活动耐力训练，以不引起主观感觉到疲劳为度
	护理	在完善评估的基础上，根据病人的护理诊断/问题，继续采取针对性的护理措施。保持环境安静，避免各种不良刺激

续表

时间	项目	护理内容
第2天	健康教育	1. 教会病人及主要照顾者当地饮食结构中含碘丰富的饮食种类 2. 向病人介绍情绪与疾病的关系，说明本病容易出现烦躁、失眠、紧张、焦虑、易激动等 3. 注意预防感冒 4. 保持皮肤清洁，勤换内衣
第3~10天	治疗	根据病情，继续各项治疗
	检查	进一步完善各项专科检查，并根据医嘱进行心肺功能评估和检查
	药物	继续各种抗甲状腺药物、β受体阻滞剂、糖皮质激素等，严格遵医嘱用药，观察药物效果和不良反应
	活动	根据病情控制情况，逐渐增加活动量和活动耐力训练
	护理	继续根据病人护理诊断，采取针对性的护理措施
	健康教育	完善饮食、活动、用药等健康教育，帮助病人全面掌握疾病知识，积极配合治疗和护理
出院前1天	出院指导和随访服务	1. 用药指导，强调长期服用的重要性 2. 饮食指导 3. 避免导致甲亢危象的诱因

7

续表

时间	项目	护理内容
出院前1天	出院指导和随访服务	4. 定期复查血常规、肝功能及甲状腺激素水平等，按时门诊复诊 5. 鼓励病人参加团体活动，以免因社交障碍而产生焦虑。病人病情稳定转入社区后，应提醒社区护士继续给予心理指导，以保证甲亢病人情绪护理的延续性，促进病人康复 6. 指导病人回家后，保持生活规律，避免劳累和精神刺激。保持个人卫生，每日开窗通风，保持室内空气新鲜 7. 告知病人服用 ATD 的前3个月，每周查血常规，每1~2个月行甲状腺功能测定。一旦出现白细胞数量减少、肝功能损害等，要及时就诊，根据医生建议调整用药甚至更换治疗手段。每3个月到半年做心电图或超声心动图，至痊愈 8. 教会病人每天自测脉搏，每周测量体重。脉搏减慢、体重增加是治疗有效的标志 9. 若出现高热、恶心、呕吐、不明原因腹泻、突眼加重等，警惕甲状腺危象可能，应及时就诊
出院后随访		1. 出院1周内电话随访第1次，1个月内电话随访第2次，此后每1~2个月随访1次至痊愈 2. 随访内容包括病人饮食、用药、活动、症状体征、血常规检查、甲状腺功能检查等

三、甲状腺功能减退症

甲状腺功能减退症是由于各种原因导致的低甲状腺激素（TH）血症或甲状腺激素抵抗而引起的全身性低代谢综合征，简称甲减。起病于胎儿或新生儿的甲减称为呆小病，又称克汀病，常伴有智力障碍和发育迟缓。起病于成人者称为成年型甲减。本节主要介绍成人型甲减。

由于甲状腺腺体本身病变引起的甲减称为原发性甲减，由垂体和下丘脑病变引起的甲减称为中枢性甲减，其中下丘脑病变引起的甲减称为三发性甲减，由 TH 在外周组织实现生物效应障碍引起的综合征称为 TH 抵抗综合征。

【临床表现】

成人型甲减多见于中年女性，大多数起病隐匿，发展缓慢。临床表现复杂。

1. 全身表现　怕冷、易疲劳、体重增加、便秘、记忆力减退、智力低下、反应迟钝、抑郁、嗜睡、肌肉痉挛等。典型病人可见黏液性水肿面容，包括表情淡漠、面色苍白，皮肤干燥发凉、粗糙脱屑，手足皮肤呈姜黄色，颜面、眼睑和手部皮肤水肿，毛发稀疏，眉毛外1/3脱落。

2. 肌肉与关节　肌肉乏力，有暂时性肌强直、痉挛、疼痛。咀嚼肌、胸锁乳突肌、股四头肌及手部肌肉可有进行性肌萎缩。部分病人可伴有关节病变，偶有关节腔积液。

3. 心血管系统　心肌黏液性水肿导致心肌收缩力减弱、心动过缓、心排血量下降。

4. 消化系统　常有畏食、腹胀、便秘等，严重者可出现麻痹性肠梗阻或黏液水肿性巨结肠。

5. 内分泌生殖系统　表现为性欲减退，月经失调，如月经过多或闭经。部分病人由于血清催乳素水平增高，发生溢乳。男性病人可出现勃起功能障碍。

7

【并发症】

1. 黏液性水肿昏迷　冬季易发，老人多见，死亡率高。常见诱因包括寒冷、感染、手术、严重躯体疾病、中断 TH 替代治疗和使用麻醉、镇静剂等。临床表现为嗜睡，低体温（体温 < 35℃），呼吸缓慢，心动过缓，血压下降，四肢肌肉松弛，反射减弱或消失，甚至昏迷、休克，心肾功能不全等，严重者危及生命。

2. 甲减性心脏病等心血管系统并发症　由于心肌间质水肿、非特异性心肌纤维肿胀、左心室扩张和心包积液等原因导致心脏增大，称之为甲减性心脏病。血胆固醇增高者易并发冠心病。10% 的病人伴发高血压。

3. 血液系统并发症　主要表现为贫血。恶性贫血是自身免疫性甲状腺炎伴发的器官特异性自身免疫性疾病。

【治疗】

1. 替代治疗　各种类型的甲减，均需用 TH 替代，永久性甲减需终身服用 TH，首选左甲状腺素（L-T_4）口服。治疗的目标是用最小剂量纠正甲减而不产生明显的不良反应，使血 TSH 和 TH 水平恒定在正常范围内。

2. 对症治疗　有贫血者补充铁剂、维生素 B_{12}、叶酸等。胃酸低者补充稀盐酸，与 TH 合用效果好。

3. 黏液性水肿昏迷的治疗　给予保暖、氧气吸入、保持呼吸道通畅，必要时行气管切开、机械通气等。静脉补充 TH（L-T_3 或 L-T_4），清醒后改口服维持治疗。遵医嘱氢化可的松 200 ~ 300mg/d 持续静滴，待病人清醒后逐渐减量。根据需要补液，但补液量不宜过多。控制感染，治疗原发病。

【健康教育与管理】

1. 疾病知识指导　向病人解释甲减的发病原因及发展和转归规律，告知病人用药期间注意事项和黏液性水肿昏迷的预防和治疗等。教会病人注意个人卫生和保暖，预防感染和创伤。慎用催眠、镇静止痛、麻醉等药物。

2. 用药指导　替代治疗效果最佳的指标为血 TSH 恒定在正常范围内，长期替代者宜每 6 ~ 12 个月检测一次。

对需要终身替代治疗者，向其解释终身服药的必要性和重要性，嘱病人不可随意停药或变更剂量。指导病人自我监测脉搏、定期测量体重、观察有无贫血症状等。如出现多食消瘦、脉搏 >100 次/分、心律失常、体重减轻、发热、大汗、情绪激动等情况时，警惕药物过量导致甲亢发生，要及时报告医生。服用利尿剂时，指导病人记录 24 小时出入量。

3. 病情监测指导　向病人讲解黏液性水肿昏迷发生的原因及表现，学会自我观察。若出现低血压、心动过缓、体温 <35℃ 等，应及时就医。

4. 指导病人定期复查肝肾功能、甲状腺功能、血常规等。

【预后】

甲减治疗效果好，可以很好地控制病情。如能及时治疗，病情可得到显著改善。大多数病人需要终身服药治疗。未及时治疗的病人，病情将逐渐加重，可因并发心脏病或黏液性水肿昏迷而死亡。黏液性水肿昏迷的预后差。

【护理】

甲状腺功能减退症的护理见表 7-2-3。

表 7-2-3　甲状腺功能减退症的护理

时间	项目	护理内容
入院当天	评估	1. 病史评估 （1）患病经过：包括患病的起始时间、主要症状及其特点，询问有无怕冷、皮肤水肿、体重改变等 （2）检查和治疗经过：了解自发病来进行的检查及其结果、目前用药情况和病情控制情况等。育龄妇女的月经、生育情况

7

续表

时间	项目	护理内容
入院当天	评估	2. 身体评估 （1）一般状态：观察生命体征，包括有无体温不升、脉搏减慢、血压下降等表现；评估有无表情淡漠，面色苍白、毛发稀疏等 （2）皮肤黏膜：评估有无皮肤干燥发凉、粗糙脱屑，颜面、眼睑和手部皮下水肿等 （3）评估有无肌肉乏力、肌强直、痉挛、疼痛等 （4）评估有无心动过缓、血压下降等 （5）了解有无畏食、腹胀、便秘等 （6）了解病人是否存在性欲减退，月经失调、勃起功能障碍等。多数病人自我保护意识较强，拒绝提供生殖系统相关病史，护士需耐心向病人解释，取得病人的信任和配合 3. 心理-社会状况评估　评估疾病对病人日常生活的影响，是否有睡眠型态紊乱及活动耐力的改变。了解神志精神状态如有无记忆力减退、智力低下、反应迟钝、抑郁等心理变化，了解家庭支持、社会交往情况和所在社区的医疗保健情况

7

续表

时间	项目	护理内容
入院当天	治疗	1. 黏液性水肿昏迷或严重心功能不全病人给予绝对卧床休息 2. 取半卧位，给予氧气吸入并监测心律、心率、血压等 3. 建立有效的静脉通路，给予补液治疗
	检查	1. 包括血常规和生化检查、甲状腺功能检查等，根据具体的检查项目指导病人禁食、正确留取血、尿、便标本 2. 采取不同的检查方法进行病变定位：TRH 兴奋试验主要用于原发性甲减与中枢性甲减的鉴别。护士要严格掌握检查方法、流程及注意事项，确保检查的科学性和严谨性 3. 影像学检查有助于异位甲状腺、下丘脑-垂体病变的确定
	药物	包括甲状腺素替代治疗、纠正贫血等对症治疗和黏液性水肿昏迷病人的糖皮质激素治疗等
	活动	1. 轻症病人自由体位，鼓励病人每天进行适当活动，如散步、慢跑等，以不引起胸闷、气促、疲劳为宜 2. 病情严重者对症安置体位 3. 有精神症状者安排专人守护，以免发生危险

7

续表

时间	项目	护理内容
入院当天	饮食	1. 指导病人进食低钠、低脂、易消化饮食，细嚼慢咽，少食多餐 2. 进食粗纤维食物，如蔬菜、水果、全麦食品，促进肠蠕动 3. 桥本甲状腺炎导致的甲减病人避免摄入含碘丰富的食物以免诱发严重的黏液性水肿
	护理	1. 常见的护理诊断/问题包括 （1）便秘：与代谢率降低及体力活动减少引起的肠蠕动减慢有关 （2）体温过低：与基础代谢率降低有关 （3）营养失调：高于机体需要量与代谢率降低致摄入大于需求有关 （4）活动无耐力：与甲状腺激素不足所致肌肉乏力、心功能减退、贫血有关 （5）性功能障碍：与甲状腺激素不足所致内分泌生殖系统功能低下有关 2. 护理措施 （1）饮食护理和活动护理：见本表 （2）建立正常的排便型态：指导病人每天定时排便，可在早餐后坐便 10 分钟，养成规律排便的习惯。为卧床病人创造

时间	项目	护理内容
入院当天	护理	良好的排便环境。教会病人顺时针按摩腹部，增强结肠活动，或用手指进行肛周按摩以促进便意 （3）必要时根据医嘱给予轻泻剂，并观察大便的次数、性质和量，观察有无腹胀、腹痛等肠梗阻的表现 （4）加强保暖：采用空调等设备，调节室温在 22～23℃ 之间，注意保暖 （5）心理护理：鼓励病人表达内心感受，帮助病人分析产生各种不适的原因，进行疾病知识教育，通过合理有效的治疗改善全身状况，帮助病人积极面对疾病，提高治疗依从性
	黏液性水肿昏迷预防和护理	1. 避免诱因：包括寒冷、感染、手术、使用麻醉剂、镇静剂等 2. 病情监测：监测生命体征变化，观察病人有无寒战、皮肤苍白、心律不齐、心动过缓等，观察全身黏液性水肿情况，每天测量体重。如体温＜35℃、呼吸浅慢、血压降低、嗜睡、或出现口唇发绀、呼吸深长、喉头水肿等症状，立即通知医生并配合抢救处理

7

时间	项目	护理内容
入院当天	黏液性水肿昏迷预防和护理	3. 急救及护理：建立静脉通道，按医嘱给予急救药物。保暖、保持呼吸道通畅，吸氧，必要时配合医生行气管插管或气管切开。监测生命体征和动脉血气分析的变化，记录 24 小时出入量。避免局部热敷，以免烫伤和加重循环不良
第 2 天	评估	进一步完善各种评估，包括病人身体资料、心理社会资料和实验室、辅助检查资料的评估
	治疗	根据病情采取正确的体位，并氧气吸入等治疗
	检查	正确留取各种标本，指导完善实验室和辅助检查，全面了解病情和专科症状、体征
	药物	1. 指导病人通过自我监测了解药物治疗效果及药物不良反应，避免用药过量导致甲亢 2. 水肿病人服用利尿剂时，指导病人记录 24 小时出入量，同时监测是否出现电解质紊乱及其他不良反应
	活动	逐渐增加活动量，以不引起疲劳为度

7

时间	项目	护理内容
第 2 天	护理	根据病人护理诊断和疾病进展，采取针对性的护理措施，密切观察病情变化，对新出现的生理、心理和社会反应予以护理干预
	健康教育	根据病人对疾病知识掌握情况，制定细致的健康教育计划，帮助病人了解疾病发生、发展和转归的规律，掌握药物治疗的方法和注意事项，了解饮食、活动等知识，学会调整情绪，保持良好的心理状态
第 3～7 天	药物	对需要终身替代治疗者，向其解释终身服药的必要性和重要性，嘱病人不可随意停药或变更剂量。每 6～12 个月进行血液药物浓度检测
	健康教育	根据病人对疾病知识掌握情况，制定细致的健康教育计划，帮助病人了解疾病发生、发展和转归的规律，掌握药物治疗的方法和注意事项，了解饮食、活动等知识，学会调整情绪，保持良好的心理状态
出院前 1 天	出院指导	1. 饮食指导，指导病人长期坚持甲减的饮食原则 2. 用药指导，包括药物名称、用药方法和注意事项 3. 自我监测和管理指导 4. 定期门诊复查

7

续表

时间	项目	护理内容
出院后随访		1. 出院 1 周内电话随访第 1 次，1 个月内电话随访第 2 次，此后每 1～2 个月随访 1 次 2. 随访内容包括病人饮食、用药、活动、症状体征、血常规检查、甲状腺功能检查及超声心动图等

第三节　糖　尿　病

糖尿病（DM）是由遗传和环境因素相互作用而引起的一组以慢性高血糖为特征的代谢异常综合征。因胰岛素分泌减少或作用缺陷，或者两者同时存在而引起碳水化合物、脂肪、蛋白质和水、电解质等代谢紊乱。随着病程延长可出现眼、肾、神经、心脏、血管等多系统损害，引起功能缺陷及衰竭。重症或应激时可发生酮症酸中毒、高血糖高渗状态等急性代谢紊乱。

随着经济高速发展和工业化进程加快，人口老龄化、人们生活方式和生活水平的改变，糖尿病的患病人数正逐年增加，成为继心血管疾病、肿瘤之后又一严重危害人类健康的慢性、非传染性疾病。2007—2008 年，中华医学会糖尿病分会在中国部分地区进行的糖尿病流行病学调查资料显示，在 20 岁以上人群中，糖尿病患病率 9.7%，糖尿病前期的比例为 15.5%，我国可能已成为世界上糖尿病患病人数最多的国家。近来的多项研究表明，无论是欧美等发达国家和中国等发展中国家，糖尿病控制均不乐观。糖尿病已成为严重威胁人类健康的世界性公共卫生问题。

糖尿病分为 1 型、2 型、其他特殊类型和妊娠糖尿病共 4 种类型。妊娠糖尿病是指在妊娠期间首次发生或发现的糖耐量减低或糖尿病，不包括在诊断糖尿病之后妊娠的女性。特殊类型糖尿病指病因比较明确，如胰腺炎、库欣综合征等引起的高血糖状态。

机体糖代谢状态包括正常血糖、空腹血糖受损、糖耐量减低和糖尿病状态等几种类型，详见表7-3-1。

表7-3-1 糖代谢状态分类

糖代谢分类	静脉血浆葡萄糖（mmol/L）	
	空腹血糖	糖负荷后2小时血糖
正常血糖	<6.1	<7.8
空腹血糖受损（IFG）	6.1~7.0	<7.8
糖耐量减低（IGT）	<7.0	7.8~11.1
糖尿病	≥7.0	≥11.1

注：IFG 和 IGT 统称为糖调节受损，也称糖尿病前期

【临床表现】

1 型糖尿病多在 30 岁前发病，起病急，症状明显，有自发酮症倾向。一般很少肥胖。胰岛 β 细胞抗体多呈阳性。

2 型糖尿病多发生在 40 岁以上成年人和老年人，但近年来发病趋向低龄化，尤其在发展中国家。病人多肥胖，体质指数常高于正常。2 型糖尿病常起病缓慢，部分病人可长期无代谢紊乱症状，往往在体检时发现高血糖。随着病程进展可出现各种急慢性并发症。通常此型病人还有代谢综合征表现，有家族高发倾向。

糖尿病的典型临床表现为代谢紊乱症候群。

1. 多饮、多食、多尿和体重减轻 血糖升高引起渗透性利尿，导致尿量增多、失水，病人口渴多饮。同时由于机体不能利用葡萄糖，蛋白质和脂肪分解增加，引起消瘦、疲乏、体重减轻，病人常易饥多食。故糖尿病的临床表现常被描述为"三多一少"，即多饮、多食、多尿和体重减轻。

7

2. 皮肤瘙痒　由于高血糖及末梢神经病变导致皮肤干燥和感觉异常，病人常感皮肤瘙痒。女性病人可因尿糖刺激会阴部皮肤，出现外阴瘙痒。

3. 其他症状　四肢酸痛、麻木、腰痛、性欲减退、阳痿不育、月经失调、便秘、视力模糊等。

目前国际上通用的是 1999 年由 WHO 提出的糖尿病诊断标准。

1. 空腹血糖受损（IFG）　正常空腹血浆葡萄糖（FPG）正常值范围为 3.9 ~ 6.0mmol/L，6.1 ~ 6.9mmol/L 为空腹血糖受损，≥7.0mmol/L 考虑为糖尿病。

2. 糖耐量减低（IGT）　OGTT 中 2 小时血浆葡萄糖（2hPG）正常范围为 ≤7.7mmol/L，7.8 ~ 11.0mmol/L 为糖耐量减低，≥11.1mmol/L 考虑为糖尿病。

3. 糖尿病的诊断标准　见表 7-3-2。

表 7-3-2　糖尿病的诊断标准

诊断标准	静脉血浆葡萄糖水平（mmol/L）
糖尿病症状 + 随机血糖	≥11.1mmol/L
空腹血浆血糖	≥7.0mmol/L
葡萄糖负荷后 2 小时血糖	≥11.1mmol/L
无糖尿病症状者，改日重查，但不做第 3 次 OGTT	

注：①空腹血糖是指至少 8 小时没有热量的摄入；②随机是指一天当中的任意时间而无上次进餐时间及食物摄入量的限制。③IFG 或 IGT 的诊断应根据 3 个月内的两次 OGTT 结果平均值来判断。④对无糖尿病症状，仅 1 次血糖值达到糖尿病诊断标准，复查结果未达到糖尿病诊断标准者，应定期复查

【并发症】

1. 糖尿病酮症酸中毒（DKA）　为糖尿病急性并发症。糖尿病代谢紊乱加重时，脂肪动员和分解加速，产生大量乙酰乙酸、β 羟丁酸和丙酮，三者统称为酮体。其中乙酰乙酸和 β 羟丁酸均为较强的有机酸，当超过

机体的处理能力时，便发生代谢性酸中毒，即糖尿病酮症酸中毒。出现意识障碍者称为糖尿病酮症酸中毒昏迷。

（1）诱因：1型糖尿病病人有自发DKA的倾向。2型糖尿病病人在一定诱因作用下也可发生DKA，常见诱因有感染、胰岛素治疗不适当减量或治疗中断、饮食不当、妊娠、分娩、创伤、麻醉、手术、严重的精神刺激引起应激状态等。有时可无明显诱因。部分病人发病时无糖尿病病史。

（2）临床表现：多数病人在发生意识障碍前出现疲乏、四肢无力、三多一少症状加重；随后出现食欲减退、恶心、呕吐，常伴头痛、嗜睡、烦躁、呼吸深快有烂苹果味（丙酮味）；随着病情进一步发展，出现尿量减少、皮肤弹性差、眼球下陷、脉细速、血压下降、四肢厥冷等严重失水表现；晚期各种反射迟钝甚至消失，病人昏迷。血糖多为16.7~33.3mmol/L，有时可达55.5mmol/L以上。

2. 高血糖高渗状态（HHS） 也属于糖尿病急性并发症。以严重高血糖、高血浆渗透压、脱水为特点，常有不同程度的意识障碍。多见于50~70岁的病人。

（1）诱因：常见诱因包括各种感染、腹泻和胰腺炎、脑卒中、严重肾脏疾病、静脉高营养治疗、不合理限制水分，以及应用某些药物如糖皮质激素、免疫抑制剂、噻嗪类利尿剂等。

（2）临床表现：起病缓慢，常先有多尿、多饮，无多食甚至食欲减退；随病程进展失水症状逐渐加重，晚期出现尿量减少甚至少尿、无尿。与DKA相比，脱水更严重，神经精神症状更突出，表现嗜睡、幻觉、定向力障碍、偏盲、偏瘫等，最后陷入昏迷。血糖常高至33.3mmol/L以上，一般为33.3~66.6mmol/L。

3. 感染 为糖尿病急性并发症。以皮肤化脓性感染多见，如疖、痈等，可致败血症或脓毒血症。皮肤真菌感染如足癣、甲癣、体癣等也较常见，女性病人常并发真菌性阴道炎。肺结核发病率高，进展快，易形成空洞。急性肾盂肾炎和膀胱炎常见，尤其见于女性，可转为慢性肾盂肾炎。

4. 低血糖 糖尿病急性并发症。糖尿病病人血糖值≤3.9mmol/L 属于低血糖范畴。有的病人血糖未达到低血糖诊断标准也可出现低血糖症状。临床表现有 2 种类型：

（1）自主神经过度兴奋：如肌肉颤抖、心悸、出汗、饥饿感、软弱无力、紧张、焦虑、流涎、面色苍白、心率加快、四肢冰冷等。老年病人症状不明显，应特别注意观察夜间低血糖症状。

（2）脑功能障碍：初期为精神不集中、思维和言语迟钝、头晕、嗜睡、视物不清、步态不稳，后可有幻觉、躁动、易怒、性格改变、认知障碍，严重时发生抽搐、昏迷。

5. 糖尿病大血管病变 是严重而突出的慢性并发症。主要病理变化为动脉粥样硬化，主要侵犯主动脉、冠状动脉、大脑动脉、肾动脉和肢体外周动脉等，引起冠心病、缺血性或出血性脑血管疾病、肾动脉硬化、肢体外周动脉硬化等。肢体外周动脉硬化常以下肢病变为主，表现为下肢疼痛、感觉异常和间歇性跛行，严重供血不足可导致坏疽。

6. 糖尿病微血管病变 是糖尿病的特异性并发症，主要发生在视网膜、肾脏、神经和心肌组织，尤以肾脏和视网膜病变最为重要。

7. 糖尿病神经病变 以周围神经病变最常见，通常为对称性，下肢较上肢严重，病情进展缓慢。病人常先出现肢端感觉异常，如袜子或手套状分布，伴麻木、烧灼、针刺感或踏棉垫感，有时伴有感觉过敏；随后有肢体疼痛，呈隐痛、刺痛，夜间及寒冷季节加重；后期累及运动神经，可有肌力减弱以至肌萎缩和瘫痪。自主神经损害也较常见并可较早出现，临床表现为瞳孔改变、排汗异常、胃排空延迟、腹泻或便秘等胃肠道功能紊乱等。

8. 糖尿病足（DF）　指与下肢远端神经异常和周围血管病变相关的足部（踝关节或踝关节以下）感染、溃疡和（或）深层组织破坏。根据病因，可分为神经性、缺血性和混合性 3 类。其主要临床表现为足部溃疡与坏疽，是糖尿病病人截肢、致残的主要原因之一。自觉症状有冷感、酸麻、疼痛、间歇性跛行。

DF 常见诱因包括趾间或足部皮肤瘙痒而搔抓致皮肤溃破、水疱破裂、烫伤、碰撞伤、修脚损伤及新鞋磨破伤等。

【治疗】

糖尿病治疗强调早期、长期、综合治疗及治疗方法的个体化原则。综合治疗包括糖尿病教育、饮食治疗、运动锻炼、药物治疗和自我监测等 5 个方面，称为糖尿病治疗"五驾马车"，采取降糖、降压、调脂和改变不良生活习惯等 4 项措施。治疗目标是通过纠正病人不良的生活方式和代谢紊乱，防止急性并发症，降低慢性并发症的风险，提高病人生活质量，帮助病人保持良好的心理状态。

1. 糖尿病教育　见本节健康教育和管理部分。

2. 饮食治疗　是糖尿病治疗的基础，也是年长、肥胖型、少症状轻型病人的主要治疗措施，重型和 1 型糖尿病病人更应严格执行饮食计划并长期坚持。饮食治疗的目的是维持理想体重，保证未成年人正常的生长发育，同时纠正代谢紊乱，使血糖、血脂达到或接近正常水平。

具体饮食治疗实施方案见本节"护理"部分。

3. 运动疗法　运动锻炼在糖尿病的管理中起着重要作用。适当的运动有利于减轻体重，提高胰岛素敏感性，改善血糖和脂代谢紊乱，还可减轻病人的压力和紧张情绪，减少心血管并发症危险因素，减轻体重。运动治疗的原则是适量、经常性和个体化。应根据病人年龄、性别、体力、病情及有无并发症等安排适宜的活动，循序渐进，并长期坚持。具体运动处方的制定见本节"护理"部分。

7

4. 药物治疗 包括口服药物治疗和胰岛素治疗及胰升糖素样多肽 1 类似物治疗。

（1）口服药物治疗：主要包括促胰岛素分泌剂（磺脲类和非磺脲类药物）、增加胰岛素敏感性药物（双胍类和胰岛素增敏剂）和 α 葡萄糖苷酶抑制剂。

（2）胰岛素治疗：

1）适应证：1 型糖尿病、新发的 2 型糖尿病有明显的高血糖或糖尿病伴急慢性并发症或处于应激状态、2 型糖尿病病人经饮食、运动、口服降糖药物治疗血糖控制不满意或在病程中出现不明原因的体重下降者。

2）胰岛素制剂类型：按来源分，可分为动物胰岛素、人胰岛素和胰岛素类似物 3 种。按作用快慢和维持作用时间长短，可分为速效、短效、中效、长效、预混胰岛素 5 类。速效和短效主要控制一餐后高血糖；中效胰岛素主要控制两餐后高血糖，以第二餐为主；长效胰岛素主要提供基础水平胰岛素；预混胰岛素为速效或短效与中效胰岛素的混合制剂。临床常用的胰岛素制剂类型和作用时间见表 7-3-3。

表 7-3-3　胰岛素制剂类型及作用时间

作用时间	制剂类型	皮下注射作用时间（小时）		
		起效	高峰	持续
速效	门冬胰岛素	15 分钟	0.5~1	2~5
	赖脯胰岛素			
短效	胰岛素	0.5	2~4	6~8
中效	低精蛋白胰岛素	1.5	4~12	16~24
	慢胰岛素锌混悬液			
长效	精蛋白锌胰岛素	3~4	14~24	24~36
	特慢胰岛素锌混悬液			
	甘精胰岛素			
	地特胰岛素			

续表

作用时间	制剂类型	皮下注射作用时间（小时）		
		起效	高峰	持续
预混	优泌林30R，诺和灵30R、50R	0.5	2~12	16~24
	优泌乐25、50	15分钟	0.5~1.5	15
	诺和锐30	15分钟	1~4	24

（3）胰升糖素样多肽1类似物：临床多采用长效胰升糖素样多肽1类似物或降解酶抑制剂，注射给药。

5. 胰腺和胰岛细胞移植　治疗对象为1型糖尿病病人。

6. 手术治疗　2009年美国糖尿病学会在2型糖尿病治疗指南中正式将代谢手术列为治疗肥胖症伴2型糖尿病病人的措施之一。

7. 糖尿病急性并发症的治疗

（1）糖尿病酮症酸中毒的治疗：对于早期酮症病人，仅需给予足量短效胰岛素及口服补液，严密观察病情，复查血糖、血酮，调节胰岛素用量。昏迷的病人应立即抢救。

（2）高血糖高渗状态的治疗：补液和胰岛素治疗基本同DKA。病情稳定后根据病人血糖、尿糖及进食情况给予皮下注射胰岛素，然后转为常规治疗。

（3）低血糖的治疗：一旦确定病人发生低血糖，应尽快补充糖分，解除脑细胞缺糖症状。

8. 糖尿病慢性并发症的治疗

（1）糖尿病足的治疗

1）全身治疗：严格控制血糖、血压、血脂。改善全身营养状况和纠正水肿等。

2）神经性足溃疡的治疗：处理的关键是彻底清创、引流、保湿、减轻压力、促进肉芽组织生长、促进上皮生长和创面愈合。适当的治疗可以使90%的神经性溃疡

7

愈合。

3）缺血性病变的处理：对轻度缺血或没有手术指征者，可以采用内科保守治疗，静脉输入扩血管和改善血液循环的药物。如病人有严重的周围血管病变，应尽可能行血管重建术，如血管置换、血管成形或血管旁路术、血管腔内介入治疗等。只有当病变广泛不能通过血管重建手术改善者，才考虑截肢。

4）感染的治疗：有骨髓炎和深部脓肿者，必须早期切开排脓减压，彻底引流，切除坏死组织、不良肉芽、死骨等。

（2）其他糖尿病慢性并发症的治疗：糖尿病慢性并发症的防治策略是全面控制危险因素，包括积极控制血糖、血压、血脂，给予抗血小板治疗、控制体重，鼓励病人戒烟等。要定期进行各种慢性并发症的筛查，以便早期诊断处理。

9. 妊娠糖尿病的治疗　多数病人经严格的饮食及运动治疗，可使血糖得到满意控制。仅单纯饮食和运动控制不佳者可采用短效及中效胰岛素治疗，忌用口服降糖药治疗。尽可能选择低血糖指数（GI）碳水化合物，少量多餐。整个妊娠期间均应监测血糖、血压、肾功能情况、胎儿的生长发育及成熟情况，妊娠32～36周时住院治疗直至分娩。产后要注意新生儿低血糖症的预防和处理，以及产妇胰岛素的用量调整。

【健康教育和管理】

1. 2型糖尿病三级预防　一级预防是保持健康的生活方式，预防糖尿病的发生；二级预防是在诊断为糖尿病的病人中预防并发症的发生；三级预防是延缓已发生的糖尿病并发症的进展、降低致残率和病死率，提高病人的生活质量。开展糖尿病社区预防，关键在于筛查出IGT人群，并进行干预性健康指导。

2. 系统的糖尿病教育　是糖尿病的重要的基本治疗措施之一，包括糖尿病防治专业人员的培训、医务人员的继续医学教育、病人及其家属和民众的卫生保健教育等，尤其是对病人、家属及民众的卫生保健教育。良好的健康教育能充分调动病人的主观能动性，使其积极配合治疗，掌握疾病控制知识和技巧，改变对疾病的认识和消极、错误的态度，提高病人对糖尿病综合治疗的依从性、有利于疾病控制达标，防止各种并发症的发生和发展，提高病人的生活质量。在疾病的长期治疗过程中，家属和周围人群的理解和帮助尤其重要，因此要重视对主要照顾者的健康教育和指导，帮助主要照顾者了解疾病相关知识，教会其主动积极配合对病人的饮食治疗和活动调整，协助督促病人按时服药等。

（1）一旦诊断糖尿病，即应接受系统的糖尿病教育，可以课堂式、小组化和个体化。内容包括饮食、运动治疗方案、血糖检测和自我管理能力的指导、糖尿病的危害和急慢性并发症的防治等。

（2）指导病人掌握饮食、运动治疗的实施及调整的原则和方法；教会病人生活规律，戒烟酒，注意个人卫生。

（3）指导病人掌握降糖药和（或）胰岛素的名称、剂量、给药时间和方法，熟练掌握正确的胰岛素注射方法，学会观察药物疗效和不良反应。

（4）指导病人的心理社会适应：教会病人正确处理疾病所致的生活压力，通过适当的压力调适，帮助病人树立起与糖尿病长期作斗争及战胜疾病的信心。

（5）指导病人及家属掌握糖尿病常见的急性并发症的主要临床表现、观察方法及处理措施。

（6）教会病人外出时随身携带个人信息识别卡，以便在发生紧急情况时得到及时有效处理。

（7）指导病人掌握糖尿病足的预防和护理知识。

【预后】

糖尿病为终身疾病，目前尚不能根治，如代谢控制良好，可减少或延迟并发症的发生和发展，提高生活质量。并发大血管病变和微血管病变可致残、致死。早期和积极的抢救已使 DKA 的死亡率下降到 5% 以下，老年和严重慢性并发症者死亡率仍较高。

7

【护理】

糖尿病的护理见表7-3-4。

表7-3-4 糖尿病的护理

时间	项目	护理内容
入院当天	评估	1. 病史评估 （1）患病经过：询问主要症状及其特点、询问有无引起各种急性并发症的诱因和急、慢性并发症的表现如有无心悸、胸闷及心前区不适感；有无肢体发凉、麻木或疼痛和间歇性跛行；有无视物模糊等 （2）检查治疗经过：了解病人患病后的检查和治疗经过、目前用药情况和病情控制情况等 （3）生活习惯和家族史：护士要了解病人的生活方式、饮食习惯、体质指数等。了解有无相关家族史 2. 身体评估 （1）一般资料和营养状况：评估病人生命体征、体质指数、精神和神志变化等。判断病人有无消瘦或肥胖 （2）皮肤和黏膜：评估有无皮肤完整性损害，有无溃疡、坏疽，有无皮肤干燥、瘙痒、抓痕或其他感染灶的表现；有无不易愈合的伤口，以及颜面、下肢水肿及下肢痛觉、触觉、温觉异常等 （3）眼部：有无视力减退、白内障、失明等

7

续表

时间	项目	护理内容
入院当天	评估	（4）神经和肌肉系统：有无肌力及肌张力减弱、腱反射异常以及间歇性跛行等 3. 心理-社会评估：糖尿病属终身性的慢性、非传染性疾病。漫长且逐渐进展的病程、严格的饮食控制及各种急慢性并发症的出现易使病人产生焦虑、抑郁等心理反应，对治疗缺乏信心，治疗的依从性差以及个人、家庭应对能力低下等。儿童糖尿病者因惧怕疼痛等原因，对治疗的抵触情绪更加明显。护士应详细评估病人对疾病知识的了解程度，患病后有无焦虑、恐惧等心理变化，家庭成员对疾病的认识程度和态度，患儿家庭照顾情况以及病人所在社区的医疗保健服务情况等，以便针对性地护理
	治疗	糖尿病病人治疗复杂，包括胰岛素治疗、胰岛素泵治疗、持续皮下血糖监测等。也包括当发生各种急慢性并发症时的治疗如氧气吸入、心电监测、保持呼吸道通畅等。胰岛素治疗和便携式血糖仪血糖测定流程见表7-3-5和表7-3-6

7

时间	项目	护理内容
入院当天	检查	糖尿病相关检查项目多,主要包括: 1. 实验室检查包括血糖、尿糖、糖化血红蛋白(GHbA1)、甘油三酯、胆固醇、高密度脂蛋白胆固醇、血肌酐、尿素氮、尿蛋白及血钾、钠、氯、钙等 2. 血糖测定:血糖是诊断糖尿病的主要依据,也是监测糖尿病病情变化和治疗效果的主要指标。血糖测定的方法有静脉血葡萄糖测定、毛细血管血葡萄糖测定和 24 小时动态血糖测定 3 种。前者用于诊断糖尿病,后两种仅用于糖尿病的监测。24 小时动态血糖测定是通过葡萄糖感应器监测皮下组织间液的葡萄糖浓度而反映血糖水平的监测技术,可以提供全面、连续、可靠的全天血糖信息,了解血糖波动的趋势,发现不易被传统监测方法所测得的高血糖和低血糖 3. 葡萄糖耐量试验:当血糖值高于正常范围又未达到诊断糖尿病标准或疑有糖尿病倾向者,需进行葡萄糖耐量试验。有口服葡萄糖耐量试验(OGTT)和静脉葡萄糖耐量试验(IVGTT)两种。后者多用于临床研究。OGTT 方法见本节附件 3

时间	项目	护理内容
入院当天	检查	4. 糖化血红蛋白 A1（GHbA1）测定：测定 GHbA1 可弥补空腹血糖只能反映瞬时血糖值的不足，是糖尿病病情控制的监测指标之一。GHbA1 量与血糖浓度呈正相关，可反映取血前 8~12 周血糖的总水平。入院次日采集空腹静脉血进行测定 5. 血浆胰岛素和 C-肽测定：主要用于胰岛素 β 细胞功能的评价。常与 OGTT 同时进行 6. 糖尿病足的 X 线检查可见足的畸形 7. 下肢多普勒超声检查可见足背动脉搏动减弱或缺失
	护理	糖尿病病人的护理需要综合措施，目的是有效控制血糖、血脂和血压，提高病人治疗依从性，延缓疾病进展，避免各种并发症，减轻病人心理负担，提高生活质量 1. 常见的护理诊断/问题包括 （1）营养失调：低于或高于机体需要量与胰岛素分泌不足或作用缺陷有关 （2）有感染的危险：与血糖过高、脂代谢紊乱、营养不良、微循环障碍等因素有关

7

续表

时间	项目	护理内容
入院当天	护理	（3）潜在并发症：酮症酸中毒、高血糖高渗状态、低血糖、糖尿病足等 （4）活动无耐力：与严重代谢紊乱、蛋白质分解增加有关 （5）自理缺陷：与视力障碍、消瘦乏力等有关 （6）知识缺乏：缺乏糖尿病的预防和自我护理知识 2. 护理措施 （1）病情观察：注意观察病人生命体征、血糖、皮肤黏膜及尿的变化及各种急慢性并发症的情况。当血糖异常时，查找异常血糖的原因如进食种类和数量的变化、运动量的改变、合并感染、各种药物用药时间和剂量的改变等 （2）教会病人严格执行饮食、运动方案，执行用药医嘱，控制血糖、血脂、血压、体重在理想范围 （3）预防上呼吸道感染：注意保暖，避免与肺炎、上呼吸道感染、肺结核等呼吸道感染者接触 （4）泌尿道的护理：勤用温水清洗外阴部，并擦干，防止和减少瘙痒和湿疹发生。因自主神经功能紊乱造成的尿潴留，可采用膀胱区热敷、按摩和人

7

时间	项目	护理内容
入院当天	护理	工诱导排尿等方法排尿。如需导尿，应严格执行无菌技术 （5）皮肤护理：保持皮肤的清洁，勤洗澡，勤换衣，洗澡时水温不可过高，香皂选用中性为宜，内衣以棉质、宽松、透气为好。皮肤瘙痒的病人不要搔抓皮肤 （6）避免导致各种急慢性并发症的诱因 （7）进行安全危险评估，采取针对性的防范措施，预防跌倒、坠床、压疮、下肢深静脉血栓等并发症
	口服降糖药治疗的护理	护士了解各类降糖、降压、降脂药物的作用、剂量、用法、不良反应和注意事项，指导病人正确服用 1. 促进胰岛素分泌的磺脲类药物如格列本脲的护理：协助病人于早餐前半小时服用，严密观察药物的不良反应。最主要的不良反应是低血糖，常发生在老年病人、肝肾功能不全或营养不良者，作用时间长的药物（如格列苯脲和格列美脲）较易发生，而且持续时间长。少见有肠道反应、皮肤瘙痒、胆汁淤积性黄疸、肝功能损害、

7

续表

时间	项目	护理内容
入院当天	口服降糖药治疗的护理	再生障碍性贫血、溶血性贫血、血小板减少等。此外，还应注意水杨酸类、磺胺类、保泰松、利血平、β受体阻滞剂等药物，合用时可增强磺脲类降糖药的作用。而噻嗪类利尿药、呋塞米、糖皮质激素等药物可降低磺脲类药物降血糖的作用 2. 增加外周组织对葡萄糖摄取和利用的双胍类药物如二甲双胍、格华止的护理：不良反应有腹部不适、口中金属味、恶心、畏食、腹泻等，严重时发生乳酸酸症。餐中和餐后服药或从小剂量开始可减轻不适症状 3. 延缓葡萄糖在肠道吸收的α葡萄糖苷酶抑制剂类药物如阿卡波糖的护理：应与第一口饭嚼服，服用后常有腹部胀气、排气增多或腹泻等症状。与胰岛素促泌剂或胰岛素合用可能出现低血糖，一旦发生低血糖，进食淀粉类食物无效，应给予葡萄糖液口服或静脉注射 4. 减轻胰岛素抵抗的噻唑烷二酮类药物如文迪雅的护理：密切观察有无水肿、体重增加等不良反应，用药后缺血性心血管疾病的风险增高，一旦出现应立即停药

7

时间	项目	护理内容
入院当天	胰岛素治疗的护理	胰岛素的注射途径有静脉注射和皮下注射两种。注射工具有胰岛素专用注射器、胰岛素笔和胰岛素泵等 1. 使用胰岛素的注意事项 （1）准确给药：熟悉各种胰岛素的名称、剂型及作用特点；准确执行医嘱，按时注射。注意注射器与胰岛素剂量的匹配 （2）药物混匀和吸药顺序：使用胰岛素笔注射预混的胰岛素时，注意轻轻上下、左右摇匀各 10 次。用专用胰岛素注射器注射长、短效或中、短效胰岛素混合制剂时，应先抽吸短效胰岛素，再抽吸长效胰岛素，然后混匀 （3）胰岛素的保存：未开封的胰岛素放于冰箱 2～8℃冷藏保存，正在使用的胰岛素在常温下（不超过 28℃）可使用 28 天，不放入冰箱，同时应避免过冷、过热、太阳直晒、剧烈晃动等 （4）注射部位的选择和更换：注射胰岛素时应严格无菌操作，防止发生感染。皮下注射胰岛素宜选择皮肤疏松部位，如上臂三角肌、臀大肌、大腿前侧、腹部等。腹部吸收最快，

7

续表

时间	项目	护理内容
入院当天	胰岛素治疗的护理	其次分别为上臂、大腿和臀部。在大腿、臀部等部位注射胰岛素后不宜进行运动锻炼，以免胰岛素吸收过快导致低血糖反应 （5）使用胰岛素泵时应定期更换导管和注射部位，以避免感染、硬结及针头堵塞，观察泵内余药量，定期更换连接管 （6）使用胰岛素笔时要注意与笔芯匹配，每次注射前确认笔内是否有足够剂量，药液是否变质；针头一次性使用，并选用直径小、长度较短的针头。避免在体毛根部注射，用酒精消毒后应在酒精彻底挥发后注射 2. 胰岛素不良反应的观察及处理 （1）低血糖反应：胰岛素最常见的不良反应是低血糖反应。一般常规监测血糖 2~4 次/天，如发现血糖波动过大、持续高血糖或发生低血糖反应，应及时监测血糖并通知医生。注射胰岛素前准备好食物，嘱病人按时进餐，严格控制给药剂量。观察处理见低血糖反应的治疗和护理部分 （2）过敏反应：表现为注射部

续表

时间	项目	护理内容
入院当天	胰岛素治疗的护理	位瘙痒，继而出现荨麻疹样皮疹，全身性荨麻疹少见。自人胰岛素广泛在临床应用后，过敏反应发生减少 （3）注射部位皮下脂肪萎缩或增生：采用多点、多部位皮下注射和及时更换针头可预防其发生。两次注射间隔距离≥1cm。如有局部皮下脂肪萎缩或增生，则停止该部位注射，可缓慢自然恢复。局部硬结可用热敷，注意避免烫伤 （4）水肿：胰岛素治疗初期可因水钠潴留而发生轻度水肿，可自行缓解 （5）视力模糊：部分病人出现，多为晶状体屈光改变，常于数周内自然恢复 3. 心理护理：无论成人还是儿童，对胰岛素注射都有可能产生不同的心理反应和抵触情绪。应根据病人的情况，采取放松疗法、认知训练等，帮助病人尽快调整心理状态，接纳胰岛素治疗
	活动	1. 运动锻炼的方式：有氧运动为主，如快走、慢跑、骑自行车、做广播操、太极拳、球类运动等

7

时间	项目	护理内容
入院当天	活动	2. 最佳运动时间是餐后 1 小时（从进食开始计时）。如无禁忌证，可每周进行 2 次抗阻运动 3. 运动量的选择：合适的运动强度为活动时病人心率达到个体 60% 的最大耗氧量，简易计算方法为 170 - 年龄 4. 运动时间为每天 1 次，每次 30 ~ 40 分钟，包括运动前做准备活动和运动结束时的整理运动时间（达到运动强度后坚持 20 ~ 30 分钟的运动才能起到降血糖的作用），可根据病人的具体情况逐渐延长，肥胖病人可适当增加活动次数。成年糖尿病病人至少每周 150 分钟中等强度有氧运动。有心、脑血管疾患或严重微血管病变者，应按具体情况选择运动方式 5. 注意事项 （1）要在医生指导下进行运动，运动前进行必要的评估，特别是心肺功能和运动功能的医学评估。运动前评估糖尿病的控制情况，根据病人具体情况决定运动方式、时间以及所采用的运动量 （2）不在空腹时进行运动，防止低血糖发生。运动中需要补充水分，随身携带糖果，当出

续表

时间	项目	护理内容
入院当天	活动	现低血糖症状时及时食用并暂停运动。在运动中若出现胸闷、胸痛、视力模糊等应立即停止运动，并及时处理。当血糖 > 14mmol/L，应减少运动，增加休息。血糖 > 16.7mmol/L，反复低血糖或血糖波动较大，或合并急性代谢并发症、严重视网膜病变、严重肾病等应暂停运动，待病情稳定后逐渐恢复运动 （3）运动时随身携带糖尿病卡以备急需 （4）运动后应做好运动日记，以便观察疗效和不良反应
	饮食	1. 制订总热量：根据病人的工作强度、理想体重及生活习惯计算每天所需总热量。成年人休息状态下每天每千克理想体重需要热量 105～126kJ，轻体力劳动者 126～147kJ，中度体力劳动者 147～167kJ，重体力劳动者 167kJ 以上。孕妇、乳母、营养不良和消瘦、伴有消耗性疾病者每天每千克体重增加 21kJ；肥胖者每天每千克理想体重减少 21kJ，以每 3～6 个月降低体重的 5%～10% 至理想体重的 ±5%；消瘦者通过合理的营养计划恢复并长期

7

续表

时间	项目	护理内容
入院当天	饮食	保持理想体重的±5%。在保持总热量不变的原则下，如增加一种食物，同时应减去另一种食物，以保持饮食平衡 2. 食物的组成和分配 (1) 食物组成：总的原则是适量碳水化合物、低脂肪、适量蛋白质和丰富膳食纤维的饮食。碳水化合物提供热量约占总量的50%～60%，提倡用粗制米、面和一定量的杂粮。尽可能选择低血糖指数（GI）的碳水化合物，少量多餐。蛋白质提供的热量一般不超过总热量的15%，肾小球滤过率下降者给予优质低蛋白饮食。脂肪约占总热量的30%，饱和脂肪、多不饱和脂肪与单不饱和脂肪的比例应为1:1:1，每天胆固醇摄入量应不超过300mg。多食含可溶性膳食纤维高的食物，每天饮食中膳食纤维含量不低于14g/4184kJ总热量 (2) 主食的分配：定时、定量进餐，均匀分配主食。病情稳定的2型糖尿病病人可1/5、2/5、2/5或各按1/3进行三餐分配；注射胰岛素或口服降糖药且病情有波动的病人，可每天进食5～6餐，从3次正餐中

7

时间	项目	护理内容
入院当天	饮食	匀出 25~50g 主食作为加餐用。根据餐后 2 小时血糖和空腹血糖监测的结果调整进餐量 （3）其他注意事项：限制饮酒，有饮酒者应警惕酒精诱发的低血糖。每天食盐 <6g。严格限制各种甜食，包括各种食糖、糖果、饼干及各种含糖饮料等，食物成分表前 3 位不含有葡萄糖和果糖。为满足病人口感，可适量摄入糖醇和非营养性甜味剂。对于血糖控制较好者，可在两餐间或睡前加食含果糖或蔗糖的水果，如苹果、橙子、梨等。注意补充水溶性维生素
	酮症酸中毒预防、急救和护理	1. 病人绝对卧床休息，持续低流量吸氧，并注意保暖。加强生活护理，包括皮肤、口腔护理。烦躁病人暂禁饮食，必要时给予鼻饲，保证每日总热量的摄入。注意鼻饲时间与胰岛素注射时间的配合。神志转清后改为糖尿病饮食。鼓励病人多饮水，补充体内水分和排出酮体 2. 严密观察和记录病人的生命体征、神志、24 小时出入量等。遵医嘱定时监测血糖、血钠和渗透压的变化

7

时间	项目	护理内容
入院当天	酮症酸中毒预防、急救和护理	3. 昏迷病人执行昏迷护理常规 4. 早期酮症，给予足量短效胰岛素及口服补液，严密观察病情，复查血糖、血酮，调节胰岛素用量 5. 昏迷的病人应立即抢救，措施包括： （1）补液：是首要和关键措施。迅速建立 2 条有效的静脉通路。排除心力衰竭后，开始 2 小时内输入液体量 1000 ~ 2000ml。此后根据血压、心率、尿量、末梢循环、中心静脉压等指标调整输液量和速度。第 2 ~ 6 小时约输入 1000 ~ 2000ml。第 1 个 24 小时输液总量约 4000 ~ 6000ml，严重失水者可达 6000 ~ 8000ml。如治疗前已有低血压或休克，遵医嘱使用胶体溶液并进行抗休克。 （2）小剂量胰岛素治疗：将短效胰岛素加入生理盐水中，以每小时每千克体重 0.1U 胰岛素持续静脉滴注或静脉泵入。每 1 ~ 2 小时复查血糖，当血糖降至 13.9mmol/L 时，可用 5% 葡萄糖液加入短效胰岛素（按每 2 ~ 4g 葡萄糖加入 1U 胰岛素计算），每 4 ~ 6 小时复查血糖，根据结果调节液体中的胰

7

时间	项目	护理内容
入院当天	酮症酸中毒预防、急救和护理	岛素比例。尿酮体转阴性后，根据病人血糖、尿糖及进食情况调节胰岛素剂量或改为每4~6小时皮下注射胰岛素，病情稳定后恢复原来的治疗方案 （3）纠正水电解质和酸碱平衡失调：病人出现肢体麻木、腱反射减退、全身无力、腹胀等情况提示低钾血症。及时采集血标本送检。确诊低血钾后，遵医嘱予静脉注射或口服氯化钾。补钾过程中见尿补钾，以尿量超过30ml/h方可补钾。短时间内大量补钾时给予心电监护。轻、中度酸中毒经充分静脉补液及胰岛素治疗后可纠正，无须补碱。pH≤7.0的严重酸中毒者应给予小剂量的等渗碳酸氢钠（1.25%~1.4%）静脉输入，不宜过多过快，以避免诱发或加重脑水肿 （4）防治诱因和处理并发症：包括休克、严重感染、心力衰竭、心律失常、肾衰竭、脑水肿、急性胃扩张等
	高渗性非酮症昏迷的护理	1. 病人绝对卧床休息，持续低流量吸氧，并注意保暖。加强生活护理，包括皮肤、口腔护理

7

续表

时间	项目	护理内容
入院当天	高渗性非酮症昏迷的护理	2. 严密观察和记录病人的生命体征、神志、24 小时出入量等。遵医嘱定时监测血糖、血钠和渗透压的变化 3. 昏迷病人执行昏迷护理常规 4. 补液和胰岛素治疗基本同DKA。严重失水时，24 小时补液量可达到 6000 ~ 10000ml。病情许可时可配合管饲或口服温开水，每 2 小时 1 次，每次200ml。当血糖降至 16.7mmol/L时，即可改用 5% 葡萄糖液并加入短效胰岛素控制血糖。病情稳定后根据病人血糖、尿糖及进食情况给予皮下注射胰岛素，然后转为常规治疗
	低血糖预防、急救和护理	1. 急救护理：一旦确定病人发生低血糖，应尽快给予补充葡萄糖，解除脑细胞缺糖症状 2. 神志清醒者，可给予 15 ~ 20g糖的糖水、含糖饮料或饼干、面包等，葡萄糖为佳；15 分钟后测血糖如仍低于 3.9mmol/L，再给予15g 糖的食物 1 份 3. 病情重，神志不清者，应立即给予静脉注射 50% 葡萄糖20ml，15 分钟后测血糖如仍低于 3.9mmol/L，继续给予 50%葡萄糖 60ml 静脉注射，或静滴 10% 葡萄糖液

7

时间	项目	护理内容
入院当天	低血糖预防、急救和护理	4. 昏迷病人清醒后,或血糖升至 3.9mmol/L 以上但距离下次就餐时间在 1 小时以上者,应进食含淀粉或蛋白质的食物 5. 继续监测血糖 24～48 小时,注意低血糖诱发的心脑血管疾病等 6. 低血糖的预防:根据血糖逐步调整药物剂量。用药前确认病人已准备好食物。告知病人和家属不能随意更改药物种类和剂量。活动量增加时,要减少胰岛素的用量并及时加餐。容易在后半夜及清晨发生低血糖的病人,晚餐适当增加主食或含蛋白质较高的食物。速效或短效胰岛素注射后及时进餐。强化治疗者应在进餐前后测血糖,并做好记录,以便及时调整胰岛素用量 7. 了解低血糖发生的诱因,给予健康指导,以避免再次发生 8. 特殊情况下的症状观察和血糖监测:老年人症状常不明显,血糖不宜控制过严,一般空腹血糖不超过 7.8mmol/L,餐后血糖不超过 11.1mmol/L 即可。强化治疗的病人,空腹血糖控制在 4.4～6.7mmol/L,餐后血糖 <10mmol/L,其中晚餐后血糖 5.6～7.8mmol/L,凌晨 3 时血糖不低于 4mmol/L 为宜

7

时间	项目	护理内容
入院当天	糖尿病足预防和护理	1. 全身治疗：严格控制血糖、血压、血脂。改善全身营养状况和纠正水肿等 2. 评估病人有无足溃疡的危险因素：如既往有足溃疡史、有神经病变的症状或体征如足部麻木、触觉、痛觉减退或消失等和（或）缺血性血管病变的体征如运动引起的腓肠肌疼痛或足发凉、足背动脉搏动减弱或消失、严重的足畸形及其他危险因素如视力下降，膝关节、髋关节或脊柱关节炎，鞋袜不合适等以及个人因素，如社会经济条件差，老人或独居生活、拒绝治疗和护理等 3. 足部观察与检查：每天检查双足 1 次，了解足部有无感觉减退、麻木、刺痛感；观察足部皮肤有无颜色、温度改变及足背动脉搏动情况；注意检查趾甲、趾间、足底部皮肤有无胼胝、鸡眼、甲沟炎、甲癣等，是否发生红肿、青紫、水疱、溃疡、坏死等损伤 4. 保持足部清洁，避免感染：指导病人勤换鞋袜，每天温水洗脚 10 分钟左右，用柔软的浅色毛巾擦干，尤其是趾间。皮肤干燥者可涂羊毛脂，但不可常用，以免皮肤过度浸软

时间	项目	护理内容
入院当天	糖尿病足预防和护理	5. 预防外伤：指导病人避免赤脚走路，不穿拖鞋外出。应选择轻巧柔软、透气性好、宽松舒适的鞋子。穿鞋前应检查鞋子，清除异物和保持里衬的平整。帮助视力不好的病人修剪指甲，指甲修剪与脚趾平齐，并挫圆边缘尖锐部分。避免冻伤或烫伤，避免蚊虫叮咬 6. 促进肢体血液循环：指导和协助病人采用多种方法促进肢体血液循环，如步行和腿部运动。应避免盘腿坐或跷二郎腿 7. 说服病人戒烟：防止因吸烟导致局部血管收缩而进一步促进足溃疡的发生
第2天	评估	进一步完善病人资料收集，包括心理社会资料的收集。了解病人及主要照顾者对疾病知识的掌握情况和对疾病的反应
	治疗	同前
	检查	正确留取各种标本，根据预约情况进行各项检查的指导和落实。及时向医生汇报各项检查的结果，指导下一步的诊断和治疗
	药物	向病人介绍各种药物名称、药理作用、用药方法和注意事项，教会病人观察用药效果和药物不良反应

7

续表

时间	项目	护理内容
第2天	活动	同前
	饮食	调整进食种类、数量和餐次安排，明确各种营养素的摄入量，教会病人计算食物交换份，掌握常用食材各种营养素的含量
	护理	根据完善的评估资料，再次确认病人存在和潜在的护理诊断/问题，采取针对性的护理措施
	健康教育	评估病人及主要照顾者对疾病知识掌握情况和饮食、活动、用药、自我管理等知识的掌握情况，进行针对性的指导
第3~10天	药物	根据各项检查结果和血糖监测情况遵医嘱调整用药，调整用药期间密切观察病人症状、体征和血糖改善情况，观察用药效果和药物不良反应
	健康教育	进一步完善饮食、运动、用药、血糖监测指导和病人自我管理指导，教会病人和主要照顾者疾病相关知识和注意事项，学会长期的自我管理技巧
	其他	同前
出院前1天	出院指导和随访	1. 向病人发放书面的出院指导 2. 饮食指导，原则和内容同前 3. 活动指导，原则和内容同前

7

续表

时间	项目	护理内容
出院前 1 天	出院指导 和随访	4. 用药指导，原则和内容同前 5. 预防各种急慢性并发症和避免各种诱因的指导 6. 糖尿病自我检测和管理指导 7. 指导病人学习和掌握监测血糖、血压、体质指数的方法，了解糖尿病的控制目标并尽力达标 8. 心理指导
出院后 随访		1. 纳入社区慢病管理范畴 2. 指导和帮助病人每 3~6 个月复查 GHbA1c 3. 每 1~2 个月监测血脂，如无异常改为每 6~12 个月监测 4. 每 1~3 个月测体重 5. 每年 1~2 次全面体检，以尽早发现和治疗慢性并发症

注：血糖指数（GI）用于衡量食物中碳水化合物对血糖水平的影响。一些食物摄入后消化快，血糖升的高，故具有较高的血糖指数。消化较慢的食物其血糖指数也较低，如燕麦、黑麦、豆类、魔芋等

附件 1：

表 7-3-5 便携式血糖仪测定末梢血糖操作流程

项目	操作流程
操作前 准备	1. 核对医嘱 2. 评估病人：进食情况；双手手指皮肤颜色、温度、污染及感染情况；合作程度 3. 告知病人：操作方法、目的、指导病人配合；嘱病人洗手或协助病人做好手部清洁

续表

项目	操作流程
操作前准备	4. 护士准备：洗手、戴口罩
	5. 备齐用物，放置合理：治疗盘、血糖检测仪、匹配的血糖试纸、采血针、75% 酒精、棉签
	6. 检查血糖试纸的有效期，有无裂缝和折痕，是否干燥；核对血糖仪的校调码与试纸号码是否匹配（免条码型除外）
操作过程	1. 携物品至病人床旁
	2. 核对病人
	3. 帮助病人取合适体位
	4. 检查病人的手指腹面，取合适手指末端侧面，乙醇棉签消毒手指，待干
	5. 打开血糖仪，屏幕上显示出一个号码，调试该号码与将要使用的试纸瓶上的号码完全一致（免条码型除外）
	6. 屏幕上闪现插入试纸提示时，轻轻插入试纸
	7. 将一次性采血针固定在手指欲采血部位，按下按钮
	8. 用过的一次性采血针放入物品收集器中
	9. 轻轻从采血远端向近端挤压手指，将血液吸入试纸测试孔
	10. 足够量的血正确吸入后，不要涂抹、移动试纸，等待屏幕上显示血糖的测试值
操作后处理	1. 告知病人测试结果，记录
	2. 整理用物

7

附件2：

表7-3-6 胰岛素笔注射操作流程

项目	操作流程
操作前准备	1. 核对医嘱 2. 评估病人：病情；注射部位皮肤情况；合作程度 3. 告知病人：目的，胰岛素主要作用，使用操作方法及注射时间等，取得病人配合。为病人准备食物 4. 护士准备：洗手、戴口罩；了解所用胰岛素的作用、不良反应、注意事项 5. 备齐用物，放置合理：治疗车、治疗盘（75%酒精、棉签、胰岛素笔、笔芯、针头）、注射执行单、手消毒剂 6. 查对胰岛素笔芯外观、名称、剂量、剂型、有效期、用法
操作过程	1. 携物品至病人床旁 2. 核对病人 3. 帮助病人取合适体位 4. 选择注射部位：腹部（范围：脐周两指外一掌宽，肚脐上部除外）、上臂外侧、大腿前侧或外侧、臀部外上侧。注意注射部位的轮换，每两针间隔一指宽距离。建议一侧腹部注射一周 5. 消毒：用75%酒精，以穿刺点为中心，螺旋式由内向外消毒两遍，直径5cm以上，每遍待干 6. 安装笔芯、针头：用75%的酒精消毒笔芯的橡胶部位，撕开针座盖贴，将针座内末端针管径直对准笔芯，旋紧在笔上

7

续表

项目	操作流程
操作过程	7. 摇匀笔芯：预混胰岛素，将胰岛素笔上下颠倒摇匀 10 次，再手搓 10 次，至药液成均匀雾状 8. 排气：取下内针帽，调节剂量 1U，针头朝上，轻弹笔芯让气泡浮到顶端后，按下注射按钮，直至针尖有药液排出 9. 注射：调节至所需剂量，再次核对注射剂量，取棉签一根备用，垂直进针（0.25mm×5mm 针头），（>5mm 针头须捏起皮肤进针），将注射按钮按到底后再停留 10 秒，·拔出针头，棉签轻轻按压 10. 套上外针帽，旋下用过的针头并丢弃至锐器盒
操作后处理	1. 再次核对病人 2. 告知病人测试结果，记录 3. 整理用物 4. 巡视，督促病人按时进餐

附件 3：口服葡萄糖耐量试验（OGTT）

　　方法：试验当天空腹取血测血糖后，将 75g 无水葡萄糖（儿童为 1.75g/kg，总量不超过 75g）溶于 300ml 水中，协助病人于 5 分钟内服下，从第一口开始计时，其后 0.5、1、2、3 小时分别采集外周静脉血测血糖。试验前禁食 8~10 小时，试验过程中禁烟、酒、咖啡和茶，不做剧烈运动。试验前 3~7 天停用利尿剂、避孕药等可能影响 OGTT 结果的药物，且前 3 天每天饮食需含碳水化合物至少 150g，试验日晨禁止注射胰岛素。

第四节 痛 风

痛风是慢性嘌呤代谢障碍所致的一组异质性代谢性疾病。临床特点为高尿酸血症、反复发作的痛风性关节炎、痛风石、间质性肾炎，严重者呈关节畸形及功能障碍。根据病因可分为原发性和继发性两类，其中以原发性痛风占绝大多数。由于尿酸生成过多或肾脏排泄能力下降等原因，导致血尿酸浓度升高。尿酸析出结晶，沉积在骨关节、肾脏和皮下组织等，造成组织病理学改变，导致痛风性关节炎、痛风肾和痛风石等。急性关节炎是由于尿酸盐结晶沉积引起的急性炎症反应。长期尿酸盐结晶沉积形成的异物结节即痛风石。痛风性肾病也是痛风特征性病理变化之一。仅有 10% ~20% 高尿酸血症者发生痛风。

本病多见于中老年男性及绝经后妇女，发病高峰为 40~50 岁，近年来由于生活方式等改变，青年人发病率有上升趋势。少数病人有痛风家族史。

高尿酸血症常伴有肥胖、原发性高血压、高脂血症、2 型糖尿病、高凝血症、高胰岛素血症为特征的代谢综合征。

【临床表现】

本病往往进展缓慢，临床经历几个时期：

1. 无症状期 仅有血尿酸持续性或波动性增高。该时期可长达数年至数十年，有些人甚至可终生不出现症状。随着年龄增长，出现痛风的比率增加，症状出现与高尿酸血症的水平和持续时间有关。

2. 急性关节炎期 为痛风的首发症状，多于春秋季节发病。酗酒、过度疲劳、关节受伤、关节疲劳、手术、感染、寒冷、摄入高蛋白和高嘌呤食物等为常见的发病诱因。表现为突然发作的单个、偶尔双侧或多个关节红、肿、热、痛及功能障碍，常在午夜或清晨突然发作，疼痛剧烈，数小时内出现受累关节的红、肿、热、痛及功

7

能障碍。可有关节腔积液，伴发热、白细胞增多等全身反应。最易受累的部位是足踇趾和第一跖趾关节，及踝、膝、腕、指、肘等关节。初次发作常呈自限性，一般经1～2天或数周自然缓解，局部偶可出现特有的脱屑和瘙痒表现。

3. **痛风石期**　是痛风的一种特征性损害，由尿酸盐沉积所致。为黄白色大小不一的隆起，小如芝麻，大如鸡蛋；初起柔软，随着纤维增多逐渐变硬如石；严重时痛风石处皮肤发亮、菲薄，容易经皮破溃排出白色豆渣样尿酸盐结晶，瘘管不易愈合，但很少感染。

4. **肾病变期**　主要表现在两方面：

（1）痛风性肾病：起病隐匿，早期仅有间歇性蛋白尿；随着病情发展而呈持续性，伴有夜尿增多；晚期可有肾功能不全表现，最终因肾衰竭或并发心血管疾病而死亡。

（2）尿酸性肾石病：约10%～25%的痛风病人有尿酸性尿路结石，呈泥沙样，常无症状，较大者有肾绞痛、血尿。引起尿路梗阻时导致肾积水、肾盂肾炎、肾积脓等，感染加速结石增长和肾实质的损害。

【治疗】

目前尚无根治原发性痛风的方法。

治疗要点是控制高尿酸血症，迅速终止急性关节炎发作，防止复发，防止尿酸结石形成和肾功能损害。

1. **一般治疗**　调节饮食，适当运动，防止超重和肥胖，多饮水，增加尿酸排泄。避免使用抑制尿酸排泄的药物，如噻嗪类利尿药。避免各种诱发因素并积极治疗相关疾病等。

2. **无症状性高尿酸血症的治疗**　积极寻找病因和相关因素，如利尿剂的应用、体重增加、饮酒、高血压、血脂异常等。

3. **急性痛风性关节炎的治疗**

（1）秋水仙碱：治疗痛风急性发作型关节炎的特效药，一般服药后6～12小时症状减轻，24～48小时内

90%的病人症状缓解。对制止炎症、止痛有特效，越早应用效果越好。

（2）非甾体类抗炎药：常用药物有吲哚美辛、双氯芬酸、布洛芬、美洛昔康、塞来昔布、罗非昔布等，症状减轻后减量。

（3）糖皮质激素：上述两类药物无效或禁忌时用。停药后容易出现症状"反跳"，一般尽量不用。

4. 发作间歇期和慢性期处理

（1）促进尿酸排泄药：适合肾功能良好者，已有尿酸盐结石形成或每天尿酸排出量 > 3.57μmol/L 时不宜使用。常用药物有丙磺舒、磺吡酮、苯溴马隆。用药期间要多饮水，保证每日尿量不少于 1500ml，并服碳酸氢钠每天 3～6g 碱化尿液。

（2）抑制尿酸合成药：别嘌醇，适于尿酸生成过多或不适合使用排尿酸药者。

（3）其他：保护肾功能、关节理疗等。较大痛风石或经皮破溃者可手术剔除。

【健康教育与管理】

1. 疾病知识指导　向病人讲解疾病的有关知识，告知病人本病的发病原因和简单的发病机制，说明本病是一种终身性疾病，经积极、有效治疗后可正常生活和工作。嘱其保持心情愉快、避免情绪紧张；生活作息有规律；肥胖者减轻体重；防止受凉、劳累、感染、外伤等。指导病人严格控制饮食，避免进食高蛋白和高嘌呤的食物，鼓励病人进食新鲜蔬菜，忌饮酒。增加饮水量，每天饮水量 2000ml 以上，特别是在使用排尿酸药时饮水量要更大，促进尿酸随尿液排出。

2. 对家属等主要照顾者的教育和指导　在疾病的长期治疗过程中，家属和周围人群的理解和帮助尤其重要，因此要重视对主要照顾者的健康教育和指导，帮助主要照顾者了解疾病相关知识，教会其主动积极配合对病人的饮食治疗和活动调整，协助督促病人按时服药，戒酒等。

3. 保护关节指导　指导病人日常生活中应注意：

7

（1）尽量使用大肌群，如能用肩部负重者不用手提，能用手臂者不用手指。

（2）避免长时间持续进行重体力劳动。

（3）经常改变姿势，保持受累关节舒适。

（4）若有关节局部温热和肿胀，尽可能避免其活动。如某项运动后关节疼痛时间超过 1～2 小时，应暂停此项运动。

4. 病情监测指导　平时用手触摸耳轮及手足关节处，检查是否产生痛风石。定期复查血尿酸，门诊随访。

【预后】

痛风是一种终身性疾病，轻症病人经有效治疗可正常生活和工作。病情反复发作可导致关节僵硬、畸形、肾结石和肾衰竭，导致不可逆的器官损伤，则会影响病人生活质量。

【护理】

痛风的护理见表 7-4-1。

表 7-4-1　痛风的护理

时间	项目	护理内容
入院当天	评估	1. 病史评估 （1）患病经过：了解病人的生活方式、饮食习惯、体质指数等可能与发病有关的项目及血压、血脂等指标。了解有无痛风家族史。询问主要症状及其特点 （2）检查治疗经过：了解病人患病后的检查和治疗经过、目前用药情况和病情控制情况等 2. 身体评估 （1）一般情况：评估病人皮肤黏膜情况，观察有无肥胖或消瘦，了解生命体征情况，观察病人有无发热等

时间	项目	护理内容
入院当天	评估	（2）检查病人有无单关节或多关节红肿、畸形等 （3）有无痛风石的体征，了解其部位及症状 3. 心理-社会评估：痛风属终身性疾病。病程漫长，疾病发展过程中出现痛风性关节炎急性发作，影响到正常的生活和工作，易使病人产生焦虑、抑郁等心理反应，影响到治疗的依从性。护士应详细评估病人对疾病知识的了解程度，患病后有无焦虑、恐惧等心理变化，家庭成员对本病的认识程度和态度，所在社区的医疗保健服务情况等，以便针对性地护理
	检查	痛风的相关检查包括血尿酸、尿尿酸检查和关节滑囊液检查、痛风石活检及影像学检查等。遵医嘱完善上述检查
	药物	指导病人正确用药，观察药物疗效，及时处理不良反应： 1. 秋水仙碱最常用给药途径为口服给药，常见的不良反应是胃肠道反应。若病人一开始口服即出现恶心、呕吐、水样腹泻等严重胃肠道反应，可采取静脉用药，用药时切忌外渗，以免造成组织坏死。静脉用药可产生严重的不良反应，如肝损害、骨髓抑制、

7

续表

时间	项目	护理内容
入院当天	药物	DIC、脱发、肾衰竭、癫痫样发作甚至死亡，应用时需慎重，一旦出现不良反应，应及时停药。有骨髓抑制、肝肾功能不全、白细胞减少者禁用秋水仙碱，孕妇及哺乳期间忌用 2. 使用丙磺舒、磺吡酮、苯溴马隆等促进尿酸排泄的药物时，可有皮疹、发热、胃肠道反应等不良反应。使用期间，嘱病人多饮水、口服碳酸氢钠等碱性药 3. 应用非甾体类抗炎药时，注意观察有无活动性消化性溃疡或消化道出血发生 4. 别嘌醇可有皮疹、发热、胃肠道反应、肝损害、骨髓抑制等不良反应；肾功能不全者，宜减半量应用 5. 使用糖皮质激素者，应观察其疗效，密切注意有无症状的"反跳"现象，若同时服用秋水仙碱，可防止症状"反跳"
	活动	1. 急性关节炎期，应绝对卧床休息，抬高患肢，避免受累关节负重。也可在病床上安放支架支托盖被，减少患部受压。待关节痛缓解72小时后，方可恢复活动 2. 发作间歇期和慢性期可轻、中度体力活动，以不引起关节疼痛、肿胀和疲劳为度。注意关节保护

续表

时间	项目	护理内容
入院当天	饮食	1. 饮食宜清淡、易消化，忌辛辣刺激性食物 2. 一般热量不宜过高，应限制在5020~6280kJ/d。 3. 蛋白质控制在1g/(kg·d) 4. 避免进食高嘌呤食物，如动物内脏、鱼虾类、蛤蟹、肉类、菠菜、蘑菇、黄豆、扁豆、豌豆、浓茶等 5. 严禁饮酒 6. 指导病人进食碱性食物，如牛奶、鸡蛋、马铃薯、各类蔬菜、柑橘类水果，使尿液的pH在7.0或以上 7. 指导病人每天饮水2000ml以上
	护理	1. 疼痛护理：观察疼痛的部位、性质、间隔时间，有无午夜因剧痛而惊醒。观察受累关节有无红肿热痛和功能障碍。询问病人有无过度疲劳、寒冷、潮湿、紧张、饮酒、饱餐、脚扭伤等因素诱发急性关节炎发作。手、腕或肘关节受累时，为减轻疼痛，可用夹板固定制动，也可在受累关节给予冰敷或25%硫酸镁湿敷，消除关节的肿胀和疼痛 2. 严重痛风石可导致局部皮肤溃疡，故要注意维持患部清洁，避免发生感染

7

续表

时间	项目	护理内容
入院当天	护理	3. 心理护理：病人由于疼痛影响进食和睡眠，疾病反复发作导致关节畸形和肾功能损害，思想负担重，常表现出情绪低落、忧虑、孤独，护士应向其讲解痛风的有关知识、饮食与疾病的关系，并给予精神上的安慰和鼓励
	健康教育	1. 疾病知识指导：向病人及主要照顾者讲解本病发生、发展和转归的规律。教会病人调整心态，以积极乐观的态度对待治疗和护理，保持愉快的心情和有规律的生活。掌握饮食治疗知识，进食低嘌呤和适量蛋白质食物，鼓励病人进食新鲜蔬菜，忌饮酒，每天至少饮水 2000ml 2. 掌握疼痛的评估方法和关节的保护方法，急性关节炎发作期绝对卧床休息，避免关节损伤 3. 保护关节指导：指导病人日常活动中关节的保护 4. 病情监测指导：学会检查痛风石的部位及症状。学会识别异常的血、尿尿酸值等
第 2 天	评估	进一步完善生理及心理、社会资料评估
	药物	根据医嘱用药，告知病人药物名称及药理作用、服用方法和注意事项，教会病人观察用药效果和不良反应

续表

时间	项目	护理内容
第2天	其他	同前
第3~7天	健康教育	完善饮食、活动、用药指导，并进行心理疏导，提高病人治疗依从性
	检查	完善实验室检查和辅助检查
	药物	严格遵医嘱用药，观察药物治疗效果和不良反应
	其他	同前
出院前1天	健康教育	1. 用药指导 2. 坚持低嘌呤饮食，合并其他器官疾病者给予相应治疗饮食。严禁饮酒 3. 避免导致痛风关节炎急性发作的诱因 4. 注意受累关节的保护，避免过度用力、负重等
出院后随访		纳入社区慢病管理范畴，定期复查血尿酸，门诊随访

7

第八章

神经系统疾病病人的护理

神经系统（nervous system）是由神经细胞及其纤维组成的系统。其主要功能是感受外界刺激，引起各种反应以保证机体与外界环境相适应，同时对机体内部器官的活动亦有协调的作用。人的神经系统包括中枢神经系统的脑和脊髓以及周围神经系统两大部分。中枢神经系统（central nervous system CNS）包括脑和脊髓，主管分析综合体内外环境传来的信息并做出反应。周围神经系统包括与脑相连的脑神经（cranial nerves）和脊髓及脑干软脑膜以外的所有神经结构，主要传递神经冲动。神经系统疾病是发生于中枢神经系统及周围神经系统的以感觉、运动、意识、自主神经功能障碍为主要表现的疾病。这些神经结构病损后出现的症状按表现可以分为缺损症状、刺激症状、释放症状、断链休克症状。

第一节 神经系统疾病病人常见症状体征的护理

一、头痛

头痛是临床上常见的症状，是指外眦、外耳道与枕外隆突连线以上部位的疼痛。各种原因刺激颅内外的疼痛敏感结构如颅内的血管、神经核脑膜以及颅外的骨膜、血管、头皮、颈肌、韧带等受挤压、牵拉、移位、炎症、扩张与痉挛、收缩等均可引起头痛。头痛可表现为全头或局部的胀痛或钝痛，搏动性疼痛、头重感、戴帽感或勒紧感，同时可伴有恶心、呕吐、眩晕和视力障碍等。根据国际头痛学会第 2 版（ICHD-Ⅱ）'的标准将头痛分为Ⅰ原发性头痛，Ⅱ继发性头痛，Ⅲ脑神经痛、中枢和原发性面痛和其他头痛。

【临床表现】

1. 偏头痛　偏头痛属于原发性头痛，主要由颅内外血管收缩与舒张功能障碍引起，多为一侧颞部搏动性头痛，亦可为双侧头痛或由一侧头痛开始发展为双侧头痛，伴恶心呕吐，反复发作。典型的偏头痛在头痛发作前有视觉症状，表现为视物模糊、眼前闪光、暗点，甚至有的病人眼前会出现锯齿状视物缺损等视觉先兆，但多数并无先兆。在安静休息、睡眠后或服用止痛药物后头痛可缓解，但常反复发作，常有偏头痛家族病史。

2. 丛集性头痛　是一种原发性神经血管性头痛，表现为一侧眼眶周围发作性剧烈头痛，有反复密集发作的特点，伴有同侧眼眶结膜充血、流泪、瞳孔缩小、眼睑下垂以及头面部出汗等自主神经症状，常在一天内固定时间发作，可持续数周到数月。

3. 紧张型头痛　以前称为紧张性头痛或肌收缩性头痛，是双侧枕部或全头部紧缩性或压迫性头痛，占头痛患者的 40%，是临床上最常见的慢性头痛。

4. 低颅压性头痛　是脑脊液压力降低（＜60mmHg）导致的头痛，多为体位性。患者常在直立 15 分钟内出现头痛或头痛明显加剧，卧位后头痛明显缓解或消失。

【病情观察与一般护理】

1. 病情观察

（1）注意观察患者头痛发作的类型，头痛的部位、头痛发作的频率和规律。

（2）观察患者头痛时的症状和体征，如头晕、恶心、呕吐、闪光、畏光、耳鸣、失语、瘫痪、发热、晕

8

厥或昏迷等。

（3）询问患者或家属本次头痛有无明显的致病或诱发因素，既往有无自行缓解的情况或影响缓解的因素。

2. 一般护理

（1）病因护理：颅内感染应遵医嘱及时给予抗感染治疗，颅内高压者应遵医嘱给予脱水降颅压；颅内肿瘤者需要手术切除肿瘤者积极做好术前准备。

（2）症状护理：对于病因不明确或不能及时纠正的继发性头痛和各种原因造成的头痛急性发作，可遵医嘱给予止痛等对症治疗，减轻头痛症状，同时亦对头痛伴随症状如眩晕、呕吐等给予适当的止痛治疗。

【护理】

头痛的护理见表8-1-1。

表8-1-1 头痛的护理

项目	护理内容
病史评估	1. 头痛的部位，性质和程度：是局部还是全头痛；是搏动性疼痛、钻痛、钝痛、触痛、撕裂痛或紧箍痛；是轻微痛、剧烈痛还是无法忍受的疼痛
	2. 头痛的规律：起病的急缓、起始与持续时间、发作频率、激发、加重或缓解因素。与季节、气候、体位、饮食、情绪、睡眠、疲劳以及与脑脊液压力暂时升高（如咳嗽、喷嚏、屏气、用力排便等）的关系
	3. 有无先兆及伴随症状：如头晕、恶心、呕吐、面色苍白、潮红、视物不清、闪光、畏光、耳鸣、失语、瘫痪、发热、晕厥或昏迷
	4. 既往史：患者的情绪、睡眠、职业情况以及服药史、头部外伤史、中毒史及家族史

8

续表

项目	护理内容
病史评估	5. 心理-社会状况：头痛对日常生活、社交的影响，患者是否因头痛而有恐惧、焦虑和抑郁的心理
身体评估	1. 检查意识是否清楚，瞳孔是否等大等圆，对光反射是否灵敏； 2. 生命体征　体温、脉搏、呼吸、血压是否正常 3. 面部表情是否痛苦，精神状态，头部有无外伤伤痕，眼睑是否下垂，有无脑膜刺激征
实验室及其他检查	1. 脑脊液压力是否正常，颜色是否清亮 2. CT 和 MRI 检查有无特殊
护理	1. 避免诱因　告知患者可能诱发或加重头痛的因素，如情绪紧张、进食某些食物、饮酒、月经来潮、用力性动作等都会引起头痛或使头痛加重；保持环境安静 2. 指导减轻头痛的方法　指导病人缓慢深呼吸、分散注意力、生物反馈治疗、指导式想象、冷热敷或理疗、按摩、指压止痛等 3. 心理疏导　理解同情病人的痛苦，耐心接受、适当诱解除其思想顾虑，训练身心放松，鼓励病人树立信心 4. 用药护理　告知患者止痛药物的作用与不良反应，让患者了解药物不良反应或成瘾的特点，如大量使用止痛药，滥用麦角胺咖啡因可致药物依赖
健康宣教	对慢性头痛呈反复发作的应给予适当的预防性治疗，以防头痛频繁发作

8

二、意识障碍

意识是指个体对周围环境及自身状态的感知能力。意识障碍是指人对外界环境刺激缺乏反应的一种精神状态。意识障碍可分为觉醒度下降和意识内容变化两方面。前者表现为嗜睡、昏睡或昏迷，后者表现为意识模糊和谵妄。临床上可通过病人的言语反应、对针刺的痛觉反射、瞳孔对光反射、吞咽反射、角膜反射来判断意识障碍的程度。

【临床表现】

（1）以觉醒度改变为主的意识障碍，包括嗜睡、昏睡、昏迷（浅昏迷、中昏迷、深昏迷）。

（2）以意识内容改变为主的意识障碍：包括意识模糊和谵妄状态。

（3）特殊类型的意识障碍，如：去皮质综合征、无动性缄默症和植物状态。

（4）脑死亡：指全脑（大脑、小脑、脑干）功能的不可逆丧失，变现为意识丧失、呼吸停止、脑干和脑神经反射全部消失，但脊髓反射可以存在。

【护理】

意识障碍的护理见表8-1-2。

表8-1-2　意识障碍的护理

项目		护理内容
评估	病史评估	1. 病人的发病过程及方式 2. 既往健康状况：如有无高血压、心脏病、内分泌及代谢疾病病史，有无感染、外伤或中毒，有无癫痫病史 3. 社会支持系统：患者的家庭背景、家属的精神状态、心理承受能力、对病人的关心程度，对预后的期望

8

续表

项目		护理内容
评估	身体评估	1. 了解意识障碍及其类型：观察患者的自发活动和身体姿势，是否有对外界的注视或视觉追随 2. 判断意识障碍的程度：通过言语、针刺及压迫眶上神经等刺激，检查病人能否回答问题，有无睁眼动作和肢体反映情况。一般采用国际 Glasgow 评分来判断意识障碍的程度。最低分3分，分数越低病情越重，8 分以上恢复机会大，7 分以下预后差，3~5分伴有脑干反射消失的病人有潜在死亡的危险（见表8-1-3） 3. 全身情况评估：瞳孔是否等大等圆、对光反射是否灵敏；有无生命体征尤其是呼吸的节律和频率；有无肢体瘫痪、头颅外伤；脑膜刺激症是否是阳性
	实验室及其他检查	1. EEG 是否提示脑功能受损 2. 血液生化检查血糖、血脂、电解质及血常规是否正常 3. CT 和 MRI 检查有无特殊
护理	急性意识障碍的护理	1. 保持呼吸道通畅：平卧头侧位或侧卧位，开放气道；及时清除呼吸道分泌物；防止舌根后坠、窒息、误吸或肺部感染 2. 病情监测：严密监测生命体征及意识、瞳孔变化；观察有无恶心、呕吐及呕吐的性状和量，准确记录出入水量，预防消化道出血和脑疝发生

8

续表

项目		护理内容
护理	急性意识障碍的护理	3. 饮食护理：给予高维生素、高热量饮食，维持生理需要量；鼻饲流食者应定时喂食，保证营养摄入，同时抬高床头以防误吸 4. 日常生活护理：卧气垫床或按摩床，减少皮肤的机械性刺激，预防压疮；做好大小便护理，会阴护理，预防尿路感染；做好口腔护理，预防口腔感染；谵妄躁动者必要时加以约束，预防坠床和自伤、伤人；防止烫伤

表 8-1-3　Glasgow 昏迷评定量表

检查项目	临床表现	评分
睁眼反应	自动睁眼	4
	呼之睁眼	3
	疼痛引起的睁眼	2
	不睁眼	1
言语反应	定向正常	5
	应答错误	4
	言语错乱	3
	言语难辨	2
	不语	1
运动反应	能按指令动作	6
	对针痛能定位	5
	对针痛能躲避	4
	刺痛肢体屈曲反应	3
	刺痛肢体屈曲伸直	2
	无动作	1

8

三、言语障碍

言语障碍可分为失语症和构音障碍。失语症是由于脑损害所指的语言交流能力障碍，构音障碍则是因为神经肌肉的器质性病变，造成发音器官的肌无力及运动不协调所致。

【临床表现】

1. 失语症　失语症是由于大脑皮质与语言功能有关的区域受损害所致，又是大脑半球损害的重要体征之一。根据对病人的自发语言、听语理解、口语复述、匹配命名、阅读及书写能力的观察和检查可将失语症分为以下几种特点，其临床特点、伴随症状及病变部位归纳为表8-1-4。

表 8-1-4　临床常见失语症的临床表现、
伴随症状及病变部位

类型	临床特点	伴随症状	病变部位
Broca 失语	典型非流利型口语、言语缺乏、语法缺失、电报样言语	轻偏瘫	Broca 区损害（颞下回后部）
Wernicke 失语	流利性口语、口语理解严重障碍，语法完好；有新语、错语和词语堆砌	视野缺损	Wernicke 区病变（颞上回后部）
传导性 失语	复述不能、理解和表达完好		缘上回皮质或深部白质内的弓状纤维束受损
命名性 失语	命名不能		颞中回后部或颞枕交界区

8

续表

类型	临床特点	伴随症状	病变部位
完全性失语	所有语言功能明显障碍	偏瘫、偏身感觉障碍	大脑半球大范围病变
失写	能抄写，不能自发书写或写出的句子有遗漏错误	运动或感觉性失语	优势半球额中回后部
失读	不认识文字、词句、图画	不能书写，也不能抄写	优势半球顶叶角回

2. 构音障碍 为发音不清而用词证词，与发音清楚用词不正确的失语不同，是一种纯语音障碍，变现为发生困难、发音不清，声音、音调及语速异常。造成构音障碍的主要原因有：下运动神经元病变如面瘫可产生唇音障碍；迷走神经和舌下神经的周围性或核性麻痹时发音不清楚、无力，带有鼻音；上运动神经元疾病所致一侧皮质脑干束病变只因其暂时的构音障碍；脑性瘫痪、两侧大脑半球病变如脑卒中、多发性硬化等。重症肌无力、锥体外系疾病和小脑病变等都可引起构音障碍。

【护理】

言语障碍的护理见表 8-1-5。

表 8-1-5 言语障碍的护理

项目		护理内容
评估	病史	1. 病人的职业、文化水平与语言背景，既往和目前的语言能力
		2. 病人的意识水平、精神状态及行为表现
		3. 心理状态：有无孤独、抑郁、烦躁及自卑情绪

续表

项目		护理内容
评估	身体评估	1. 语言障碍的程度和残存能力，障碍的类型和可以接受的方法 2. 病人是左利手还是右利手，自动书写或听写、抄写 3. 病人能否按照指令执行有目的的动作；能否对话、看图说话、跟读、物体命名、唱歌、解释单词或成语的意义 4. 评估口咽喉等发音器官有无肌肉瘫痪及攻击运动障碍，有无面部表情改变、流涎或口腔滞留食物
	实验室及其他检查	1. 头部 CT 和 MRI 检查有无特殊 2. 新斯的明实验是否阳性
护理	语言沟通障碍的护理	1. 心理护理：病人常因无法表达自己的需要和情感而有一系列的情绪反应，在护理过程中应耐心解释；鼓励克服羞怯心理、大声说话；鼓励病人家属、朋友多与病人交谈；营造和谐的亲情氛围和轻松、安静的交流环境 2. 沟通方法指导：借助卡片、笔等简单工具提供简单有效双向沟通方式 3. 语言康复训练：脑卒中所致的失语，由卒中单元制定个体

8

续表

项目		护理内容
护理	语言沟通障碍的护理	化的全面语言康复训练；构音障碍的以发音训练为主，遵循由易到难、有简单到复杂的原则。训练的主要方法有：肌群运动训练、发音训练、复述训练、命名训练和刺激法训练 4. 在语言训练的过程中，应根据病情轻重及病人情绪状态，循序渐进地进行训练，切记复杂化、多样化，避免产生疲劳感、注意力不集中、厌烦或是失望情绪、使患者体会到成就感，从而循序渐进锻炼

四、感觉障碍

感觉是指各种形式的刺激作用于人体各种感觉器后在人脑中的直接反映。感觉障碍指机体对各种形式刺激（如痛、温度、触、压、位置、振动等）无感知、感知减退或异常的一组综合征。

【临床表现】

临床上常常可表现为抑制性和刺激性两种症状。不同部位的损害产生不同类型的感觉障碍，典型的感觉障碍的类型具有特殊的定位诊断价值。各种类型的感觉障碍临床表现各不相同，主要有：末梢型感觉障碍、节段型感觉障碍、传导束型感觉障碍、交叉型感觉障碍、皮质型感觉障碍。

【护理】

感觉障碍的护理见表8-1-6。

8

表 8-1-6 感觉障碍的护理

项目		护理内容
护理评估	病史	1. 患者的意识状态与精神状况，有无认知、情感或意识行为的异常 2. 了解感觉障碍出现的时间、发展过程、传导的方式、加重或缓解的因素 3. 心理状态：如是否因感觉异常而出现烦闷、忧虑、失眠等临床症状
	身体评估	1. 浅感觉评估 主要有痛觉、触觉和温度觉 2. 深感觉评估 主要有运动觉、位置觉和振动觉 3. 复合感觉检查 主要有定位觉、图形觉、两点辨别觉和实体觉 4. 全身评估 感觉障碍的部位、类型、范围及性质；肢体的肌力等
	实验室及其他检查	1. 头部 CT 和 MRI 检查有无特殊 2. EMG、诱发电位等可辅助诊断
护理	感觉障碍的护理	1. 日常生活护理 防止感觉障碍的身体部位受压或受机械性刺激 2. 心理护理 多关心体贴病人，多与病人沟通，取得病人信任，使其正确面对，积极配合治疗和训练 3. 感觉训练 感觉训练包括在运动训练中，应建立感觉-运动训练一体化概念。可进行肢体的拍打、按摩、理疗、针灸、被动运动和各种冷、热、电的刺激；让病人闭目寻找停滞在不同位置的患肢的不同部位，多次重复直至找准，促进本体觉的恢复；对病人患肢末梢的感觉刺激提高中枢神经的感知能力。还可以提高患侧上肢的负重训练改善上肢的感觉和运动功能

8

五、运动障碍

【临床表现】

运动障碍分为瘫痪、僵硬、不随意运动及共济失调。

1. 瘫痪　肢体因肌力下降而出现运动障碍，瘫痪可分为：偏瘫、交叉性瘫痪、四肢瘫、截瘫、单瘫、局限性瘫痪几种类型。见表8-1-7。

表8-1-7　瘫痪的类型

类型	瘫痪部位	病变部位
局限性瘫痪	单一神经支配区或肌群无力	单神经病变、局限性肌病、肌炎
单瘫	多为一个上肢和下肢运动不能或肌无力	大脑半球、脊髓前角细胞、周围神经或肌肉
偏瘫	一侧面部和肢体瘫痪，常伴瘫痪侧肌张力增高、腱反射亢进、病理征阳性	内囊出血、大脑半球肿瘤、脑梗死
交叉性瘫痪	病变侧脑神经麻痹和对侧肢体瘫痪	脑干肿瘤、炎症和血管性病变
截瘫	双下肢瘫痪	脊髓横贯性损害
四肢瘫痪	四肢不能运动或肌力减退	高颈段脊髓病变（外伤、肿瘤、炎症）和周围神经病变（吉兰-巴雷综合征）

2. 僵硬　由肌张力增高而引起的肌肉僵硬、活动受限或不能活动的一组综合征。

3. 不随意运动　由锥体外系病变所引起的不随意志控制的无规律、无目的的面、舌、肌肉、躯干等骨骼肌的不自主运动。

4. 共济失调　指由本体感觉、前庭迷路、小脑系统损害所引起机体维持平衡和协调不良所产生的临床综合征。

【护理】

运动障碍的护理见表8-1-8。

表8-1-8　运动障碍的护理

项目		护理内容
护理评估	病史	1. 了解患者起病的缓急，运动障碍的性质、分布、程度及伴随症状 2. 观察患者有无发热、抽搐或疼痛，是否继发损害；病人的饮食和食欲情况；过去有无类似的病史 3. 了解病人是否因肢体运动障碍而产生急躁、焦虑情绪或悲观、抑郁心理
	身体评估	1. 肌肉容积：检查肌肉的外形、体积、萎缩情况、确定障碍是全身性、偏瘫性、对称性还是局限性 2. 肌张力：肌肉在静止状态下的紧张度。主要触摸肌肉的硬度和被动活动时有无阻力 3. 肌力：是受试者主动运动时肌肉产生的收缩力。肌力的评价见表8-1-9 4. 共济运动和不自主运动：观察病人的精细动作；有无不能控制的痉挛发作 5. 姿势和步态：观察病人的卧、坐、立和行走的姿势 6. 全身情况：主要评估病人的营养和皮肤情况

8

续表

项目		护理内容
护理评估	实验室及其他检查	1. 头部 CT 和 MRI 检查可了解中枢神经系统有无病灶 2. 肌电图检查有无脊髓前角细胞、神经传导速度及肌肉有无异常 3. 监测血清铜蓝蛋白、抗"O"、肌谱酶、血钾。神经肌肉活检鉴别各种肌病和周围神经病变
护理		1. 躯体活动障碍的护理 （1）日常生活护理：减少对皮肤的刺激，协助翻身拍背，保持皮肤完好；保持大便通畅；保持口腔清洁等增进患者的舒适感满足病人的基本生活需要 （2）安全护理：运动障碍的患者要防跌倒、防烫伤、使用合适的辅助工具。同时避免突然呼唤患者，以免分散注意力 （3）心理护理：关心、尊重患者，给患者提供有关疾病、治疗及预后的可靠信息；对在康复训练患者出现的注意力不集中、缺乏主动性、畏难心理时要积极鼓励病人，营造一种和谐的亲情氛围和舒适的修养环境 2. 有失用综合征的护理 （1）早期康复训练干预：告知病人及家属早期康复的重要性、训练内容与康复的时间。康复训练主要有：重视患侧刺激、保持良好的肢体位置；体位按时变换和床上运动

8

续表

项目	护理内容
护理	训练（Bobath 握手、桥式运动、关节被动运动、起坐训练） （2）恢复期训练：主要包括转移动作训练、坐位训练、站立训练、步行和实用步行训练、平衡共济训练、日常生活活动训练 （3）综合康复训练：根据病情，合理选用针灸、理疗、按摩等辅助治疗

表 8-1-9　肌力的分级

分级	临床表现
0 级	肌肉无任何收缩（完全瘫痪）
1 级	肌肉可轻微收缩，但不能产生运动（不能活动关节）
2 级	肌肉收缩可引起关节活动，但不能对抗地心引力，不能抬起
3 级	机体能抵抗重力离开床面，但不能抵抗阻力
4 级	机体能做抗阻力动作，但未达到正常
5 级	正常肌力

六、痴呆

痴呆（dementia）是由于脑功能障碍而产生的获得性、持续性认知功能障碍综合征，可由脑退行性变（如阿尔茨海默病、额颞叶变性引起），也可由其他原因（如脑血管病、外伤、中毒等）导致。痴呆患者必须有两项或两项以上认知域受损，并导致患者日常的社会活

8

动能力明显减退。痴呆可分为变性病性痴呆和非变形病性痴呆。

【临床表现】

1. 认知功能减退　记忆、语言、视觉空间技能、执行功能、运用、计算等功能减退。

2. 伴随症状　①伴发精神行为异常：主要包括幻觉、妄想、淡漠、意志减弱、不安、抑郁、焦躁等。②伴发行为异常：主要包括徘徊、多动、攻击、暴力、捡拾垃圾、藏匿东西、过食、异食、睡眠障碍等有些患者还有明显的人格改变。

【护理】

老年痴呆患者缺乏特殊的病因治疗措施，生活上的照护极为重要。临床护理见表8-1-10。

表8-1-10　痴呆的护理

项目		护理内容
护理评估	病史	1. 了解患者的起病时间、病程
		2. 了解患者的发病年龄，从事的职业，文化程度、家族史、饮食习惯等
		3. 了解患者是否患其他疾病：如高血糖、高胆固醇等
		4. 心理状态：患者是否有与疾病相关的心理危险因素，如抑郁、焦虑等
	身体评估	1. 评估患者认知功能是否减退以及减退程度。观察患者的认知功能状况、思维和判断力是否减退以及减退的程度。生活自理能力是否丧失以及丧失的程度
		2. 评估患者的神经系统症状，如强握反射、吸吮反射等
		3. 患者的肌张力情况　有无肌张力增高、四肢呈持久的屈曲姿态

8

项目		护理内容
护理评估	实验室及其他检查	1. 头部 CT 和 MRI 检查有无特殊 2. EMG、诱发电位等可辅助诊断 3. 神经心理学检查：对痴呆患者的认知评估工具应包括定向力、记忆功能、言语功能、应用能力、注意力、知觉和精神状态检查表
护理	阿尔茨海默病的护理	1. 一般护理：早期尽量帮助和督促患者自己料理自己的生活，鼓励患者自己参加简单的劳动和活动；按摩腹部，促进肠蠕动 2. 饮食护理：注意饮食结构，应给予低热量、低脂肪、低糖、充足的蛋白质和维生素；适量的无机盐饮食。总之要结构合理搭配、一日三餐合理搭配 3. 安全护理：老年痴呆常见的安全隐患主要有：跌倒、坠床、误服和漏服药物、烫伤、皮肤受损、走失、窒息、自伤等。因此要针对不同情况的患者应进行相应的风险评估，并进行相应的防范措施；同时做好家属的安全防范教育和指导；长期卧床、大小便失禁的患者还需做好压疮护理 4. 心理护理：老年痴呆患者有可能会出现严重的不良结局。对患者采用诱导、示范、说服、暗示等方法来缓解患者的紧张焦虑的状态，使之产生信任感和安全感

8

续表

项目		护理内容
护理	阿尔茨海默病的护理	5. 康复训练护理：康复训练是老年痴呆患者的主要内容，康复训练主要以功能锻炼为主，锻炼的内容主要有记忆力、注意力、计算力和情绪、智力等方面的训练 6. 对痴呆患者照护者的护理：通过健康指导，提高照护者痴呆的相关知识和照护技巧，鼓励照护者积极寻求外部支持等

第二节 脑血管疾病

一、短暂性脑缺血发作

短暂性脑缺血发作（transient ischemic attack，TIA）是由颅内动脉病变致脑动脉一过性供血不足引起的短暂性、局灶性脑或视网膜功能障碍，表现为供血区神经功能缺失的症状和体征。症状一般持续时间短暂，10～15分钟，多数在 1 小时内缓解，最长不超过 24 小时，不遗留任何后遗症，发作缓解后无任何肢体麻木或言语不利，影像学检查（CT、MRI）无任何病灶，但可反复发作。

【临床表现】

1. 临床特点 ①50～70 岁中老年人多见，男性多于女性；②多伴有高血压、动脉粥样硬化、糖尿病、高血脂和心脏病等脑血管疾病的高危因素；③突发局灶性脑或视网膜功能障碍，持续时间短暂，多在 1 小时内恢复，最多不超过 24 小时，不遗留神经功能缺损症状；④可反复发作，且每次发作表现相似。

8

2. 不同动脉系统 TIA 表现

（1）颈内动脉系统 TIA：①常见症状：对侧单肢无力或轻偏瘫，可伴有对侧面部轻瘫。系大脑中动脉供血区或大脑中动脉与大脑前动脉皮层支的分水岭区缺血的表现。②特征性症状：眼动脉交叉瘫表现为病变侧单眼一过性黑蒙（失明），伴对侧偏瘫及感觉障碍；主侧半球受累时可出现失语症。③可能出现的症状：病灶对侧单肢或半身感觉异常，如偏身麻木或感觉减退；病灶对侧同向性偏盲，较少见。

（2）椎-基底动脉系统 TIA：①常见症状：眩晕、恶心和呕吐、平衡失调，大多数不伴有耳鸣，为脑干前庭系缺血表现；少数可伴耳鸣，为内听动脉缺血致内耳受累所致。②特征性症状：跌倒发作（drop attack），表现为转头或仰头时，下肢突然失去张力而跌倒，无意识丧失，常可很快自行站起，系下部脑干网状结构缺血所致。短暂性全面性遗忘症（transient global amnesia，TGA）：发作时出现短时间记忆丧失，病人对此有自知力，持续数分钟至数十分钟；发作时对时间、地点定向障碍，但谈话、书写和计算能力保持，是大脑后动脉颞支缺血累及边缘系统的颞叶海马、海马旁回和穹隆所致。③可能出现的症状：吞咽障碍、构音不清、共济失调、眼外肌麻痹和复视、交叉性瘫痪。

【治疗】

TIA 是脑卒中的高危因素，需积极进行治疗。治疗的目的是消除病因、减少及预防复发，保护脑功能。治疗要点包括病因治疗、药物治疗以及手术和介入治疗。

【健康教育与管理】

1. 疾病预防指导　向病人和家属说明肥胖、吸烟、酗酒及不合理饮食与疾病发生的关系。告知病人高血压、高血脂、糖尿病、脑动脉硬化等是 TIA 发生的危险因素，应给予重视，积极治疗。

2. 心理指导　告诉病人心理因素与疾病的关系，使病人了解长期精神紧张可致血压增高，加重动脉硬化，

8

不利于疾病的恢复，甚至可诱发心脑血管事件。告知病人注意劳逸结合，保持心态平衡、情绪稳定，鼓励培养自己的兴趣爱好，多参加有益身心的社交活动。

3. 饮食指导 让患者知道饮食治疗的重要性，养成良好的饮食习惯，合理搭配膳食，减少高血脂的发生，避免引发脑卒中。进含脂类尤其是甘油三酯、胆固醇少的食物，少吃动物油。食物烹饪以炖、蒸、熬、凉拌为主，不宜采用焖、炸、炒、烧。戒除不良嗜好，可少量饮酒（如葡萄酒）。限制食盐摄入，每日食盐量应少于6g。对糖尿病的患者进行控制血糖的饮食教育。

4. 运动疗法 运动可加速脂肪分解，减少脂肪堆积，可使机体血糖降低，改善患者异常糖代谢，并提高心肺功能，加速血液循环促进新陈代谢，降低血液黏滞度，提高身体综合素质。运动应适度，以个体达到最大心率的79%~85%，有节奏、重复性、轻中度等强度活动为宜，如步行、慢跑、踩脚踏车等。

5. 自我保健指导 进行监测血压技能训练，鼓励高血压患者自备血压计，嘱糖尿病患者定期到医院监测血糖、尿糖变化，教会患者在家中检测尿糖试纸的方法及观察标准，对应用药物治疗的高血脂患者嘱其定期复查血脂。有大血管狭窄或经过血管支架植入术的患者要定期复查 TCD 或血管 B 超。

6. 用药指导 对有高血压患者要讲明坚持服用降压药的重要性，告诫停用或间断服用降压药而带来的危害，告知患者常用的降压药、降脂药及降糖药的常见副作用，让患者做到心中有数，及时咨询医生，在医生指导下服药。

【预后】

TIA 病人发生脑卒中的概率明显高于一般人群。一次 TIA 后 1 个月发生脑卒中的几率为 4%~8%，1 年内12%~13%，5 年内则可达 24%~29%。表现为大脑半球症状的 TIA 和伴有颈动脉狭窄的病人 70%预后不佳，2 年内发生脑卒中的几率是 40%。TIA 病人发生卒中在第 1 年内较一般人群高 13 ~ 16 倍，5 年内也高达 7 倍之多。椎-基底动脉系统 TIA 发生脑梗死的比例较少。

【护理】

短暂性脑缺血发作的护理见表 8-2-1。

表 8-2-1　短暂性脑缺血发作的护理

项目	护理内容
评估	1. 一般评估：神志，生命体征，皮肤等 2. 专科评估：意识状态，TIA 的发作方式及过程，诱发因素及发作时间，有无高危因素如高血压、糖尿病、高血脂等脑血管疾病
治疗	根据病情吸氧、床边监测血压、心率、血氧、呼吸的变化，建立静脉通道
检查	按医嘱做相关检查，如磁共振血管成像（MRA）、数字减影血管造影（DSA）、MRI、PET、TCD 等
药物	按医嘱正确使用抗血小板聚集、抗凝、钙拮抗剂等，注意用药后的观察
活动	嘱患者卧床休息，床上解二便
饮食	1. 指导病人选择低盐、低脂、足量蛋白质和丰富维生素的饮食，限制钠盐摄入量每天不超过 6g 2. 少食糖类和甜食，忌食辛辣、油炸食物和暴饮暴食 3. 戒烟、限酒 4. 嘱多饮水
护理	1. 备半卧位，枕头不宜太高（以 15° ~ 20° 为宜），根据情况准备气垫床，根据病情准备急救车、吸痰、监护仪等备用装置 2. 做好入院介绍，主管护士自我介绍

8

续表

项目	护理内容
护理	3. 制定相关的护理措施,如口腔、皮肤、毛发、会阴、肛周护理措施 4. 视病情做好各项监测记录 5. 密切观察是否有 TIA 复发的先兆症状 6. 翻身拍背,协助排痰,保持呼吸道通畅 7. 根据病情留陪人,上床挡,确保安全 8. 告诉病人仰头或头部转动时应缓慢且幅度不宜太大,以免跌伤 9. 进行散步、慢跑、踩脚踏车等适当的体育锻炼,以改善心脏功能,增加脑部部血流量,改善脑循环
健康宣教	向病人讲解疾病相关知识、安全知识、服药知识等,告诉病人注意劳逸结合,保持心态平衡、情绪稳定,鼓励培养自己的兴趣爱好,多参加有益身心的社交活动。告知病人各种检查注意事项

二、脑梗死

脑梗死 (cerebral infarction, CI) 又称缺血性脑卒中 (cerebral ischemic stroke),指各种原因引起脑部血液循环障碍,缺血、缺氧所致的局限性脑组织缺血性坏死或软化,并伴有相应部位的临床症状和体征,如偏瘫、失语等神经功能缺失的症候。脑梗死约占全部脑卒中的 60% ~80%。临床最常见类型为脑血栓形成和脑栓塞。

(一) 脑血栓形成

脑血栓形成 (cerebral thrombosis, CT) 即动脉粥样硬化性血栓性脑梗死 (atherosclerotic thrombotic cerebral infarction)。是在脑动脉粥样硬化等动脉壁病变的基础上,脑动脉主干或皮质支动脉粥样硬化导致血管增厚、管腔狭窄闭塞和血栓形成，引起脑局部血流减少或供血中断，脑组织缺血缺氧导致软化坏死，出现偏瘫、失语等相应的神经症状和体征。是临床最常见的脑血管疾病，也是脑梗死最常见的临床类型，约占全部脑梗死的60%。

【临床表现】

临床表现与梗死部位、受损区侧支循环等情况有关。

1. 临床特点 ①多见于50～60岁以上患有动脉硬化者，多伴有高血压、冠心病或糖尿病，男性稍多于女性；②常于睡眠中或安静休息时发病，约25%患者病前有短暂性脑缺血发作病史，发病先驱症状以头晕多见；③起病较缓慢，从发病到病情发展到高峰，多需数十小时至数天；④以偏瘫、失语、偏身感觉障碍和共济失调等局灶定位症状为主；⑤部分病人可有头痛、呕吐、意识障碍等全脑症状。

2. 临床类型 根据起病形式和病程可分为以下临床类型：

（1）完全型：进展迅速，常于起病后6小时内病情达高峰，病情重，神经功能缺失症状体征较严重，表现为一侧肢体完全瘫痪甚至昏迷。

（2）进展型：发病后神经功能缺失症状较轻微，呈渐进性加重，直至出现较严重的神经功能缺损。文献报道其发生率为16%～43%。

（3）缓慢进展型：起病2周以后症状仍逐渐发展。多见于颈内动脉颅外段血栓形成，与全身或局部因素所致脑灌注减少有关。

（4）可逆性缺血性神经功能缺失：发病后神经缺失症状较轻，持续24h以上，但可于3周内恢复，不留任何后遗症。

【治疗】

治疗要点为尽量解除血栓及增加侧支循环，改善缺血梗死区的血液循环，积极消除脑水肿，减轻脑组织损伤，尽早进行神经功能锻炼，促进健康，防止复发，应

8

遵循超早期、个体化和整体化的原则。重点是急性期的治疗。

［健康教育与管理］

1. **疾病知识和康复指导** 应指导病人和家属了解本病的基本病因、主要危险因素和危害，告知本病的早期症状和就诊时机，帮助掌握本病的康复治疗知识，制定符合个体的功能康复计划，分析和消除不利于疾病康复的因素，鼓励和督促病人坚持锻炼，增强自我照顾能力。

2. **心理指导** 脑卒中后因为大脑左前半球受损可以导致抑郁，加之由于沟通障碍，肢体功能恢复的时间很长，速度较慢，日常生活依赖他人照顾等原因，病人发生抑郁、焦虑的可能性很大，因此应重视对精神情绪变化的监控，提高对抑郁、焦虑状态的认识，及时发现病人的心理问题，进行针对性的心理治疗（解释、安慰、鼓励等），以消除病人思想顾虑，稳定情绪，增强战胜疾病的信心。

3. **饮食指导** 鼓励能吞咽的病人进食，每天总热量在 6300kJ（1500kcal）左右。进食高蛋白、高维生素的食物，选择软饭、半流质或糊状的黏稠食物，避免粗糙、干硬、辛辣等刺激性食物。少量多餐。改变不良饮食习惯，多吃新鲜蔬菜、水果、谷类、鱼类和豆类，使能量的摄入和需要达到平衡，戒烟限酒。

4. **日常生活指导** 改变不良的生活方式，适当运动，如散步、慢跑等，每天 30min 以上，合理休息和娱乐，多参加朋友聚会和一些有益于健康的社会活动，日常生活不要依赖他人，尽量做力所能及的家务等。

5. **安全指导** 自理能力下降者，专人陪伴照顾，家属及时满足病人的所需，劝其对力所不能及的事情不要操之过急或逞强自理，以免出现意外。睡床高度最好不超过 50cm，夏天尽量不垫凉席，以免凉席滑脱而致坠床；翻身动作应轻柔连贯，防止关节脱位。注意瘫痪肢体的保暖，冬天应谨慎使用热水袋，以免引起烫伤；病人周围环境中尽量不要放置热水瓶、易碎品、锐器等，

8

以免病人因行动不便而碰翻，导致意外烫伤或刺伤。

6. 预防复发　遵医嘱正确服用降压、降糖和降脂药物；定期门诊复查，动态了解血压、血糖、血脂的变化和心脏功能情况；当病人出现头晕、头痛、一侧肢体麻木无力、讲话吐词不清或进食呛咳、发热、外伤时，家属应及时协助就诊。

【预后】

脑血栓形成急性期病死率为10%，致残率达50%以上，存活者中40%以上可复发，且复发次数越多，病死率和致残率越高。影响预后的因素较多，最重要的是神经功能缺损的严重程度、病人年龄和疾病的病因等。积极处理各项可干预的脑卒中危险因素和应用抗血小板聚集药物，可降低卒中复发的危险性。

【护理】

脑血栓形成的护理见表8-2-2。

表8-2-2　脑血栓形成的护理

项目	护理内容
评估	1. 一般评估：神志，生命体征，皮肤等 2. 专科评估：意识状态，起病时间及方式，诱发因素，有无高危因素如高血压、糖尿病、高血脂等脑血管疾病，有无 TIA 病史
治疗	根据病情吸氧、床边监测血压、心率、血氧、呼吸的变化，建立静脉通道，留置导尿，鼻饲管置管等
检查	按医嘱做相关检查，如血液检查、CT、MRI、DSA、TCD 等
药物	按医嘱正确使用溶栓、脱水、抗凝、降压等药物，注意观察用药后的效果及不良反应

8

续表

项目	护理内容
活动	嘱患者绝对卧床休息，床上解二便
饮食	1. 指导病人选择低盐、低脂、低热量和足量蛋白质饮食 2. 半流质鼻饲饮食 3. 戒烟、限酒 4. 次日需空腹化验、检查，应 0：00 后禁食禁水
护理	1. 备半卧位，枕头不宜太高（以 15°～30°为宜），根据情况准备气垫床，根据病情准备急救车、吸痰、监护仪等备用装置 2. 做好入院介绍，主管护士自我介绍 3. 制定相关的护理措施，如口腔、皮肤、鼻饲、留置尿管等护理措施 4. 视病情做好各项监测记录 5. 指导良肢位摆放 6. 翻身拍背，协助排痰，保持呼吸道通畅 7. 根据病情留陪人，上床挡，确保安全 8. 告诉病人仰头或头部转动时应缓慢且幅度不宜太大，以免跌伤
健康宣教	向病人讲解疾病相关知识、安全知识、服药知识等。告知病人各种检查注意事项
出院随访	出院 1 周内电话随访第 1 次，3 个月内随访第 2 次，6 个月内随访第 3 次，1 年随访 1 次

8

（二）脑栓塞

脑栓塞（cerebral embolism）是由各种栓子（血流中异常的固体、液体和气体）沿血液循环进入脑动脉，引起急性血流中断而出现相应供血区脑组织缺血、坏死及脑功能障碍。该病占脑血管病的 15% ~ 20%。只要产生栓子的病因不消除，脑栓塞就有复发的可能。2/3 的复发发生在第一次发病后的一年以内。

【临床表现】

1. 临床特点　①任何年龄均可发病，风湿性心脏病引起者以中青年居多，冠心病及大动脉病变引起者以中老年居多。②通常无明显诱因，安静和活动时均可发病，以活动时发病多见。③起病急骤，症状在数秒钟内极达高峰，是脑血管病中发病最急者。④多属完全性卒中，少数呈阶梯式进行性恶化，为反复栓塞所致。

2. 症状　症状随阻塞血管而定，大脑中动脉及其深穿支最易受累，表现为偏瘫或单瘫、偏盲、偏身感觉障碍、失语、局限性抽搐等，意识障碍常较轻，且很快恢复。严重者常导致大面积的脑梗死，并伴有广泛的脑水肿，可突发昏迷、全身抽搐、中枢性高热，最终因脑疝而死亡。

【治疗】

包括脑部病变及引起栓塞的原发病两个方面的治疗。脑部病变的治疗与脑血栓的形成相同，原发病的治疗主要在于消除栓子的来源，防止脑栓塞复发。

【健康教育与管理】　见本节"脑血栓的形成"。

【预后】

脑栓塞急性期死亡率与脑血栓形成大致接近，死因多为严重脑水肿引起的脑疝、肺炎和心力衰竭等。约 10% ~ 20% 在 10 天内发生第二次栓塞，再发时病死率更高；约 2/3 的病人留有偏瘫、失语、癫痫发作等不同程度的神经功能缺损。

【护理】

见本节"脑血栓的形成"。

三、脑出血

脑出血（intracerebral hemorrhage，ICH）系指原发性非外伤性脑实质内血管破裂引起的出血，占急性期脑血

8

管病的 20%~30%，急性期病死率为 30%~40%，多数发生在大脑半球，脑干和小脑出血占少数。发生的原因主要与脑血管的病变有关，即与高血脂、糖尿病、高血压、血管的老化、吸烟等密切相关。脑出血的患者往往由于情绪激动、费劲用力时突然发病，早期死亡率很高，幸存者中多数留有不同程度的运动障碍、认知障碍、言语吞咽障碍等后遗症。

[临床表现]

1. 临床特点　①高血压性脑出血多发于 50~70 岁，男性多于女性，冬春季易发。②发病前常无预感，少数有头晕、头痛、肢体麻木和口齿不清等前驱症状。③多在情绪紧张、过度兴奋、劳累、排便、用力时发作。④起病突然，往往在数分钟至数小时内病情发展至高峰。

2. 全脑症状　因颅内压骤增所致，患者剧烈头痛、呕吐、意识障碍。意识障碍多表现为昏迷且持续时间长，血压明显升高，呼吸深沉带有鼾声，重则呈潮式呼吸或不规则呼吸，大小便失禁。

3. 局灶性神经受损表现

(1) 壳核出血：最常见，约占脑出血的 50%~60%。常累及内囊而出现典型的对侧"三偏征"（偏瘫、偏身感觉障碍、偏盲）。内囊出血病涉及范围较广，神经损害症状较重。但若出血偏于内囊外侧，主要损害外囊部位，则临床症状多较轻些，多无意识障碍，偏瘫也轻，预后较好。出血量小（<30ml）时，临床症状轻，预后较好；出血量较大（>30ml）时，临床症状重，可出现意识障碍和占位效应，也可引起脑疝，破坏下丘脑及脑干，出现相应症状，甚至死亡。

(2) 丘脑出血：占脑出血的 20%。病人常出现丘脑性感觉障碍，丘脑性失语，丘脑性痴呆和眼球运动障碍，出血侵及内囊可出现对侧肢体瘫痪，多下肢重于上肢。

(3) 脑干出血：约占 10%，绝大多数为脑桥出血，极为凶险。常表现为突然发病，剧烈头痛、眩晕、复视、呕吐、一侧面部麻木等。出血常先从一侧开始，表现为交叉性瘫痪，头和眼转向非出血侧，呈"凝视瘫肢"状。脑桥出血多迅速波及两侧，出现双侧面部和肢体瘫痪、昏迷、瞳孔缩小呈针尖样但对光反射存在，持续高热，呼吸不规则，急性应激性溃疡。病情常迅速恶化，多数在 24~48 小时内死亡。

(4) 小脑出血：约占脑出血的 10%。多见于一侧半球，尤以齿状核处出血多见。常开始为一侧枕部的疼痛、眩晕、呕吐、病侧肢体共济失调，可有脑神经麻痹、眼球震颤、两眼向病变对侧同向凝视，可无肢体瘫痪。

(5) 脑叶出血：大脑半球皮质下白质内出血，发生率低，占脑出血的 5%~10%。多为病灶对侧单瘫或轻偏瘫，或为局部肢体抽搐和感觉障碍。

(6) 脑室出血：占脑出血的 3%~5%。原发性脑室出血较为少见，多见周围部位出血破入脑室。原发性脑室出血症状较为明显，如突然头痛、呕吐、颈强直等，似蛛网膜下腔出血；大量出血可很快进入昏迷，迅速死亡。

【并发症】

脑疝、呼吸道感染、上消化道出血、压疮。

【治疗】

脑出血急性期治疗的主要原则为防止再出血，控制脑水肿，维持生命功能和防治并发症。有条件的医院可建立卒中单元（stroke unit，SU），卒中病人均应收入 SU 治疗。

【健康教育与管理】

1. 同本节"脑血栓形成"健康指导与管理。

2. 避免诱因 脑出血常见病因为高血压并发动脉硬化和颅内动脉瘤，而脑出血的发病大多因情绪改变和用力等外加因素使血压骤升所致，应指导病人尽量避免使血压骤升的各种因素。保持情绪稳定和心态平衡，避免过分喜悦、愤怒、恐惧、悲伤等不良心理和惊吓等刺激；建立健康的生活方式，保证充足睡眠，适当运动，避免体力和脑力过度劳累和突然过猛用力，养成定时排便的习惯，保持大便通畅，避免用力排便，戒烟限酒。

8

3. 控制血压　遵医嘱正确服降压药，维持血压稳定，减少血压波动对血管的损害。

【预后】

脑出血的预后取决于出血部位、出血量以及是否发生并发症。轻型病例治疗后可明显好转，甚至恢复工作；中至大量的脑出血，发病后 1 个月内死亡率约为 30% ~35%。

【护理】

脑出血的护理见表 8-2-3。

表 8-2-3　脑出血的护理

项目	护理内容
评估	1. 一般评估：神志，生命体征，皮肤等 2. 专科评估：意识状态，起病的方式、速度及诱发因素，有无剧烈头痛、喷射性呕吐、打呵欠、嗜睡或烦躁不安等颅内压升高的表现
治疗	根据病情吸氧、床边监测血压、心率、血氧、呼吸的变化，建立静脉通道
检查	按医嘱做相关检查，如头部 CT，数字减影血管造影（DSA），MRI，红细胞计数，血糖等
药物	按医嘱正确使用降压、脱水、止血和凝血药物，注意用药后的观察
活动	嘱患者绝对卧床休息，抬高床头 15°~30°，床上解二便
饮食	1. 指导病人选择高蛋白、高维生素的清淡饮食 2. 昏迷或吞咽障碍者遵医嘱给予鼻饲饮食 3. 戒烟、限酒 4. 次日需空腹化验、检查，应在 0：00 后禁食禁水

8

续表

项目	护理内容
护理	1. 备半卧位，枕头不宜太高（以 15° ~ 30°为宜），根据情况准备气垫床，根据病情准备急救车、吸痰、监护仪等备用装置 2. 做好入院介绍，主管护士自我介绍 3. 制定相关的护理措施，如口腔、皮肤、鼻饲、留置尿管等护理措施 4. 视病情做好各项监测记录 5. 保持肢体功能位置，指导和协助肢体被动运动，预防关节僵硬和肢体挛缩畸形 6. 翻身拍背，协助排痰，保持呼吸道通畅 7. 保持环境安静、安全，严格限制探视，避免各种刺激，护理操作集中进行
健康宣教	向病人讲解疾病相关知识、安全知识、服药知识等，告诉病人注意劳逸结合，保持心态平衡、情绪稳定，勿用力排便，注意维持血压稳定。告知病人各种检查注意事项
出院指导	出院宣教： 1. 服药指导 2. 保持心情舒畅，避免情绪激动、过喜或过悲 3. 注意保暖，防外感，节饮食，调情志 4. 维持血压稳定 5. 保持大便通畅，勿用力排便 6. 养成良好的生活方式，保证充足的睡眠 7. 适当运动，切勿用力过猛 8. 定时专科门诊复诊
出院随访	出院 1 周内电话随访第 1 次，3 个月内随访第 2 次，6 个月内随访第 3 次，1 年随访 1 次

8

四、蛛网膜下腔出血

蛛网膜下腔出血（subarachnoid hemorrhage，SAH）是指脑底部或脑表面的病变血管破裂，血液直接流入蛛网膜下腔引起的一种临床综合征，又称为原发性蛛网膜下腔出血，约占急性脑卒中的10%，是一种非常严重的常见疾病。还可见因脑实质内，脑室出血，硬膜外或硬膜下血管破裂，血液穿破脑组织流入蛛网膜下腔，称为继发性蛛网膜下腔出血。以下仅介绍原发性蛛网膜内出血。

【临床表现】

1. 临床特点 ①各年龄组均可发病，青壮年更常见，女性多于男性。②先天性动脉瘤破裂者多见于20～40岁的年轻人，50岁以上发病者以动脉硬化多见。③起病急骤，多在情绪激动、过度用力、血压突然升高、饮酒时发病。

2. 症状

（1）头痛与呕吐：突发剧烈的头痛、恶心、呕吐和脑膜刺激征，伴或不伴局灶体征。剧烈活动中或活动后出现爆裂性局限性或全头部剧痛，难以忍受，呈持续性或持续进行性加重，有时上颈段也可出现疼痛。其始发部位常与动脉瘤破裂部位有关。常见伴随症状有呕吐、短暂意识障碍、项背部或下肢疼痛、畏光等。

（2）意识障碍和精神症状：多数患者无或有短暂性的意识障碍，但可有烦躁不安。危重者可有瞻望，不同程度的意识不清以及昏迷，少数可出现癫痫发作和精神症状。

（3）脑膜刺激征：青壮年病人多见且明显，发病数小时后查体为颈项强直，Kernig征、Brudzinski征阳性。老年患者、出血早期或深昏迷患者可无脑膜刺激征。

（4）其他症状：如低热、头晕、眩晕、颈、背及下肢疼痛等。少数病人可有短暂性或持久的局限性神经体征，如偏瘫、偏盲、失语等。眼底检查可见视网膜片状

8

出血和视乳头水肿等。

老年人蛛网膜下腔出血临床表现常不典型，头痛、呕吐、脑膜刺激征可不明显，而精神症状和意识障碍较重。个别重症患者可很快进入深昏迷，出现去大脑强直，因脑疝形成而快速死亡。

【并发症】

再出血、脑血管痉挛、脑积水、抽搐。

【治疗】

蛛网膜下腔出血的治疗原则是制止继续出血，防治血管痉挛，防止复发，降低死亡率。治疗要点包括一般治疗如维持生命体征平稳、降低颅内压、纠正水电解质平衡紊乱等；防治再出血，防治脑动脉痉挛和脑出血，放脑脊液疗法，防治脑积水和外科手术治疗等。

【健康教育与管理】

1. 饮食指导　见本节 TIA 健康教育与管理。

2. 避免诱因　见本节"脑出血"健康教育与管理。

3. 检查指导　SAH 病人一般在首次出血 3 周后进行 DSA 检查，应告知脑血管造影的相关知识，知道病人积极配合，以明确诱因，尽早手术，解除隐患或危险。

4. 照顾者指导　家属应关心、体贴病人，为其创造良好的修养环境，督促尽早检查和手术，发现再出血征象及时就诊。

【预后】

动脉瘤破裂出血者死亡率较高，约 20% 的患者在接受治疗以前死亡。30 天内病死率约为 25% 或更高。再出血的病死率约为 50%，2 周内再出血率为 20%～25%，6 个月后的年复发率为 2%～4%。影响预后最重要的因素是发病后的时间间隔及意识水平，死亡和并发症多发生在病后 2 周内，6 个月时的病死率在昏迷患者中是 71%，在清醒患者中是 11%。其他因素，如老年的患者较年轻患者预后差；动脉瘤性 SAH 较非动脉瘤性 SAH 预后差。

8

【护理】

蛛网膜下腔出血的护理见表8-2-4。

表 8-2-4 蛛网膜下腔出血的护理

项目	护理内容
评估	1. 一般评估：神志，生命体征，皮肤等 2. 专科评估：意识状态，起病的方式、速度及诱发因素，有无剧烈头痛、喷射性呕吐、嗜睡或烦躁不安等颅内压升高的表现
治疗	根据病情吸氧、床边监测血压、心率、血氧、呼吸的变化，建立静脉通道
检查	按医嘱做相关检查，如头部CT，数字减影血管造影（DSA），CTA，MRA，TCD，脑脊液检查等
药物	按医嘱正确使用降压、脱水、抗纤溶药物等，注意用药后的观察
活动	嘱患者绝对卧床休息4~6周
饮食	1. 指导病人选择低盐、低脂、充足蛋白和丰富维生素的清淡饮食 2. 限制钠盐和动物油的摄入 3. 忌辛辣刺激、油炸食物和暴饮暴食 4. 昏迷或吞咽障碍者遵医嘱给予鼻饲饮食 5. 注意粗细搭配，荤素搭配 6. 戒烟、限酒
护理	1. 备卧位，根据情况准备气垫床，根据病情准备急救车、吸痰、监护仪等备用装置 2. 做好入院介绍，主管护士自我介绍 3. 制定相关的护理措施，如口腔、皮肤、鼻饲、留置尿管等护理措施 4. 视病情做好各项监测记录

续表

项目	护理内容
护理	5. 保持肢体功能位置，指导和协助肢体被动运动，预防关节僵硬和肢体挛缩畸形 6. 翻身拍背，协助排痰，保持呼吸道通畅 7. 保持环境安静、安全，严格限制探视，避免各种刺激，护理操作集中进行
健康宣教	指导病人了解疾病的相关过程和预后、DSA 检查的目的与安全性等相关知识，告诉病人保持心态平衡、情绪稳定，勿用力排便，注意维持血压稳定。告知病人各种检查注意事项
出院健康宣教	出院宣教： 1. 指导病人出院 3 周后进行 DSA 检查，并告知相关检查知识 2. 服药指导 3. 注意保暖，防外感，节饮食，调情志 4. 维持血压稳定 5. 保持大便通畅，勿用力排便 6. 保持心情舒畅，避免情绪激动、过喜或过悲 7. 养成良好的生活方式，保证充足的睡眠 8. 适当运动，切勿过猛用力 9. 定时专科门诊复诊 10. 发现再出血征象及时就诊
出院随访	出院 1 周内电话随访第 1 次，3 个月内随访第 2 次，6 个月内随访第 3 次，1 年随访1 次

8

第三节　发作性疾病

一、癫痫

癫痫（epilepsy）即俗称的"羊角风"或"羊癫风"，是大脑神经元突发性异常放电，导致短暂的大脑功能障碍的一种慢性疾病。由于异常放电的起始部位和传递方式的不同，癫痫发作的临床表现复杂多样，可表现为发作性运动、感觉、自主神经、意识及精神障碍。据中国最新流行病学资料显示，国内癫痫的总体患病率为 7.0‰，年发病率为 28.8/10 万，1 年内有发作的活动性癫痫患病率为 4.6‰。据此估计中国约有 900 万左右的癫痫患者，其中 500 万～600 万是活动性癫痫患者，同时每年新增加癫痫患者约 40 万人，在中国癫痫已经成为神经科仅次于头痛的第二大常见病。

【临床表现】

由于异常放电的起始部位和传递方式的不同，癫痫发作的临床表现复杂多样，可表现为发作性运动、感觉、自主神经、意识及精神障碍。

1. 部分性发作

（1）单纯部分性发作：发作时意识清楚，持续时间数秒至 20 余秒，很少超过 1 分钟。根据放电起源和累及的部位不同，单纯部分性发作可表现为运动性、感觉性、自主神经性和精神性，后两者较少单独出现，常发展为复杂部分性发作。

（2）复杂部分性发作：发作时伴有不同程度的意识障碍。表现为突然动作停止，两眼发直，叫之不应，不跌倒，面色无改变。有些患者可出现自动症，为一些不自主、无意识的动作，如舔唇、咂嘴、咀嚼、吞咽、摸索、擦脸、拍手、无目的走动、自言自语等，发作过后不能回忆。其大多起源于颞叶内侧或者边缘系统，但也可起源于额叶。

8

2. 全面发作

（1）失神发作：典型失神表现为突然发生，动作中止，凝视，叫之不应，可有眨眼，但基本不伴有或伴有轻微的运动症状，结束也突然。通常持续 5 ~ 20 秒，罕见超过 1 分钟者。主要见于儿童失神癫痫。

（2）强直-阵挛发作：以突发意识丧失和全身强直和抽搐为特征，典型的发作过程可分为强直期、阵挛期和发作后期。一次发作持续时间一般小于 5 分钟，常伴有舌咬伤、尿失禁等，并容易造成窒息等伤害。强直-阵挛性发作可见于任何类型的癫痫和癫痫综合征中。其发作可经过可分为 3 期：①强直期。突发意识丧失，尖叫一声跌倒在地，全身骨骼肌持续收缩，头部后仰，上眼睑抬起，眼球上翻，上肢屈肘，下肢伸直，牙关紧闭，呼吸暂停，口唇青紫，瞳孔散大及对光反射消失。常持续 10 ~ 20 秒转入阵挛期。②阵挛期。不同肌群强直和松弛交替出现，由肢端延及全身。阵挛频率逐渐减慢，松弛期逐渐延长，此期持续 0.5 ~ 1 分钟。最后一次强直痉挛后抽搐停止，进入惊厥后期。③惊厥后期。进入昏睡状态，有大小便失禁。10 余分钟至 3 ~ 4 小时后意识逐渐恢复。醒后觉头痛、疲乏，对抽搐过程不能回忆。

3. 癫痫持续状态　是指一次癫痫发作持续 30 分钟以上，或连续多次发作，发作间期意识和神经功能未恢复至正常水平。多由于突然停用抗癫痫药或因饮酒、合并感染而诱发。常伴有高热、脱水、酸中毒。如不及时治疗，继而发生心、肝、肾多脏器衰竭而死亡。

【并发症】

脑水肿。

【治疗】

治疗原则是病因治疗，对症处理，减少发作次数。

1. 病因治疗　有明确病因的，如寄生虫、低血糖、低血钙、脑部肿瘤等应分别可能彻底治疗。

2. 发作时的治疗　应立即将病人就地平放，解开衣领、衣扣，头侧向一侧保持呼吸道通畅，及时给氧。尽

8

快地将压舌板或纱布、手帕、小布卷等置于病人口腔的一侧上下磨牙之间，以防咬伤舌头及颊部。对抽搐肢体不可用力按压，以免造成骨折、肌肉撕裂及关节脱位。为预防再次发作，可选用地西泮、苯妥英钠、异戊巴比妥钠等药物。

3. 抗癫痫药物治疗　治疗原则：①从单一用药开始，剂量由小到大，逐步增加；②一种药物增加到最大且已到有效血药浓度而仍不能控制发作者再加第 2 种药物；③以药物治疗，控制发作 2～3 年，脑电图随访活动消失者可以开始逐渐减量，不能突然停药。

4. 根据癫痫发作类型选择药物　全面强直-阵挛发作选用卡马西平、苯妥英钠、苯巴比妥；失神发作，选用乙琥胺、丙戊酸钠、氯硝西泮；复杂部分性发作选用卡马西平、苯妥英钠。

5. 癫痫持续状态的治疗

(1) 迅速控制抽搐：①地西泮 10～20mg 缓慢静脉注射，如 15min 后复发可重复注射；②其他药物，如异戊巴比妥钠、苯妥英钠、水合氯醛等。

(2) 其他处理：保持呼吸道通畅，吸氧，吸取痰液，必要时气管切开。高热时采取物理降温，及时纠正酸碱失衡和电解质紊乱；发生脑水肿时要及时用甘露醇和呋塞米降颅内压，预防或治疗感染等。

【健康教育与管理】

癫痫患者的教育与管理是提高疗效，减少复发，提高患者生活质量的重要措施。在医生指导下患者要学会自我管理、学会控制病情。应使患者及家属了解或掌握以下内容：①本病的基本知识及发作时的家庭急救护理方法。②保持良好的生活规律，避免过度疲劳、便秘、睡眠不足和情感冲动等诱发因素。保持良好的饮食习惯，食物应清淡且富含营养，避免辛、辣、咸，不宜进食过饱，戒除烟、酒。③适当参加力所能及的社会工作，多参加有益的社会活动。禁止从事带有危险的活动，如游泳、驾驶等，以免发作时危及生命。④遵医嘱按时服药；

定期复查血象、肝、肾功能和生化检查。外出时随身携带病情诊疗卡，注明姓名、地址、病史、联系电话等，以备发作时及时了解及联系。

在此基础上采取一切必要措施对患者进行长期系统管理，包括鼓励癫痫患者与医护人员建立伙伴关系，避免和控制癫痫激发因素，减少复发，制定癫痫长期管理的用药计划，制定发作期处理方案和长期定期随访保健，改善患者的依从性，并根据患者病情变化及时修订防治计划。

【预后】

癫痫患者经过正规的抗癫痫药物治疗，约 70% 患者其发作是可以得到控制的，其中 50% ~ 60% 的患者经 2 ~ 5 年的治疗是可以痊愈的，患者可以和正常人一样地工作和生活。个别患者在癫痫发作时，可因窒息或吸入性肺炎而发生危险，还可导致骨折、脱臼或严重跌伤；如癫痫持续状态不能及时控制，可因高热、循环衰竭或神经元兴奋毒性损伤而导致死亡。

【护理】

癫痫的护理见表 8-3-1。

表 8-3-1　癫痫的护理

日期	项目	护理内容
入院当天	评估	1. 一般评估：神志，生命体征，皮肤等 2. 专科评估：癫痫发作的类型，持续时间、严重程度及发作频率，发作时有无抽搐、意识障碍等，有无癫痫持续状态发生
	治疗	根据病情吸氧、雾化吸入、吸痰、床边监测血压、心率、血氧、呼吸的变化，建立静脉通道

8

续表

日期	项目	护理内容
入院当天	检查	按医嘱做相关检查，如 CT、MRI 检查、血液检查、DSA 检查
	药物	按医嘱正确使用抗癫痫药物（如苯妥英钠、苯巴比妥），注意用药后的观察
	活动	嘱患者卧床休息，床上解大小便
	饮食	1. 根据中医辨证饮食 2. 多食蔬菜水果，避免咖啡、可乐、辛辣等兴奋性饮料及食物 3. 嘱多饮水
	护理	1. 备平卧位，备好抢救药物 2. 做好入院介绍，主管护士自我介绍 3. 制定相关的护理措施，如口腔护理，管道留置护理，皮肤、毛发、会阴、肛周护理措施 4. 视病情做好各项监测记录 5. 密切观察是否有癫痫发作的先兆症状：如呼吸减慢或暂停、牙关紧闭、肢体抽搐等 6. 给病人创造安全、安静的修养环境，保持室内光线柔和、无刺激等 7. 根据病情留陪人，上床挡，确保安全

8

续表

日期	项目	护理内容
入院当天	健康宣教	向病人讲解疾病相关知识、安全知识、服药知识及各种检查注意事项
第2天	评估	神志、生命体征及病人的心理状态，对疾病相关知识的了解等情况
	治疗	按医嘱执行治疗
	检查	继续完善检查
	药物	密切观察各种药物作用和副作用
	活动	卧床休息，注意安全
	饮食	同前
	护理	1. 基础护理、留置管道护理，皮肤、毛发、会阴、肛周护理 2. 加强病情观察，重视巡视及病人的主诉，发现癫痫发作的先兆症状时，立即报告医生处理 3. 仔细询问病史，诱发因素，病人首次发作的时间、年龄、发作时的表现、诱因、发作频率等 4. 做好情志护理 5. 保持呼吸道通畅
	健康宣教	讲解癫痫的预防保健知识，安全用药方面的知识

8

续表

日期	项目	护理内容
第3~15天	活动	适当下床活动
	健康宣教	指导病人及家属掌握疾病相关知识及自我护理方法，帮助分析和去除不利于病人治疗的各种因素，控制癫痫发作的可变诱因，减少癫痫发作引起的意外伤害，防止并发症
	其余同前	
出院前1天	健康宣教	出院宣教： 1. 服药指导 2. 避免癫痫发作的诱因 3. 注意保暖，防外感，节饮食，调情志 4. 坚持呼吸功能锻炼及体育锻炼 5. 定时专科门诊复诊
出院随访		出院1周内电话随访第1次，3个月内随访第2次，6个月内随访第3次，1年随访1次

二、偏头痛

偏头痛（migraine）是临床最常见的原发性头痛类型，临床以发作性中重度、搏动样头痛为主要表现，头痛多为偏侧，一般持续4~72小时，可伴有恶心、呕吐，光、声刺激或日常活动均可加重头痛，安静环境、休息可缓解头痛。偏头痛是一种常见的慢性神经血管性疾患，多起病于儿童和青春期，中青年期达发病高峰，女性多见，男女患者比例约为1:2~3，人群中患病率为5%~

10%，常有遗传背景。

[临床表现]

该病多于青年或成年早期首次发病，但也有于儿童期发病者。女性多于男性，大多数病人有阳性家族史。据临床表现可以分为无先兆的偏头痛（普通型偏头痛）、有先兆的偏头痛（典型偏头痛）和特殊性偏头痛三型，以前两种常见。

1. 无先兆的偏头痛 无先兆偏头痛是最常见的偏头痛类型，约占80%。发病前可没有明显的先兆症状，也有部分病人在发病前有精神障碍、疲劳、哈欠、食欲不振、全身不适等表现，女性月经来潮、饮酒、空腹饥饿时也可诱发疼痛。头痛多呈缓慢加重，反复发作的一侧或双侧额颞部疼痛，呈搏动性，疼痛持续时伴颈肌收缩可使症状复杂化。常伴有恶心、呕吐、畏光、畏声、出汗、全身不适、头皮触痛等症状。

2. 有先兆的偏头痛

（1）先兆期：视觉先兆最常见，表现为亮光、暗点、异彩、黑蒙、偏盲、视物变形等；其次为躯体感觉先兆，如一侧肢体或面部麻木、感觉异常等。先兆多于头痛前1小时内发生，可持续数分钟至1小时。

（2）头痛期：伴先兆症状同时或随后出现剧烈头痛，约2/3的病人头痛位于一侧，1/3病人头痛位于两侧或左右交替。头痛为搏动性或钻痛，常伴有恶心、呕吐、畏光或畏声、易激怒、气味恐怖或疲劳感等。病人面色苍白、精神萎靡，头痛一般持续数小时至十余小时，进入睡眠后消失。

3. 特殊性偏头痛

（1）偏瘫性偏头痛：临床少见。先兆除必须有运动无力症状外，还应包括视觉、感觉和言语三种先兆之一，先兆症状持续5分钟至24小时，症状呈完全可逆性，在先兆同时或先兆60分钟内出现符合偏头痛特征的头痛。

（2）基底动脉型偏头痛：以儿童特别是青春期女

8

性多见。先兆症状明显源自脑干和（或）两侧大脑半球，临床可见构音障碍、眩晕、耳鸣、听力减退、复视、双眼鼻侧及颞侧视野同时出现视觉症状、共济失调、意识障碍、双侧同时出现感觉异常，但无运动无力症状。在先兆同时或先兆60分钟内出现符合偏头痛特征的头痛，常伴恶心、呕吐。

（3）偏头痛等位症：部分病人可周期性发作某些症状而无头痛，或与头痛交替出现。有多种亚型，每个病人只有一种，如闪光暗点、腹型、偏瘫偏麻、复发性眩晕和精神型。

【并发症】

偏头痛每月头痛发作超过15天，连续3个月或3个月以上，并排除药物过量引起的头痛，可考虑为慢性偏头痛；偏头痛发作持续时间≥72小时，而且疼痛程度较严重，但其间可有因睡眠或药物应用获得的短暂缓解期为偏头痛持续状态；极少数情况下在偏头痛先兆症状后出现颅内相应供血区域的缺血性梗死，此先兆症状常持续60分钟以上，而且缺血性梗死病灶为神经影像学所证实，称为偏头痛性梗死。

【治疗】

药物治疗包括控制发作和预防发作两方面。

1. 发作时的治疗　轻症可用阿司匹林、布洛芬、吲哚美辛等非甾体类消炎镇痛药，头痛较重者首选麦角衍生物类药物，如二氢麦角胺0.25～1.0mg肌注或静注；或1.0mg皮下注射；或麦角胺2～3mg鼻腔给药。麦角胺咖啡因2片于先兆期服用，若不能控制发作可于30～60min后在服1～2片。但是对于眼肌瘫痪型和基底动脉型不宜使用。

2. 预防发作　对于发作频繁者可以选用下列药物预防性治疗，以停止发作或减轻头痛和延长间歇期。①苯噻啶：从0.5mg/d开始，逐渐加量至2mg/d。②β受体阻滞剂：普萘洛尔，每次10～40mg，2～4次/天，口服。③钙通道阻滞剂：氟桂利嗪或尼莫定平等口服。

【健康教育与管理】

偏头痛患者的教育与管理是提高疗效，减少复发，提高患者生活质量的重要措施。在医生指导下患者要学会自我管理、学会控制病情。应为每个初诊哮喘患者制定防治计划，应使患者了解或掌握以下内容：①帮助病人分析和寻找诱发或加重头痛的各种因素，选择缓解或减轻头痛的有效方法。病人应注意合理饮食，避免过饱或过饥，禁食高脂肪食物和酒类，避免其他如奶酪、巧克力、熏鱼等刺激性食物；注意气候变化，避免闪电、强光、噪声等刺激，防止诱发。女性病人在月经前或月经期，应特别注意避免情绪紧张，以减少发作。②平时适度运动，注意劳逸结合，保持平和心态，避免精神紧张和过度疲劳；保持充分休息和充足睡眠，防止因缺睡等而诱发头痛，加重焦虑。③出现黑蒙、亮点等先兆症状时不要紧张，应卧床休息并保持安静；头痛发作严重应及时就诊或遵医嘱服用止痛药，胡思应向病人详细介绍常用止痛药物的名称、剂量和使用方法，强调不能自行加大药物剂量，防止造成药物依赖性。

在此基础上采取一切必要措施对患者进行长期系统管理，包括鼓励偏头痛患者与医护人员建立伙伴关系，避免和控制偏头痛诱发因素，减少复发，制定发作期处理方案和长期定期随访保健，提高患者的依从性，并根据患者病情变化及时修订防治计划。

【预后】

病预后良好，男女病人均在更年期后发作次数逐渐减少。

【护理】

偏头痛的护理见表8-3-2。

8

表 8-3-2　偏头痛的护理

日期	项目	护理内容
入院当天	评估	1. 一般评估：神志，生命体征，皮肤等 2. 专科评估：了解头痛的部位、性质和程度；询问头痛发病的急缓；有无先兆及伴发症状等
	治疗	告知病人可能诱发或加重头痛的因素，指导病人缓慢深呼吸，冷热敷以及理疗、按摩、指压止痛法等
	检查	按医嘱做相关检查，如 CT 或 MRI
	药物	按医嘱正确使用止痛剂，滥用麦角胺咖啡因可致药物依赖，并注意用药后的观察
	活动	嘱患者卧床休息，床上解大小便
	饮食	1. 根据中医辨证饮食 2. 嘱咐多饮水
	护理	1. 备平卧位 2. 做好入院介绍，主管护士自我介绍 3. 根据病情做好各项监测记录 4. 密切观察是否有头痛发作的先兆症状：如头晕、恶心、呕吐、面色苍白等 5. 病室安静、整洁等，减少病人不良刺激 6. 根据病情留陪员，拉起床挡，确保安全

8

续表

日期	项目	护理内容
入院当天	健康宣教	向病人讲解疾病相关知识及诱发或加重头痛的因素
第2天	评估	神志、生命体征及病人的心理状态，对疾病相关知识的了解等情况
	治疗	按医嘱给予治疗
	检查	继续完善检查
	药物	密切观察各种药物作用与不良反应
	活动	卧床休息，注意安全
	饮食	同前
	护理	1. 基础护理、留置管道护理，皮肤、毛发、会阴、肛周护理 2. 加强病情观察，重视巡视及病人的主诉，发现头痛发作的先兆症状时，立即报告医生处理 3. 仔细询问病史，找出头痛的诱因，通过避免情绪紧张、进食某些食物、用力动作等方法以祛除诱因，减少头痛的发作 4. 做好心理护理 5. 保持呼吸道通畅
	健康宣教	指导患者能正确运用缓解头痛的方法
第3~7天	活动	适当下床活动

8

续表

日期	项目	护理内容
第3~7天	健康宣教	给病人进行心理疏导，教会病人减轻头痛的方法
	其余同前	
出院前1天	健康宣教	出院宣教： 1. 服药指导 2. 避免头痛发作的诱因 3. 注意保暖，防外感，规律饮食，调节心情 4. 坚持呼吸功能锻炼及体育锻炼 5. 定时专科门诊复诊
出院随访		出院1周内电话随访第1次，3个月内随访第2次，6个月内随访第3次，1年随访1次

第四节 肌肉疾病

一、重症肌无力

重症肌无力（myasthenia gravis，MG）是一种由神经-肌肉接头处传递功能障碍所引起的自身免疫性疾病，临床主要表现为部分或全身骨骼肌无力和易疲劳，活动后症状加重，经休息后症状减轻。患病率为 77~150/100万，年发病率为 4~11/100万。女性患病率大于男性，约3:2，各年龄段均有发病，儿童1~5岁居多。

【临床表现】

本病起病隐匿，通常从一组肌群首先出现肌无力，逐步累及其他肌群，受累肌群均有"晨轻暮重"的趋势，疲劳后加重和休息后减轻等，为本病的主要特征。

绝大多数病人首发症状为眼外肌麻痹，包括上睑下垂、眼球活动受阻而出现复视，但瞳孔括约肌不受累。其次为构音不清、吞咽困难、四肢无力，一般上肢重于下肢，近端重于远端。

若病人急骤发生延髓肌和呼吸肌严重无力，导致呼吸困难、呼吸衰竭，称为重症肌无力危象（MG 危象），是本病致死的主要原因。心肌受累，可引起突然死亡。本病的诱发因素多为感染、精神创伤、过度疲劳、妊娠、分娩等。这些因素也可使病情恶化甚至诱发 MG 危象。

根据疾病侵犯部位及受累程度，临床上常采用 Osserman 分型法进行分型。

Ⅰ. 眼肌型（15% ~20%）：病变限于眼外肌，表现上睑下垂、复视。对药物治疗的敏感性较差，但预后好。

ⅡA. 轻度全身型（30%）：从眼外肌开始逐渐波及四肢和延髓支配肌肉，呼吸肌常不受累，生活能自理，无危象。

ⅡB. 中度全身型（25%）：四肢肌群中度受累，常伴眼外肌受累，并有咀嚼、吞咽及构音困难。对药物治疗反应一般，生活自理有一定困难，无危象。

Ⅲ. 重度激进型（15%）：发病急，多于 6 个月内达高峰，常出现延髓支配肌肉瘫痪和肌无力危象，死亡率高。

Ⅳ. 迟发重症型（10%）：潜隐性起病，缓慢进展，多在起病半年至 2 年内由ⅡA、ⅡB 型发展而来，有延髓支配肌肉麻痹和呼吸肌麻痹。常合并胸腺瘤，预后差。

【并发症】

病人如果急骤发生延髓肌和呼吸肌严重无力，以致不能维持正常换气功能时，发生 MG 危象；当咽喉、软腭和舌部肌群受累出现吞咽困难、饮水呛咳时，易致窒息或吸入性肺炎。

【治疗】

1. 药物治疗

（1）抗胆碱酯酶药：是治疗 MG 的基本药物，主要

8

药物是溴吡斯的明 60mg 口服，每日 4 次，药物剂量因人而异，给药次数和时间因病情而定。

（2）肾上腺糖皮质激素：凡全身型肌无力患者，年龄在 40 岁以上或眼球麻痹、抗胆碱酯酶药物治疗不满意，以及眼肌型患者病情在 2 年以上而未能缓解者均可使用激素。目前采用的治疗方法有：①大剂量隔日递减疗法；②小剂量隔日递增疗法；③大剂量冲击疗法。应用激素治疗中应避免减量过快导致"反跳现象"，注意补充钾盐，服用制酸药。

（3）免疫抑制剂：适用于激素无效的病人，可选用硫唑嘌呤或环磷酰胺口服。

2. 血浆置换　如以上治疗均无效者可选用血浆置换法，可使症状迅速缓解。

3. 胸腺切除　60 岁以下的 MG 病人可行胸腺切除术，可使症状改善或缓解。

4. MG 危象的抢救　尽快改善呼吸功能，对有呼吸困难者，应及时进行人工呼吸。如自主呼吸骤停，应立即进行气管切开，人工呼吸肌辅助呼吸。根据危象类型进行对症治疗。

（1）肌无力危象：最常见，通常由于抗胆碱酶药物用量不足所致，主要表现为全身肌肉极度无力、吞咽困难、瞳孔散大、肠鸣音正常或降低、消化道分泌正常，无肌束颤动等症状。明确诊断后应加大抗胆碱酯酶药物的剂量，维持呼吸功能，预防感染。

（2）胆碱能危象：由于服用抗胆碱酯酶药物过量所致。表现为肌无力加重、瞳孔缩小、出汗和分泌物增多，此时应停用抗胆碱酯酶药物，待药物排出后重新调整剂量，或改用皮质类固醇药物等其他方法、

（3）反拗危象：主要见于严重型全身型患者，由于病人对抗胆碱酯酶药物不敏感所致。此时停止应用抗胆碱酯酶药物而用输液维持，保持水、电解质平衡，经过一段时间出现对抗胆碱酯酶药物有效时再重新调整剂量，也可改用其他方法治疗。

8

【健康教育与管理】

MG 为一种容易复发、难以治愈的自身免疫性疾病，护士应指导病人及家属掌握疾病相关知识和自我护理方法，帮助分析和消除不利于病人和家庭应对的各种因素。①患者应进食高蛋白、高维生素、高热量、富含钾、钙的软食或半流食；进食时尽量取坐位，进餐前充分休息或服药后 15～30min 产生药效时进餐。②指导患者建立健康的生活方式，生活有规律，适当活动与休息，保证充分休息和充足睡眠。③预防误吸和危象。④家属应理解和关心患者，给予精神支持和生活照顾，避免精神创伤、外伤、保持情绪稳定，避免受凉感冒；细心观察和及时发现病情变化。

在此基础上采取一切必要措施对患者进行长期系统管理，包括鼓励重症肌无力患者与医护人员建立伙伴关系，通过避免和控制重症肌无力的激发因素，减少复发，制定重症肌无力长期管理的用药计划，制定发作期处理方案和长期定期随访保健，提高患者的依从性，并根据患者病情变化及时修订防治计划。

【预后】

无论何种类型的重症肌无力，除儿童可有自行缓解外，一般临床过程为波动期、稳定期和缓慢期。发病后 5 年内为波动期，尤其是 1～2 年内，易发生肌无力危象，患者常死于呼吸系统并发症；5 年以后为稳定期，10 年以上为慢性病，此两期极少发生危象，预后较好。

【护理】

重症肌无力的护理见表 8-4-1。

表 8-4-1　重症肌无力的护理

项目	护理内容
评估	1. 一般评估：神志，生命体征，皮肤等
	2. 专科评估：受累肌群的情况，包括受累的部位以及程度

8

续表

项目	护理内容
治疗	根据病情吸氧、雾化吸入、吸痰、床边监测血压、心率、血氧、呼吸的变化，建立静脉通道
检查	按医嘱做疲劳试验；抗胆碱酯酶药物实验或重复电刺激
药物	按医嘱正确给药，告知病人常用药物的治疗方法、不良反应与服药注意事项，注意用药后的观察
活动	嘱患者卧床休息，床上解二便
饮食	1. 根据中医辨证饮食 2. 嘱多饮水
护理	1. 备半卧位，根据病情准备急救车、吸痰、监护仪等备用装置 2. 做好入院介绍，主管护士自我介绍 3. 制定相关的护理措施，如口腔护理，管道留置护理，皮肤、毛发、会阴、肛周护理措施 4. 根据病情做好各项监测记录 5. 密切观察是否有危象发作的先兆症状：如呼吸困难、恶心、呕吐、大汗、瞳孔缩小等 6. 观察并发症：如发生哮喘持续状态时，配合做好抢救工作 7. 翻身拍背，协助排痰，保持呼吸道通畅 8. 根据病情留陪员，拉起床挡，确保安全
健康宣教	向病人讲解疾病相关知识、安全知识、服药知识等及各种检查注意事项等

8

续表

项目	护理内容
出院健康宣教	出院宣教： 1. 服药指导 2. 避免危险发作的诱因 3. 注意保暖，防外感，规律饮食，调节心情 4. 坚持呼吸功能锻炼及体育锻炼 5. 定时专科门诊复诊
出院后随访	出院 1 周内电话随访第 1 次，3 个月内随访第 2 次，6 个月内随访第 3 次，1 年随访 1 次

二、周期性瘫痪

周期性瘫痪也称为周期性麻痹，是指以反复发作性的骨骼肌弛缓性瘫痪为主要表现的一组肌病。发作时大多伴有血清钾的异常改变，根据血清钾含量的变化分为低钾型、正钾型和高钾型三种。临床上以低钾型周期性瘫痪占绝大多数，正钾型和高钾型周期性瘫痪少见。由甲状腺功能亢进、醛固酮增多症、肾衰竭、代谢性疾病所致低钾而瘫患者称为继发性周期性瘫痪或低钾性瘫痪。

【临床表现】

任何年龄均可发病，以 20~40 岁青壮年居多，男性多于女性。多在夜间入睡后发作，其诱发因素有饱餐、酗酒、剧烈运动、过度疲劳、寒冷、情绪激动等。部分病例发作前有肢体酸胀、麻木、烦渴、出汗等前驱症状。主要表现为四肢软瘫，肌张力降低，腱反射减弱或消失。瘫痪由双下肢开始，延及双上肢，双侧对称，以近端为重。一般不累及脑神经支配肌及膀胱括约肌，感觉正常。严重病例可因呼吸肌麻痹及心律失常而死亡。疾病发作时症状可持续数小时或数日缓解，不留后遗症。可反复

8

发作，多随年龄增长发作次数减少。

【并发症】

预防瘫痪导致的坠床、窒息、肺部或尿路感染、心律失常。

【治疗】

急性发作时，以 10% 氯化钾或枸橼酸钾溶液 20～50ml 顿服，24 小时内总量为 10g，分次口服。也可将 10% 氯化钾加入生理盐水或林格液 1000ml 中静滴，1 小时不超过 1g，以免影响心脏功能。严重心律失常者应在心电监护下积极纠治，呼吸肌麻痹者应予辅助呼吸，不完全性瘫痪者鼓励其适当活动，或电刺激肌肉阻止病情进展并促使恢复。

发作间期应避免各种可能诱使发作的因素，口服氯化钾 3～6g/d 可能有助于减少发作，服用乙酰唑胺或螺内酯亦可预防发病。

【健康教育与管理】

病人因对疾病的认识不足，担心预后等，容易产生紧张、恐惧心理或焦虑、抑郁情绪，而情绪波动或焦虑均可诱发本病。告诉病人本病随着年龄增长，发作频率会逐渐降低，帮助病人解除心理压力，保持乐观心态，树立治疗信心，减少发作次数。帮助病人建立健康的生活方式，坚持适当运动，避免寒冷刺激、过劳、感染和创伤；发作频繁者遵医嘱补钾或口服乙酰唑胺等药物预防发作。出现口渴、出汗、肢体酸胀、疼痛、麻木感以及嗜睡、恐惧、恶心等前驱症状时应及时就医。

在此基础上采取一切必要措施对患者进行长期系统管理，包括鼓励周期性瘫痪患者与医护人员建立伙伴关系，通过避免和控制周期性瘫痪的诱发因素，减少复发，制定周期性瘫痪长期管理的用药计划，制定发作期处理方案和长期定期随访保健，改善患者的依从性，并根据患者病情变化及时修订防治计划。

【预后】

本病 20～40 岁发作频率较高，40 岁以后趋向发作减少，少数病人在患病多年后发生主要影响肢带肌群的缓慢进行性肌病。

【护理】

周期性瘫痪的护理见表 8-4-2。

表 8-4-2　周期性瘫痪的护理

项目	护理内容
评估	1. 一般评估：神志，生命体征，皮肤等 2. 专科评估：双下肢肌力状况，发病前是否有肢体麻木、酸胀、烦渴、恐惧等症状
治疗	根据病情服用药物，建立静脉通道
检查	按医嘱做相关检查，如血钾化验、心电图检查和肌电检查
药物	按医嘱正确服用氯化钾或枸橼酸钾等药物，注意用药后的观察
活动	嘱患者卧床休息，床上解大小便
饮食	1. 根据中医辨证饮食 2. 嘱多饮水
护理	1. 备半卧位，根据病情准备急救车、吸痰、监护仪等备用装置 2. 做好入院介绍，主管护士自我介绍 3. 制定相关的护理措施，如口腔护理，管道留置护理，皮肤、毛发、会阴、肛周护理措施 4. 视病情做好各项监测记录 5. 密切观察是否有周期性瘫痪的前驱症状：如口渴、出汗、肢体酸胀、疼痛、麻木感以及嗜睡、恐惧、恶心等 6. 根据病情留陪人，上床挡，确保安全

8

续表

项目	护理内容
健康宣教	向病人讲解疾病相关知识、安全知识、服药知识等，各种检查注意事项
出院 健康宣教	1. 服药指导 2. 饮食指导 3. 注意保暖，防外感，节饮食，调情志 4. 坚持呼吸功能锻炼及体育锻炼 5. 定时专科门诊复诊
出院随访	出院 1 周内电话随访第 1 次，3 个月内随访第 2 次，6 个月内随访第 3 次，1 年随访 1 次

8

第九章

常见护理操作流程

第一节　常用基础护理
操作流程

一、卧床病人更换床单法

【情景模拟】

患者刘女士，80岁，胃癌晚期。患者极度消瘦，乏力，贫血貌，患者自身无变换体位的能力，为预防患者压疮，保持患者床单位的清洁，增加患者舒适度，现为患者更换床单。

【目的】

1. 保持病室整洁、美观。
2. 保持患者的清洁，使患者感觉舒适。
3. 预防压疮等并发症。

【操作流程】

见表9-1-1。

表 9-1-1 卧床病人更换床单法

步骤	
护士	衣帽整洁，修剪指甲，洗手，戴口罩
评估	1. 评估患者的病情、意识状态、活动能力及配合程度 2. 有无输液、引流管、尿管、伤口、皮肤受压情况 3. 床单、被套符合床的要求
解释	向患者及家属解释操作的目的、方法及注意事项
环境	同病室内无患者进餐或进行治疗；按病人的需要调节室温，关闭门窗，屏风或隔帘遮挡
用物准备	清洁的大单、中单、被套、枕套、床刷、扫床套、污物车，手消毒液、需要时备清洁衣裤
铺大单法	1. 携用物至床旁，向患者及家属解释，以取得患者配合 2. 放平床头和膝下支架 3. 移开床旁桌离床约 20cm，移床旁椅至床旁桌旁 4. 松开床尾盖被，打起对侧床挡 5. 枕头移向对侧，协助病人移向对侧，注意交流，取得合作，背向护士并遮盖好病人 6. 从床头至床尾松开近侧各层床单 7. 将中单污染面向内卷至床中线处，塞于病人身下，湿式清扫橡胶中单，将橡胶中单搭与患者身上

	步骤
铺大单法	8. 将大单污染面向内卷至床中线处,塞于病人身下,从床头至床尾湿式扫净床褥
	9. 将清洁大单中线与床中线对齐,正面向上铺在床褥上,将近侧大单展开,对侧一半大单内折后卷至床中线下,塞入病人身下,按铺床法铺好近侧大单
	10. 铺平橡胶单,铺清洁中单与橡胶单上,近侧部分下拉至床沿,对侧部分内折后卷至床中线处,塞于患者身下;将近侧橡胶单和中单边缘塞于床垫下
	11. 协助患者平卧,将枕头移至近侧,并协助患者移向近侧,患者侧卧,面向护士,打起近侧床挡,卧于已铺好床单的一侧
	12. 操作者转至床对侧,自床头向床尾将各层床单下依次拉出
	13. 上卷中单至中线处,取出污物单,放于污物车袋
	14. 清扫橡胶单,将橡胶单搭于患者肩上
	15. 将大单自床头卷至床尾处,取出污大单,置于污物袋内
	16. 清扫床褥
	17. 同法铺好对侧大单、橡胶单和清洁中单
	18. 移至床中间处,两手下拉大单中部边缘,塞于床垫下
	19. 协助患者取平卧位,将枕头移向床中间

9

续表

步骤	
更换被套	1. 将清洁被套平铺于盖被上，被套中线对齐床面大单中线，打开被套尾端开口，解开污被套系带
	2. 从污被套里取出棉胎（S 型折叠），放于清洁被套内，套好被套；同时撤出污被套放于污物袋中
	3. 将棉被上端请患者捏住或压于枕下，在床尾逐层将被套、棉胎拉平后系带子，折成被筒将棉被尾端塞入床垫下（松紧适宜）
更换枕套	1. 向患者解释，取得患者的同意，一手托起患者头、颈部，一手取出枕头
	2. 将枕套套于枕芯外，系带，平拖至床头，开口处背向门
	3. 移回床旁桌椅，根据患者病情摇起床头和膝下支架开窗通风，撤去屏风或隔帘
评价标准	1. 操作熟练，动作轻柔，掌握节力原则
	2. 大单平整，四角紧扎，美观，紧贴不松散
	3. 被头充实、盖被平整、两边内折对齐，与床沿平行
	4. 枕头平整、充实、开口背门

【注意事项】

1. 操作时，注意观察病情变化动作应轻稳、节力，不宜过多翻动和暴露病人，避免受凉，防止坠床。

2. 若病室内有正在注射、换药、进餐的病人时，不宜更换床单。

3. 操作中各管道安置妥当，防止折叠，脱出及管内引流液逆行。

9

4. 病人的衣服、床单、被套应每周更换 1～2 次，若被血液、便液污染时，应及时更换，以防压疮的发生。

5. 病床应用湿式清扫，一床一巾，床旁桌应一桌一抹布用后均需消毒。禁止在病区、走廊地面上放置更换下来的衣、被，以防病原微生物的传播而引起交叉感染。

【要点提示】

1. 为患者更换床单位时应注意保护患者隐私，避免患者受凉。

2. 操作时，动作应轻稳、节力；必要时拉起床挡，防止病人翻身时坠床。

3. 卷污单或铺清洁单方法为：污单正面（污染面）朝内卷，铺清洁单则正面内卷。

4. 铺床单时应注意对齐各层中线，清扫原则：自床头至床尾，自床中线至床外缘。

5. 更换被套时应避免棉胎接触患者皮肤，盖被头端充实，距床头 15cm 左右。

6. 套枕套前先将枕头拍松，更换枕套后应使枕头开口背门。

7. 操作过程中及时与患者沟通，询问其有无不适。

二、协助患者移向床头法

【情景模拟】

患者汪先生，75 岁，临床诊断：心功能衰竭、肺部感染。自诉：心功能衰竭病史 10 余年，活动后心慌、气短、呼吸困难加剧，咳嗽、咳痰，痰液黏稠不易咳出。患者长期卧床，滑向床尾不能自行移动，为恢复患者舒适而安全的卧位，需协助患者移向床头。

【目的】

协助不能自行移动的患者床上移动，恢复舒适而安全的卧位，保持患者舒适。

【操作流程】

见表 9-1-2。

9

表 9-1-2 协助患者移向床头法

步骤	
护士	衣帽整洁，修剪指甲，洗手
评估	1. 患者病情、体重、意识状态、肢体肌力、配合能力 2. 有无约束、伤口、引流管、骨折和牵引等
解释	向患者及家属解释床上移动的目的、方法和配合事项
环境	整洁、安静、舒适、安全
用物准备	根据患者病情准备好软枕、软垫等物品
床上移动	1. 携用物至床旁，核对患者信息；向患者及家属再次做好解释工作，以取得配合 2. 固定床脚轮 3. 将各种导管及输液装置安置妥当，必要时将盖被折叠至床尾或一侧 4. 根据患者病情放平床头，将枕头横立于床头 5. 移动病人（根据患者情况选择） （1）一人协助患者移向床头法：①协助患者仰卧屈膝，双手握住床头护栏，也可搭在护士肩部或抓住床沿；②护士靠近床侧，两腿适当分开，一手托住患者肩背部，另一手托住臀部；③护士在托起患者的同时，嘱患者两脚蹬床面，挺身上移 （2）二人协助患者移向床头法：①患者仰卧屈膝；②护士两人分别站于床的两侧，交叉托住患者颈肩部和臀部，或一人托住颈、肩部及腰部，另一人托住臀部及腘窝部，两人同时抬起患者移向床头 6. 放回枕头，视病情需要支起靠背架，协助患者取舒适卧位，整理床单位

9

续表

步骤	
评价标准	1. 协助患者床上移动时能遵循节力、安全原则
	2. 注意患者安全，避免拖拉，保护局部皮肤
	3. 患者卧位正确，管道通畅
	4. 护患沟通有效，病人能主动配合

【注意事项】

1. 操作前，枕头横立于床头，避免碰撞患者头部。

2. 移动患者时动作应轻稳，协调一致，不可拖拉，以免擦伤皮肤。

3. 若患者身上有各种导管或输液装置时，应先将导管安置妥当，移动后仔细检查导管是否脱落、移位、扭曲、受压，以保持导管通畅。

4. 移动后，需用软枕垫好肢体，以维持舒适而安全的体位。

【要点提示】

1. 协助患者移动过程中注意节力，应减少患者与床之间的摩擦力，避免组织损伤。

2. 协助患者移动过程中需避免导管脱落，避免撞伤患者。

3. 双人协作时动作应平稳、协调。

三、轴线翻身法

【情景模拟】

患者吕先生，30岁，因车祸脊椎受损入院，患者长时间卧床，为保护患者皮肤，增加患者舒适感，为患者翻身。

【目的】

1. 协助颅骨牵引、脊椎损伤、脊椎手术、髋关节术后的患者在床上翻身。

2. 预防脊椎再损伤及关节脱位。

9

3. 预防压疮，增加患者舒适感。

4. 满足检查、治疗和护理的需要，如背部皮肤护理、更换床单或整理床单位等。

【操作流程】

见表 9-1-3。

表 9-1-3 轴线翻身法

步骤	
护士	衣帽整洁，修剪指甲，洗手
评估	1. 患者体重、病情、意识状态及配合能力
	2. 观察患者损伤部位，伤口情况和管路情况
解释	向患者及家属解释、告知患者翻身的目的、方法和配合要点，以取得患者的配合
环境	整洁、安静、舒适、安全、病室采光良好
用物准备	软枕、软垫、R型垫，且完整、无破损、性能良好
三人轴线翻身	1. 携用物至床旁，核对患者信息；向患者及家属做好解释工作，取得患者配合
	2. 固定床脚轮，移开床头柜
	3. 将各种管道及输液装置安置妥当，必要时将盖被折叠至床尾或一侧
	4. 移去患者枕头，整理患者衣物，使患者双臂交叉于胸前
	5. 松开被尾，摆放患者下肢于恰当位置
	6. 三位操作者站于患者同侧；第一操作者将一手置于患者头部，纵轴向上略加牵引，使头、颈部随躯干一起慢慢移动
	7. 第二操作者将双手分别置于患者肩部、背部
	8. 第三操作者将双手分别置于腰部、臀部，使患者头、颈、腰、髋保持在同一水平线上，移至近侧

9

续表

步骤

三人轴线翻身

9. 转向侧卧：翻转至侧卧位，翻转角度不超过60°

10. 翻身后，检查患者背部、骶尾部皮肤

11. 整理衣服，垫软枕至患者背部；置患者于舒适体位；垫软枕于两膝之间（或 R 型垫），双膝呈自然弯曲状；垫软垫于双踝部

12. 检查患者肢体，各关节保持功能位，各种管道保持通畅

13. 告知患者注意事项

14. 记录翻身时间及皮肤状况，做好交接班

评价标准

1. 操作熟练，动作轻柔，掌握节力原则

2. 卧位稳定，患者安全

3. 注意保暖，体现人文关怀

4. 沟通合理有效

【注意事项】

1. 翻身时，护士应注意节力原则。

2. 移动患者时应注意动作协调一致，不可拖拉，以免擦伤皮肤。

3. 翻身后，需用软枕垫好肢体，以维持舒适、安全的体位。

4. 若患者身上有各种导管或输液装置时，应先将导管安置妥善，翻身后检查导管是否有脱落、移位、扭曲等，以保持导管通畅。

5. 为手术患者翻身前应先检查伤口敷料是否脱落或潮湿，翻身后注意伤口不可受压。

【要点提示】

1. 翻身时勿让患者身体屈曲，以免脊柱错位。

2. 颈椎或颅骨牵引者，翻身时不可放松牵引，并使

9

头、颈、躯干保持在同一水平位翻动。

3. 颅脑手术者，头部转动过剧可引起脑疝，故应卧于健侧或平卧。

4. 石膏固定者，应注意翻身后患处位置及局部肢体血运情况，防止受压。

5. 根据患者病情及皮肤受压情况，确定翻身间隔时间，同时记录于翻身卡上，并做好交接班。

四、口腔护理

【情景模拟】

患者甄某，女，65 岁，主诉：持续高热 1 周，体温持续在 38 ~ 40℃，以"发热待查"收住入院。为保持患者口腔清洁、舒适，预防口腔感染，遵医嘱为患者进行口腔护理。

【目的】

1. 保持口腔清洁、湿润，预防感染等并发症。

2. 观察口腔内的变化，提供病情变化的信息。

3. 预防或减轻口腔异味，清除牙垢，增进食欲，保证患者舒适。

【操作流程】

见表 9-1-4。

表 9-1-4　口腔护理

步骤	
护士	衣帽整洁，修剪指甲，洗手，戴口罩
评估	1. 患者年龄、病情、意识、营养状况
	2. 患者情绪、心理状态及配合程度
	3. 患者口腔黏膜及卫生状况
解释	向患者解释口腔护理的目的、方法、注意事项及配合要点
环境	病室环境整洁、安静、舒适、安全，采光良好

9

续表

步骤	
用物准备	治疗车上层：治疗盘，无菌口腔护理包（治疗碗、弯盘、小镊、止血钳、压舌板、治疗巾、棉球数个）、漱口杯、吸管、液状石蜡或唇膏、漱口液、棉签、纱布、手电筒、按需准备外用药、执行单、手消毒液 治疗车下层：生活垃圾桶、医用垃圾桶 其他：必要时备开口器
评价标准	1. 操作规范、手法正确、动作轻巧 2. 口腔卫生得到改善，无感染，无溃疡、无出血 3. 告知患者在操作过程中的配合事项 4. 爱伤观念强，动作轻稳，棉球湿度适宜，棉球无遗留

【注意事项】

1. 行口腔护理时，昏迷患者禁止漱口，以免引起误吸。

2. 观察口腔时，对长期使用抗生素的患者，应注意观察其口腔内有无真菌感染。

3. 擦拭过程中，应注意使用的棉球不能过湿，防止因水分过多造成误吸；注意勿将棉球遗留在口腔内。

4. 棉球应包裹止血钳尖端，防止钳端直接接触口腔黏膜和牙龈。

5. 擦洗过程中应动作轻柔，特别是对凝血功能障碍的患者，应防止碰伤黏膜和牙龈。

【要点提示】

1. 擦洗前用棉球湿润口唇，防止口唇干裂者张口时破裂出血。

2. 使用开口器时应从臼齿处放入，牙关紧闭者不可

9

使用暴力使其张口，以免造成损伤。

3. 对活动义齿应先取下，用牙刷刷洗义齿的各面，用冷水冲洗干净，浸泡备用。

4. 每次只用一个棉球，一个棉球擦洗一个部位。

【常用口腔护理溶液及其作用】

见表9-1-5。

表9-1-5　常用口腔护理溶液及其作用

名称	浓度	作用及适用范围
生理盐水		清洁口腔，预防感染
复方硼酸溶液		轻度抑菌、除臭
过氧化氢溶液	1%～3%	防腐、防臭，适用于口腔感染有溃烂、坏死组织者
碳酸氢钠溶液	1%～4%	碱性溶液，适用于真菌感染
氯己定溶液	0.02%	清洁口腔，广谱抗菌
呋喃西林溶液	0.02%	清洁口腔，广谱抗菌
醋酸溶液	0.1%	适用于铜绿假单胞菌感染
硼酸溶液	2%～3%	酸性防腐溶液，有抑制细菌的作用
甲硝唑溶液	0.08%	适用于厌氧菌感染

五、鼻饲术

【情景模拟】

患者殷女士，65岁，因"食管癌术后"收住入院。患者极度消瘦，恶病质，贫血貌，平车推入病房。自诉：5个月前在全麻下行食管癌根治术，近半月出现吞咽困难，乏力。为满足患者营养和治疗需要，遵医嘱为患者行鼻饲术。

【目的】

对不能经口进食的患者以鼻胃管供给食物和药物，以维持患者营养和治疗的需要。

1. 昏迷患者。

2. 口腔疾患或口腔术后患者，上消化道肿瘤引起吞咽困难患者。

3. 不能张口的患者，如破伤风患者。

4. 其他患者，如早产儿、病情危重者、拒绝进食者等。

【操作流程】

见表9-1-6。

表9-1-6　鼻饲术

步骤	
护士	衣帽整洁，修剪指甲，洗手，戴口罩
核对	1. 查对患者信息 2. 双人核对医嘱，备齐鼻饲用物及鼻饲液
评估	1. 患者年龄、病情、意识状态 2. 患者鼻腔状况及通畅性 3. 患者心理状态及合作程度
解释	向患者及家属告知鼻饲术的目的及作用、操作过程及配合方法，取得配合
环境	环境安静、舒适，温湿度适宜，光线充足
用物准备	1. 治疗车上层：无菌盘内置治疗碗（内置鼻饲液）、胃管、镊子或止血钳、压舌板、纱布、50ml注射器、10ml注射器；无菌盘外置治疗巾、弯盘、液状石蜡、棉签、胶布、橡皮圈、别针、手电筒、听诊器、无菌手套、水温计、温开水适量、按需准备漱口液、手消毒液、治疗卡 2. 治疗车下层：生活垃圾桶、医用垃圾桶

9

续表

步骤	
插胃管过程	1. 携用物至床旁，核对患者信息；做好解释工作，以取得患者配合 2. 协助患者取半坐卧位或坐位，无法坐起者取右侧卧位，昏迷患者取去枕平卧位，头向后仰 3. 铺治疗巾于患者颌下，弯盘置于口角处（勿紧贴患者皮肤） 4. 准备胶布，检查并清洁患者鼻腔 5. 定位并标记：患者剑突处（方便测量胃管插入深度） 6. 打开无菌盘，戴手套，胃管内注入空气，检查胃管是否通畅，测量插管深度，从鼻尖经耳垂到胸骨剑突或前额发际到胸骨剑突处 7. 用液状石蜡润滑胃管前端 8. 再次向患者告知配合事项，一手持纱布托住胃管，一手持镊子夹住胃管前段，沿鼻腔轻轻插入，至咽喉部时（约10~15cm）嘱患者做吞咽动作，将胃管下至所需深度 9. 确认胃管在胃内 10. 将胃管用胶布在鼻翼及颊部固定 11. 脱手套，洗手 12. 灌注食物：①连接注射器于胃管末端，抽吸见有胃液抽出，再注入少量温开水；②缓慢注入鼻饲液；③鼻饲完毕后，再次注入少量温开水；④上提胃管使鼻饲液全部进入胃内；闭合胃管末端塞子 13. 鼻饲完毕，将胃管末端反折，用纱布包裹好，用橡皮圈夹紧，别针固定于枕旁或患者衣领处

9

续表

步骤	
插胃管过程	14. 清理、核对：①清洁患者口鼻腔，整理床单位；②嘱患者原卧位 20 ~ 30 分钟；③洗净注射器，放于治疗盘内，纱布盖好备用
	15. 告知患者留置胃管期间的注意事项，并嘱患者保持原卧位 20 ~ 30 分钟
	16. 洗手、记录：插管时间、病人情况、鼻饲液种类及量
拔胃管过程	1. 携用物至床旁，核对患者信息；做好解释工作，取得患者配合
	2. 铺治疗巾于患者颌下，弯盘置于口角处，胃管末端置于弯盘内，轻轻揭去固定的胶布
	3. 戴手套，再次向患者告知拔管的配合事项，用纱布包裹胃管，嘱患者做深呼吸，在病人呼气时反折胃管边拔边用纱布擦胃管，到咽喉部时快速拔出，以防液体滴入气管
	4. 将胃管置于弯盘内，清洁患者口、鼻腔，脱手套，协助患者漱口，并再次检查口、鼻腔情况，擦去胶布痕迹
	5. 协助患者取舒适卧位，整理用物
	6. 洗手、记录：记录拔管时间及患者反应
评价标准	1. 操作过程中严格执行查对制度
	2. 操作中有效沟通，充分体现人文关怀
	3. 操作规范熟练有序，符合要求，操作正确

9

【注意事项】

1. 插管时动作应轻柔，避免损伤食管黏膜，尤其是通过食管的3个狭窄部位（环状软骨水平处、平气管分叉处、食管通过膈肌处）时。

2. 为昏迷患者插管时，插入深度 10～15cm 时，操作者左手将其头部托起，使下颌贴近胸骨柄，以利插管。

3. 插管过程中如患者出现呛咳、呼吸困难、发绀等，表明胃管误入气管，应立即拔出。

4. 鼻饲液温度应在 38～40℃ 左右，避免过冷或过热；新鲜果汁与牛奶应分别注入，防止产生凝块；药片应研碎溶解后注入。

5. 长期鼻饲者每日进行口腔护理 2 次，并定期更换胃管，普通胃管每周更换，硅胶胃管每月更换一次。

【要点提示】

1. 准确测量插管深度，成人约 45～55cm，即鼻尖至耳垂再到剑突或前额发际到剑突距离。小儿胃管插入长度为从眉间至剑突与脐中点的距离。

2. 若插管过程中出现恶心、呕吐，可暂停插管，并嘱患者做深呼吸。深呼吸可分散患者注意力，缓解紧张。

3. 检查胃管是否在胃内的三种方法：①胃管末端接注射器抽吸胃液，能抽出胃液；②置听诊器于患者胃部，快速经胃管向胃内注入 10ml 空气，听到气过水声；③将胃管末端置于水中，无气泡逸出。

4. 每次鼻饲量不超过 200ml，间隔时间大于 2 小时；每次鼻饲前应证实胃管在胃内且通畅，并用少量温开水冲管后再进行喂食，鼻饲完毕后再注入少量温开水，防止鼻饲液凝结。

5. 每次抽吸鼻饲液后应反折胃管末端，避免灌入空气，引起腹胀。

9

管饲并发症的观察、处理及预防见表 9-1-7。

表 9-1-7　管饲并发症的观察、处理及预防

并发症	表现	原因	措施	预防
误吸	呛咳、发绀、呼吸困难	1. 鼻饲管脱出 2. 患者胃肠功能减弱，胃潴留，鼻饲速度过快，腹压增高引起食物反流 3. 患者长期卧床，胃呈横位	1. 立即停止药液的输注，右侧卧位 2. 立即吸出口鼻腔分泌物，必要时用纤维支气管镜吸出误吸物	1. 固定胃管方法正确，确保胃管位置正确，防止脱管 2. 采取合适的体位，抬高床头 40°~50°，进餐 30~60 分钟后再放平床头 3. 监测胃内残余量，输注前胃内残余量大于 100ml 时，停止输入，必要时按医嘱给予胃动力药

续表

并发症	表现	原因	措施	预防
管道阻塞	营养物质注入或输注困难，或完全不能注入、输入	1. 长期留置鼻肠管 2. 药物未充分研磨或虽经研磨但因配伍而形成块状 3. 鼻饲管未及时冲净 4. 管腔较细的情况下注入米汤、菜汤等	一旦发生阻塞时应用注射器向外抽吸，而不能向内推注	1. 注入的药物应充分磨碎，分开注入，以免发生配伍禁忌 2. 管饲前后用温开水 30～50ml 冲洗管道避免阻塞 3. 连续输注时每 2～4 小时用温开水冲洗管腔一次，输注完毕应冲洗管道
管道脱出	胃管部分或全部脱出	患者不慎自己拔出或活动时不慎脱出	根据具体情况，重新插入或暂停输注	1. 向患者告知插管后的注意事项，并讲明胃管对疾病的重要性 2. 患者活动时协助患者妥善固定胃管

续表

并发症	表现	原因	措施	预防
恶心、呕吐、腹胀、腹泻	患者恶心、呕吐、腹胀、排便次数增多，不成形	1. 营养液污染 2. 营养液脂肪含量过高 3. 抗生素治疗改变了肠道内正常菌群 4. 营养液温度低，输注速度快	一旦发生应立即更换营养液，建议短肽配合胰酶，并做好补充液等治疗工作	1. 操作前后加强手消毒 2. 营养液持续输入时，应每24小时更换输注管；输注前后应温开水冲洗管道 3. 建议短肽配合胰酶 4. 可添加益生菌
便秘	排便次数减少，排便困难，大便干、便，不易排出	1. 营养液纤维素含量低 2. 患者卧床时 3. 同上，活动少造成肠蠕动减慢	可采用按摩法，简易通便法，注入缓泻剂或灌肠等解决	1. 选择富含纤维素的营养液 2. 根据患者的具体情况制定个体化活动方案

9

胃管种类见表 9-1-8。

表 9-1-8 胃管种类

种类	特点
橡胶胃管	由橡胶制成，管壁厚，管腔小，质量重，对鼻黏膜刺激性较强。可重复灭菌使用，价格便宜。可用于留置时间短于 7 天，经济困难的一般胃肠道手术患者
硅胶胃管	由硅胶制成，质量轻，弹性好，无异味，与组织相容性好；管壁柔软，刺激性小；管壁透明，便于观察管道内情况。价格较低，可用于留置胃管时间较长的患者
DRW 胃管	由无毒医用高分子材料制成，前端钝化，经硅化处理，表面光滑，无异味，易顺利插入，不易损伤食管及胃黏膜；管壁透明，刻度明显，易于掌握插管深度。尾端有多用接头，可与注射器、吸引器等连接；置管时间可达 15 天

六、留置导尿术

【情景模拟】

患者刘某，女，40 岁，临床诊断：子宫肌瘤。今日在椎管内麻醉下行子宫切除术，遵医嘱现为患者进行术前准备：留置导尿术。

【目的】

1. 抢救危重病人时正确记录每小时尿量、测量尿比重，以观察病人的病情变化。

2. 避免盆腔手术过程中误伤病人脏器，需排空膀胱，保持膀胱空虚。

3. 某些泌尿系统疾病手术后留置尿管，便于引流和冲洗，并减轻伤口张力，促进伤口的愈合。

4. 为尿失禁或会阴部有伤口的病人引流尿液，保持会阴部的清洁干燥，并训练膀胱功能，恢复其储存和排放尿液的功能。

【操作流程】

见表 9-1-9。

表 9-1-9 留置导尿术

步骤	
护士	衣帽整洁，修剪指甲，洗手，戴口罩
核对	1. 查对患者信息 2. 评估导尿包的有效期，有无破损、过期
评估	1. 患者病情、意识状态、心理状况及生活自理能力 2. 患者膀胱充盈度及会阴部皮肤黏膜情况 3. 协助清洁患者外阴
解释	向患者解释导尿的目的及配合事项，取得患者配合
环境	环境安静、舒适，采光良好，温度适宜，围帘或屏风遮挡，门窗关闭
用物准备	1. 治疗车上层：一次性无菌导尿包（初步消毒用物：小方盘、消毒棉球数个、纱布、镊子、手套；再次消毒及导尿用物：弯盘、气囊导尿管、消毒棉球、镊子2把、10ml 注射器、润滑油棉球、标本瓶、纱布、集尿袋、方盘、孔巾、手套、外包治疗巾）、无菌双腔气囊导尿管1根、别针、弯盘、小橡胶单及治疗巾、浴巾、手消毒液、执行卡 2. 治疗车下层：医用垃圾桶、生活垃圾、便盆、便盆巾

9

续表

步骤

导尿过程　1. 携用物至床旁，核对患者信息，向患者解释，取得患者配合

2. 移床旁椅至床尾，将便盆置于床旁椅上，打开便盆巾

3. 松开床尾盖被，帮助患者脱去对侧裤腿，盖在近侧腿部，并遮盖浴巾保暖，对侧腿用盖被遮盖

4. 协助患者取仰卧屈膝位，两腿略外展，露出外阴，将橡胶单和治疗巾垫于患者臀下，弯盘置于近外阴处，消毒双手，检查并打开导尿包，取出首次消毒包

5. 左手戴手套，将消毒棉球倒入小方盘内，进行初步消毒；右手持镊子夹取棉球由外向内、自上而下消毒：阴阜、大阴唇，左手分开大阴唇，消毒小阴唇、尿道口。污棉球置于弯盘内，消毒完毕脱去手套置于弯盘内，将弯盘及小方盘移至床尾处

6. 洗手，在患者两腿之间打开导尿包，戴无菌手套，取出孔巾，铺在患者的外阴处并暴露会阴部

7. 按操作顺序整理好用物，取出导尿管，用润滑油棉球润滑导尿管前端，根据需要将导尿管和集尿袋的引流管连接，取消毒液棉球置于弯盘内，移至近外阴处

8. 再次消毒：弯盘置于近外阴处，一手分开并固定小阴唇，一手持镊子夹取碘伏棉球依次消毒尿道口、两侧小阴唇、尿道口

9. 导尿：将方盘移至近外阴处，嘱患者张口呼吸，一手继续固定小阴唇，另一手用

9

续表

步骤	
导尿过程	另一镊子夹导尿管对准尿道口轻轻插入尿道4～6cm，见尿液流出再插入7～10cm左右，松开固定小阴唇的手下移固定导尿管，连接注射器向气囊内注入等量的无菌溶液，轻拉导尿管有阻力感，即证实导尿管固定于膀胱内
	10. 导尿成功后，夹闭引流管，撤下孔巾，用纱布擦净外阴，用安全别针妥善固定
	11. 撤出患者臀下橡胶单及治疗巾，脱去手套，污物置于治疗车下层
	12. 协助患者穿好衣裤，取舒适卧位，整理床单位
	13. 记录留置导管的时间、签名，并粘贴于引流管及尿袋处
	14. 向患者告知留置尿管期间的注意事项，礼貌告退，开放导尿管
评价标准	1. 操作正确、熟练，有较强的无菌观念，操作过程中无污染
	2. 操作过程中能进行有效沟通，爱伤观念强
	3. 物品放置合理，省时、省力，用物处理妥当
	4. 能正确指导病人及家属在留置导尿期间的注意事项

【注意事项】

1. 严格执行查对制度及无菌操作技术原则。

2. 操作过程中注意保护病人的隐私，爱伤观念强。

3. 为女患者插尿管时，如误入阴道，应更换导尿管，然后重新插管。

9

4. 双腔气囊导尿管固定时要注意膨胀的气囊不能卡在尿道内口，以免气囊压迫膀胱壁，造成黏膜的损伤。

【要点提示】

1. 为病人消毒外阴时，每个棉球限用一次。

2. 外阴消毒时需注意镊子不可触及肛门区域。

3. 插管时动作应轻柔，避免损伤尿道黏膜。

4. 引流管固定要留出足够的长度，防止因翻身牵拉，使尿管脱出。

5. 别针固定要稳妥，既避免伤害病人，又不能使引流管滑脱。

【留置尿管期间的护理】

1. 保持尿道口清洁，每日为患者进行会阴护理，排便后及时清洗肛门及会阴部。

2. 留置尿管期间应注意观察并及时排空集尿袋内的尿液，并记录尿量；每周更换集尿袋 1~2 次，如尿液有性状、颜色改变，需及时更换。

3. 定期更换导尿管，尿管的更换频率通常根据导尿管的材质决定，一般为 1~4 周更换 1 次。

4. 如病情允许鼓励患者多饮水，每日在 2000ml 以上（包括口服和静脉输液等），达到冲洗尿道的目的，预防泌尿系统感染和尿路结石的形成。

5. 告知患者及家属保持尿管通畅的重要性，以取得患者配合。

6. 下床活动时应注意引流管的固定，集尿袋不得超过膀胱高度并避免挤压，防止尿液反流。

7. 训练膀胱反射功能，可采用间歇式夹管方式。夹闭导尿管，每 3~4 小时开放一次，使膀胱定时充盈和排空，促进膀胱功能的恢复。

七、保留灌肠

【情景模拟】

患者张某，女性，35 岁，自诉：3 天前有腹痛史，腹胀、腹痛、呕吐。初步诊断：不完全性肠梗阻，入院

9

后查体：肠蠕动消失；腹部 X 线立位透视可见液气平面的肠腔影。入院 2 天后症状未见明显缓解，今晨仍诉腹胀不适，遵医嘱给予大承气汤 150ml 保留灌肠。

【目的】

1. 镇静、催眠。

2. 用于临床治疗，如治疗肠道感染。

【操作流程】

见表 9-1-10。

表 9-1-10 保留灌肠

步骤	
护士	衣帽整洁，修剪指甲，洗手，戴口罩
核对	1. 查对患者信息
	2. 核对灌肠液温度及量
	3. 检查注洗器及肛管型号，质量
评估	1. 患者病情、意识反应及心理活动
	2. 患者肛周皮肤状况
	3. 了解是否排尽大小便
解释	向患者及家属解释保留灌肠的目的、方法、注意事项及配合要点
环境	环境安全隐蔽、室温 22～25℃，酌情关闭门窗、屏风遮挡
用物准备	1. 治疗车上层：治疗盘、注洗器、肛管（20 号以下）、止血钳、弯盘、灌肠液（根据病情需要）、治疗手套、温开水 5～10ml、小垫枕、卫生纸、润滑剂、橡胶单及治疗巾、治疗卡、手消毒液
	2. 治疗车下层：生活垃圾桶、医用垃圾桶，便盆、便盆巾
	3. 其他：必要时备屏风

9

续表

步骤	
灌肠过程	1. 携用物至床旁，查对患者信息，做好解释，以取得配合
	2. 协助患者取侧卧位，背向操作者，双膝屈曲，脱裤子至膝部
	3. 臀部移至床沿，将橡胶单、治疗巾、小垫枕垫于臀下，使臀部抬高约10cm，注意保暖；将弯盘及卫生纸置于患者臀边
	4. 戴手套，用注洗器抽吸灌肠液，连接肛管，润滑肛管前段，排尽肛管内气体，夹闭肛管备用
	5. 用左手拿卫生纸分开臀部，显露肛门，嘱患者深呼吸，用右手持肛管轻轻插入直肠15~20cm，动作轻柔
	6. 左手移至肛管并固定，右手松开止血钳，缓缓注入灌肠液
	7. 注入完毕夹闭肛管，取下注洗器再抽吸灌肠液，再行灌注，如此反复，直至灌肠液全部注入完毕
	8. 抽吸5~10ml温开水冲洗肛管中灌肠液
	9. 灌肠完毕，用血管钳夹闭肛管尾端或反折肛管尾端，用卫生纸包住肛管，轻轻拔出，用卫生纸清洁肛门，脱手套
	10. 撤去弯盘，为患者保暖，嘱患者保留小垫枕在臀下10~15分钟
	11. 15分钟后撤去小垫枕、治疗巾、橡胶单，协助患者取舒适卧位，嘱患者尽量保留灌肠液1小时以上再行排便
	12. 不能下床者给予便盆，将卫生纸、呼叫器放于易取处，排便后，取出便盆，协助患者穿好裤子

9

步骤	
灌肠过程	13. 灌肠完毕，开窗通风，整理用物 14. 洗手，将灌肠结果按要求记录（体温单或病情记录单）
评价标准	1. 沟通有效，患者满意，有以人为本的观念 2. 操作熟练，程序符合要求，方法正确，省力省时，动作轻稳 3. 手、衣、裤、床单无污染 4. 肛管插入的深度、注入药液的速度合适

【注意事项】

1. 保留灌肠前嘱患者排便，肠道排空有利于药液吸收。了解灌肠目的和病变部位，以确定患者的卧位和插入肛管的深度。

2. 保留灌肠时，插入深度易深，液量不宜过多，压力要低，灌入速度易慢，以减少刺激，使灌入的药液保留较长时间，利于黏膜吸收。

3. 肛门、结肠、直肠手术患者及大便失禁的患者，不宜做保留灌肠。

【要点提示】

1. 注意保护病人的隐私，尽量减少暴露病人防止着凉。

2. 了解灌肠目的及病变部位，以确定患者的卧位及插入的深度。

3. 灌肠前嘱患者排尽大小便，排空肠道有利于药液更好的吸收。

4. 保留灌肠溶液量不超过 200ml，温度为 38℃。

5. 灌肠过程密切观察患者的反应，如患者出现腹胀，应嘱患者深呼吸或轻轻按摩腹部。

6. 保留灌肠以晚上睡眠前灌肠为宜，因为此时活动

9

减少，药液易于保留吸收。

7. 慢性细菌性痢疾，病变部位多在直肠或乙状结肠，取左侧卧位；阿米巴痢疾病变多在回盲部，取右侧卧位，以提高疗效。

八、超声雾化吸入

【情景模拟】

王某，男性，72 岁，吸烟 30 年，2 包/天，门诊以"慢性阻塞性肺气肿"收住入院。患者主诉：慢性咳嗽，咳痰 6 年，多为黄黏痰，近半年出现咳嗽、气短，偶有哮鸣音，近期明显加重，痰液黏稠，难以咳出。遵医嘱给予生理盐水 30ml ＋糜蛋白酶 4000iu ＋地塞米松 2mg 雾化吸入。

【目的】

1. **湿化气道**　常用于呼吸道湿化不足、痰液黏稠、气道不畅者，也可作为气管切开术后常规治疗手段。

2. **控制呼吸道感染**　消除炎症，减轻呼吸道黏膜水肿，稀释痰液，帮助祛痰，常用于咽喉炎、支气管扩张、肺炎、肺脓肿、肺结核等患者。

3. **改善通气功能**　解除支气管痉挛，保持呼吸道通畅。常用于支气管哮喘等患者。

4. **预防呼吸道感染**　常用于胸部手术前后的患者。

【操作流程】

见表 9-1-11。

表 9-1-11　超声雾化吸入

步骤
护士　衣帽整洁，修剪指甲，洗手，戴口罩
核对　1. 查对患者信息 2. 核对医嘱及药液信息（药名、浓度、剂量）及给药时间和给药方法 3. 检查超声雾化机工作性能

9

续表

步骤	
环境	环境安静、舒适，温湿度适宜，光线充足
评估	1. 患者病情、意识、心理状态及合作程度 2. 评估患者治疗情况、用药史、所用药物的药理作用
解释	向患者及家属解释雾化吸入的目的、方法、注意事项及配合要点
用物准备	治疗车上层：基础治疗盘、50ml 注射器、无菌纱布、砂轮、超声雾化吸入器、螺纹管、口含嘴、生理盐水、药液、冷蒸馏水、水温计、电源插座、纸巾、治疗巾、手消毒液、锐器盒 治疗车下层：生活垃圾桶、医用垃圾桶
配制药液	1. 核对医嘱及药液信息 2. 水槽内加冷蒸馏水 300ml，液面高度约 3cm 要浸没雾化罐底的透声膜 3. 按药液配制方法将药液用生理盐水稀释至 30～50ml 加入雾化罐内 4. 检查雾化罐无漏液后，将雾化罐放入水槽，盖紧水槽盖
雾化吸入	1. 备齐用物携至床旁，核对患者信息并解释，以取得患者配合 2. 接通电源，先开电源开关，指示灯亮，预热 3～5 分钟 3. 协助患者取半坐卧位或平卧位，颌下铺治疗巾，弯盘置于口角处，指导患者雾化过程中的配合事项 4. 连接螺纹管和口含嘴或面罩，调节雾化所需时间、雾量，打开风力调节开关，调节风力使药液成雾状喷出

9

续表

步骤

雾化吸入　5. 将口含嘴放入患者口中（也可用面罩），指导患者紧闭口唇，做深呼吸；治疗时间每次 20~30 分钟

6. 治疗完毕，取下口含嘴，擦净患者面部

7. 先关雾化开关，再关电源开关

8. 协助患者取舒适卧位

9. 洗手，记录

10. 整理用物，倒掉水槽内的水，擦干水槽，将螺纹管、雾化罐浸泡消毒，洗净晾干备用

评价标准　1. 沟通有效，患者满意，有爱伤及以人为本的观念

2. 雾化吸入机需插电源，使用前检查各管道有无破损，连接通畅

3. 指导患者勿随意牵扯电源以免触电

4. 讲解雾化过程中的不适及配合方法

5. 使用雾化器时，勿倾斜，以免药物外溢，浪费药液

【注意事项】

1. 水槽内应保持足够的水量，水温不宜超过 50℃。如水温超过 50℃，应关机更换冷蒸馏水。

2. 发现雾化罐内液体过少，影响正常雾化时，应继续增加药量，但不必关机，加药只要从盖上小孔向内注入即可，一般每次使用时间为 15~20 分钟。

3. 连续使用雾化器时，中间需间隔 30 分钟。

4. 连接管、面罩、口含嘴应专人专用，清洁干燥保存；雾化罐用 500mg/L 的含氯消毒剂消毒灭菌。

【要点提示】

1. 向雾化罐内加入药液时应弃去针头。

9

2. 观察患者排痰是否困难，若因黏稠的分泌物经湿化后膨胀致痰液不易咳出时，应予以拍背协助痰液排除。

【拓展知识】

雾化吸入常用的药物及其作用：

1. 抗生素　如庆大霉素等。

2. 解痉药物　如氨茶碱、沙丁胺醇（舒喘灵）等。

3. 稀化痰液帮助祛痰　如 α-糜蛋白酶等。

4. 减轻水肿　如地塞米松等。

九、静脉输液

【情景模拟】

患者王先生，40 岁，因腹痛、腹泻 2 天，门诊以"腹泻原因待查"收住入院。患者自诉：因饮食不洁出现腹泻，间歇性腹痛，每天腹泻约 8～10 次，稀水样便。为补充水分及电解质，纠正水、电解质及酸碱平衡紊乱，遵医嘱为患者输注复方氯化钠溶液 500ml。

【目的】

1. 补充水分及电解质，预防和纠正水、电解质及酸碱平衡紊乱。

2. 增加循环血量，改善微循环，维持血压及微循环灌注量。

3. 供给营养物质，促进组织修复，增加体重，维持正氮平衡。

4. 输入药物，治疗疾病。

【操作流程】

见表 9-1-12。

表 9-1-12　静脉输液

步骤	
护士	衣帽整洁，修剪指甲，洗手，戴口罩
核对	1. 查对患者信息
	2. 核对药液瓶签（药名、浓度、剂量）

9

续表

步骤	
核对	及给药时间和给药方法 3. 检查药液质量
评估	1. 患者年龄、病情、意识、心肺功能、心理状态及配合程度 2. 穿刺部位的皮肤、血管状况及肢体活动度
解释	向患者及家属解释静脉输液的目的、注意事项及配合要点，取得配合
环境	病室环境安静、整洁、舒适，温度适宜，光线充足
用物准备	1. 治疗车上层：基础治疗盘、液体（按医嘱准备）、备用针头、输液器、胶贴、止血带、治疗巾、小垫枕、输液卡、手消毒液、剪刀、锐器盒 2. 治疗车下层：生活垃圾桶、医用垃圾桶、污染止血带收集盒 3. 其他：输液架，必要时备小夹板、棉垫及绷带
输液过程	1. 携用物至床旁，核对患者信息；做好解释工作，取得患者配合 2. 洗手，备胶贴 3. 核对医嘱，并再次检查药液质量，消毒药液瓶口，检查输液器质量，将输液器的插头插入瓶塞直至插头根部，排尽输液器内空气，将针柄挂于茂菲氏滴管部 4. 铺治疗巾，选择穿刺部位，在穿刺点上方约 6~8cm 处扎止血带

9

步骤	
输液过程	5. 常规消毒皮肤，消毒范围大于 5cm，待干
	6. 二次核对患者信息及所输药液信息，嘱患者握拳
	7. 取下针帽再次排气，行静脉穿刺与皮肤成 15°~30°进针，见回血将针头与皮肤平行再进入少许
	8. 三松：松止血带、松拳、松调节器
	9. 固定：待液体流入通畅、病人无不适后，用输液胶贴（或胶布）固定，必要时用夹板固定关节
	10. 根据患者年龄、病情及药液性质调节滴速
	11. 再次核对患者及所输药液信息，洗手、记录
	12. 告知患者输液过程中的注意事项，将呼叫器置于患者易取处
	13. 整理用物，洗手，礼貌告退
更换液体	1. 携用物至床旁，核对患者信息
	2. 核对第二瓶液体，确保无误，并常规消毒瓶口
	3. 确认茂菲氏滴管中的高度至少 1/2 满，拔出第一瓶内输液插头，迅速插入第二瓶内
	4. 查看茂菲滴管液面高度及液体滴入是否通畅，输液管中有无气泡，并告知注意事项
	5. 输液过程中加强观察

9

续表

步骤	
输液完毕	1. 核对患者信息，观察患者有无不适，确认液体全部输完后，向患者做好解释工作，取得患者配合 2. 轻轻揭去输液胶贴，轻按穿刺点上方，快速拔针，局部按压 1~2 分钟（至出血停止） 3. 观察穿刺部位，协助患者取舒适体位，并做好解释工作 4. 整理用物，洗手，记录
评价标准	1. 操作规范、准确、患者安全 2. 观察巡视及时，输液顺利 3. 患者及家属知晓输液相关事项 4. 患者出现异常情况时，护士能及时通知医生并协助处理

【注意事项】

1. 严格执行无菌操作原则及查对制度，预防感染及差错事故的发生。

2. 需要长期静脉输液的患者要注意合理保护使用静脉，从远端小静脉开始穿刺。穿刺静脉应选择粗直、弹性好、易固定、避开关节、静脉瓣、静脉炎及发生水肿处。

3. 输液前要注意排尽输液管及针头内的空气，输液过程中要及时更换输液瓶，输液完毕及时拔针，严防造成空气栓塞。

4. 注意药物配伍禁忌，对于有刺激性或特殊药物，应确认针头在血管内时再输入。

5. 加强输液过程中的观察，注意液体滴入是否通畅，观察患者输注部位的情况和全身反应，并能及时排除故障。

9

【要点提示】

1. 老年、长期卧床、高龄腹部手术患者尽量不选择下肢浅静脉穿刺，以防下肢深静脉血栓形成。

2. 乳腺手术患者避免在手术侧上肢进行静脉穿刺。

3. 注意保护血管，遵循从远至近、有小到大、多部位轮流注射的原则。

4. 止血带的松紧度以能阻断静脉血流而不阻断动脉血流为宜。

5. 输注化疗药物、刺激性强的药物前后均需用生理盐水冲管。

6. 准确调节输液滴速，特殊药物使用输液泵设定速度。

7. 输液过程中严防空气进入血管。

8. 对需要 24 小时持续输液者，应每日更换输液器。

9. 拔针后按压至无出血为止，凝血功能差者需延长按压时间。

10. 拔针时不可按压，以免损伤血管内膜，引起疼痛；拔针后以拇指按压为宜，按压面积易大，部位稍靠近皮肤穿刺点以压迫静脉进针处，防止皮下出血。

【常用静脉的选择方法】

在选择静脉输液血管时，应遵循："先远后近、先浅后深、先手后足"的原则，常用的输液部位：

1. 周围浅静脉 肘正中静脉、头静脉、贵要静脉、手背静脉网（成人患者首选）；

2. 头皮静脉 颞浅静脉、额静脉、枕静脉、耳后静脉（小儿输液常用部位）。

注意：老年人及小儿应尽量避开易活动或凸起的静脉，如手背静脉，应避开皮肤表面有感染、渗出的部位，以免将皮肤表面的细菌带入血管；避免在一处反复穿刺。

输液反应的观察及处理见表 9-1-13。

9

表 9-1-13 输液反应的观察及处理

输液反应类型	症状	处理	原因分析	预防
发热反应	多发生在输液后数分钟至 1 小时。患者表现为发冷、寒战，发热。轻者体温在 38℃左右，停止输液后数小时内可自行恢复，继之重者初起寒战，体温可达 40℃以上，并伴有头痛、恶心、呕吐、脉速等全身症状	1. 发热反应轻者，应立即减慢输液速度或停止输液，并及时通知医生 2. 发热反应严重者，应立即停止输液，保留剩余溶液和输液器，必要时送检验科做细菌培养 3. 对高热患者应立即给予物理降温，严密观察生命体征，必要时遵医嘱给予抗过敏药物或激素治疗	1. 多由于用物清洁灭菌不彻底，输入的溶液或药物制品不纯，输液保存不良，输液器消毒不严格或被污染 2. 输液过程中未能执行无菌操作所致	1. 认真检查药液的质量，输液用具的包装及灭菌日期、有效期 2. 严格无菌操作

续表

输液反应类型	症状	处理	原因分析	预防
循环负荷过重（肺水肿）	患者突然出现呼吸困难、胸闷、咳嗽、咳粉红色泡沫痰，严重时痰液可从口、鼻腔涌出；听诊肺部布满湿啰音，心率快且节律不齐	1. 立即停止输液，及时告知医生，积极配合抢救病人 2. 协助患者取端坐位，两腿下垂 3. 加压给氧，同时给于20%～30%乙醇湿化给氧 4. 根据医嘱给予镇静剂、扩血管药物、强心剂、利尿剂等药物 5. 必要时用止血带进行四肢轮扎，每隔5～10分钟轮流放松一侧肢体的止血带	1. 由于输液速度过快，短时间内输入较多液体，使循环血容量急剧增加，心脏负荷过重引起 2. 患者原有心肺功能不良，多见于急性左心功能不全者	输液过程中严密观察患者情况，注意控制输液的速度和输液量，尤其对老年人、儿童和心肺功能不全的患者更需谨慎重

9

续表

输液反应类型	症状	处理	原因分析	预防
静脉炎	沿静脉走向出现条索状红线,局部组织发红、肿胀、灼热、疼痛,有时伴有畏寒、发热等全身症状	1. 患肢抬高并制动 2. 局部用95%乙醇或50%硫酸镁进行湿热敷 3. 进行超短波理疗 4. 合并感染时,遵医嘱给予全身或局部抗生素治疗	1. 长期输入高浓度或刺激性强的药 2. 静脉置管时间过长 3. 无菌操作不严格	1. 对血管壁有刺激性的药物应充分稀释,并防止药物溢出血管外 2. 有计划的更换输液部位 3. 严格执行无菌操作
空气栓塞	输液过程中,患者突然感到心前区异常不适,有窒息感,呼吸困难,严重发绀;听诊心前区可闻及响亮、持续的"水泡音"	1. 立即停止输液,及时通知医生,积极配合抢救病人 2. 立即置病人于左侧卧位和头低足高位 3. 给予高流量氧气吸入 4. 密切观察病人神志及生命体征变化	大量空气经静脉输液管进入血液循环	1. 输液前排尽输液管内空气,输液过程中密切观察,及时更换输液瓶 2. 加压输液或输血时应专人守护

9

常见输液故障及排除方法见表9-1-14。

表9-1-14 常见输液故障及排除方法

常见故障	排除方法
溶液不滴	1. 针头滑出血管外：将针头拔出，另选血管重新穿刺 2. 针头斜面紧贴血管壁：调整针头位置或适当变换肢体位置，直到滴注通畅为止 3. 针头阻塞：更换针头，重新选择静脉穿刺 4. 压力过低：适当抬高输液瓶或放低肢体位置 5. 静脉痉挛：局部进行热敷以缓解痉挛
茂菲滴管液面过高	1. 滴管侧壁有调节孔时，先夹紧滴管上端的输液管，再打开调节孔，待滴管液体降至露出液面，见到滴注时，再关闭调节孔，松开滴管上端的输液管即可 2. 滴管侧壁没有调节孔时，可将输液瓶取下，倾斜输液瓶，使插入瓶内的针头露出液面，待滴管内液体缓缓下流至露出液面，再将输液瓶挂回输液架上继续滴注
茂菲滴管液面过低	1. 滴管侧壁有调节孔时，先夹紧滴管下端的输液管，再打开调节孔，待滴管液体上升至所需高度（一般为1/2～2/3滴管高度）时，再关闭调节孔，松开滴管下端的输液管即可 2. 滴管侧壁没有调节孔时，可先夹紧滴管下端的输液管，用手挤压滴管，迫使输液瓶内的液体下流至滴管内，当液面升至所需高度（一般为1/2～2/3滴管高度）时，停止挤压，松开滴管下端的输液管即可

9

续表

常见故障	排除方法
茂菲滴管液面自行下降	在输液过程中，如果茂菲滴管内的液面自行下降，应检查滴管上端输液管与滴管的衔接是否松动、滴管有无漏气或裂隙，必要时更换输液器

十、静脉留置针

【情景模拟】

曹先生，23 岁，因车祸头部受伤，昏迷 1 小时就诊。入院后，患者呕吐、抽搐、呼吸困难、大小便失禁。体检：昏迷，右侧瞳孔散大，对光反应消失，头颅 CT 提示：右额颞顶硬膜下血肿。需立即给予脱水、抗炎、止血等对症治疗。为能顺利建立静脉通路和保证输液速度，便于抢救，需尽快建立静脉通路，选择采用留置针建立静脉通路。

【目的】

1. 为患者建立静脉通路，便于抢救危重患者。

2. 用于长期输液患者，减少反复静脉穿刺带来的痛苦。

3. 按药物浓度给予静脉药物治疗。

【操作流程】

见表 9-1-15。

表 9-1-15　静脉留置针

步骤	
护士	衣帽整洁，修剪指甲，洗手，戴口罩
核对	1. 查对患者信息 2. 查对医嘱，核对药液瓶签（药名、浓度、剂量）及给药时间和给药方法

9

续表

步骤	
核对	3. 评估物品的名称、完整性及有效期，留置针及透明敷贴的有效期及包装有无破损、过期、潮湿
评估	1. 患者病情、意识、营养状况 2. 心理状态及配合程度 3. 穿刺部位的皮肤、血管状况及肢体活动度
解释	向患者及家属解释使用静脉留置针的目的、方法、注意事项及配合要点
环境	整洁、安静、舒适、安全、病室采光良好
用物准备	1. 治疗车上层：基础治疗盘、液体（按医嘱准备）、备用针头、输液器、静脉留置针、透明无菌贴膜、止血带、胶贴、治疗巾、小垫枕、输液卡、手消毒液、剪刀、锐器盒 2. 治疗车下层：生活垃圾桶、医用垃圾桶 3. 其他：输液架，必要时备小夹板、棉垫及绷带
穿刺前准备	1. 携用物至床旁，核对患者信息，做好解释工作，取得患者配合 2. 协助患者取舒适体位，备透明胶贴、输液贴 3. 核对医嘱，并再次检查药液，消毒瓶塞及瓶颈 4. 检查输液器有效期及质量，正确取出输液器，将针头插入瓶塞至根部，无污染 5. 一次排气成功（排至连接器部分），关闭调节器，针头放置妥当 6. 检查并打开留置针，将留置针与输液器连接

9

续表

步骤	
穿刺	1. 选择穿刺部位，铺治疗巾，在穿刺点上方10cm处扎止血带，嘱其握拳
	2. 消毒皮肤，范围直径为 8cm × 8cm，待干
	3. 再次核对患者信息及所输药液信息
	4. 取下针帽再次排气，旋转松动外套管，调整针头斜面向上，无污染
	5. 绷紧皮肤，15°～30°进针，见回血后降低到5°～10°角，顺静脉走行再继续进针0.2cm，左手持Y型接头，右手后撤针芯约 0.2～0.3cm，持针座将针芯与外套管一起送入静脉内，一手固定两翼，另一手迅速将针芯抽出，放入锐器盒中
	6. 穿刺成功，嘱患者松拳，松止血带，打开调节器
	7. 以穿刺点为中心，无张力放置透明敷料，敷帖要将隔离塞完全覆盖，用手按压导管边缘及透明敷料四周，使其紧贴皮肤
	8. 洗手，在记录胶带上标注穿刺时间及操作者姓名，贴于透明敷料下缘；并用一条胶布交叉妥善固定Y型接头处，再用一条固定插入肝素帽内的输液器针头及输液管
	9. 根据年龄、病情、药物性质调节滴速
	10. 再次核对无误后，填写输液卡
	11. 整理用物，洗手
封管	1. 输液完毕，拧下头皮针与输液器的连接处，将10ml注射器去针头，垂直连接头皮针
	2. 一手持头皮针的连接处，一手持注射器采用脉冲式冲洗导管（推一下，停一下）

续表

步骤	
封管	3. 推注完生理盐水后，尽量靠近针座处夹紧夹子（一手持滑动夹，一手在输液接头端将延长管滑入滑动夹夹紧） 4. 处理头皮针以及注射器 5. 洗手，记录结束时间 6. 告知患者留置过程中注意事项。观察皮肤有无红肿，贴膜有无卷边及潮湿
评价标准	1. 操作规范、准确、患者安全 2. 观察、巡视及时，输液顺利 3. 患者/家属知晓静脉留置针使用相关注意事项 4. 患者出现异常情况时，护士能及时通知医生并协助处理

【注意事项】

1. 严格执行无菌操作原则及查对制度，预防感染及差错事故的发生。

2. 穿刺静脉应选择粗直、弹性好、易固定的静脉，避开关节、静脉瓣、静脉炎及发生水肿处。

3. 更换透明贴膜后，也要记录当时穿刺日期。

4. 静脉套管针保留时间通常为 3～5 天，可参照使用说明。

5. 每次输液前后应当检查患者穿刺部位及静脉走向有无红肿，询问患者有关情况，发现异常及时拔除导管，给予处理。

【要点提示】

1. 留置针留置时间为 72～96 小时，最好不要超过 7 天。严格按照说明书。

2. 消毒时注意消毒范围，消毒范围大于留置针贴膜的范围。

3. 穿刺时注意角度及进针手法。

9

4. 冲、封管遵循 SAS 原则：S：生理盐水；A：药物注射；S：生理盐水；根据药液选择适当的溶液脉冲式冲洗导管，每 6 ~ 8 小时冲管 1 次。

5. 冲管必须使用脉冲式方式，并做到正压封管。

6. 经常观察穿刺点，如有红肿、硬结、渗出物，应及时拔出导管。

【冲封管指针】

何时冲管：

1. 每一次输液之前，作为评估导管功能的一个步骤，应该冲洗导管。

2. 每一次输液后，应该冲洗导管，以便将输入的药物从导管腔内清除，防止不相容药物之间的接触。

何时封管：

在输液结束冲管之后，应该封管血管通路装置以减少血管通路装置发生阻塞的危险。

【冲封管实践标准】

1. 对于新生儿患者，由于其药物代谢和排泄的生理成熟度存在差异，所以冲洗液和（或）封管液均不应含有防腐剂。

2. 成人和儿童患者每一次使用外周静脉短导管之后，都应使用不含防腐剂的 0.9%氯化钠溶液封管。

3. 当药物与生理盐水不相容时，应该先使用 5% 葡萄糖注射液冲管，然后再用生理盐水/肝素盐水封管。

4. 由于葡萄糖可为生物的被膜生长提供营养，所以应该将其冲洗出管腔。

十一、静脉输血

【情景模拟】

患者柳女士，35 岁，自诉：乏力、头昏、头晕、心悸、气短 3 月余，阴道出血 1 周余，发热 3 天，体温持续在 38℃左右。以"再生障碍性贫血"收住入院。入院后实验室检测结果回报：Hb 40g/L，血小板 40×10^9/L，中性粒细胞 1.2×10^9/L。遵医嘱给予红细胞 200ml 静脉输注。

【目的】

1. 为患者补充血容量，改善血液循环。

2. 纠正贫血，增加血红蛋白含量，促进携氧功能。

3. 为患者补充各种凝血因子、血小板，改善凝血功能。

4. 补充血浆蛋白，增加蛋白质，改善营养状态。

5. 为患者输入新鲜血液，补充抗体及白细胞、增加机体抵抗力。排除有害物质，改善组织器官的缺氧状况。

【操作流程】

见表 9-1-16。

表 9-1-16 静脉输血

步骤	
护士	衣帽整洁，修剪指甲，洗手，戴口罩
核对	1. 查对患者信息 2. 仔细核对配血报告单上的各项信息确保无误 3. 输血前再次双人核对血袋包装、血液性质、配血报告单上的各项信息，核实血型检验报告单，确定无误方可实施输血
评估	1. 患者病情、意识、营养状况 2. 患者的心理状态及配合程度 3. 患者的血型、无输血史，必要时遵医嘱给予抗组胺或者类固醇药物 4. 穿刺部位的皮肤、血管状况及肢体活动度等
解释	向患者及家属解释操作的目的、方法、注意事项及配合要点，取得配合
环境	环境安静、舒适，温湿度适宜，光线充足
用物准备	1. 治疗车上层：基础治疗盘、一次性输血器、生理盐水、同型血液、遵医嘱备抗过敏药物、备用针头、胶贴、止血带、治疗巾、输血治疗单、血型交叉报告单、手消

9

续表

步骤

用物准备	毒液、锐器盒 2. 治疗车下层：生活垃圾桶、医用垃圾桶、污染止血带收集盒 3. 其他：输液架，必要时备小夹板、棉垫及绷带
输血过程	1. 携输血用物至床旁，查对患者信息，做好解释工作，取得患者配合 2. 由两名医务人员共同核对患者姓名、血型及血液质量 3. 选择适宜穿刺部位，遵医嘱按照密闭式静脉输液为患者建立静脉通道，输入少量生理盐水 4. 必要时遵医嘱给予抗过敏药物，向患者做好解释，消除紧张焦虑情绪 5. 由两名医务人员再次按"三查八对"内容核对，准确无误后签名，严防差错事故的发生 6. 戴手套，以手腕力量上下轻轻旋转血袋，将血液摇匀 7. 打开储血袋封口，常规消毒开口处塑料管，将输血器通液针头从生理盐水瓶上拔出插入输血器的输血接口至根部，缓慢将血袋倒挂到输液架上，再次核对患者及所输血液信息 8. 开始输入时速度宜慢，严密观察 15min 无不良反应，再按病情需要调节滴速。成人一般 40~60 滴/分，老人儿童酌减 9. 再次核对患者及输血治疗处置单，洗手、记录 10. 向患者及家属交代输血过程的有关注意事项，将呼叫器于患者易取处 11. 整理用物，洗手，礼貌告退

9

步骤	
更换血液	1. 携用物至床旁，核对患者信息；做好解释工作，取得患者配合 2. 在上一袋血液即将滴尽时，常规消毒生理盐水瓶口 3. 将针头从储血袋中拔出，插入生理盐水瓶口，输入少量生理盐水，冲净输血器管道内血液 4. 再按第一袋血液输注方法连接血袋继续输血
输血完毕	1. 待血液输注完毕时，再输入少量生理盐水，将输血器管道内的血液完全冲净后拔针，按压进针点至不出血 2. 观察穿刺部位，协助患者取舒适体位，并做好解释工作 3. 分类整理用物，输血袋按规定保留 24 小时 4. 洗手，做好输血记录
评价标准	1. 操作规范、准确、患者安全 2. 观察、巡视及时，输血顺利 3. 患者/家属知晓输血相关注意事项 4. 患者出现异常情况时，护士能及时通知医生并协助处理

【注意事项】

1. 输血前必须经双人"三查八对"（查血液有效期、血液质量、血液包装是否完好；核对床号、姓名、住院号、血袋号、血型、交叉配血实验结果、血液种类和剂量）无误方可输入。

2. 血液取回后勿振荡、加温，避免血液成分破坏引起不良反应。

3. 输入两个以上供血者的血液时，在两份血液之间

9

输入 0.9% 氯化钠溶液，防止发生反应。

4. 开始输血时速度宜慢，观察 15min，无不良反应后，将流速调节至要求速度。

5. 血液内不可随意加入其他药品，如钙剂、酸性及碱性药物、高渗或低渗液体，以防血液凝集或溶解。

6. 输血袋用后需低温保存 24 小时，以备患者在输血后发生输血反应时检查、分析原因。

【要点提示】

1. 输血前必须做血型鉴定及交叉配血试验。

2. 无论是输全血还是输成分血，均应选用同型血液输注。但在紧急情况下，如无同型血，可选用 O 型血输给患者。

3. 患者如果需要再次输血，则必须重新做交叉配血试验，以排除机体已产生抗体的情况。

4. 输液前务必执行双人查对，严格按照"三查八对"内容核对，确保无误。

5. 严格掌握输血速度，对年老体弱、严重贫血、心衰患者应谨慎，滴速宜慢。

【相关知识拓展】

成分输血与输全血相比较的优势：

1. 全血中除红细胞外，其余成分浓度低，有的已丧失功能和活性，起不到治疗的作用。

2. 全血中主要有效成分是红细胞，其疗效与成分红细胞相似，而不良反应比后者多。

3. 成分输血有很多优点，最主要的优点是浓度高，针对性强，疗效好，不良反应少，节约了宝贵的血液资源，减轻了患者的经济负担。

4. 成分输血制剂容量小，浓度和纯度高，治疗效果好。

5. 减少输血性传播疾病的发生。

【输血反应处理预案】

1. 识别输血反应 输血时应遵循先慢后快的原则，输血前 15 分钟速度宜慢，并严密观察病情变化，若无不

9

良反应，再根据需要调整速度。一旦出现异常情况立即报告医生及时处理。

2. 发生输血反应时：

（1）若为一般过敏反应者应减慢输注速度或停止输血，经对症处理情况好转后可遵医嘱继续输血，注意严密观察。

（2）对怀疑溶血等严重反应时应立即停止输血，更换输液器，输注生理盐水。

（3）立即报告医生和输血科，进行积极抢救治疗的同时，进行必要的核对、检查；封存血袋及输血器，并抽取患者血样一同送输血科进行检验。

（4）及时如实记录患者生命体征、一般情况和抢救过程，并跟踪患者病情变化和各项检查结果。

（5）填写输血不良反应反馈单，上报输血科；输血反应严重者需上报医院不良反应事件。

（6）做好家属、患者的解释、安慰工作，如患者、家属有异议时，立即按有关程序对输血器进行封存，必要时送检。

（7）科室护士长应对输血反应进行分析，共同查找原因，落实改进措施。

3. 输血反应防范

（1）严格床旁双人查对，将血液轻轻混匀，严禁加热、震荡。严格按照无菌操作技术将血制品用标准输血器输给患者。

（2）输血通道应为独立通道，不得同时加入任何药物一同输注。多袋输注者中间用生理盐水冲净输血器后再输注另外一袋血液。

（3）输血时应遵循先慢后快的原则，输血的前15分钟要慢，严密观察病情变化。

（4）血液为特殊制品，不能保存在临床科室。血液出库30分钟不能退回。血液一经开不能退换。

输血反应的观察及处理见表9-1-17。

9

表 9-1-17　输血反应的观察及处理

输液反应类型	症状	处理	原因分析	预防
发热反应	可发生于输血过程中或输血后 1～2 小时,患者先有发冷、寒战,继之出现高热,体温可达 38～41℃,可伴有皮肤潮红、头痛、恶心、呕吐、肌肉酸痛等全身症状,一般不伴有血压下降。发热持续时间不等,轻者 1～2 小时即可缓解,缓解后体温逐渐降至正常	1. 反应轻者,应立即减慢输血速度,症状可自行缓解 2. 反应严重者,应立即停止输血,密切观察生命体征,给予对症处理,并及时通知医生 3. 必要时遵医嘱给予抗过敏药物和解热药 4. 将输血器、剩余血液连同贮血袋一并送检	1. 由致热原引起 2. 多次输血后,受血者体内产生的抗体与供血者的白细胞和血小板发生免疫反应,引起发热 3. 输血时没有严格遵守无菌操作原则,造成感染	1. 严格管理血库保养液和输血用具,有效预防致热原 2. 严格无菌操作

续表

输液反应类型	症状	处理	原因分析	预防
过敏反应	1. 轻度反应：输血后出现皮肤瘙痒，局部或全身出现荨麻疹 2. 中度反应：出现血管神经性水肿，多见于颜面部，表现为眼睑、口唇高度水肿，也可发生喉头水肿，表现为呼吸困难，两肺可闻及哮鸣音 3. 重度反应：发生过敏性休克	1. 轻度反应，减慢输血速度，给予抗过敏药物，用药后症状可缓解 2. 中、重度反应，应立即停止输血，通知医生，根据医嘱皮下注射1:1000肾上腺素0.5～1ml或静脉滴注氢化可的松或地塞米松等抗过敏药物 3. 呼吸困难者给予氧气吸入，严重喉头水肿者行气管切开 4. 循环衰竭者给予抗休克治疗 5. 监测生命体征变化	1. 患者为过敏体质，某些物质引起过敏反应 2. 输入的血液中含有致敏物质 3. 多次输血患者体内可产生过敏性抗体，当再次输血时，抗原抗体相互作用而发生输血反应 4. 供血者血中抗体随血液传给受血者，一旦与相应抗原接触，即可发生过敏反应	1. 正确管理血液和血制品 2. 选用无过敏史的供血者 3. 供血者在采血前4小时不宜吃高蛋白和高脂肪食物，以免血中含有过敏物质 4. 有过敏史者，输血前根据医嘱给予抗过敏药物

9

续表

输液反应类型	症状	处理	原因分析	预防
溶血反应	患者头痛、面部潮红、恶心、呕吐、心前区压迫感、四肢麻木、腰背部剧烈疼痛、出现酱油色尿，并伴寒战、高热，呼吸困难、发绀和血压下降	1. 立即停止输血，通知医生 2. 氧气吸入，建立静脉通道，遵医嘱给予升压药物或其他治疗 3. 双侧腰部封闭，用热水袋热敷双侧肾区，保护肾脏 4. 遵医嘱碱化尿液，严密观察生命体征及尿量 5. 将余血，患者血标本和尿标本送检	1. 输入异性血液 2. 输入变质血液：血液贮存过久、保存温度过高，血液被剧烈震荡或细菌污染等	1. 严格做好血型鉴定及交叉配血试验 2. 输血前认真查对，杜绝差错事故发生 3. 严格遵守血液保存规则，不可使用变质血液

十二、PICC 导管维护

【情景模拟】

患者温女士，55 岁，临床诊断：急性白血病。遵医嘱需要给予中、长期的化学药物治疗，为减少化疗药物对血管的刺激及损伤，避免反复穿刺的痛苦，保证药物准确输入，遵医嘱于 7 天前为患者行 PICC 置管术，为保持管路通畅，预防感染，为患者进行 PICC 导管维护。

【目的】

1. 保证导管的稳定性，避免导管脱落。
2. 定期冲封管，保持管道通畅。
3. 清洁伤口，更换敷料。

【操作流程】

见表 9-1-18。

表 9-1-18　PICC 导管维护

	步骤
护士	衣帽整洁，修剪指甲，洗手，戴口罩
核对	1. 核对患者信息
	2. 核对维护记录单
	3. 评估 PICC 维护包有无破损、过期
评估	1. 患者的病情、意识状态及合作程度
	2. 穿刺部位情况、导管外露长度
解释	告知患者 PICC 导管维护的目的及配合事项，以取得配合
环境	病室环境宽敞、环境安静、舒适，光线充足
用物准备	1. 基础治疗盘、PICC 导管维护包、10ml注射器 2 副、肝素帽、治疗巾、胶布、酒精棉片、皮尺、手消毒液、导管维护记录单、锐器盒

9

续表

步骤	
用物准备	2. 封管液：生理盐水 100ml、肝素盐水 100ml
	3. 治疗车下层：医用垃圾桶、生活垃圾桶
更换肝素帽	1. 洗手，戴口罩。携用物至床旁，核对患者信息并做好解释工作，取得患者配合
	2. 铺治疗巾于穿刺侧肢体下，用皮尺在肘窝上 10cm 处测量臂围是否与置管时相同；去除固定肝素帽的胶布，反折导管头端，卸下旧肝素帽
	3. 用酒精棉片消毒导管接头处，反复拧擦 10~14 次（>15 秒）；连接新肝素帽或正压接头
冲洗导管	1. 确认导管位置，抽回血（不超过圆盘）
	2. 用 6~8ml 生理盐水注射器脉冲式冲洗导管（推一下、停一下）
	3. 用肝素盐水 4~6ml 正压封管（边退边推，针头斜面朝上，推注过程中缓慢拔针，以肝素帽上含一滴液体为最佳；推液速度>退针速度）
更换敷贴	1. 去除透明敷料，用拇指轻压穿刺点，沿四周 0°角平拉透明敷贴，自下而上 180°去除原有的透明敷料
	2. 评估穿刺点有无异常，洗手
	3. 检查并打开导管维护包，戴无菌手套
	4. 消毒皮肤：酒精棉棒螺旋式由内向外螺旋式进行皮肤消毒，共 3 遍（避开穿刺点 1cm），以清除皮肤上的胶布痕迹（但不消毒导管），消毒范围以穿刺点为中心上下 10cm，左右至臂缘

9

续表

步骤

更换敷贴	5. 消毒皮肤及导管：取碘伏棉签以穿刺点为中心由内向外顺时针螺旋式消毒，左手翻转导管第二根碘伏棉签逆时针消毒皮肤，（顺—逆—顺）共消毒 3 遍；消毒范围直径 > 贴膜面积
	6. 固定导管：调整导管位置，使圆盘与穿刺点之间导管呈 C 型放置，用第一条胶带固定圆盘，胶带下缘对齐圆盘下缘，无张力放置透明敷料（10cm×12cm），导管边缘塑形，按压透明敷料四周，使其紧贴皮肤
	7. 将第二条胶带蝶型交叉固定圆盘与透明敷料；第三条胶带加固于透明敷料下缘
	8. 脱手套，洗手
	9. 在记录胶带上标注操作者姓名及时间，贴于透明敷料下缘；并用胶布妥善固定导管末端
	10. 填写导管维护记录单，签名、时间及日期
整理用物	1. 协助患者取舒适卧位，整理床单位
	2. 向患者交代置管期间的注意事项
	3. 整理用物，洗手，礼貌告退
评价标准	1. 操作熟练，无菌观念强
	2. 操作规范、准确、患者安全
	3. 患者/家属知晓 PICC 相关注意事项
	4. 患者出现异常情况时，护士能及时通知医生并协助处理

9

【注意事项】

1. 禁止使用小于 10ml 的注射器冲管、封管、给药。

2. 禁止用于高压注射泵推注造影剂。

3. 禁止用静脉点滴或普通静脉推注的方式封管。

4. 禁止将导管体外部分移入体内。

5. 禁止在置管侧肢体上方绑扎止血带、测量血压。

6. 不能用含有血液和药物混合的盐水冲洗导管。

7. 每次输液后用生理盐水脉冲式冲管，再用 10U/ml 生理盐水肝素钠溶液 3ml 正压封管。儿童患者用 6ml 生理盐水脉冲式冲管后，再用 0～10U/ml 生理盐水肝素钠液正压封管。限制生理盐水用量的患者用量减半。

8. 输注血制品、脂肪乳、肠外营养液等高粘滞性药物时应每 4 小时用生理盐水脉冲式冲洗导管，输注完毕后立即用 20ml（儿童 6ml）生理盐水脉冲式冲管后再接其他液体。

【要点提示】

1. 输液接头每周更换 1 次，如输注血液或胃肠外营养液，需 24 小时更换 1 次。

2. 冲、封管遵循 SASH 原则：S：生理盐水；A：药物注射；S：生理盐水；H：肝素盐水（若禁用肝素者，则实施 SAS 原则）根据药液选择适当的溶液脉冲式冲洗导管，每 8 小时冲管 1 次；输注脂肪乳、输血等黏稠液体后，用生理盐水 10～20ml 脉冲正压冲管后，再输其他液体。

3. 冲管必须使用脉冲式方式，并做到正压封管。

4. 经常观察穿刺点有无红肿、硬结、渗出物，应及时做局部处理。

5. 碘伏消毒时在穿刺点停留 2 秒，目的是为了更好的消毒穿刺点。

6. 应经常观察用 PICC 输液的滴速，若发现滴速明显降低（低于 80 滴/分）时应及时查明原因并妥善处理。

9

【置管后 24 小时内注意事项】

目的：避免出血——抬高患肢并限制活动。

1. 置管后 24 小时内置管侧上肢尽量避免屈肘或过度活动，以避免出血。置管后为避免肢体肿胀，麻木，可将肢体抬高，做握拳松拳的动作，可按压穿刺点轻微活动，以促进血液循环，防止血栓形成。

2. 置管后穿刺点处有少量渗血，不要紧张，可以局部按压止血、冰袋冷敷止血。

3. 告知患者置管 24 小时后护士会更换贴膜。

【置管后 1 周内的注意事项】

1. 热敷

（1）目的：减少机械性静脉炎。

（2）方法：热敷范围为贴膜上方 1cm 处开始到肩膀，用半湿的热毛巾包裹整个手臂，或者用热水袋隔着湿毛巾在静脉走向热敷，以不烫伤为宜，穿刺后当晚开始热敷 30 分钟，后 3 天连续热敷，每天 4 次，每次 30 分钟，热敷时适当按压穿刺点。静脉条件差时，热敷后可用喜疗妥沿静脉走向涂抹，以促进热敷效果。

2. 活动

（1）目的：让静脉适应导管，减少不适感及渗血。

（2）方法：可多做握拳运动，但活动幅度应控制，不宜做肩关节大幅度甩手运动，避免置管手臂重体力活，以不超过一个热水瓶的重量为准。

3. 注意事项　平时注意观察伤口情况，如有不适与临床医生护士联系。1~2 周内穿刺点都有可能出血，如有出血时应及时更换。

十三、静脉采血

【情景模拟】

患者文先生，66 岁，自诉：上腹部不适、进食后饱胀、食欲下降、乏力、进行性体重下降 1 月余。以"胃癌待查?"收住入院。遵医嘱静脉留取血标本进行血生化、血常规检查。

【目的】

1. 为患者采集、留取静脉血标本，协助临床诊断疾病，为临床治疗提供依据。

2. 全血标本　测定血沉、血常规及血液中某些物质如血糖、尿素氮、肌酐、尿酸、肌酸、血氨的含量。

3. 血清标本　测定肝功能、血清酶、脂类、电解质等。

4. 血培养标本　培养检测血液中的病原菌。

【操作流程】

见表 9-1-19。

表 9-1-19　静脉采血

步骤	
护士	衣帽整洁，修剪指甲，洗手，戴口罩
核对	1. 查对患者信息 2. 核对检查条码信息（住院号、床号、姓名、检验项目等） 3. 检查采血试管
评估	1. 患者病情、意识状态、肢体活动能力及合作程度 2. 采血部位的皮肤状况、静脉充盈度及管壁弹性 3. 是否按采血要求进行采血前准备
解释	告知患者静脉采血的目的、方法、注意事项及配合要点，取得患者配合
环境	环境安静、舒适，温湿度适宜，病室采光良好
准备	核对医嘱，在相应试管上贴检验条码，备齐用物放治疗车上

9

续表

步骤	
用物准备	1. 治疗车上层：基础治疗盘、一次性采血针、手套、胶贴、止血带、治疗巾、小垫枕、检验单（检验条码）、试管架、真空采血管、手消毒液、锐器盒 2. 治疗车下层：生活垃圾桶、医用垃圾桶
采血过程	1. 携用物至床旁，核对患者信息；并再次做好解释工作，取得患者配合 2. 协助患者取舒适卧位 3. 洗手，戴手套；选合适的静脉，铺治疗巾及垫枕，在穿刺点上约6cm处系止血带 4. 常规消毒皮肤，直径大于5cm待干，嘱患者握拳 5. 再次核对（检验项目及采血管与患者信息） 6. 检查并打开采血针包装 7. 左手绷紧皮肤，右手持针与皮肤呈15°~30°角进针 8. 穿刺成功后，固定针头，一手将真空采血试管标签向下置入双向采血针头 9. 至采集需要量时，松开止血带，拔针，指导患者正确按压方法 10. 真空采血管内有添加剂时，立即将其轻轻摇动试管（8~10次） 11. 将血标本置于标本架上，脱手套，洗手，正确分类处理用物 12. 采血毕，核对检验项目及采血管与患者信息 13. 协助患者取舒适卧位，告知患者注意事项 14. 整理床单位，洗手 15. 标本及时送检

9

795

续表

步骤

评价标准　1. 严格无菌技术操作和查对制度（全程无污染）

2. 操作过程中进行有效沟通，充分体现人文关怀，患者满意

3. 操作规范熟练有序，符合要求操作正确

【注意事项】

1. 根据检验目的正确选择适宜的标本容器并明确采血量。

2. 采静脉血时止血带压迫时间不能过长、绑扎不能过紧，以免淤血和血液浓缩，最好不超过 1 分钟，否则会影响某些试验结果，如造成血红蛋白和血细胞比容增高。

3. 血液标本采集后应立即送检，实验室接到标本后应尽快检验。抗凝静脉血可稳定 8 ~ 12 小时，如不能及时测定，应将其置于较稳定的环境中，如 4℃ 冰箱，减少和降低条件的变化。

4. 严禁在输液、输血的针头处留取血标本，若正在输液或输血，不宜在同侧肢体采血。

5. 同时采取不同种类血标本，应先注入血培养瓶，再注入抗凝瓶，最后注入干燥试管，动作应迅速准确。

【要点提示】

1. 病人反复攥拳会使血钾上升 0.8mmol/L，如果运动幅度大或从深静脉采血时，上升幅度会更大。禁止检验血钾时反复攥拳。

2. 采血时不要拍打病人前臂，止血带不应绑扎太紧或时间过长，长时间绑扎会使血液浓缩，并容易造成Ⅷ因子和组织纤维酶原激活剂（t-PA）释放和活化（建议少于 1 分钟）。

3. 采血部位　通常采用肘部静脉，当肘部静脉不明

显时，可采用手背部、手腕部，腘窝部和外踝部静脉。幼儿可采用颈外静脉采血。

4. 血培养标本容器不可混入消毒液、防腐剂及药物，以免影响检验结果。标本应在使用抗生素前采集，如已使用应在检验单上注明抗生素的名称及使用时间。

【导致溶血的原因】

1. 由于真空管内负压较大，采血初始，血液流入管底速度快，红细胞相互撞击可致破裂、泡沫增多。

2. 由于普通真空管使用广泛，设定负压较大，如果采集标本量与试管内设定的压力差值较大，试管内仍然残留较大的负压，导致溶解在血液中的气体溢出，造成红细胞膨胀破裂，引起溶血。

3. 与硅离子混合不均匀，使凝血缓慢而致溶血。真空采血管内的硅离子对血液有凝集激活作用，采血后应轻轻倒转试管，使血液与硅离子充分混合，促进血液凝固，避免溶血。

4. 如果使用碘伏消毒，在碘伏未干的情况下就进行穿刺，标本可能会发生溶血。

5. 其他　注射器和容器不干燥，不清洁；止血带绑扎时间太长，淤血过久；穿刺不顺损伤组织过多，抽血速度太快；血液注入容器时未取下针头或用力推出产生大量气泡；离心机速度过快等。

十四、氧气吸入

【情景模拟】

患者吴先生，66 岁，因：咳嗽、咳痰 20 年，加重伴发热 1 个月。患者自诉：20 年前无明显诱因出现咳嗽、咳痰，以晨起及夜间睡前为重，痰量不多，为白色泡沫痰。一周前因受凉出现发热，体温 38.3℃，痰量增多，为黄色脓痰，口唇发绀、气短、喘憋加重，休息时也感呼吸困难。临床诊断为：慢性阻塞性肺疾病（急性加重期）。为缓解患者缺氧状态，遵医嘱给予氧气中流量吸入，4L/min。

9

【目的】

1. 缓解缺氧状态，纠正缺氧，促进组织的新陈代谢，维持机体生命活动。

2. 提高动脉血氧分压和动脉血氧饱和度，增加动脉血氧含量。

【操作流程】

见表9-1-20。

表9-1-20　氧气吸入

步骤	
护士	衣帽整洁，修剪指甲，洗手，戴口罩
核对	查对患者信息
评估	1. 患者病情、意识、生命体征与精神状态 2. 指端甲床及口唇发绀程度；呼吸频率、节律和深浅度 3. 心理状态及合作程度
解释	向患者解释操作的目的、方法、注意事项及配合要点，取得配合
环境	整洁、安静、舒适，病室采光良好，用氧环境安全
用物准备	1. 治疗车上层：治疗盘内放置氧气表、吸氧管、小药杯盛冷开水、纱布、扳手、别针、弯盘、棉签、湿化瓶内盛1/3～1/2蒸馏水（或凉开水）、手电筒、手消毒液、吸氧记录单 2. 治疗车下层：生活垃圾桶、医用垃圾桶
装表	1. 携用物至床旁，核对患者信息；并再次做好解释工作，取得患者配合 2. 打开总开关，放出少量氧气以冲净气门处灰尘

续表

步骤	
装表	3. 接氧气表旋紧并使其直立 4. 正确连接湿化瓶 5. 检查氧气表上的小开关是否关闭，开总开关，再打流量表小开关，检查氧气表连接是否正确 6. 关小开关备用
给氧	1. 检查、并用湿棉签清洁鼻腔 2. 检查并打开吸氧管，连接吸氧管，开小开关，检查吸氧管是否通畅，并依据病情调节氧流量 3. 将吸氧管平行塞入患者鼻腔，妥善固定输氧管 4. 洗手，记录开始吸氧时间及流量，并签名 5. 向患者详细交代注意事项 6. 吸氧过程中密切观察患者缺氧症状有无改善
停氧	1. 向患者解释，取得患者配合 2. 拔出鼻导管、擦净鼻部 3. 关闭总开关 4. 打开小开关放出余氧，关小开关 5. 正确卸下氧气表 6. 洗手，记录停氧时间并签名 7. 整理床单位及用物
评价标准	1. 有爱伤观念，病人吸氧过程中严密观察缺氧改善情况 2. 正确处理用物，洗手规范 3. 患者/家属知晓氧气吸入的相关注意事项

9

【注意事项】

1. 严格执行操作规程，注意用氧安全，切实做好四防（防震、防热、防火、防油），家属及探视者请勿吸烟。

2. 吸氧过程中如需改变氧流量，应先将患者鼻导管取下，调节好氧流量后再与病人连接；停止吸氧时应先取下鼻导管，再关流量表；不可私自调节开关，以免大量氧气突然冲入呼吸道而损伤肺泡组织。

3. 吸氧时注意观察病人血压、脉搏、精神状态、皮肤颜色等情况有无改善，及时调整用氧浓度。

4. 湿化瓶每次用后需清洗、消毒。

5. 氧气筒内氧气勿用尽，压力表至少保持在0.5mPa，以免灰尘进入氧气筒内再次充气时引起爆炸。

6. 氧气筒有"空"或"满"的标识，避免急救时搬错而影响使用。

【要点提示】

1. 用氧前，检查氧气装置有无漏气，是否通畅。

2. 氧气必须使用经过湿化后再吸入，防止吸入干燥氧气，损伤鼻黏膜，常用的湿化液有冷开水、蒸馏水，严禁使用生理盐水湿化。

3. 及时清除鼻腔分泌物，防止阻塞，持续给氧者8~12小时更换鼻腔1次，双侧鼻腔交替吸氧减少对鼻黏膜的刺激。

4. 用氧过程中，注意观察缺氧症状改善情况、氧疗的副作用。

十五、心电监护技术

【情景模拟】

患者张先生，48 岁，诊断冠心病史 5 年，于 2 小时前慢跑时突然出现胸闷、气短，心前区呈压榨样疼痛，患者烦躁、恐惧、有濒死感。急诊入院，行心电图检查提示：异常心电图、电轴左偏，诊断为"冠心病、急性心肌梗死"。医嘱为：持续心电监测。

【目的】

1. 及时发现和识别恶性心律失常。

2. 监测患者心率、心律的变化。

3. 监测异常心电图，及时处理。

【操作流程】

见表9-1-21。

表9-1-21 心电监护技术

步骤	
护士	衣帽整洁，修剪指甲，洗手，戴口罩
核对	1. 查对患者信息 2. 准确核对治疗处置单，确保无误
评估	1. 患者病情、意识状态及皮肤情况有无过敏等电极黏附禁忌 2. 患者周围环境有无电磁波干扰 3. 监护仪功能良好，各导联线完整，电源设备完好
解释	对清醒的患者，解释心电监测的目的及方法，以取得患者配合
环境	环境安静、舒适，温湿度适宜，光线充足
用物准备	1. 治疗车上层：心电监护仪一台、电极片、酒精棉球数个、纱布、多功能插线板、血管钳、弯盘、手消毒液、医嘱执行卡 2. 治疗车下层：生活垃圾桶、医用垃圾桶
心电监护	1. 携用物至病人床旁，核对患者信息，做好解释工作，取得患者配合 2. 连接电源，再次检查心电监护仪的性能及导线连接是否正常，打开电源开关 3. 暴露患者局部皮肤并用酒精棉球行进相应部位的皮肤去脂并粘贴电极，保证电极与皮肤表面接触良好

9

续表

步骤	
心电监护	4. 正确安置各导联，导联的安放位置：白色右上（RA），右锁骨中点下；绿色右下（RL），右锁骨中线第 6~7 肋间；棕色胸前（C），胸骨右缘第 4 肋间；黑色左上（LA），左锁骨中点下；红色左下（LL）左锁骨中线第 6~7 肋间
	5. 正确绑好袖带，位置正确，袖带松紧适宜，测量血压
	6. 连接经皮氧饱和度缆线，将氧饱和度传感器正确安放于患者手指、足趾或耳廓处，使其光源透过局部组织，保证接触良好
	7. 选择监护导联，保证监测波形清晰，无干扰，根据病人具体情况预置观察指标循环时间，报警预置及各项参数设置
	8. 理顺固定好各导联线，协助患者穿好衣服，整理床单位
	9. 医疗垃圾分类处理、洗手，记录监护参数，及时汇报医生
	10. 向患者告知监护过程中的注意事项
停止监护	1. 备齐用物（治疗盘，弯盘，纱布），携至病人床旁
	2. 向患者解释，以取得患者合作
	3. 记录监护数值，退出参数关闭开关，撤去各导联线及电极片，用纱布擦净导电糊，清洁皮肤
	4. 协助患者穿好衣服，整理床单位，协助患者取舒适卧位

9

续表

步骤
评价标准　1. 态度严谨，与病人沟通有效 2. 操作熟练，程序规范，各导联连接正确，参数设置合理 3. 能及时发现观察指标的异常情况，并能正确处理 4. 爱护设备仪器，安全意识强

【注意事项】

1. 根据患者病情，协助患者取平卧位或者半卧位。

2. 密切观察心电图波形，及时处理干扰和电极脱落。

3. 每日定时回顾患者 24 小时心电监测情况，必要时记录。

4. 正确设定报警界限，不能关闭报警声音。

5. 定期观察患者粘贴电极片的皮肤，定时更换电极片和电极片位置。

6. 对躁动患者，应当固定好电极和导线，避免电极脱位以及导线打折缠绕。

7. 停机时，先向患者说明，取得合作后关机，断开电源。

8. 禁止在仪器顶部放置能够释放电磁波的物品；操作中要避免接触易燃品、皮肤清洁剂及抗感染制剂。

【要点提示】

1. 操作中体现以病人为中心，加强与病人的沟通，注意保护隐私，保暖。

2. 应选择最佳的监护导联放置部位，以获得清晰的心电图波形。

3. 正确粘贴电极片位置，避开心脏起搏器、电除颤、伤口部位，保证抢救顺利进行。

4. 根据病人身体情况，正确调节各项参数。

9

5. 血压袖带位置正确，松紧适宜，保证测得血压的准确性。

6. 病人指甲不宜过长，不能有任何染色物污垢或是灰指甲，以免影响氧饱和度监测效果。

7. 室内要求保持温度不低于18℃，以免因寒冷而引起肌电干扰。

【相关知识拓展】

心电监测的电极放置部位以满足下列条件为原则：若存在规则的心房活动，则应选择心电波清晰、明显的导联；QRS波群振幅足以触发心率计数和报警；尽量避开除颤时电极板的放置位置，不妨碍抢救操作；放置操作简单，对患者皮肤无影响。心电监护的连接方式常用的有三电极导联和五电极导联，连接方式如下：

三电极导联：①Ⅰ导联，正极在左锁骨中点下缘，负极在右锁骨中点下缘，接地电极置于剑突下偏右（右胸大肌下方或任何部位）。②Ⅱ导联，正极在左腋前线第4肋间，负极在右锁骨中点下缘，接地电极部位同Ⅰ导联。③Ⅲ导联，正极在左腋前线第4肋间，负极在左锁骨中点下缘，接地电极部位同Ⅰ导联。④改良的监护胸导联（MCLI），正极位于右胸大肌上、靠近胸骨右缘、胸大肌下缘。负极在左锁骨外1/3处的下方，接地电极部位同Ⅰ导联。电极颜色：正极——黄色，负极——红色，接地电极——黑色。

五电极导联：白色右上（RA），右锁骨中点下；绿色右下（RL），右锁骨中线第6-7肋间；棕色胸前（C），胸骨右缘第4肋间；黑色左上（LA），左锁骨中点下；红色左下（LL），左锁骨中线第6-7肋间。

十六、徒手心肺复苏术（CPR）

【情景模拟】

患者齐先生，42岁，有心肌梗死病史，下午因家庭琐事情绪波动较大，患者于下午4时在病区走廊散步时突然出现面色死灰、意识丧失，瞳孔散大，为尽快建立循环、呼吸功能，紧急为患者行心肺复苏术。

【目的】

1. 通过实施心肺复苏技术，建立患者的循环、呼吸功能。

2. 保证重要脏器的血液供应，尽快促进心跳、呼吸，促进脑功能的恢复。

【操作流程】

见表9-1-22。

表9-1-22　徒手心肺复苏术

步骤	
护士	着装整洁、佩戴胸牌、挂表、态度严谨认真
评估	患者的病情、意识状态、呼吸、脉搏、有无活动义齿等情况
环境	抢救环境安全、通风
用物准备	纱布两块（或隔离膜），必要时备木板、脚踏凳；有条件者准备血压计、听诊器或心电监护仪等
判断意识	1. 判断意识：操作者双手拍打病人双肩、并在患者耳边大声呼叫 2. 判断呼吸：用眼扫描病人有无胸廓起伏，时间（5~10秒） 3. 呼救：如患者无意识立即呼救，看开始抢救时间
摆放体位	1. 摆复苏体位（即仰卧位，头颈与躯干保持在同一轴面上，双上肢置于身体两侧），松解衣领、腰带，并暴露胸壁 2. 检查卧位（卧于硬板床），患者卧位安全（口述）

9

续表

步骤	
胸外心脏按压	1. 判断颈动脉搏动：触及颈动脉搏动（近侧），5~10秒 2. 定位（胸骨中、下1/3交界处，胸骨中线于两乳头连线的交界处） 3. 一手掌根部置于选定的按压部位胸骨上，另一手掌重叠在其手背上（只有掌根部接触按压部位） 4. 按压力垂直作用于胸壁（肩、肘、腕在一条直线上），有节奏的垂直按压 5. 两手手指均离开患者胸壁 6. 按压时手掌根紧贴患者的胸壁，放松时掌根不离开胸壁 7. 按压深度正确（胸骨下陷>5cm） 8. 频率>100次/分，节律均匀，按压：放松时间为1:1 9. 按压与吹气比例为30:2，连做5个周期
开放气道	1. 检查患者颈椎有无损伤 2. 检查并清除口腔、气道内分泌物或异物，有义齿者应取下 3. 开放气道法： （1）仰头提颏法：操作者一手的小鱼际置于患者前额，用力向后使其头部后仰，另一手示指、中指置于患者的下颌骨下方，将颏部向前上抬起 （2）仰头抬颈法：操作者一手抬起患者颈部，另一手以小鱼际部位置于患者前额，使其头后仰，颈部上托 （3）双下颌上提法：操作者双肘置于患者头部两侧，双手示、中、无名指放在患者下颌角后方，向上或向后抬起下颌

9

续表

步骤	
人工呼吸	口对口人工呼吸法： （1）在患者口鼻部盖一层纱布或隔离膜 （2）操作者以一手的拇指和示指捏住病人鼻孔 （3）吸一口气，屏气，双唇包住患者口唇（口对口无空隙），用力吹气，使胸廓扩张 （4）吹气毕，松开捏住患者鼻孔的手，操作者头偏向一侧、观察有无胸廓起伏 （5）频率：成人为 10～12 次/分，儿童为 15 次/分，吹气量大约是 700～1000ml
效果判断	1. 触颈动脉搏动，看胸廓起伏（10 秒） 2. 观察面色、口唇、甲床是否转为红润 3. 看复苏成功时间 4. 摆复苏后体位、头偏向一侧
整理用物	1. 正确处理用物 2. 为患者穿好衣服
评价标准	1. 判断准确、动作熟练、有效、到位 2. 按压吹气比例正确 3. 5 分钟内复苏成功（判断意识至穿上衣物）

【注意事项】

1. 判断颈动脉搏动　在 10 秒内未扪及搏动（医务人员），立即启动心肺复苏程序。

2. 胸外按压要保证足够的频率和深度，每次按压后要让胸廓充分的回弹，以保证心脏得到充分的血液回流。

3. 开放气道时注意手指不要压向颏下软组织深处，以免阻塞气道。

4. 口对口人工呼吸时一手捏紧鼻翼，包严口唇缓慢均匀将气吹入至胸部隆起。

9

5. 每次吹气时间不超过 2 秒；有效指征：患者胸部起伏，且呼气时能听到或感到有气体逸出。

6. 口对鼻人工呼吸法用于口腔严重损伤或牙关紧闭者。

7. 口对口鼻呼吸法适用于婴幼儿，吹气时间要短，均匀缓慢吹气，防止气体进入胃部，引起胃膨胀。

【要点提示】

1. 患者仰卧，争分夺秒就地抢救，避免因搬动而延误时机，尽可能在 15～30 秒内进行。

2. 清除口咽分泌物、异物，保证气道通畅。

3. 按压部位要准确，用力合适，以防止胸骨、肋骨压折。严禁按压胸骨角、剑突下及左右胸部。姿势要正确，注意两臂伸直，两肘关节固定不动，双肩位于双手的正上方。

4. 人工呼吸和胸外心脏按压同时进行；在未恢复有效的自主心律前，不宜中断按压。

5. 遇有严重胸廓畸形，广泛性肋骨骨折，血气胸，心脏压塞，心脏外伤等，均应立即进行胸内心脏按压。

6. 心肺复苏有效的指征　自主呼吸恢复、颈动脉有搏动、瞳孔由大缩小、口唇及甲床转红润。

7. 终止心肺复苏的指征　心肺脑复苏历时 1 小时，而心或脑死亡的证据仍持续存在者；或开始心肺脑复苏前循环及呼吸停止已超过 15 分钟者。

8. 口对鼻人工呼吸法　用仰头抬颏法保持气道通畅，一手将病人口唇包紧，操作者吸气后双唇包紧患者鼻部吹气，方法同上。

9. 口对口鼻人工呼吸法　操作者双唇包住患者口鼻部吹气，吹气时间要短，力量要小，20 次/分（适用于婴幼儿）。

十七、双人心肺复苏术

【情景模拟】

患者张先生，52 岁，诊断为急性广泛性心肌梗死。

于病区走廊内活动时，突发意识丧失，大动脉搏动消失，瞳孔散大，立即行心肺复苏术。

【目的】

1. 通过实施心肺复苏技术，建立患者的循环、呼吸功能。

2. 保证重要脏器的血液供应，尽快促进心跳、呼吸，促进脑功能的恢复。

3. 维持和增加机体通气量。

4. 纠正威胁生命的低氧血症。

【操作流程】

见表9-1-23。

表9-1-23 双人心肺复苏术

步骤	
护士	着装整洁、佩戴胸牌、挂表、态度严谨认真
评估	1. 患者的病情、意识状态、呼吸、脉搏、有无活动义齿等
	2. 检查简易呼吸器六个阀性能良好，球体、储氧袋无漏气
	3. 正确安装连接简易呼吸器四大部分，检查连接处是否紧密
	4. 面罩型号合适、充气度适宜、无漏气
	5. 氧源充足，压力表＞5MPa（无氧源不接储氧袋与氧气连接管）
环境	抢救环境安全、通风
用物准备	1. 治疗车上层：简易呼吸器（面罩、球体、储氧袋、氧气连接管），纱布、弯盘
	2. 治疗车下层：医用垃圾桶、生活垃圾桶
判断意识	1. 判断意识：操作者双手拍打病人双肩、并在患者双耳边大声呼叫

9

续表

步骤	
判断意识	2. 判断呼吸：时间（<10秒） 3. 呼救：如患者无意识立即呼救，操作者助手携呼吸气囊至床旁，检查设备；看开始抢救时间
摆放体位	1. 摆复苏体位（即仰卧位，头颈与躯干保持在同一轴面上，双上肢置于身体两侧），松解衣领、腰带，并暴露胸壁 2. 检查卧位（卧于硬板床），患者卧位安全
胸外心脏 按压	1. 判断颈动脉搏动：触及颈动脉搏动（近侧），<10秒 2. 定位（胸骨中、下 1/3 交界处，胸骨中线于两乳头连线的交界处） 3. 一手掌根部置于选定的按压部位胸骨上，另一手掌重叠在其手背上（只有掌根部接触按压部位） 4. 按压力垂直作用于胸壁（肩、肘、腕在一条直线上），有节奏的垂直按压 5. 两手手指均离开患者胸壁 6. 按压时手掌根紧贴患者的胸壁，放松时掌根不离开胸壁 7. 按压深度正确（胸骨下陷>5cm） 8. 频率>100 次/分，节律均匀，按压：放松时间为 1:1 9. 按压与吹气比例为 30:2，连做 5 个周期
气囊辅助 呼吸	1. 检查颈椎 2. 检查并清除口腔、气道内分泌物或异物，有义齿者应取下

9

续表

步骤	
气囊辅助呼吸	3. 操作者助手站于患者头部后方，一手以"EC"手法固定面罩于病人口鼻部，无漏气并托举下颌打开气道，一手挤压球体送气两次，每次持续 1 秒，潮气量 500ml
	4. 挤压频率：频率保持在 16～20 次/分，观察辅助呼吸是否有效
效果判断	1. 触颈动脉搏动，看胸廓起伏（10 秒）
	2. 观察面色、口唇、甲床是否转为红润
	3. 看复苏成功时间
	4. 摆复苏后体位、头偏向一侧
整理用物	1. 正确处理用物
	2. 为患者穿好衣服
评价标准	1. 判断准确、动作熟练、有效、到位
	2. 按压吹气比例正确
	3. 5 分钟内复苏成功（判断意识至穿上衣物）

【注意事项】

1. 判断颈动脉搏动　在 10 秒内未扪及搏动（医务人员），立即启动心肺复苏程序。

2. 胸外按压要保证足够的频率和深度，每次按压后要让胸廓充分的回弹，以保证心脏得到充分的血液回流。

3. 心肺复苏有效的指征　自主呼吸恢复、颈动脉有搏动、瞳孔由大缩小、口唇及甲床转红润。

4. 使用简易呼吸气囊时需扣紧面罩，面罩紧扣口、鼻部，避免漏气。

【要点提示】

1. 患者仰卧，争分夺秒就地抢救，避免因搬动而延

9

误时机，尽可能在 15~30 秒内进行。

2. 清除口咽分泌物、异物，保证气道通畅。

3. 按压部位要准确，用力合适，以防止胸骨、肋骨压折。严禁按压胸骨角、剑突下及左右胸部。姿势要正确，注意两臂伸直，两肘关节固定不动，双肩位于双手的正上方。

4. 简易呼吸气囊辅助呼吸和胸外心脏按压同时进行。在未恢复有效的自主心律前，不宜中断按压。

5. 遇有严重胸廓畸形，广泛性肋骨骨折，血气胸，心脏压塞，心脏外伤等，均应立即进行胸内心脏按压。

6. 心肺复苏有效的指征：自主呼吸恢复、颈动脉有搏动、瞳孔由大缩小、口唇及甲床转红润。

7. 终止心肺复苏的指征：心肺脑复苏历时 1h，而心或脑死亡的证据仍持续存在者；或开始心肺脑复苏前循环及呼吸停止已超过 15min 者。

十八、除颤术

【情景模拟】

患者张先生，60 岁。以急性广泛前壁心肌梗死收住入院，遵医嘱给予持续心电监测，心电示波：窦性心律偶发室性期前收缩，患者绝对卧床已第四天，持续吸氧（2L/min），今日午餐后，患者突然意识丧失，心电示波：室颤心律。此时医护人员应第一时间给予患者电除颤，纠正恶性心律失常，抢救生命。

【目的】

使心律失常的患者迅速、有效、安全的恢复窦性心律。

【操作流程】

见表 9-1-24。

9

表 9-1-24 除颤术

步骤	
护士	衣帽整洁，修剪指甲，洗手
评估	1. 患者病情状况、意识状况 2. 心电图状况及是否有室颤波 3. 患者有无安装起搏器、除颤部位皮肤状况 4. 除颤仪性能是否良好
解释	向患者家属解释使用电除颤的目的、方法及注意事项
环境	整洁、安静、舒适、安全、病室采光良好
用物准备	1. 治疗车上层：除颤仪、导电糊或 4～6 层盐水纱布、弯盘，根据情况备抢救物品（简易呼吸气囊、吸氧、吸痰用物等） 2. 治疗车下层：生活垃圾桶、医用垃圾桶
除颤过程	1. 患者心电监护提示：出现室颤波，需立即除颤 2. 立即将患者平卧于硬板床上，松解衣裤，检查并除去身上的金属及导电物质；开放气道，行心肺复苏 3. 迅速携除颤仪及抢救用物至患者床旁 4. 接通电源，打开电源开关，仪器设置默认"非同步"状态，除颤前监测患者心电示波，再次确认为室颤心律，必要时遵医嘱给予药物，以提高室颤阈值 5. 在电极板上涂以适量导电糊或者生理盐水纱布包裹，涂抹均匀 6. 确认电复律方式非同步方式，能量选择正确（单波 360J，双相波 120～200J） 7. 放置电极板：将两个电极分别放置在患

9

续表

步骤	
除颤过程	者的心尖（左乳头外下方或左腋前线内第五肋间）和心底部（胸骨右缘锁骨下或 2~3 肋间），两电极板距离不能 < 10cm，用较大压力尽量使胸壁与电夹板紧密接触，以减少肺容积和电阻，保证除颤效果 8. 再次观察心电示波，确认需要除颤，嘱其他人离开患者床边，操作者两臂伸直固定电极板，离开床沿，充电至所需能量两手拇指同时按压放电按钮电击除颤 9. 立即胸外按压 5 个循环，以增加组织灌流，再次观察除颤后心律，必要时再次除颤 10. 除颤成功，看抢救成功时间，擦净病人皮肤上的导电糊，关机，擦净电极板上的导电糊，将电极板放置好 11. 安抚患者，为病人穿好衣服，盖好衣被，礼貌告退 12. 整理用物，洗手，做好抢救记录
评价标准	1. 操作规范、迅速、准确、患者安全 2. 能够准确识别室颤心律，及时电除颤 3. 电极板位置放置准确

【注意事项】

1. 除颤前要识别心电图类型，以正确选择除颤方式。

2. 除颤前应确定患者除颤部位无潮湿、无敷料。

3. 患者如带有植入性起搏器，应注意避开起搏器部位至少 10cm。

4. 除颤前确定周围人员无直接或间接与患者接触。

5. 操作者身体不能与患者接触，不能与金属类物品

9

接触。

6. 电极板放置位置准确，并应与患者皮肤密切接触，保证导电良好。导电糊涂抹要均匀，防止皮肤灼伤（不可用耦合剂代替导电糊）。

7. 动作迅速、准确。

8. 除颤后电极板不要立即离开胸壁，应稍停片刻。

9. 保持除颤器完好备用。

【要点提示】

1. 除颤仪属抢救设备，应班班交接，及时充电处于备用状态。

2. 操作人员应快速证实心搏骤停：意识消失、颈内动脉搏动消失，心电图消失或室颤波。

3. 除颤果断、迅速、争分夺秒。

4. 心肺复苏中除颤，因每次除颤而终止心外按压时间要尽可能短，要在呼气末放电除颤，以减少跨胸电阻抗。

5. 电极板和局部阻抗：电极板小、和胸壁接触不严密、电极板位置过近、电极板之间形成短路，电流不能通过心脏。

6. 当除颤一次未成功，可遵医嘱给予药物，以提高室颤阈值提高除颤成功率。

【相关知识拓展】

自动体外除颤器：简单方便、具有自动识别、鉴别和分析心电节律，自动充电、放电和自检功能。无论是专业或非专业人员，均能有效的使用 AED 设备对心脏骤停者进行复律。用于心脏手术后高危患者的体外除颤有明显的优势。

使用方法：取下并打开 AED 装置，将所附 2 个黏性电极板分别贴于患者右锁骨下及心尖处，打开开关后按声音和屏幕文字提示完成简单操作，根据自动心电分析系统提示确认为恶性心律失常，自动充电，并进行放电，自动系统再次分析心电图，是否复律成功，必要时再次放电，操作便捷，并为患者赢得了抢救时间。

9

第二节　常见专科护理操作流程

一、心电图检查的护理技术操作流程

心电图检查的护理技术操作流程见表 9-2-1。

表 9-2-1　心电图检查的护理技术操作流程

项目	内容
准备	
患者准备	核对病人，向病人解释检查的目的与配合的方法
	评估患者意识状态及配合情况，室温及患者皮肤情况
护士准备	着装整洁，洗手（戴手套），戴口罩
用物准备	心电图机、酒精、毛刷、遮挡物（操作门）、纱布、记录笔，必要时备备皮包。接通电源，打开心电图机电源，检查机器性能及导线；校对标准电压与走纸速度（心电图机默认为走纸速度 25mm/s，振幅 1mV）
环境准备	清洁温暖（室温不低于 18℃）患者卧位适宜，注意保暖，拉屏风（操作门遮挡）
操作	
卧位	协助平卧位，安静休息 1~2 分钟，解开上衣，暴露胸部、手腕、脚腕处皮肤，去除手表等导电介质，如胸部毛发过多，予以剃除

9

续表

项目		内容
操作		
	消毒	用酒精涂于局部皮肤
	接线	按照标准位置放置各个肢体导联并且连接紧密：右手腕——红色，左手腕——黄色，左脚腕——绿色，右脚腕——黑色，准确安放胸导联电极
	检查	安放位置是否有误
	启动	滤波键，按动走纸键完成 12 个导联的心电图记录
	记录	在心电图单上标记患者的姓名、性别、年龄
整理		取下胸部电极，撤肢体导联线
		擦净患者皮肤，整理衣物，协助取舒适卧位
		整理床单元及用物（切断心电图机电源，整理、妥善放置各种导线）

二、血糖测定技术操作流程

血糖测定技术操作流程见表 9-2-2。

表 9-2-2　血糖测定技术操作流程

项目		内容
准备		
	患者准备	评估患者：病情（血糖水平等），治疗情况。意识状态，对治疗计划的了解，心理状态及合作程度

9

续表

项目		内容
准备		
	患者准备	向患者解释监测血糖的目的、方法、注意事项及配合要点
		天气寒冷时，嘱患者用温水洗手
		患者舒适体位，情绪稳定
	护士准备	衣帽整洁，修剪指甲，洗手，戴口罩
	用物准备	血糖仪、血糖试纸（必须与血糖仪型号相同）、采血笔和采血针、75%乙醇、干棉球（或棉签）、记录单、笔等
	环境准备	环境清洁、安静，光线、温湿度适宜
操作		
	核对	携用物至患者床旁，核对患者床号、姓名、住院号（手腕带）
	消毒	用75%乙醇消毒指尖皮肤，待干燥
	安装采血针	取出新采血针，插入笔身中固定器中，取下针头保护帽，盖上笔帽
	调节	根据需要调节采血笔的扎针深度
	安装采血笔	根据要求安装采血笔（按动采血笔上的按钮，听到"咔"的一声，即安装完毕，每种采血笔的安装方法不一样）

9

续表

项目	内容
操作	
开机	开启血糖仪，确定屏幕显示密码数字与试纸筒上密码数字一致
安装试纸	屏幕窗数字消失后即可插入试纸，插入试纸后屏幕窗显示一滴血滴闪动
采血	采血笔头紧靠患者指尖的一侧皮肤，按下开关键，待血液自然流出
滴血	将一滴血滴入橘红色的试纸测试区（血量应适中，覆盖整个测试区），立即用无菌棉球（棉签）按压进针处，嘱患者按压 1~2 分钟
显示结果	持续 20~40 秒（根据不同机型而定），显示屏出现测试结果，记录结果后关机
丢弃	取出采血针和血糖试纸丢弃
整理	协助患者取舒适体位；整理床单位，清理用物
	询问患者需求
	洗手，记录血糖值

三、胰岛素笔使用护理技术操作流程

胰岛素笔使用护理技术操作流程见表 9-2-3。

9

表9-2-3 胰岛素笔使用护理技术操作流程

项目		内容
准备		
	患者准备	评估患者：病情（血糖水平等），治疗情况。意识状态，对治疗计划的了解，心理状态及合作程度
		向患者解释胰岛素笔使用的目的、方法、注意事项及配合要点；解释胰岛素注射的作用
		患者舒适体位，情绪稳定
	护士准备	衣帽整洁，修剪指甲，洗手，戴口罩
	用物准备	治疗盘、胰岛素笔、酒精、棉签、弯盘、正确安装胰岛素笔及各配件
	环境准备	环境清洁、安静，光线、温湿度适宜
操作		
	核对	携用物至病员床边，核对床号、姓名
	部位	选择合适的注射部位：腹部、大腿外侧、上臂外侧、臀部。检查胰岛素注射部位皮肤
	消毒	75%酒精消毒注射部位皮肤，直径大于5cm，待干
	再次核对	再次核对胰岛素名称、剂型。75%酒精消毒笔芯前端橡皮膜

9

续表

项目		内容
操作		
	排气	调节剂量2U，针尖垂直向上，手指轻弹笔芯架数次，按压注射键，见一滴胰岛素从针头溢出，即可。若无药液溢出，重复上述操作
	调节剂量	旋转剂量调节旋钮，调至所需注射剂量
	注射	皮下注射
	停留	注射完毕，针头在皮下停留10秒钟以上，继续按住推键，直至针头完全拔出
	按压	用干棉签按压注射部位30秒
	整理	注射完毕后，套上大针头帽，卸下针头。废弃针头，扔利器盒
		安置病人，整理用物，告知进食时间
		洗手
		评估胰岛素的剩余量，是否够下次使用，若不足联系医生

四、胰岛素泵使用护理技术操作流程

胰岛素泵使用护理技术操作流程见表9-2-4。

9

表9-2-4　胰岛素泵使用护理技术操作流程

项目		内容
准备		
	患者准备	评估患者：患者的身体情况：病情、意识状态、合作程度；患者腹部皮肤的洁净情况及完整性；患者的认知能力，操作能力
		向患者解释胰岛素泵治疗的目的、意义及注意事项
		患者舒适体位，情绪稳定
	护士准备	衣帽整洁，修剪指甲，洗手，戴口罩
	用物准备	治疗盘、胰岛素泵、胰岛素、储药器、输注导管、螺帽、马达复位器、透明敷料、酒精、棉签、一次性治疗巾、弯盘
		按医嘱设置胰岛素泵各项参数，常用参数包括：日期和时间、设置基础量和三餐量
		安装好储药器和输注管路，并排气
	环境准备	环境清洁、安静，光线、温湿度适宜。必要时并闭门窗，屏风遮挡
操作		
	核对	携用物至患者床边，再次双人核对患者床号、姓名、住院号
	解释	向患者再次解释
	卧位	协助患者取平卧位，充分暴露注射部位

9

续表

项目		内容
操作		
	消毒	常规酒精消毒皮肤
	核对	再次核对
	穿刺	取下针帽，右手持穿刺针，左手拇指和示指捏起穿刺部位皮肤，垂直进针，并进行初步固定
	固定	用透明敷料妥善固定穿刺针，固定管路
	记录	穿刺日期、时间、责任人并贴好标识
	放置	将胰岛素泵置于妥善部位
	协助	患者取舒适卧位
	整理	整理床单位及用物，询问病人需要
		洗手、摘口罩
		记录

五、血液透析护理技术操作流程

血液透析护理技术操作流程见表9-2-5。

表9-2-5 血液透析护理技术操作流程

项目		内容
准备		
	患者准备	称体重、测量生命体征、核对病人
	护士准备	更衣、换鞋、洗手、戴口罩、手套
	用物准备	血透包、透析器、管路、预冲液、透析液
	环境准备	环境清洁、安静，光线、温湿度适宜

9

823

续表

项目	内容
操作	
开机自检	按压 ON/OFF 三键直至该键亮起。启动机器，时间窗中显示从 FCH->FC3、FC4、FC6->FCH. 功能自检开始，连接透析液
	自检完成后，连接管路和透析器
预冲	预冲过程中应保持竖直，静脉端向上
	透析器膜内（血室）预冲方向从动脉端向静脉端（由下往上）
	血泵速度应该在 100～150ml/min 之间
	充分排气后，接上透析液快速接头，关闭透析液旁路
排气	双手轻轻拍动，翻动透析器，禁用重力敲击
血液透析	建立通路：穿刺血管，给予肝素首次量
	连接管道：动静脉血路与透析器动静脉血路连接，检查管路通畅，固定稳妥
	透析：开血泵，泵血量调至 200～300ml/min
	观察病情：每小时监测血压 1 次，发现异常随时对症处理并记录

9

项目	内容
操作	
血液透析	回血：结束前 0.5 ~ 1 小时停用肝素，结束后血流量调到 80 ~ 100ml/min，开始回血，拔针并包扎
整理	整理用物：消毒透析器、透析管路、透析机及处理透析用物
	洗手、摘口罩

六、雾化吸入护理技术操作流程

技术操作流程见表 9-2-6。

表 9-2-6 雾化吸入护理技术操作流程

项目	内容
准备	
患者准备	评估患者：病情、治疗情况、意识状态、对治疗计划的了解，心理状态及合作程度。呼吸道是否感染、通畅，有无支气管痉挛、呼吸道黏膜水肿、痰液等；患者面部及口腔有无感染、溃疡等
	向患者解释氧气雾化吸入法的目的、方法，注意事项及配合要点
	患者取半卧位或坐位，配合雾化治疗；情绪稳定
护士准备	衣帽整洁，修剪指甲，洗手，戴口罩
用物准备	氧气雾化吸入器、氧气装置一套、弯盘、5ml 注射器、漱口水、纸巾等

9

续表

项目		内容
准备		
	环境准备	环境清洁、安静，光线、温湿度适宜。关闭门窗，必要时放置屏风
操作		
	检查	检查氧气雾化吸入器，遵医嘱将药液稀释至 5ml，注入雾化器的药杯内
	核对	携用物至患者床旁，核对患者床号、姓名、住院号（手腕带）
	铺巾	将一次性治疗巾铺于患者颈部
	连接	连接雾化器的接气口与氧气装置的橡皮管口
	调节氧流量	氧气流量一般为 6～10L/min
	开始雾化	指导患者手持雾化器，将吸嘴放入口中紧闭嘴唇深吸气，用鼻呼气，如此反复，直至药液吸完为止。（或者指导患者将面罩戴在口鼻上，直至药液吸完为止）
	结束雾化	先取出雾化器，再关闭氧气开关
	整理	协助患者擦净面部，清洁口腔，取舒适体位；整理床单位，清理用物
		询问患者操作后感受及需求
		洗手，记录雾化开始时间及持续时间，患者的反应及效果等

9

七、叩背排痰的护理技术操作流程

叩背排痰的护理技术操作流程见表9-2-7。

表9-2-7　叩背排痰的护理技术操作流程

项目		内容
准备		
	患者准备	评估患者：病情、意识状态、呼吸道是否感染、通畅，有无支气管痉挛、呼吸道黏膜水肿、痰液等；患者面部及口腔有无感染、溃疡等
		向患者解释叩背排痰法的目的、方法，注意事项及配合要点
		患者取坐位或侧卧位，配合叩背排痰；情绪稳定
	护士准备	衣帽整洁，修剪指甲，洗手，戴口罩
	用物准备	听诊器、痰杯、漱口水、纸巾、薄毛巾或其他保护物等
	环境准备	环境清洁、安静，光线、温湿度适宜。关闭门窗，必要时放置屏风
操作		
	核对	携用物至患者床旁，核对患者床号、姓名、住院号（手腕带）
	保护	用薄毛巾覆盖患者胸廓
	手法	两手手指弯曲并拢，使掌侧呈杯状，用手腕力量

9

续表

项目		内容
操作		
	顺序	从下至上，从外至内，背部从第 10 肋间隙、胸部从第 6 肋间隙开始向上叩击至肩部
	时间	每个肺叶拍 1~3 分钟，每分钟 120~180 次
	指导	鼓励患者间歇深呼吸并用力咳嗽
	观察	有无咯血、发绀、呼吸困难、疲劳、疼痛等
	整理	协助患者擦净面部，清洁口腔，取舒适体位；整理床单位，清理用物；标本送检
		询问患者操作后感受及需求
		复查患者生命体征、肺部情况
		洗手，记录痰量、性质、气味、颜色；叩背排痰的效果；患者皮肤情况等

八、体位引流的护理技术操作流程

体位引流的护理技术操作流程见表 9-2-8。

表 9-2-8 体位引流的护理技术操作流程

项目		内容
准备		
	患者准备	评估患者：病情、意识状态、呼吸道是否感染、通畅、有无支气管痉挛、呼吸道黏膜水肿、痰液等；患者面部及口腔有无感染、溃疡等

9

续表

项目		内容
准备		
	患者准备	向患者解释体位引流法的目的、方法、注意事项及配合要点
		患者取合适体位，配合体位引流；情绪稳定
	护士准备	衣帽整洁，修剪指甲，洗手，戴口罩
	用物准备	靠背架、小饭桌、枕头、软垫、痰杯、漱口水、纸巾等
	环境准备	环境清洁、安静，光线、温湿度适宜。关闭门窗、必要时放置屏风
操作		
	核对	携用物至患者床旁，核对患者床号、姓名、住院号（手腕带）
	体位	病侧处于高处、引流支气管开口向下（上叶→下叶后基底段）
	指导	鼓励患者间歇深呼吸并用力咳嗽
	时间	每次 15~30 分钟，每天 1~3 次
	观察	有无出汗、脉搏细速、头晕、疲劳、面色苍白、咯血、呼吸困难等症状。
	整理	协助患者擦净面部，清洁口腔，取舒适体位；整理床单位，清理用物；标本送检
		询问患者操作后感受及需求
		复查患者生命体征、肺部情况
		洗手，记录痰量、性质、气味、颜色；体位引流的效果等

9

九、吸痰的护理技术操作流程

吸痰的护理技术操作流程见表 9-2-9。

表 9-2-9 吸痰的护理技术操作流程

项目		内容
准备		
	患者准备	评估患者：病情、治疗情况、意识状态，对治疗计划的了解，心理状态及合作程度。呼吸道是否感染、通畅、有无支气管痉挛、呼吸道黏膜水肿、痰液等；患者面部及口腔有无感染、溃疡等
		向患者解释吸痰的目的、方法，注意事项及配合要点
		患者舒适体位，情绪稳定
	护士准备	衣帽整洁，修剪指甲，洗手，戴口罩
	用物准备	治疗盘内备：消毒碗 1 只、无菌生理盐水、弯盘、消毒纱布、无菌血管钳或镊子
		治疗盘外备：中心吸引器（负压吸引装置和流量表），一次性吸痰管，吸氧装置、面罩、无菌手套、试管（内盛有消毒液，置于床挡处）。必要时备压舌板、张口器等
	环境准备	环境清洁、安静，光线、温湿度适宜。关闭门窗、必要时放置屏风

9

续表

项目	内容
操作	
核对	携用物至患者床旁，核对患者床号、姓名、住院号（手腕带）。
调节	连接导管，接通电源，打开开关，检查吸引器性能，调节合适的负压（成人 40～53.3kPa 即 300～400mmHg；儿童 <40kPa）
检查	检查患者口、鼻腔，取下活动义齿，调节氧流量 5～6L/min
体位	患者头部转向一侧，面向操作者
试吸	向消毒碗里倒入生理盐水；戴手套，右手保持无菌，取出吸痰管连接吸引管，冲洗润滑吸痰管。
吸痰	左手反折吸痰导管末端，无菌的右手持吸痰管（或用无菌血管钳持吸痰管前端）插入口咽部（10～15cm），然后放松吸痰导管末端，将吸痰管轻轻左右旋转上提吸痰。先吸口咽部分泌物，再吸气管内分泌物（如果经口腔吸痰，告诉患者张口。对昏迷患者可以使用压舌板或者口咽气道帮助其张口，吸痰方法同上，吸痰毕，取出压舌板或者口咽通气管）
抽吸	吸痰管退出时，用生理盐水抽吸

9

续表

项目	内容
操作	
拆卸与消毒	拆卸吸痰管，脱手套包裹后放入污物桶；吸痰的玻璃接管插入呈有消毒液的试管中浸泡；关闭吸引器
观察	患者生命体征，有无缺氧；吸痰的效果；气道是否通畅，无缺氧时，调回吸氧流量
整理	协助患者擦净面部，清洁口腔，取舒适体位；整理床单位，清理用物；标本送检。
	询问患者操作后感受及需求
	复查患者生命体征、肺部情况
	洗手，记录痰量、性质、气味、颜色；吸痰的效果等

十、胸腔穿刺术配合护理技术操作流程

胸腔穿刺术配合护理技术操作流程见表 9-2-10。

表 9-2-10 胸腔穿刺术配合护理技术操作流程

项目	内容
准备	
患者准备	评估患者：病情，治疗情况，意识状态，对治疗计划的了解，心理状态及合作程度
	向患者解释胸腔穿刺的目的、方法，注意事项及配合要点
	嘱咐患者解大小便

9

续表

项目	内容
准备	
患者准备	消除患者的紧张、恐惧心理；征得患者和家属的同意并签字
护士准备	衣帽整洁，修剪指甲，洗手，戴口罩
用物准备	无菌胸腔穿刺包（内含带乳胶管的胸腔穿刺针、镊子、5ml 注射器及针头、50ml 注射器、孔巾、无菌试管数支、无菌纱布、敷贴、弯盘等）、无菌手套、消毒的止血钳和换药碗、1% 碘伏、2% 利多卡因、量杯、无菌棉球（棉签）、胶布等
环境准备	环境清洁、安静，光线、温湿度适宜；关闭门窗、必要时放置屏风
操作	
核对	携用物至患者床旁，核对患者床号、姓名、住院号（手腕带）
体位	协助患者反坐于靠背椅上，双手平放椅背上；亦可仰卧于床上，举起上臂。抽气时，协助患者取半卧位
部位	胸腔积液的穿刺点在患侧肩胛线或腋后线第 7~8 肋间隙或腋前线第 5 肋间隙。气胸者取患侧锁骨中线第 2 肋间隙或腋前线第 4~5 肋间隙进针
消毒	常规消毒穿刺部位（螺旋式由内向外，直径为 10cm）

9

项目		内容
操作		
	检查	护士打开无菌胸穿包外层，医生戴无菌手套后打开内层，检查穿刺针是否通畅、漏气，用物是否齐全等
	局麻	护士协助医生铺上无菌洞巾和抽取麻药（2%利多卡因），医生做逐层浸润麻醉
	穿刺	医生左手示指和拇指固定穿刺部位皮肤，右手将穿刺针在局麻处沿下位肋骨上缘缓慢刺入胸壁直达胸膜腔
	抽液	护士协助固定穿刺针，医生用注射器抽取胸腔积液或积气
	标本	分别向数支无菌试管中留取少量胸腔积液，做生化、常规、细胞学检查。
	观察	若患者出现头晕、心悸、冷汗、面色苍白、四肢发凉等"胸膜反应"，应立即停止抽吸，密切观察血压，防止休克
	拔针	术毕拔出穿刺针，消毒穿刺点；无菌纱布覆盖、压迫穿刺部位片刻，胶布固定
	整理	协助患者取舒适体位；整理床单位，清理用物；标本送检
		询问患者操作后感受及需求
		嘱患者静卧，24小时后方可洗澡，以免穿刺部位感染

9

续表

项目	内容
整理	观察患者穿刺后反应，观察患者的脉搏和呼吸状况，注意血胸、气胸、肺水肿等并发症的发生。观察穿刺部位，如出现红、肿、热、痛，体温升高或液体溢出等及时通知医生
	洗手，记录穿刺的时间，抽气抽液的量，胸腔积液的颜色以及患者术中的状态

十一、腹腔穿刺术配合护理技术操作流程

腹腔穿刺术配合护理技术操作流程见表 9-2-11。

表 9-2-11　腹腔穿刺术配合护理技术操作流程

项目	内容
准备	
患者准备	评估患者：病情，治疗情况。意识状态，对治疗计划的了解，心理状态及合作程度
	向患者解释腹腔穿刺的目的、方法，注意事项及配合要点
	嘱咐患者解大小便
	消除患者的紧张、恐惧心理；征得患者和家属的同意并签字
护士准备	衣帽整洁，修剪指甲，洗手，戴口罩

9

续表

项目	内容
准备	
用物准备	无菌腹腔穿刺包（内含带乳胶管的腹腔穿刺针、镊子、5ml注射器及针头、50ml注射器、孔巾、无菌试管数支、无菌纱布、敷贴、弯盘等）、无菌手套、消毒的止血钳和换药碗、1%碘伏、2%利多卡因、引流袋（集尿袋）、无菌棉球（棉签）、胶布等
环境准备	环境清洁、安静，光线、温湿度适宜；关闭门窗、必要时放置屏风
操作	
核对	携用物至患者床旁，核对患者床号、姓名、住院号（手腕带）
体位	协助患者取平卧、半卧、稍左侧卧位
部位	常选在左下腹脐与髂前上棘连线中外1/3交点处；少量或包裹性腹水，须在B超定位下穿刺
消毒	常规消毒穿刺部位（螺旋式由内向外，直径为10cm）
检查	护士打开无菌腹穿包外层，医生戴无菌手套后打开内层，检查穿刺针是否通畅、漏气，用物是否齐全等
局麻	护士协助医生铺上无菌洞巾和抽取麻药（2%利多卡因），医生做逐层浸润麻醉

9

续表

项目		内容
操作		
	穿刺	医生左手固定穿刺部位皮肤，右手将穿刺针经局麻处逐步刺入腹壁，待针尖抵抗感突然消失时，表明已进入腹腔
	抽液或引流	护士协助固定穿刺针，医生用注射器抽取腹水
	标本	分别向数支无菌试管中留取少量腹水，做生化、常规、细胞学检查。
	观察	若患者出现头晕、心悸、冷汗、面色苍白、四肢发凉等"腹膜反应"，应立即停止抽吸，密切观察血压，防止休克
	拔针	术毕拔出穿刺针，消毒穿刺点；无菌纱布覆盖，压迫穿刺部位片刻，胶布固定；并用多头绷带将腹部包扎
	整理	协助患者取舒适体位；整理床单位，清理用物；标本送检
		询问患者操作后感受及需求
		嘱患者静卧，24 小时后方可洗澡，以免穿刺部位感染
		测量腹围，观察腹水消长情况
		观察穿刺部位有无渗液、渗血，有无腹部压痛、反跳痛和腹肌紧张的腹膜感染征象
		洗手，记录穿刺的时间，抽出腹水的量，颜色以及患者术中的状态

9

十二、腰椎穿刺术配合护理技术操作流程

腰椎穿刺术配合护理技术操作流程见表9-2-12。

表 9-2-12 腰椎穿刺术配合护理技术操作流程

项目		内容
准备		
	患者准备	评估患者：病情，治疗情况；意识状态，对治疗计划的了解，心理状态及合作程度
		向患者解释腰椎穿刺的目的、方法，注意事项及配合要点
		嘱咐患者排去大小便，在床上静卧15~30分钟
		消除患者的紧张、恐惧心理；征得患者和家属的同意并签字
	护士准备	衣帽整洁，修剪指甲，洗手，戴口罩
	用物准备	无菌腰椎穿刺包（内含腰椎穿刺针、镊子、10ml或5ml注射器、无菌试管数支、测压管及三通管、纱布、孔巾、敷贴等）、无菌手套、1%碘伏、2%利多卡因、压力表包、无菌棉球（棉签）、胶布、50ml注射器、酒精灯、火柴、准备好鞘注药物等
	环境准备	环境清洁、安静，光线、温湿度适宜；关闭门窗、必要时放置屏风

9

项目	内容
操作	
核对	携用物至患者床旁，核对患者床号、姓名、住院号（手腕带）
体位	去枕侧卧，背齐床沿，屈颈抱膝，使脊柱尽量前屈，以增加椎间隙宽度
部位	第3~4腰椎棘突间隙或第4~5腰椎棘突间隙
消毒	常规消毒穿刺部位（螺旋式由内向外，直径为10cm）。
检查	护士打开无菌腰穿包外层，医生戴无菌手套后打开内层，检查穿刺针是否通畅、紧密，用物是否齐全等
局麻	护士协助医生铺上无菌洞巾和抽取麻药（2%利多卡因），医生做逐层浸润麻醉
穿刺	医生左手固定穿刺点周围皮肤，右手持穿刺针（套上针芯）沿腰椎间隙垂直进针（针头斜面向上），推进4~5cm（儿童2~3cm）深度或感阻力突然降低时，提示针尖已进入蛛网膜下腔。可慢慢拔出针芯，让脑脊液自动滴出
测压	医生接上测压管测压，护士协助患者放松身体，缓慢伸直头及下肢，脑脊液在玻璃管内随呼吸轻微波动，此时的读值即为患者脑脊液压力的数值（正常值80~180mmHg）

9

续表

项目		内容
操作		
	留取标本	协助医生用无菌试管收集 2～5ml 脑脊液标本送检；若需作细菌培养，试管口及棉塞应用酒精灯火焰灭菌
	观察	患者的呼吸、脉搏、神志及面色等的变化，询问有无不适感
	拔针	重新插入针芯，用无菌纱布置于针孔处，拔出穿刺针，按压 1～2 分钟后，胶布固定
	整理	协助患者去枕平卧 4～6 小时，24 小时内不宜下床活动；告知卧床期间不可抬高头部，可适当转动身体；整理床单位，清理用物；标本送检
		询问患者操作后感受及需求
		嘱患者静卧，24 小时后方可洗澡，以免穿刺部位感染
		指导患者多进饮料、多饮水；并遵医嘱静滴生理盐水
		观察患者有无头痛、腰背痛、脑疝及感染等穿刺后并发症；穿刺部位有无渗液、渗血等
		洗手，记录穿刺的时间，脑脊液的压力、颜色、性状以及患者术中的状态

9

十三、骨髓穿刺术配合护理技术操作流程

骨髓穿刺术配合护理技术操作流程见表 9-2-13。

表 9-2-13 骨髓穿刺术配合护理技术操作流程

项目		内容
准备		
	患者准备	评估患者：病情，治疗情况。意识状态，对治疗计划的了解，心理状态及合作程度
		向患者解释骨髓穿刺的目的、方法，注意事项及配合要点
		嘱咐患者排去大小便
		消除患者的紧张、恐惧心理；征得患者和家属的同意并签字
	护士准备	衣帽整洁，修剪指甲，洗手，戴口罩
	用物准备	无菌骨髓穿刺包（内含骨髓穿刺针、镊子、10m 或 20ml 注射器、7 号针头、纱布、孔巾、敷贴等）、无菌手套、1% 碘伏、2% 利多卡因、玻片、培养基、酒精灯、火柴、无菌棉球（棉签）、胶布等
	环境准备	环境清洁、安静，光线、温湿度适宜；关闭门窗、必要时放置屏风
操作		
	核对	携用物至患者床旁，核对患者床号、姓名、住院号（手腕带）

9

续表

项目		内容
操作		
	部位与体位	由穿刺部位决定：髂前上棘穿刺点、胸骨穿刺点（仰卧位），髂后上棘（侧卧位、俯卧位），腰椎棘突穿刺点（坐位、侧卧位）
	消毒	常规消毒穿刺部位（螺旋式由内向外，直径为10cm）
	检查	护士打开无菌骨穿包外层，医生戴无菌手套后打开内层，检查穿刺针是否通畅、紧密，用物是否齐全等
	局麻	护士协助医生铺上无菌洞巾和抽取麻药（2%利多卡因），医生做逐层浸润麻醉
	穿刺	医生将骨髓穿刺针固定器固定在一定长度，右手持针向骨面垂直刺入，当针尖接骨质后则将穿刺针左右旋转，缓缓钻刺骨质
	抽吸	穿刺针进入骨髓腔后拔出针芯，接上干燥的10ml或20ml注射器，适当用力抽吸骨髓液0.1~0.2ml滴于载玻片上，迅速涂片送检（有核细胞计数、形态学以及细胞化学染色检查）。如要做培养，需再抽取1~2ml
	观察	患者的呼吸、脉搏、神志及面色等的变化，询问有无不适感
	拔针	抽吸完毕重新插入针芯，用无菌纱布置于针孔处，拔出穿刺针，按压1~2分钟后，胶布固定

9

续表

项目	内容
整理	协助患者取舒适体位；整理床单位，清理用物；标本送检
	询问患者操作后感受及需求
	嘱患者静卧，48~72小时后方可洗澡，以免穿刺部位感染
	向患者说明术后穿刺处疼痛是暂时的，不会对身体有影响
	观察穿刺部位有无出血，如有渗血，应立即更换无菌纱布，并压迫伤口直至无渗血为止
	洗手，记录穿刺的时间，抽出骨髓液的量，颜色以及患者术中的状态

十四、三腔二囊管压迫止血护理技术操作流程

三腔二囊管压迫止血护理技术操作流程见表9-2-14。

表9-2-14　三腔二囊管压迫止血护理技术操作流程

项目	内容
准备	
患者准备	评估患者：病情、治疗情况。意识状态，对治疗计划的了解，心理状态及合作程度。检查患者鼻腔有无鼻息肉、鼻甲肥厚和鼻中隔偏曲，选择鼻腔较大侧插管，清除鼻腔内的结痂及分泌物

9

项目		内容
准备		
	患者准备	向患者解释插管的目的、方法，注意事项及配合要点
		指导患者练习吞咽及深呼吸动作
		消除患者的紧张、恐惧心理
	护士准备	衣帽整洁，修剪指甲，洗手，戴口罩
	用物准备	治疗盘、治疗碗、三腔二囊管、液状石蜡、镊子、血管钳、弹簧夹 1~3 只、50ml 注射器、纱布、胶布、棉签、治疗巾、弯盘、手电筒、血压计、听诊器、牵引架、滑轮、0.5kg 重沙袋（或盐水瓶）、牵引绳、手套、剪刀等
	环境准备	环境清洁、安静，光线、温湿度适宜。关闭门窗、必要时放置屏风
操作		
	核对	携用物至患者床旁，核对患者床号、姓名、住院号（手腕带）
	体位	取半卧位或坐位，无法坐起者取右侧卧位或平卧位并将头偏向一侧
	铺巾	颌下铺治疗巾，置弯盘于口角边
	插管	协助患者口服液状石蜡 20~30ml 后，抽尽气囊内空气。将已润滑好的三腔二囊管由鼻腔慢慢插入，嘱患者做深呼吸。插入至 10~15cm（咽喉部）时，嘱患者做吞咽动作，并顺势将三腔二囊管向前推进

9

续表

项目	内容
操作	
胃囊充气	用注射器向胃囊内注入空气约200~300ml，压力维持5.3~6.7kPa（40~50mmHg），将开口端反折，用弹簧夹夹住，防止气体漏出
牵引	将牵引绳结扎在三腔二囊管尾端前10~26cm处，并将三腔二囊管向外牵拉至感到有中等阻力，表示膨胀的胃气囊已压迫胃底贲门部。牵引绳另一端连接0.5kg重牵引物，经牵引架作持续牵引。牵引角度呈45°左右，牵引物离地面约高30cm。用宽胶布将三腔二囊管固定于患者面部
食管囊充气	若出血未能停止，则再向食管囊内注入空气，压力维持4.0~5.3kPa（30~40mmHg），以压迫食管静脉；将开口端反折，用弹簧夹夹住
抽吸	用注射器抽吸胃内容液、冲洗（也可接引流袋），并可注入止血药液。
观察	操作过程中患者的反应，生命体征，抽吸胃内容物量、色、质，先吸口咽部分泌物，再吸气管内分泌物。（如果经口腔吸痰，告诉患者张口。对昏迷患者可以使用压舌板或者口咽气道帮助其张口，吸痰方法同上，痰毕，取出压舌板或者口咽气道）

9

续表

项目	内容
整理	协助患者擦净面部，清洁口腔，取舒适体位；整理床单位，清理用物
	询问患者操作后感受及需求，并告知相关注意事项
	洗手，记录插管时间，操作过程中患者的反应，生命体征，抽吸胃内容物量、色、质

十五、胸腔闭式引流护理技术操作流程

胸腔闭式引流护理技术操作流程见表9-2-15。

表9-2-15　胸腔闭式引流护理技术操作流程

项目		内容
准备		
	患者准备	评估患者：病情，治疗情况。意识状态，对治疗计划的了解，心理状态及合作程度
		向患者解释胸腔闭式引流的目的、方法，注意事项及配合要点
		消除患者的紧张、恐惧心理；征得患者和家属的同意并签字
	护士准备	衣帽整洁，修剪指甲，洗手，戴口罩
	用物准备	治疗车、治疗盘、水封瓶、弯盘两只（内装无齿镊二把，PVP碘棉球四只、消毒纱布一块），血管钳二把、外用生理盐水、开瓶器、胶布、别针、污物筒

9

续表

项目	内容
准备	
环境准备	环境清洁、安静，光线、温湿度适宜；关闭门窗、必要时放置屏风
操作	
检查	在治疗室内检查封瓶包消毒日期，打开水封瓶包，检查水封瓶有无破损
连接	连接水封瓶引流管
密闭性	向瓶内倒入外用生理盐水，长管置在液面下 1~2cm，检查水封瓶的密闭性
标记	保持直立位，并用胶布在瓶外做好水平面标记
用物放置	将所备用物放置治疗车上
核对	推至病人床旁，携用物至患者床旁，核对患者床号、姓名、住院号（手腕带）
放置	正确放置引流瓶，瓶的位置与胸腔间距 60~100cm
伤口检查	检查伤口，松开别针，注意保暖，挤压引流管，暴露胸腔引流管接口处，并接弯盘用两把血管钳夹住胸腔引流管近端
连接	消毒接口处，并正确连接引流管

9

续表

项目		内容
操作		
	观察	检查引流装置是否正确，放开血管钳，再次挤压胸腔引流管，观察水封瓶内水注波动情况
	整理	妥善固定，安置病人，整理用物
		记录引流液量、色、性状

十六、胃肠减压术的护理技术操作流程

胃肠减压术护理技术操作流程见表 9-2-16。

表 9-2-16 胃肠减压术护理技术操作流程

项目		内容
准备		
	患者准备	评估患者：病情、治疗情况。意识状态，对治疗计划的了解，心理状态及合作程度。检查患者鼻腔有无鼻息肉、鼻甲肥厚和鼻中隔偏曲，选择鼻腔较大侧插管，清除鼻腔内的结痂及分泌物
		向患者解释胃肠减压的目的、方法，注意事项及配合要点
		消除患者的紧张、恐惧心理
	护士准备	衣帽整洁，修剪指甲，洗手，戴口罩
	用物准备	治疗盘、治疗巾、弯盘（内放纱布）、胃肠减压器、胃管、20ml 注射器、听诊器、圆碗（内盛水）、污物杯、棉签、胶布、液状石蜡、别针

9

项目	内容
准备	
环境准备	环境清洁、安静，光线、温湿度适宜。关闭门窗、必要时放置屏风
操作	
核对	携用物至患者床旁，核对患者床号、姓名、住院号（手腕带）
卧位	帮助病人取半坐卧位和平卧位。如昏迷者取下义齿，去枕，头后仰
铺巾	病人颌下铺治疗巾
清洁	用湿棉签清洁一侧鼻腔
检查	减压器有无漏气
通畅	戴手套，用注射器检查胃管是否通畅
插管	自选定一侧鼻孔将胃管轻轻插入，当插至咽喉部（约 10~15cm）时，嘱清醒病人做吞咽动作，将胃管顺势向前推进，直至预定长度；如为昏迷病人，可左手将病人头部托起，使下颌靠近胸骨柄，以加大咽喉部通道的弧度，便于顺利插入
观察	插入过程中，如病人出现恶心、呕吐，可暂停插入并让病人作深呼吸；如出现强烈呛咳、呼吸困难、发绀等现象，表明胃管误入气管，应立即拔出，让病人休息片刻后重插
检查	检查胃管是否在胃内
固定	确认胃管在胃内后，用胶布固定胃管于鼻翼及面颊部

9

续表

项目		内容
操作		
	连接	打开减压器任何一排气口,用手掌向下平压,将筒体压缩至最低限度,以形成负压。将引流管一端接排气口,另一端接胃管,注意连接紧密。将减压器放于床边地上,观察负压引流是否通畅
	固定	用别针固定于大单、枕旁或病人肩部衣服处
整理		帮助病人取舒适卧位
		交代注意事项:如翻身时防止管道扭曲、受压、脱出;减压器位置保持低于胃部高度;胃肠减压期间禁饮、禁食等
		整理床单位及用物

十七、脑室引流术护理技术操作流程

脑室引流术护理技术操作流程见表 9-2-17。

表 9-2-17　脑室引流术护理技术操作流程

项目		内容
准备		
	患者准备	评估患者:病情、治疗情况。意识状态,对治疗计划的了解,心理状态及合作程度。检查患者鼻腔有无鼻息肉、鼻甲肥厚和鼻中隔偏曲,选择鼻腔较大侧插管,清除鼻腔内的结痂及分泌物

9

续表

项目	内容
准备	
患者准备	向患者解释脑室引流的目的、方法，注意事项及配合要点 消除患者的紧张、恐惧心理
护士准备	衣帽整洁，修剪指甲，洗手，戴口罩
用物准备	治疗车、治疗盘、治疗巾、无菌弯盘1套（内盛75%酒精棉球、镊子2个、纱布2块）、有盖无菌引流瓶1个、输血皮管1付、血管钳1把，绷带、胶布各1卷
环境准备	环境清洁、安静，光线、温湿度适宜。关闭门窗、必要时放置屏风
操作	
准备	在治疗室先准备用物： （1）查输血皮管是否密封、过期 （2）取出无菌引流瓶及瓶盖，检查消毒日期、引流瓶有无破损及裂缝，盖好盖子 （3）打开输血皮管外包装，消毒瓶盖 （4）在瓶盖上插好皮管及通气管，关好皮管开关，用无菌纱布包裹插入处，外绑绷带（用双套打结）
核对	将所备用物放置治疗车上，推至病人床旁，核对床号姓名
卧位	安置病人体位

9

续表

项目		内容
操作		
	检查与观察	检查伤口，暴露引流管，查看外流管内液面有无波动；有波动，说明引流通畅
	高度	床头先挂引流瓶，一般引流瓶固定高度为高出侧脑室前角水平 15cm
	挤压	先用血管钳夹住脑室引流管尾端上 3cm 再挤压引流管
	消毒	打开弯盘，盖子放于脑室引流管接下方，取下接口处的纱布放于盖子上，先以接口为中心，环形消毒，然后向接口以上及以下各纵形消毒 2.5cm
	连接	用左手取纱布捏住连接处的引流管部分，脱开连接处
	再消毒	用棉球消毒引流管的接口处
	固定	无菌引流瓶，接口处用纱布包裹，胶布固定
	观察	松开血管钳，缓慢打开输血皮管开关，观察引流是否通畅，将输血皮管固定
整理		整理用物，再妥善安置病人
		观察原引流液的色、质、量
		处理好用物
		洗手，正确记录

9

十八、气雾剂使用护理技术操作流程

气雾剂使用护理技术操作流程见表 9-2-18。

表 9-2-18　气雾剂使用护理技术操作流程

项目		内容
准备		
	患者准备	评估患者：病情、治疗情况。意识状态，对治疗计划的了解，心理状态及合作程度
		向患者解释气雾剂使用的目的、方法，注意事项及配合要点
		消除患者的紧张、恐惧心理
	护士准备	衣帽整洁，修剪指甲，洗手，戴口罩
	用物准备	治疗盘、气雾剂、水杯（内盛冷开水）、弯盘
	环境准备	环境清洁、安静，光线、温湿度适宜
操作		
	核对	携用物至患者床旁，核对患者床号、姓名、住院号（手腕带）
	卧位	根据需要取坐位或半卧位
	调节	取下气雾剂外盖，调节所需量
	吸药	嘱病人张口，气雾剂开口端正对病人口腔，按压按钮，同时嘱病人深吸气
	协助	病人漱口
	观察	用药效果
	整理与记录	整理床单位，询问需要
		处理用物，洗手，摘口罩，做好记录

9

十九、动脉血气采集护理技术操作流程

动脉血气采集护理技术操作流程见表9-2-19。

表9-2-19　动脉血气采集护理技术操作流程

项目		内容
准备		
	患者准备	评估患者：动脉搏动情况、患者病情、意识状态、生命体征。患者的心理状态。患者沟通、理解及合作能力。穿刺部位的皮肤情况：有无水肿、结节、瘢痕、伤口等
		告知患者动脉采血的目的和配合方法；采血前后注意事项
		协助患者取舒适平卧位
	护士准备	洗手、戴口罩
	用物准备	消毒液、含肝素的采血注射器或血气分析专用注射器一个、采血单、弯盘、棉签、橡胶塞、手套（必要时）
	环境准备	清洁、采光好
操作		
	核对	携用物至患者床旁，核对患者床号、姓名、住院号（手腕带）
	选取动脉	桡动脉、肱动脉、股动脉、足背动脉
	消毒	常规消毒穿刺局部皮肤（以动脉搏动最强点为圆心，直径大于5cm），同时消毒操作者一手拇指、示指、中指前端。

续表

项目		内容
操作		
	部位	用已消毒好的示指、中指摸清动脉搏动，用拇指、示指绷紧皮肤，另一手持注射器，在搏动最强点下0.5~1cm处，穿刺针斜面向上与皮肤呈45°角，逆动脉血流方向刺入
	注血	见鲜红色动脉回血后固定针头，动脉血将自动把针栓向上推，采集到1.5~2ml后迅速拔针，即刺入橡胶塞
	压迫	压迫穿刺部位至少5分钟
	摇动	轻轻转动注射器将血摇匀
	送检	填写检验单，即可送检
整理		协助患者舒适体位
		按医疗垃圾处理条例处置用物，洗手
		根据"标本采集原则"再查对和标本转运，记录

二十、肝脏穿刺术配合护理技术操作流程

肝脏穿刺术配合护理技术操作流程见表9-2-20。

表9-2-20　肝脏穿刺术配合护理技术操作流程

项目		内容
准备		
	患者准备	评估患者：病情、治疗情况。意识状态，对治疗计划的了解，心理状态及合作程度

9

续表

项目	内容
准备	
患者准备	向患者解释肝脏穿刺的目的、方法、注意事项及配合要点
	消除患者的紧张、恐惧心理
护士准备	衣帽整洁,修剪指甲,洗手,戴口罩
用物准备	基础治疗盘、无菌肝穿刺包、穿刺针、一次性注射器、高弹力腹带、消毒手套、2% 利多卡因、生理盐水、治疗巾、标本固定液、无菌敷料等
环境准备	环境清洁、安静,光线、温湿度适宜。关闭门窗、必要时放置屏风
操作	
核对	携用物至患者床旁,核对患者床号、姓名、住院号(手腕带)
卧位	患者取仰卧位,身体右侧靠床沿,先铺好腹带,并将右手置于枕后
选择穿刺点	穿刺点一般取右侧腋中线第 8、9 肋间、肝实音处穿刺
消毒与麻醉	协助医生消毒局部皮肤,用 2% 利多卡因由皮肤至肝被膜进行局部麻醉
穿刺前准备	协助医生备好快速穿刺套针(针长 7.0cm、针径 1.2mm 或 1.6mm),套针内装有长约 2~3cm 钢针芯活塞,空气和水可通过,但可阻止吸进套针内之肝组织进入注射器。以橡皮管将穿刺连接于 10ml 注射器,吸入无菌生理盐水 3~5ml

9

续表

项目	内容
操作	
经皮穿刺	协助医生先用三棱针在穿刺点皮肤上刺孔，由此孔将穿刺针靠肋骨上缘与胸壁呈垂直方向刺入 0.5 ~ 1.0cm。然后将注射器内生理盐水推出 0.5 ~ 1.0ml，冲出针内可能存留的皮肤与皮下组织，以防针头堵塞
穿刺肝脏	将注射器抽成负压并予保持，同时嘱患者先吸气，然后于深呼气末屏住呼吸（术前应让病人练习），继而术者将穿刺针迅速刺入肝内并立即抽出。穿刺深度不超过 6.0cm
按压	拔针后立即以无菌纱布按压创面 5 ~ 10 分钟，再以胶布固定，并以高弹力腹带束紧
固定	用生理盐水从套针内冲出肝组织条于弯盘中，挑出以 10% 甲醛固定送检
休息与饮食	嘱病人卧床休息12 小时。术后 3 小时内最好禁食或进食少量流质
观察	监测血压、脉搏；局部疼痛、局部出血
整理	协助患者舒适体位
	按医疗垃圾分类处理，洗手
	交代注意事项，做好记录

9

参考文献

[1] 尤黎明，吴瑛. 内科护理学. 第 5 版. 北京：人民卫生出版社，2013.

[2] 化前珍. 老年护理学. 第 3 版. 北京：人民卫生出版社，2014.

[3] 杨雪梅，张玉芳，金七妹，等. 临床症状护理学. 兰州：兰州大学出版社，2015.

[4] 刘大为. 实用重症医学. 北京：人民卫生出版社，2012.

[5] 葛均波，徐永健. 内科学. 第 8 版. 北京：人民卫生出版社，2013.

[6] 黄津芳. 护理健康教育学. 第 2 版. 北京：科学技术文献出版社，2009.

[7] 任辉，向国春. 临床常见症状体征观察与护理. 第 2 版. 北京：人民军医出版社，2011.

[8] 王志红，周兰姝. 危重症护理学. 第 2 版. 北京：人民军医出版社，2007.

[9] 刘淑媛，陈永强. 危重症护理专业规范化培训教程. 北京：人民军医出版社，2006.

[10] 徐丽华，钱培芬. 重症护理学. 北京：人民卫生出版社，2008.

[11] 王海燕. 肾脏病学. 第 3 版. 北京：人民卫生出版社，2008.

[12] 中华医学会糖尿病分会. 中国 2 型糖尿病诊治指南（2013 年版）.

[13] 中华医学会糖尿病分会. 中国动态血糖监测临床

应用指南（2012 年版）.

[14] 中华医学会糖尿病分会. 中国糖尿病运动治疗指南. 2012.

[15] 中国医师协会内分泌代谢科医师分会. 中国胰岛素泵治疗指南（2014 年版）.

[16] 美国甲状腺学会和临床内分泌医师学会. 甲亢和其他原因甲状腺毒症诊治指南. 2012.